感染病学

梁赟磊　韩红莉　魏素霞　编著

中国纺织出版社有限公司

图书在版编目（CIP）数据

感染病学 / 梁赟磊, 韩红莉, 魏素霞编著. -- 北京：中国纺织出版社有限公司, 2024. 12. -- ISBN 978-7-5229-2161-7

Ⅰ.R4

中国国家版本馆CIP数据核字第2024V70K95号

责任编辑：傅保娣　　责任校对：王蕙莹　　责任印制：王艳丽

中国纺织出版社有限公司出版发行

地址：北京市朝阳区百子湾东里A407号楼　邮政编码：100124

销售电话：010—67004422　传真：010—87155801

http://www.c-textilep.com

中国纺织出版社天猫旗舰店

官方微博http://weibo.com/2119887771

三河市宏盛印务有限公司印刷　各地新华书店经销

2024年12月第1版第1次印刷

开本：787×1092　1/16　印张：27.75

字数：636千字　定价：138.00元

作 者 简 介

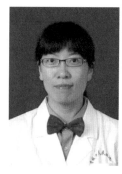

梁赟磊，毕业于山西医科大学内科学专业，医学硕士。现任职于晋城市人民医院感染性疾病科。曾于北京地坛医院、西安交通大学第一附属医院进修学习，对感染病学中各种常见病、多发病的诊治有丰富的经验。

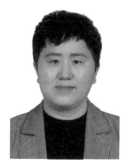

韩红莉，毕业于山西医科大学内科学专业，医学硕士。现任职于晋城市人民医院感染性疾病科。从事临床工作12年，曾于北京地坛医院、太原市第四人民医院、西安交通大学第一附属医院进修学习，对感染病学各种常见病、多发病的诊治有丰富的经验。

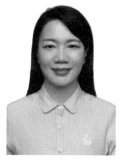

魏素霞，毕业于山西医科大学预防医学专业，医学学士学位。现任晋城市人民医院感染管理科副主任，主管医师。山西省医学会第一届公共卫生与医防协同专业委员会委员，山西省优生科学协会医院感染管理专业委员会副主任委员，山西省医师协会感染管理专业委员会常务委员，山西省医院协会感染管理专业委员会委员。晋城市医疗卫生行业专家库成员。从事医院感染管理工作12年，近5年参加本地市二级综合及专科医院等级评审、信用等级评价、中医院等级评审等工作，有较丰富的医院感染管理工作经验。

编 委 会

前　言

感染病是人类最常见的疾病,经典传染病、新发传染病及最常见的细菌感染、真菌感染等内容繁杂,且随着病原体的变迁,某些传染病发病率逐渐下降,部分新发传染病不断出现,感染病学教材也需不断更新,才能满足新形势下医学生学习的需求。

本教材系统介绍了常见感染病的病原学、流行病学、发病机制、临床表现、诊断、治疗以及预防的基本知识,包括病毒感染性疾病、立克次体病、细菌感染性疾病、螺旋体感染性疾病、真菌感染性疾病以及寄生虫感染性疾病相关问题。此外,鉴于感染病学发展的新动态,我们在传统的经典传染病的基础上,还增加了部分新发传染性疾病。全书内容翔实,具有科学性、实用性和指导性。本教材可供普通高等医学院校临床、预防等专业教学使用。

本教材编写具体分工如下:

梁赟磊(第1章第1~5、11节,第2章第2、3节,第3章第1~4节,第4章第1节,第5章第1节,第6章第1、2、5节),共计20万余字;韩红莉(第1章第12~14节,第3章第8、11~15节,第4章第3节,第5章第3节,第6章第7~10节),共计20万余字;魏素霞(第1章第6~10节,第2章第1节,第3章第5~7、9、10、16节,第4章第2、4节,第5章第2节,第6章第3、4、6节),共计20万余字。

由于时间紧、任务重,书中难免有遗漏或不足,敬请广大读者提出宝贵修改意见,使之不断完善,并致谢意。

编著者

2024 年 7 月

目　录

第一章　病毒感染性疾病

第一节　流行性感冒病毒感染

一、流行性感冒

流行性感冒简称流感,是由流感病毒引起的、经飞沫传播的急性呼吸道传染病。本病传染性强,临床上具有急性起病,畏寒、高热、头痛、肌痛等感染中毒症状表现明显,而呼吸道症状较轻的特点,病程短而自限。病原体为甲、乙、丙三型流感病毒,以甲型流感病毒为主。甲型流感病毒常以流行形式出现,能引起世界性流感大流行,能感染人、猪、马、海洋哺乳动物和禽类等,可以在动物中流行并造成大量动物死亡,禽流感病毒属于甲型流感病毒。乙型流感病毒常引起局部小流行,不引起世界性流感大流行。丙型流感病毒主要以散在形式出现,主要侵袭婴幼儿和免疫力低下的人群,一般不引起流行。

(一)病原学

流感病毒系包膜 RNA 病毒,属于正黏病毒科,典型的病毒颗粒呈球形,直径 80～120nm。病毒包膜由内层的基质蛋白(MP)、外层的脂质双层膜和表面的糖蛋白刺突构成。基质蛋白有 M_1 和 M_2 两种。M_1 构成病毒包膜的内层,约占病毒总蛋白的 40%。M_2 为跨膜蛋白镶嵌于其中,属于离子通道蛋白,在病毒从宿主细胞内涵体进入胞质的过程中起重要作用,故 M_2 抑制药具有抗病毒作用。刺突为血凝素(HA)和神经氨酸酶(NA),其抗原性极易变异,具有亚型和株的特异性,是划分流感病毒亚型的依据。HA 能与鸡、豚鼠、人等的红细胞表面受体结合,故能凝集红细胞,引起血凝现象。HA 是病毒的融合蛋白,借助 HA 病毒能吸附到宿主细胞上,构成感染宿主细胞的第一步。抗 HA 抗体为保护性抗体,能中和病毒。HA 抗体包括 IgM、IgG 和 sIgA,又以 sIgA 在免疫病毒感染中最为重要。NA 能水解受感染细胞包膜表面的 N-乙酰神经氨酸,促进病毒释放。抗 NA 抗体虽不是中和抗体但能抑制病毒释放延缓病毒传播。包膜内部为病毒核衣壳,呈螺旋状对称,由病毒核酸、核蛋白(NP)和 RNA 聚合酶(PA、PB1、PB2)组成。病毒核酸为节段性单股负链 RNA,基因组约 13.6kb。甲型和乙型流感病毒核酸由 8 个节段组成,1～6 节段分别编码 PB2、PB1、PA、HA、NP、NA,第 7 节段编码 M_1 和 M_2,第 8 节段编码 NS1、NS2;丙型缺少编码 NA 的第 6 节段而由 7 个片段组成。流感病毒核酸呈节段性,故而在病毒复制过程中易发生基因重组形成新毒株。NP 是可溶性抗原,具有型特异性,其抗原性稳定。

病毒对干燥、日光、紫外线敏感;对乙醇、碘伏、碘酊等常用消毒剂敏感;不耐酸,在 pH 6.5~7.9 最稳定;对热敏感,56℃ 30 分钟或 100℃ 1 分钟即可灭活(禽流感病毒 65℃ 30 分钟或 100℃ 2 分钟可灭活)。0~4℃可存活数周,－70℃可长期存活。

病毒分离一般用鸡胚,组织培养原代猴肾和人胚肾细胞,实验动物可用小鼠。

(二)分型与变异

根据核蛋白 NP 和基质蛋白 M_1 抗原性的不同,可把流感病毒分为甲(A)、乙(B)、丙(C)三型。甲型流感病毒宿主广泛,是人类流感的主要病原体,可分为若干亚型(H1~H16,N1~N9),其中人流感病毒 HA 有 3 个亚型(H1、H2、H3),NA 有 2 个亚型(N1、N2),禽流感病毒包括全部亚型(16 个 HA 亚型,9 个 NA 亚型)。因此,禽类被认为是甲型流感病毒的基因储备库。甲型流感病毒抗原极易变异,可引起全球性大流行。乙型和丙型流感主要感染人类。乙型流感病毒根据抗原性的不同可分为 Victoria 和 Yamagata 两个的种系,代表株分别为 B/Victoria/2/87 和 B/Yamagata/16/88。其抗原变异性小,引起局部小流行和季节性流感。丙型尚未发现亚型,抗原稳定,主要感染婴幼儿和免疫低下人群。

流感病毒抗原变异主要发生在 HA 和 NA,有两种形式:一种是抗原漂移,由一系列点突变累积而成,变异幅度小,为连续变异,属于量变,引起小规模流行;另一种是甲型流感病毒所特有的抗原转换,由两种不同的病毒株发生病毒基因重组,形成新的病毒亚型,容易造成新型流感的大流行。这种病毒基因重组变异最容易发生在猪体内。

一般情况下,甲型流感病毒具有严格的宿主特异性,但自从 1997 年 5 月中国香港发现首例人感染高致病性禽流感之后,现已证实禽流感病毒 H5N1、H7N7、H9N2、H7N2、H7N3 等亚型可感染人类。其中 H5 和 H7 亚型为高致病型,又以 H5N1 致病性最强。

(三)流行病学

1. **传染源**

患者是主要传染源,隐性感染者也具有传染性。传染性从潜伏末期开始至病后 7 天。人禽流感的主要传染源是患 H5N1 禽流感和携带 H5N1 禽流感病毒的鸡、鸭、鹅等家禽,特别是鸡,目前尚无人际传播的确切证据。

2. **传播途径**

主要通过飞沫经呼吸道传播,也可通过口、鼻、眼等处黏膜接触传播。接触患者的呼吸道分泌物、体液和被病毒污染的物品亦可能引起感染。传播速度与人群密度相关。禽类粪便是人禽流感传播的主要媒介。

3. **易感人群**

人群对流感病毒普遍易感,感染后可获得一定免疫力。但甲、乙、丙三型之间以及各型流感病毒不同亚型之间无交叉免疫力,同一亚型的变种之间有一定免疫力。由于流感病毒不断变异,人群易反复感染而发病。新生儿对流感及其病毒的敏感性与成年人相同。

4. **高危人群**

下列人群感染普通流感病毒或甲型 H1N1 流感病毒后较易发展为危重症病例。

(1)妊娠期妇女。

(2)有慢性呼吸系统疾病、慢性循环系统疾病(高血压除外)、肾病、肝病、血液病、神经肌肉疾病(如帕金森病)、代谢及内分泌系统疾病(如糖尿病)、免疫功能低下等慢性基础疾病患者。

(3)19岁以下长期服用阿司匹林者。

(4)肥胖患者(体重指数≥40kg/m²)。

(5)年龄＜5岁的儿童(年龄＜2岁更易发生严重并发症)。

(6)年龄＞65岁的老人。

就人感染高致病性禽流感而言,10～19岁的患者病死率最高,50岁以上患者病死率最低。

5.流行特征

流感发病呈全球性分布,一般多发于冬季,病原体以甲型H1N1、H3N2和乙型流感病毒为主。北半球温带地区每年感染高峰在1～2月,南半球温带地区感染高峰在5～9月,热带地区多发于雨季。我国北方流感高峰一般在当年11月底至次年2月底,而南方除冬季高峰外,还有5～8月的小高峰。大流行时季节性不明显,任何季节可发生。我国是流感高发区,20世纪发生的4次世界性流感大流行,3次起源于中国,主要流行毒株为H1N1和H3N2亚型,流行方式表现为人际传播,2009年暴发于墨西哥的甲型H1N1流感也如此,但传播更快。

人感染禽流感的流行方式均为禽传染人,尚无人际传播证据。虽然并非所有H5和H7病毒都是高致病性毒株,但都被认为具有潜在致病性。因为H5和H7的低致病性毒株传入家禽,在家禽中经过短期流行后便会变异为高致病性毒株。这就是家禽身上H5和H7病毒总是受到高度重视的原因。有证据表明,候鸟在人禽流感的地区间传播中起着重要作用。

(四)发病机制与病理

病毒在细胞内复制致细胞病变(CPE)是流感发病的主要机制。流感病毒进入呼吸道后,NA破坏神经氨酸,使纤毛柱状上皮细胞表面的黏蛋白水解,HA受体暴露。病毒通过HA与细胞黏附后,通过胞饮进入细胞内,随后在胞核中复制。最后,各种病毒成分在胞膜聚集,通过出芽方式形成新的病毒颗粒。NA水解细胞表面糖蛋白末端的N-乙酰神经氨酸,促进病毒颗粒释放。释放的病毒在感染邻近纤毛柱状上皮细胞,短期内使大量呼吸道上皮感染、变性、坏死脱落,引起炎症反应,临床上出现发热、肌肉痛、白细胞减少等全身中毒症状,但一般不发生病毒血症。

单纯型流感病变主要发生在上、中呼吸道,表现为纤毛柱状上皮细胞的变性、坏死和脱落,黏膜充血、水肿和单核细胞浸润。流感病毒性肺炎的病理特征为肺充血、水肿,支气管黏膜坏死,气道内有血性分泌物,黏膜下层灶性出血,肺泡内含有渗出液,严重时有肺透明膜形成。

(五)临床表现

普通流感的潜伏期为数小时至4天,一般为1～3天。甲型H1N1流感的潜伏期为1～7天,一般为1～3天。

起病多急骤,主要以全身中毒症状为主,呼吸道症状轻微或不明显,发热通常持续3～4天,疲乏虚弱可达2～3周。甲型H1N1流感的临床症状与季节性流感相似,病死率不高。流感根据临床表现可分为单纯型、肺炎型、胃肠型、中毒型。

1.单纯型

急性起病,畏寒高热、头痛乏力、全身肌肉酸痛感染中毒症状明显而呼吸道症状轻微。高热持续3天左右渐退,全身症状好转,而上呼吸道症状更为显著,持续数天后消失。

2.肺炎型

本型在普通流感和甲型 H1N1 流感中较少见,病死率约 50%,是大流行时的主要死因。在人禽流感(H5N1)中常表现为暴发性重症病毒性肺炎。本型多发生在 2 岁以下的小儿或原有慢性基础疾病者,特点是在发病后 24 小时内出现持续高热、剧咳、痰中带血或咯血、呼吸困难和发绀等表现。体检发现呼吸音降低,满布哮鸣音,但无实变体征。继发细菌感染时,可满布湿啰音并出现实变体征。X 线检查双肺散布絮状阴影,继发细菌感染时有片状阴影。病程 1 周至 1 个月余,大部分患者可逐渐康复,也可因呼吸循环衰竭在 5～10 天死亡。

3.胃肠型

少数病例有食欲减退、腹痛、腹胀、呕吐和腹泻等消化道症状。

4.中毒型

此型比较少见,肺部体征不明显,往往高热不退,意识不清,在儿童可以发生抽搐,部分患者可以出现循环衰竭。

5.并发症

(1)细菌性上呼吸道感染、支气管炎。

(2)细菌性肺炎。

(3)瑞氏综合征:又称急性脑病合并肝脂肪变性综合征,系甲、乙型流感的罕见并发症,也可见于带状疱疹病毒感染。患者多为 2～16 岁的儿童,病情凶险预后不良,有 30%～40%的患者死于脑干功能障碍。这是一组异质性疾病,一般认为是在先天性代谢紊乱(如中链酰基辅酶 A 脱氢酶缺乏)的基础上由于外因(如服用阿司匹林等水杨酸制剂)的作用而发病。临床上表现为退热 3～5 天出现恶心、呕吐,继而嗜睡、昏迷、惊厥等神经系统症状,肝大、肝功能轻度损害,但无黄疸。

(4)中毒性休克。

(5)急性呼吸窘迫综合征(ARDS):人禽流感患者更易发生。

(6)横纹肌溶解:即骨骼肌坏死,表现为肌痛和肌无力,血清肌酸磷酸激酶显著升高(在 10 000U 以上),电解质紊乱,严重时引起急性肾衰竭。

(六)实验室检查

1.血液学检查

白细胞总数正常或偏低,淋巴细胞相对增加。合并细菌感染时,白细胞总数增加,中性粒细胞增多。部分病例出现低钾血症。少数病例肌酸激酶、天门冬氨酸氨基转移酶、丙氨酸氨基转移酶、乳酸脱氢酶升高。

2.血清学检查

血清学检查是诊断病毒和鉴定病毒的重要手段,也是研究病毒的主要方法之一。目前常用的方法主要有红细胞凝集试验和红细胞凝集抑制试验等。用已知的流感病毒抗原同时检测患者急性期(发病 7 天内)和恢复期(间隔 2～3 周)的双份血清,如果恢复期血清中抗流感病毒抗体效价比急性期高 4 倍或 4 倍以上有诊断意义。需要注意的是进行血清抗体测定时,所用抗原最好采用当时当地的流行株加上代表株,并且 H5 亚型病毒株及高致病性禽流感病毒分离与传代需在生物安全防护三级实验室(P3)内进行。人群抗体水平的测定可以预测流感的流行。

3.病毒蛋白和核酸检测

取患者呼吸道标本或肺标本,采用免疫荧光或酶联免疫法检测甲、乙型流感病毒型特异的核蛋白(NP)或基质蛋白(M_1)及亚型特异的血凝素(HA)蛋白,如用单克隆抗体可以鉴定流感病毒的型别。还可用反转录—聚合酶链反应(RT-PCR)法检测呼吸道分泌物中的病毒 RNA,该法直接、快速、灵敏,数小时即可得到检测结果,是甲型 H1N1 流感的主要确诊手段。

4.病毒分离与鉴定

病毒分离与鉴定是诊断病毒感染公认的"金标准",也是唯一能发现新毒株的手段。将急性期患者呼吸道标本(如鼻咽分泌物、口腔含漱液、气管吸出物)或肺标本接种于鸡胚羊膜囊或尿囊液中进行病毒分离。

(七)影像学检查

单纯型流感患者胸部 X 线检查可无异常。重症流感患者可显示单侧或双侧肺炎,少数可伴有胸腔积液等。

人禽流感表现具有肺炎的基本特点,患者早期的局限性片状影像与一般肺炎相似。肺部感染后,X 线胸片和肺 CT 检查可见肺内片状高密度影。严重病例者肺内片状影像弥漫分布、病变进展迅速,临床上较快发生急性呼吸窘迫综合征。

(八)诊断

根据流行病史、临床表现及实验室检查可以作出初步诊断,尤其是短时间内出现较多数量的相似患者,结合流行病学资料及病原学检查基本可以确诊。但在流行初期,散发或轻型的病例诊断比较困难,确诊往往需要实验室检查,病毒分离、鉴定是主要确诊依据。主要诊断依据如下。

1.流行病学史

在流行季节,一个单位或地区出现大量上呼吸道感染患者或医院门诊、急诊上呼吸道感染患者明显增加。

2.临床表现

急性起病,畏寒、高热、头痛、头晕、全身酸痛、乏力等中毒症状,可伴有咽痛、流涕、流泪、咳嗽等呼吸道症状;部分患者快速出现持续高热、剧烈咳嗽、痰中带血或咯血、呼吸困难和发绀等严重呼吸道表现;少数患者有食欲减退、腹痛、腹胀、呕吐和腹泻等消化道症状。婴儿流感的临床症状往往不典型,可见高热惊厥;部分患儿表现为喉—气管—支气管炎,严重者出现气道梗阻现象。

3.辅助检查

外周血常规、胸部影像学检查可提供重要线索。病毒特异性抗原及其基因检查、病毒分离与鉴定是确诊依据。

4.诊断分类

(1)疑似病例。具备流行病学史和临床症状。

(2)确诊病例。满足疑似病例标准,同时实验室检查有病原学证据。

(九)鉴别诊断

1.普通感冒

普通感冒可由多种呼吸道病毒感染引起。通常流感全身症状比普通感冒重,而普通感冒呼吸道局部症状更突出。病毒分离鉴定是唯一可靠的鉴别方法。

2.严重急性呼吸综合征(SARS)

SARS是由SARS冠状病毒引起的一种具有明显传染性,可累及多个脏器、系统的特殊肺炎,临床上以发热、乏力、头痛、肌肉关节疼痛等全身症状和干咳、胸闷、呼吸困难等呼吸道症状为主要表现。部分病例可有腹泻等消化道症状,胸部X线检查可见肺部炎性浸润影,实验室检查示外周血白细胞计数正常或降低,抗菌药物治疗无效。重症病例则表现为明显呼吸困难,并迅速发展成为急性呼吸窘迫综合征(ARDS)。根据流行病学史、临床症状和体征、实验室检查,胸部X线影像学变化,配合SARS病原学检测阳性,排除其他疾病,可作出SARS诊断。

3.流行性脑脊髓膜炎

流行性脑脊髓膜炎简称流脑,是由脑膜炎双球菌引起的化脓性脑膜炎。流脑早期症状类似流感,但季节性明显,临床表现为发热、头痛、呕吐、皮肤黏膜瘀点、瘀斑及颈项强直等脑膜刺激征。血常规白细胞总数明显增加,一般在$(10\sim30)\times10^9$/L,中性粒细胞在$80\%\sim90\%$。皮肤瘀点和脑脊液病原学检查可明确诊断。

4.肺炎支原体感染

可出现发热、头痛、肌痛等类似流感的全身症状,但是较流感轻,呛咳症状较明显或伴少量黏痰。胸部X线检查可见两肺纹理增深,并发肺炎时可见肺部斑片状阴影等间质肺炎表现。血清学检查对诊断有一定帮助,核酸探针或PCR有助于早期快速诊断,痰及咽拭子标本分离肺炎支原体可确诊。

5.肺炎衣原体感染

发热、头痛、肌痛等全身症状较流感轻,可引起鼻窦炎、咽喉炎、中耳炎、气管—支气管炎和肺炎。实验室检查可帮助鉴别诊断,包括病原体分离、血清学检查和PCR检测。

(十)治疗

早发现、早诊断是防控与有效治疗的关键。

1.隔离消毒

按呼吸道隔离1周或者至主要症状消失。流行期间对公共场所加强通风和空气消毒。

2.一般治疗

休息、多饮水、清淡营养饮食,保持鼻咽及口腔清洁。

3.合理应用对症治疗药物

酌情应用解热药、缓解鼻黏膜充血药物、止咳祛痰药物等。儿童忌用阿司匹林或含阿司匹林药物以及其他水杨酸制药,避免瑞氏综合征。

4.及早应用抗流感病毒药物

抗流感病毒治疗药物现有离子通道M_2阻滞药和神经氨酸酶抑制药两类,前者包括金刚烷胺和金刚乙胺,后者包括奥司他韦和扎那米韦。

抗流感病毒药物治疗早期使用,才能取得最佳疗效。对于发病时即病情严重、发病后病情呈动态恶化的病例、感染甲型 H1N1 流感的高危人群,开始给药时间应尽可能在发病 48 小时以内(以 36 小时内为最佳)。对于较易成为重症病例的高危人群,一旦出现流感样症状,不一定等待病毒核酸检测结果,即可开始抗病毒治疗。孕妇在出现流感样症状之后,宜尽早给予神经氨酸酶抑制药治疗。

(1)离子通道 M_2 阻滞药。金刚烷胺和金刚乙胺通过阻断 M_2 蛋白而阻止病毒脱壳及其 RNA 的释放,干扰病毒进入细胞质,使病毒早期复制被中断,从而发挥抗流感病毒作用。早期应用能够减轻患者的病情,缩短病程,减少病毒排出,防止病毒扩散,减少排毒量。金刚乙胺是金刚烷胺的 α 甲基衍生物,抗病毒活性较金刚烷胺强 4～10 倍。

由于 M_2 蛋白为甲型流感病毒所特有,金刚烷胺和金刚乙胺仅对甲型流感病毒有预防和治疗作用。但甲型流感病毒已有部分毒株对其耐药,如甲型 H1N1 流感病毒。禽流感病毒对二者也有较高的耐药率。

1)用法和剂量。疗程 5～7 天。金刚烷胺在肌酐清除率≤50mL/min 时酌情减少用量,必要时停药。肌酐清除率<10mL/min 时金刚乙胺应减为 100mg/d。对老年和肾功能减退患者应监测不良反应。

2)不良反应。主要为中枢神经系统反应和胃肠道反应,如焦虑、注意力不集中和头痛等,其发生率金刚烷胺高于金刚乙胺。这些不良反应一般较轻,停药后大多可迅速消失。金刚烷胺能促进多巴胺的释放,故禁用于精神病和癫痫患者,但对帕金森病有治疗作用。

(2)神经氨酸酶抑制药。主要包括奥司他韦和扎那米韦,1999 年被美国食品药品监督管理局(FDA)批准用于流感治疗。奥司他韦与扎那米韦极少产生耐药性,且二者作用于神经氨酸酶的位点不同,也不易产生交叉耐药性。

1)防治普通流感。奥司他韦是一种口服、高选择性流感病毒神经氨酸酶抑制药,奥司他韦及代谢活性成分可分布至所有流感病毒感染的部位,临床用于甲、乙型流感的预防和治疗,对甲型 H1N1 流感病毒亦敏感。对于普通人群和患有慢性心、肺基础疾病的高危人群,在流感发病 48 小时内早期使用均可以明显缩短症状持续时间和减轻症状严重程度,降低并发症发生率,并显示明显减少家庭接触者流感二代发病率。

2)防治禽流感。到目前为止,传播给人类的禽流感病毒,包括 H5N1、H7N7 和 H9N2,都属于甲型流感病毒的变异株,都有神经氨酸酶,因此神经氨酸酶抑制药可用于预防和治疗人类禽流感病毒感染。实践证明,过去用于预防和治疗人类禽流感病毒(特别是对甲型流感病毒)感染的有效措施,对于禽流感病毒感染的防治也有一定效果。但也发现个例人感染禽流感 H5N1 病毒患者对奥司他韦耐药。扎那米韦对禽流感 H5N1 病毒亦敏感,尚未发现耐药报道。

3)推荐使用对象。流感流行时的高危人群;严重流感患者,希望缩短流感病程的患者;高危人群中未接种流感疫苗者,免疫不全者,家庭中暴露于患者的无保护人群。

4)用法和剂量。①奥司他韦:用于流感的预防(仅限于 13 岁以上青少年和成人)时,口服 75mg,每天 1 次,连续 7 天或以上。用于治疗时,青少年(13 岁以上)和成人,口服 75mg,每天 2 次,连服 5 天,应在症状出现 2 天内开始用药;13 岁以下儿童按体重给药(体重≤15kg 者用

30mg,16～23kg 者用 45mg,24～40kg 者用 60mg,＞40kg 者用 75mg);7 岁以下儿童不推荐使用。肾功能不全者肌酐清除率＜30mL/min 时,应减量至 75mg,每天 1 次。②扎那米韦:7 岁及以上儿童及成人剂量均为每次吸入 10mg,每天 2 次,连用 5 天,应在症状出现 2 天内开始用药。7 岁以下儿童不推荐使用。

5)不良反应。奥司他韦不良反应少,一般为恶心、呕吐等消化道症状,也有腹痛、头痛、头晕、失眠、咳嗽、乏力等不良反应的报道。扎那米韦肝肾毒性小,患者耐受性好,吸入后最常见的不良反应有头痛、恶心、咽部不适、眩晕、鼻出血等。个别哮喘和慢性阻塞性肺疾病(COPD)患者使用后可出现支气管痉挛和肺功能恶化。

对于临床症状较轻且无并发症、病情趋于自限的甲型 H1N1 流感病例,无须积极应用神经氨酸酶抑制药。

5.糖皮质激素

目前尚未证实应用糖皮质激素对人禽流感患者预后有任何有益的效果,尤其是大剂量激素还可诱发感染,故一般不推荐使用。

人禽流感患者如出现下列指征之一时,可考虑短期内给予适量糖皮质激素治疗:短期内肺病变进展迅速,出现氧合指数(PaO_2/FiO_2)＜300,并有迅速下降趋势;合并脓毒血症伴肾上腺皮质功能不全。

6.抗细菌治疗

患者在病程后期继发细菌性感染时,应积极抗感染。应针对最常见的社区获得性肺炎常见病原体经验性使用抗生素治疗,重点针对肺炎球菌、金黄色葡萄球菌和其他化脓性葡萄球菌。对于缺乏临床和(或)微生物学支持的细菌感染,一般不用抗菌治疗。

7.血浆支持治疗

对发病 2 周内的重症人禽流感患者,及时给予人禽流感恢复期患者血浆,有可能提高救治的成功率。

8.氧疗和呼吸支持

对重症患者出现呼吸衰竭时应及时给予呼吸支持治疗,包括经鼻管或面罩吸氧、无创和有创正压通气治疗。实际上出现呼吸衰竭时,维持和保证恰当有效的氧合是治疗最重要的环节。

9.中医中药

早期用药,辨证施治。可按辨证分别选择清热、解毒、化湿、扶正祛邪等不同治则和处方及中成药。

(十一)预防

1.隔离、消毒

隔离患者,流行期间对公共场所加强通风和空气消毒。

2.减少聚会和集体娱乐活动

流行期间减少大型聚会及集体活动,接触者应戴口罩。

3.加强监测

当(禽)流感密切接触者出现流感样症状时,应立即进行流行病学调查,采集标本并检测,以进一步明确病原体,同时采取相应的防治措施。

4.阻断传播途径

对公共场所、车间、教室、宿舍或病禽场所进行彻底消毒:用乳酸 $2\sim4mL/100m^3$ 或过氧乙酸 $2\sim4g/m^3$ 熏蒸,或用 $1\%\sim2\%$ 漂白粉或含氯消毒液喷洒。死禽或禽类废弃物销毁或深埋。

5.接种疫苗

接种疫苗是预防流感的基本措施。

(1)流感灭活疫苗。全病毒的 3 价疫苗,反应较轻。主要接种对象是老年人、婴幼儿、孕妇、慢性心肺疾病患者、肿瘤患者、免疫低下者。基础免疫为注射 2 次,间隔 $6\sim8$ 周。以后每年加强免疫 1 次。新的亚型流行时,应重做基础免疫。目前,我国甲型 H1N1 流感(2009 年)疫苗为灭活疫苗。

(2)流感减毒活疫苗:单价疫苗,接种反应类似轻症感染。主要接种对象是健康成人和少年儿童。接种方式为鼻腔喷雾接种。

6.预防性治疗

抗病毒药物用于流感预防时,每天用药 1 次,疗程为 2 周,暴发流行时一般疗程为 1 周,大流行时暴露后预防。

7.加强管理

要加强检测标本和实验室禽流感病毒毒株的管理,严格执行操作规范,防止医院感染和实验室的感染及传播。

患者和他人戴口罩减少病毒进入呼吸道接触黏膜细胞,具有预防流感作用。

二、人感染高致病性禽流感

人感染高致病性禽流感是由禽甲型流感病毒某些亚型中的一些毒株如 H5N1、H7N7、H7N9 等引起的人类急性呼吸道传染病。《中华人民共和国传染病防治法》将其列为乙类传染病,但实行甲类管理。患者一般表现为流感样症状,如发热、咳嗽、少痰、头痛、肌肉酸痛和全身不适。重症患者病情发展迅速。人感染禽流感的治疗策略主要是在适当隔离的条件下,给予抗病毒、对症支持、抗感染、维持脏器功能等方面的治疗。

(一)病因

禽流感病毒为正黏病毒科甲型流感病毒属。可感染人的禽流感病毒亚型为 H5N1、H9N2、H7N7、H7N2、H7N3、H7N9 禽流感病毒。传染源为携带病毒的禽类。经呼吸道传播,也可通过密切接触感的禽类分泌物或排泄物或直接接触病毒感染。大部分为散发病例,有个别家庭聚集发病现象,但尚无持续人际间传播的证据。高危人群为从事禽类养殖、贩运、销售、宰杀、加工业等人员。

(二)流行病学

(1)发病前 7 天内,接触过禽,尤其是病禽、死禽或其排泄物、分泌物及下的蛋或暴露于其排泄物、分泌物污染的环境。

(2)发病前 14 天内,曾经到过有活禽交易、宰杀的市场。

(3)发病前 14 天内,与人禽流感疑似、临床诊断或实验室确诊病例有过密切接触。

(4)发病前 14 天内,在出现异常病禽、死禽的地区居住、生活、工作过。

(三)临床表现

根据现有人感染 H7N9 和 H5N1 禽流感病例的调查结果认为,潜伏期一般在 7 天以内。

患者发病初期表现为流感样症状,包括发热、咳嗽,可伴有头痛、肌肉酸痛和全身不适,也可出现流涕、鼻塞、咽痛等。部分患者肺部病变较重或病情发展迅速时,出现胸闷和呼吸困难等症状。呼吸系统症状出现较早,一般在发病后 1 周内即可出现,持续时间较长,部分患者在经过治疗 1 个月后仍有较为严重的咳嗽、咳痰。在疾病初期即有胸闷、气短及呼吸困难,常提示肺内病变进展迅速,将会迅速发展为严重缺氧状态和呼吸衰竭。重症患者病情发展迅速,多在 5～7 天出现重症肺炎,体温大多持续在 39℃ 以上,呼吸困难,可伴有咳血痰;可快速进展为急性呼吸窘迫综合征、脓毒症、感染性休克,部分患者可出现纵隔气肿、胸腔积液等。有相当比例的重症患者同时合并其他多个系统或器官的损伤或衰竭,如心肌损伤导致心力衰竭,个别患者表现有消化道出血和应激性溃疡等消化系统症状,也有重症患者发生昏迷和意识障碍。

(四)辅助检查

1.血常规检查

白细胞总数一般正常或降低。重症患者多有白细胞总数及淋巴细胞数减少,并有血小板降低。

2.血生化检查

多有肌酸激酶(CK)、乳酸脱氢酶(LDH)、谷草转氨酶(AST)、谷丙转氨酶(ALT)升高,C反应蛋白升高,肌红蛋白可升高。

3.病原学及相关检测

有病原学检测条件的医疗机构应尽快检测,无病原学检测条件的医疗机构应留取标本送指定机构检测。

(1)甲型流感病毒抗原筛查。呼吸道标本甲型流感病毒抗原快速检测阳性。但仅可作为初筛试验。

(2)核酸检测。在患者的临床标本中检查到人禽流感病毒特异性的核酸。

(3)病毒分离。病毒分离阳性并经亚型鉴定确认。

(4)动态检测双份血清禽流感病毒特异性抗体水平呈 4 倍或以上升高。

4.胸部影像学检查

起病初期病变形态可为斑片状影像,重症患者病变进展迅速,1～2 天内范围扩大,呈双肺多发磨玻璃影及肺实变影像,病变内可见"空气支气管征",相当部分病例演变为"白肺"样改变,可合并胸腔积液。发生 ARDS 时,病变分布广泛。

(五)临床分型

1.轻症病例

类似普通人流感,通常仅有轻微的上呼吸道症状,如发热、咳嗽、少痰,可伴有头痛、肌肉酸痛和全身不适。

2.重症病例

符合下列任一条标准,即诊断为重症病例。

(1)胸部 X 线检查显示为多叶病变或 48 小时内病灶进展＞50％。

（2）呼吸困难，呼吸频率>24次/分。

（3）严重低氧血症，吸氧流量在3~5L/min条件下，患者血氧饱和度（SpO$_2$）≤92%。

（4）出现休克、ARDS或多器官功能障碍综合征（MODS）。

（六）诊断

1.疑似病例

符合上述临床表现，甲型流感病毒抗原阳性或有流行病学接触史。

2.确诊病例

符合上述临床表现或有流行病学接触史，并且呼吸道分泌物标本中分离出禽流感病毒或禽流感病毒核酸检测阳性或动态检测双份血清禽流感病毒特异性抗体水平呈4倍或以上升高。

（七）鉴别诊断

1.季节性流感

临床上不易区分，秋、冬季是其高发期，急起高热，全身中毒症状较重而呼吸道症状轻微，甲型流感病毒抗原亦呈阳性。鉴别诊断主要依靠病毒学检测。

2.细菌性肺炎

常有受寒、劳累等诱因，多数起病较急。常有咳嗽、咳痰，并出现脓性痰或血痰，伴或不伴胸痛。患侧呼吸运动减弱、叩诊浊音、呼吸音降低和湿啰音。血白细胞总数和中性粒细胞数多有升高。胸部X线检查可见肺叶实变、空洞形成或较大量胸腔积液。痰涂片或细菌培养可发现致病菌。

（八）治疗

治疗原则为严格隔离，以对症治疗为主，早期抗病毒治疗，加强支持治疗。

1.严格隔离

患者应按甲类传染病进行严格隔离，确诊者和疑似病例应分开隔离。

2.对症治疗

可吸氧，根据缺氧程度可采用鼻导管、开放面罩及储氧面罩进行氧疗。高热者可进行物理降温或应用解热药物。咳嗽、咳痰严重者可给予复方甘草片、盐酸氨溴索、乙酰半胱氨酸、可待因等止咳祛痰药物。儿童忌用阿司匹林或含阿司匹林及其他水杨酸制剂的药物，避免引起儿童瑞氏综合征。

3.抗病毒治疗

尽早应用抗流感病毒药物。

（1）神经氨酸酶抑制剂。

1）奥司他韦。成人每次剂量75mg，每天2次，重症者剂量可加倍，疗程5~7天。1岁及以上儿童：体重不足15kg者，予每次30mg，每天2次；体重15~23kg者，予每次45mg，每天2次；体重23~40kg者，予每次60mg，每天2次；体重大于40kg者，予每次75mg，每天2次。对于吞咽胶囊有困难的儿童，可选用奥司他韦混悬液。

2）扎那米韦。成人及7岁以上青少年用法为每天2次，间隔12小时；每次10mg（分2次吸入）。

3)帕拉米韦。重症病例或无法口服者可用帕拉米韦氯化钠注射液,成人用量为 $300\sim$ 600mg,静脉滴注,每天 1 次,疗程 $1\sim5$ 天。目前临床应用数据有限,应严密观察不良反应。

轻症病例应首选奥司他韦或扎那米韦。应根据病毒核酸检测情况,决定是否延长疗程。

(2)金刚烷胺和金刚乙胺。离子通道 M_2 阻滞剂金刚烷胺和金刚乙胺可抑制禽流感病毒株的复制,早期应用可能有助于阻止病情发展,减轻病情,改善预后,但某些毒株如 H7N9 对金刚烷胺和金刚乙胺耐药,不建议单独使用。金刚烷胺和金刚乙胺成人剂量每天 $100\sim$ 200mg,儿童每天 5mg/kg,分 2 次口服,疗程 5 天。肾功能受损者酌减剂量。治疗过程中应注意中枢神经系统和胃肠道不良反应。老年患者及孕妇应慎用,哺乳期妇女、新生儿和 1 岁以内的婴儿禁用。金刚乙胺的不良反应相对较小。

4.加强支持治疗和预防并发症

注意休息,多饮水,增加营养,给予易消化的饮食,维持水、电解质平衡。密切观察,监测并预防并发症。出现严重全身中毒症状及重症患者,应短期使用糖皮质激素,首选甲泼尼龙40~160mg/d,疗程 $2\sim3$ 天,不宜超过 7 天。抗菌药物应在明确继发细菌感染时或有充分证据提示继发细菌感染时使用。

5.重症患者的治疗

重症患者应送入 ICU 病房进行救治。对出现呼吸功能障碍者给予吸氧或机械通气治疗,应加强呼吸道的管理和患者的护理。大剂量静脉引用丙种球蛋白对防治二重感染有一定功效,对部分重症患者可能改善预后。发生其他并发症的患者应积极采取相应治疗。

(九)注意事项

1.早期使用抗病毒药物

有疫情地区甲型流感或 H7N9 禽流感病原学检测阳性或病原学检测虽为阴性,但临床高度怀疑的病例,应当行抗病毒治疗。在使用抗病毒药物之前应留取呼吸道标本,尽量在发病 48 小时内使用。对于临床认为需要使用抗病毒药物的病例,发病超过 48 小时亦可使用,疗程 $5\sim7$ 天。

2.警惕重症病例

易发展为重症的危险因素:①年龄>60 岁;②合并严重基础病或特殊临床情况,如心脏或肺部基础疾病、高血压、糖尿病、肥胖、肿瘤、免疫抑制状态、孕妇等;③发病后持续高热(体温>39℃)3 天及 3 天以上;④淋巴细胞计数持续降低;⑤C 反应蛋白、LDH 及 CK 持续增高;⑥胸部影像学提示肺炎进展迅速。出现以上任一情况的患者,可能进展为重症病例或出现死亡,应当高度重视。

3.转科和出院标准

因基础疾病或并发症较重,需较长时间住院治疗的患者,待人感染禽流感病毒核酸检测连续 2 次阴性后,可转出隔离病房至相应病房或科室进一步治疗。患者体温正常,临床症状基本消失,呼吸道标本人感染高致病性禽流感病毒核酸检测连续 2 次阴性,可以出院。

(十)预防

(1)控制本病流行的重要环节在于及时发现患者和疑似患者,并对其进行隔离治疗和疫源检索。对密切接触者,应进行追踪、医学观察。

(2)各级各类医疗机构要做好医院感染预防与控制工作,严格消毒,降低发生医院感染的风险。

三、甲型 H1N1 流感

2009 年 4 月初,甲型 H1N1 流感开始在墨西哥和美国出现,6 月 11 日世界卫生组织(WHO)将甲型 H1N1 流感大流行警告级别提升至 6 级,表明此次流感疫情已经进入大流行阶段,甲型 H1N1 流感随后在全球流行。此病目前在世界各地均时有出现和流行。此病的病原为变异后的新型甲型 H1N1 流感病毒,该病毒包含有猪流感、禽流感和人流感三种流感病毒的基因片段。临床上患者主要表现为流感样症状,少数病例病可出现病毒性肺炎,出现并发症,重者可致死亡。

(一)病原学

甲型 H1N1 流感病毒属于正黏病毒科甲型流感病毒属。典型病毒颗粒呈球状,直径为 80～120nm,有囊膜。囊膜上有许多放射状排列的突起糖蛋白,分别是红细胞血凝素(HA)、神经氨酸酶(NA)和基质蛋白 M_2。病毒颗粒内为核衣壳,呈螺旋状对称,直径为 10nm。为单股负链 RNA 病毒,基因组约为 13.6kb,由大小不等的 8 个独立片段组成。6 个片段源于猪流感、人类流感以及禽流感的三源重组,2 个片段源于欧亚甲型 H1N1 流感的重组。甲型 H1N1 流感病毒为有囊膜病毒,故对乙醚、氯仿、丙酮等有机溶剂均敏感,200mL/L 乙醚 4℃ 过夜,病毒感染力被破坏;对氧化剂、卤素化合物、重金属、乙醇和甲醛液均敏感,10g/L 高锰酸钾、1mL/L 汞处理 3 分钟,750mL/L 乙醚 5 分钟,1mL/L 碘酊 5 分钟,1mL/L 盐酸 3 分钟和 1mL/L 甲醛 30 分钟,均可灭活甲型 H1N1 流感病毒。甲型 H1N1 流感病毒对热敏感,56℃ 条件下,30 分钟可灭活;对紫外线敏感,但用紫外线灭活甲型 H1N1 流感病毒能引起病毒的多重复活。甲型 H1N1 流感病能在体外物体表面存活 2～8 小时。

(二)流行病学

人群对甲型 H1N1 流感病毒普遍易感。甲型 H1N1 流感病毒传播途径与季节性流感类似。甲型 H1N1 流感病毒主要通过飞沫经呼吸道传播,也可通过口腔、鼻腔、眼睛等处黏膜直接或间接接触传播。接触甲型 H1N1 流感患者的呼吸道分泌物、体液和被病毒污染的物品亦可能引起感染。通过气溶胶经呼吸道传播尚未得到证实。甲型 H1N1 流感患者为主要传染源,无症状感染者也具有一定的传染性。目前尚无动物传染人类的证据。下列人群感染甲型 H1N1 流感病毒出现流感样症状后,较易发展为重症病例:＜2 岁的儿童、≥65 岁的成人、孕妇与产后 2 周内的妇女、19 岁以下需长期接受阿司匹林治疗者以及具备以下疾病状态者:慢性肺部(包括哮喘)、心血管(除高血压)、肾脏、肝脏、血液系统疾病或代谢性疾病(包括糖尿病);免疫抑制(包括 HIV 感染)者。另外,2～4 岁儿童较年长儿童也更易出现并发症。感染此病毒的患者多数无须治疗即可完全康复,但部分患者需要住院治疗,也可引起死亡病例。

(三)临床表现

潜伏期一般为 1～7 天,多为 1～3 天。通常表现为流感样症状,包括发热、咽痛、流涕、鼻塞、咳嗽、咳痰、头痛、全身酸痛、乏力。部分病例出现呕吐和（或）腹泻。少数病例仅有轻微的上呼吸道症状，无发热。国内外病例分析表明发热、咳嗽、咽痛是本病最主要的临床症状。体征主要包括咽部充血和扁桃体肿大。可发生肺炎等并发症。少数病例病情进展迅速，出现呼吸衰竭、多脏器功能不全或衰竭，病情严重者可以导致死亡。需要住院治疗的甲型 H1N1 流感患者多存在基础疾病，例如，哮喘、COPD、免疫抑制、糖尿病、肥胖以及慢性心脏病。甲型 H1N1 流感患者可出现原有基础疾病的恶化，上呼吸道（鼻窦炎、中耳炎、喉炎）与下呼吸道（肺炎、哮喘加重、细支气管炎）并发症，神经系统并发症（脑病、脑炎、热性癫痫发作），心包炎、心肌炎，骨骼肌肉系统并发症，中毒性休克，败血症等。

（四）辅助检查

1.实验室检查

（1）血常规检查。白细胞总数一般不高或降低。

（2）血生化检查。部分病例出现低钾血症，少数病例 CK、AST、ALT、LDH 升高。

（3）病原学检查。主要有以下检测方法：①病毒核酸检测，以 RT-PCR（最好采用实时 RT-PCR）法检测呼吸道标本（咽拭子、鼻拭子、鼻咽或气管抽取物、痰）中的甲型 H1N1 流感病毒核酸，结果可呈阳性；②病毒分离，呼吸道标本中可分离出甲型 H1N1 流感病毒；③血清抗体检查，动态检测双份血清甲型 H1N1 流感病毒特异性抗体水平呈 4 倍或 4 倍以上升高。

2.胸部影像学检查

合并肺炎时肺内可见片状阴影。

（五）诊断

诊断主要结合流行病学史、临床表现和病原学检查来进行诊断。

1.疑似病例

符合下列情况之一即可诊断为疑似病例。①发病前 7 天内与传染期甲型 H1N1 流感确诊病例有密切接触，并出现流感样临床表现。密切接触是指在未采取有效防护的情况下，诊治、照看传染期甲型 H1N1 流感患者；与患者共同生活；接触过患者的呼吸道分泌物、体液等。②发病前 7 天内曾到过甲型 H1N1 流感流行（出现病毒的持续人间传播和基于社区水平的流行和暴发）的地区，出现流感样临床表现。③出现流感样临床表现，甲型流感病毒检测阳性，尚未进一步检测病毒亚型。对上述 3 种情况，在条件允许的情况下，可作甲型 H1N1 流感病原学检查。

2.临床诊断病例

仅限于以下情况作出临床诊断：同一起甲型 H1N1 流感暴发疫情中，未经实验室确诊的流感样症状病例，在排除其他致流感样症状疾病时，可诊断为临床诊断病例。甲型 H1N1 流感暴发是指一个地区或单位短时间出现异常增多的流感样病例，经实验室检测确认为甲型 H1N1 流感疫情。在条件允许的情况下，临床诊断病例可做病原学检查。

3.确诊病例

出现流感样临床表现，同时有以下一种或几种实验室检测结果：①甲型 H1N1 流感病毒核酸检测阳性（可采用实时 RT-PCR 和 RT-PCR 方法）；②分离到甲型 H1N1 流感病毒；③双份血清甲型 H1N1 流感病毒的特异性抗体水平呈 4 倍或 4 倍以上升高;④流感病毒快速抗原检测阳性(可采用免疫荧光法和胶体金法,假阳性率较高,需结合流行病学史进行综合判断)。

4.重症与危重病例

出现以下情况之一者为重症病例:①持续高热>3 天;②剧烈咳嗽,咳脓痰、血痰或胸痛;③呼吸频率快,呼吸困难,口唇发绀;④意识改变:反应迟钝、嗜睡、躁动、惊厥等;⑤严重呕吐、腹泻,出现脱水表现;⑥影像学检查有肺炎征象;⑦肌酸激酶、肌酸激酶同工酶等心肌酶水平迅速增高;⑧原有基础疾病明显加重。

出现以下情况之一者为危重病例:①呼吸衰竭;②感染中毒性休克;③多脏器功能不全;④出现其他需进行监护治疗的严重临床情况。

(六)治疗

1.临床分类处理原则

(1)疑似病例。在通风条件良好的房间单独隔离。住院病例须做甲型 H1N1 流感病原学检查。

(2)临床诊断病例。在通风条件良好的房间单独隔离。住院病例须做甲型 H1N1 流感病原学检查。

(3)确诊病例。在通风条件良好的房间进行隔离。住院病例可多人同室。

2.住院原则

根据患者病情及当地医疗资源状况,按照重症优先的原则安排住院治疗。优先收治重症与危重病例入院。对危重病例,根据当地医疗设施条件,及时转入具备防控条件的重症监护病房进行治疗。不具备重症与危重病例救治条件的医疗机构,在保证医疗安全的前提下,要及时将病例转运到具备条件的医院;病情不适宜转诊时,当地卫生行政部门或者上级卫生行政部门要组织专家就地进行积极救治。高危人群感染甲型 H1N1 流感较易成为重症病例,宜安排住院诊治。如实施居家隔离治疗,应密切监测病情,一旦出现病情恶化须及时安排住院诊治。轻症病例可安排居家隔离观察与治疗。

3.治疗

(1)一般治疗。休息,多饮水,密切观察病情变化;对高热病例可给予退热治疗。

(2)抗病毒治疗。甲型 H1N1 流感病毒目前对神经氨酸酶抑制剂奥司他韦、扎那米韦、帕拉米韦敏感,对金刚烷胺和金刚乙胺耐药。

奥司他韦:成人用量为 75mg,每天 2 次,疗程为 5 天。对于危重或重症病例,奥司他韦剂量可酌情加至 150mg,每天 2 次。对于病情迁延病例,可适当延长用药时间。1 岁及以上年龄的儿童患者应根据体重给药:体重不足 15kg 者,予 30mg,每天 2 次;体重 15～23kg 者,予 45mg,每天 2 次;体重 23～40kg 者,予 60mg,每天 2 次;体重大于 40kg 者,予 75mg,每天 2 次。对于吞咽胶囊有困难的儿童,可选用奥司他韦混悬液。奥司他韦的耐受性好,成人中最常见的不良反应包括恶心和呕吐,恶心的发生率为 10%,呕吐的发生率为 9%,儿童呕吐的发生率为 14%。恶心与呕吐通常并不严重,多发生在治疗的 2 天内。与食物同服有助于减少不良反应。口服混悬液在果糖不耐受症患者中可引起腹痛和腹泻。奥司他韦可引起过敏反应,如皮疹等，还可引起神经精神症状，如幻觉、谵妄等，使用本药应注意观察患者是否出现异常行为。其他不良反应包括头痛、鼻出血及疲倦等。

扎那米韦：用于成人及 7 岁以上儿童。成人用量为 10mg 吸入，每天 2 次，疗程为 5 天。7 岁及以上儿童用法同成人。目前尚未批准用于 7 岁以下儿童流感的治疗。扎那米韦为吸入粉雾剂，可诱导支气管痉挛，不推荐用于具有潜在性肺疾病（如哮喘、慢性阻塞性肺疾病）的患者，对乳糖过敏者亦不应使用扎那米韦。常见的不良反应有腹泻、恶心、呕吐、头痛、头晕、鼻部不适、咳嗽及耳鼻喉感染等。本药可引起过敏反应，此外还可引起神经精神症状。

帕拉米韦：为静脉用神经氨酸酶抑制剂，可作为奥司他韦和扎那米韦的替代选择，重症病例或无法口服者可用帕拉米韦氯化钠注射液。成人用量为 300～600mg，小于 30 天的新生儿为 6mg/kg，31～90 天婴儿为 8mg/kg，91 天龄至 17 岁儿童为 10mg/kg，静脉滴注，每天 1 次，疗程 1～5 天。常见不良反应有血中网织红细胞降低、白细胞计数降低、中性粒细胞百分比降低、淋巴细胞百分比升高和三酰甘油升高、腹泻、恶心、呕吐、胃痛；个别患者可出现过敏反应、胸闷、心电图异常、头晕、失眠等。

对于临床症状较轻且无并发症、病情趋于自限的甲型 H1N1 流感病例，无须积极应用神经氨酸酶抑制剂。对于发病时即病情严重、发病后病情呈动态恶化的病例，感染甲型 H1N1 流感的高危人群应及时给予神经氨酸酶抑制剂进行抗病毒治疗。开始给药时间应尽可能在发病 48 小时以内（以 36 小时内为最佳）。临床实施甲型 H1N1 流感抗病毒治疗时应注意以下事项。①发病 48 小时后仍应抗病毒治疗。尽管目前认为流感发病后 48 小时内进行抗病毒治疗时疗效最好，但研究显示，对于需要住院治疗的流感患者而言，发病 48 小时后进行抗病毒治疗对患者仍有益。对于门诊患者而言，尤其是对于那些经治疗后病情未见好转，有进展为重型病例可能的患者，发病 48 小时后进行抗病毒治疗仍是必要的。②所有需要住院治疗的甲型 H1N1 流感确诊和疑似患者均应接受抗病毒治疗。轻型患者，尤其是有进展为重症患者或病情出现恶化加重的患者均应接受抗病毒治疗。重症病例可适当延长疗程。③没有重症流感高危因素的患者并非一定不需要接受抗病毒治疗：尽管抗病毒治疗主要建议用于有重症流感高危因素的患者，但是，抗病毒治疗对没有高危因素的患者也是有益的。④抗病毒治疗不应等到实验室检测确认后才进行。早期抗病毒治疗对患者更有利，一旦怀疑甲型 H1N1 流感且认为患者需要接受抗病毒治疗，即使甲型 H1N1 流感病毒快速检测结果为阴性，也应尽快给予抗病毒治疗。一些快速检测方法可出现假阴性结果，更为精确的检测方法常需 1 天以上的时间完成检测，等待实验室检测结果常耽误抗病毒治疗的时机。⑤接受抗病毒治疗的患者在治疗后 4 天或更长时间内体内仍可排出病毒，因此，接受治疗的患者仍有将疾病传播给他人的可能。⑥孕妇在出现流感样症状之后，宜尽早给予神经氨酸酶抑制剂治疗。孕妇感染甲型 H1N1 流感后易于出现并发症，常需要住院治疗。奥司他韦和扎那米韦均属于妊娠 C 类药物。目前认为孕妇感染甲型 H1N1 流感后应尽快接受抗病毒治疗，妊娠并不是使用奥司他韦和扎那米韦的禁忌证。奥司他韦全身性抗病毒作用强，因此，孕妇应首选奥司他韦抗病毒治疗；而扎那米韦全身吸收有限，故通常建议预防性抗病毒治疗首选扎那米韦。研究表明，产后 2 周内的产妇感染甲型 H1N1 流感后易出现并发症，因此，产后 2 周内的产妇感染甲型 H1N1 流感也应尽早给予抗病毒治疗。

（3）预防性抗病毒治疗。对于甲型 H1N1 流感密切接触者,如具有出现并发症高危因素,应给予暴露后预防性抗病毒治疗;卫生工作人员如与甲型 H1N1 流感患者有无保护性接触也应接受预防性抗病毒治疗。健康儿童和成人在社区、学校、军营或其他场所出现的潜在性甲型 H1N1 流感暴露时无须接受预防性抗病毒治疗,但注意随访暴露者是否出现流感症状。距离最后一次接触时间超过 48 小时时也不建议进行预防性抗病毒治疗。与非传染期(甲型 H1N1 患者在发病前 1 天直至发病后 7 天可具有传染性,年幼患者传染期可能更长,传染期通常是指发病前 1 天至发热消失后 24 小时之间的时间)甲型 H1N1 流感患者接触时也无须接受预防性抗病毒治疗。预防性抗病毒治疗并不能完全预防流感的发生。预防性抗病毒治疗应选用奥司他韦或扎那米韦,从最后一次暴露后开始连续使用 10 天。对于流感暴露者应注意评价是否出现了流感症状,一旦怀疑甲型 H1N1 流感且具有抗病毒治疗指征时应尽早给予抗病毒治疗。预防性抗病毒治疗的用法如下。奥司他韦:成人,75mg,每天 1 次。1 岁以上儿童,≤15kg,30mg,每天 1 次;15～23kg,45mg,每天 1 次;23～40kg,60mg,每天 1 次;＞40kg,75mg,每天 1 次。1 岁以下儿童,≤3 月龄,不推荐使用;3～5 月龄,20mg,每天 1 次;6～11 月龄,25mg,每天 1 次。扎那米韦:成人,10mg,每天 1 次。5 岁以上儿童,10mg,每天 1 次。

（4）其他治疗。主要措施包括:①如出现低氧血症或呼吸衰竭,应及时给予相应的治疗措施,包括氧疗或机械通气等;②合并休克时给予相应抗休克治疗;③出现其他脏器功能损害时,给予相应支持治疗;④合并细菌和(或)真菌感染时,给予相应抗菌和(或)抗真菌药物治疗。

4.出院标准

体温正常 3 天,其他流感样症状基本消失,临床情况稳定,可以出院。因基础疾病或并发症较重,需较长时间住院治疗的甲型 H1N1 流感病例,在咽拭子甲型 H1N1 流感病毒核酸检测转为阴性后,可从隔离病房转至相应病房做进一步治疗。

（梁赟磊）

第二节　流行性乙型脑炎

流行性乙型脑炎简称乙脑,又称日本脑炎。本病是由于蚊子叮咬而感染乙型脑炎病毒导致中枢神经系统病变的急性传染病。好发于夏、秋季,主要流行于亚洲热带、亚热带和温带地区。主要病理改变为脑实质炎症。典型的临床表现以高热、意识障碍、抽搐、病理反射及脑膜刺激征为特征,重症患者可出现呼吸衰竭,病死率高,部分病例可留有严重后遗症。目前无特效抗病毒治疗药物。

一、病原学

乙型脑炎病毒属黄病毒科,呈球形,直径 40～50nm,核心含核心蛋白和单股正链 RNA,脂质包膜上有膜蛋白(M)和外膜蛋白(E)。外膜蛋白是主要抗原,具血凝活性,能凝集鸡、鸽、鹅红细胞;病毒抗原性稳定,人与动物感染乙脑病毒后,可产生补体结合抗体、中和抗体和血凝抑制抗体。该病毒能在乳鼠脑组织、鸡胚、猴肾细胞、Hela 细胞等多种动物细胞中传代增殖并引起细胞病变。抵抗力不强,不耐热,100℃ 2 分钟或 56℃ 30 分钟可被灭活,对乙醚和消毒剂均很敏感,但耐低温和干燥。

二、流行病学

(一)传染源

乙脑是人畜共患的自然疫源性疾病。乙脑病毒可感染猪、牛、羊、马、鸭、鹅、鸡等多种家禽家畜,形成病毒血症而成为传染源,我国猪因饲养面广、更新率快、易感性强、血中病毒含量高,是最主要的传染源,在人群流行前 1～2 个月往往有猪乙脑病毒感染高峰期。人感染后病毒血症期短,血中病毒含量少,不是主要的传染源。

(二)传播途径

主要通过蚊虫叮咬人传播,国内传播乙脑病毒的蚊种有库蚊、伊蚊和按蚊,其中三带喙库蚊是主要传播媒介。蚊虫不仅在人或动物间传播病毒,还可带病毒越冬或经卵传代,成为乙脑病毒的长期储存宿主。受感染的蠛蠓、蝙蝠也是长期储存宿主。

(三)易感人群

人对乙脑病毒普遍易感。显性感染与隐性感染者之比为 1：(1 000～2 000)。感染后可获持久的免疫力,母亲传递的抗体对婴儿有一定的保护作用。

(四)流行特征

乙脑主要在亚洲流行,我国除东北北部、青海省、新疆维吾尔自治区、西藏自治区外均有乙脑流行。热带地区乙脑全年均可发生,温带和亚热带地区乙脑发病集中在 7 月、8 月、9 月。患者大多数为 10 岁以下儿童,以 2～6 岁儿童发病率最高,近年由于广泛接种乙脑疫苗,成人和老年人的发病率相对增加,但总的发病率下降。乙脑集中暴发少,高度散发,同一家庭中少有多人同时发病。

三、发病机制与病理

乙脑病毒经蚊虫叮咬进入人体,先在单核巨噬细胞内繁殖,随后进入血流引起病毒血症。如机体免疫功能正常、病毒量少、毒力弱,病毒可迅速被清除,不进入中枢神经系统,仅引起隐性感染或轻型病例,通过特异性免疫形成获得终身免疫力。如机体免疫力低下、病毒量多、毒力强,乙脑病毒可突破血脑屏障侵入中枢神经系统并大量增殖,引起脑炎。

乙脑病变范围可广泛累及脑和脊髓,以大脑皮质、间脑和中脑病变最为严重。肉眼观脑实质和脑膜有水肿、充血和出血,各部位可形成大小不等的散在坏死软化灶。显微镜下主要病理变化包括:①神经细胞变性、肿胀及坏死,核溶解;②脑实质中血管周围有淋巴细胞和大单核细胞浸润,形成血管套;③胶质细胞弥散性增生,聚集在坏死的神经细胞周围形成胶质小结;④脑实质及脑膜血管充血扩张,血管内皮细胞肿胀、坏死、脱落,产生附壁血栓,局部有淤血和出血、渗出。

四、临床表现

潜伏期可长可短,长至 21 天,短至 4 天,一般为 10～14 天。典型的临床经过分为下述 4 期。

(一)初期

起病急,体温在 1～2 天迅速上升达 39～40℃,伴头痛、恶心和呕吐。发热高低多与病情轻重及神经系统表现平行。多有嗜睡或精神倦怠,可有颈部强直及抽搐,病程 1～3 天。

(二)极期

此期症状逐渐加重,主要表现为脑实质受损症状,病程 4～10 天。

1.持续高热

体温常高达 40℃以上,一般持续 7～10 天,重者可达 3 周。体温越高,热程越长,病情越重。

2.意识障碍

程度不等,包括嗜睡、谵妄、昏迷、定向力障碍等。昏迷越深,持续时间越长,病情越严重。意识不清最早可见于病程第 1～2 天,但多见于第 3～8 天,通常持续 1 周左右,重者可达 4 周以上。

3.惊厥或抽搐

可由于高热、脑实质炎症及脑水肿所致。多于病程第 2～5 天,患者先见于面部、眼肌、口唇的小抽搐,随后呈肢体阵挛性抽搐,可为单肢或双肢,重者可出现全身抽搐、强直性痉挛,历时数分钟至数十分钟,均伴有意识障碍。频繁抽搐可导致发绀,甚至呼吸暂停。

4.呼吸衰竭

主要为中枢性呼吸衰竭,多见于重症患者,由于脑实质炎症,尤其是延脑呼吸中枢病变,脑水肿、脑疝、颅内高压和低血钠脑病等所致。表现为呼吸节律不规则及幅度不均,如呼吸表浅、双呼吸、叹息样呼吸、潮式呼吸及抽泣样呼吸等,最后呼吸停止。如出现脑疝,常见有颞叶钩回疝(压迫主要为中脑)及枕骨大孔疝(压迫延脑)。患者早期表现除以上呼吸异常外,尚有脑疝的其他临床表现,包括剧烈头痛、喷射性呕吐,昏迷加重或烦躁不安,血压异常,脉搏变慢,眼球震颤和落日样眼征,瞳孔忽大忽小或不对称、对光反射消失,肌张力增强,不易控制的反复抽搐。小儿可有前囟膨隆、视神经盘边缘不清及水肿。

外周性呼吸衰竭多由于脊髓病变致呼吸肌麻痹或因呼吸道痰阻、蛔虫阻塞、喉部并发肺部感染等所致。表现为呼吸先增快后变慢,胸式或腹式呼吸减弱,发绀,但呼吸节律整齐。中枢及外周呼吸衰竭可同时存在。

高热、抽搐和呼吸衰竭是乙脑极期的严重症状,三者相互影响,呼吸衰竭常为致死主要原因。循环衰竭少见,表现为休克、低血压和胃肠道出血,常同时有呼吸衰竭。产生原因多与脑水肿、脑疝(脑性休克)、心力衰竭、脱水过度、应激性溃疡所致出血有关。

5.神经系统症状和体征

乙脑的神经系统症状多在病程 10 天内出现,是乙脑患者最危险的时期,第 2 周后渐少出现新的神经症状。常有浅反射消失或减弱,膝、跟腱反射等深反射先亢进后消失,病理性锥体

19

束征如巴宾斯基征等可呈阳性,常出现脑膜刺激征。深昏迷者可有膀胱和直肠麻痹(大小便失禁或尿潴留),与自主神经受累有关。昏迷时除浅反射消失外,尚可有肢体强直性瘫痪,偏瘫较单瘫多见或全瘫,伴肌张力增高。

此外,乙脑因病变损害部位不同,其表现的神经症状亦不同,如颞叶损害可致听觉障碍;若枕叶损害可有视力障碍,视物变形等;如病变累及间脑(丘脑及丘脑下部),因丘脑为上行传导束的总中继站,将会致严重的感觉障碍,若丘脑下部病变,该部位是自主神经的较高级中枢,又是体温调节中枢,可出现出汗、面红、心悸及心律失常等自主神经功能紊乱,还可出现超高热等体温调节障碍;若中脑双侧受损,致锥体束下行通路受损,可引起四肢强直性瘫痪,称为去大脑强直;若单侧中脑受损,呈对侧瘫痪,中脑内含第Ⅲ、Ⅳ对脑神经的核,故可致眼球运动障碍和瞳孔改变;若大脑皮质支配神经核的路径有病变,称为假性球麻痹,其症状较轻,恢复较快,乙脑患者多属假球性麻痹,脑神经功能常能完全恢复。

(三)恢复期

极期过后,体温逐渐下降,精神神经症状逐渐好转,一般于2周左右可完全恢复。个别重症患者可有反应迟钝、痴呆、失语、多汗、流涎、吞咽困难、颜面瘫痪、四肢强直性瘫痪或扭转痉挛等症状。但经过积极治疗后大多数患者于6个月内恢复。

(四)后遗症期

恢复期神经系统残存症状超过6个月尚未恢复则进入后遗症期。乙脑患者有5%~20%留有后遗症,与乙脑病变严重程度有密切关系。后遗症主要表现为失语、强直性痉挛、扭转性痉挛、去皮质综合征和精神异常等。昏迷后遗症患者长期卧床,可并发肺炎、压疮、尿路感染,部分患者最后死亡。癫痫发作后遗症有时可持续终身。

(五)临床类型

1.轻型

发热在38~39℃,意识清,无抽搐,轻度嗜睡,脑膜刺激征不明显,病程5~7天,无后遗症。往往依赖脑脊液和血清学检查确诊。

2.普通型

发热在39~40℃,持续4~5天,头痛、呕吐,嗜睡或短暂浅昏迷,偶有抽搐及病理反射阳性,脑膜刺激征较明显,病程为7~10天,多无恢复期症状。

3.重型

发热在40℃以上,持续4~5天,烦躁、频繁呕吐,反复或持续抽搐,浅反射消失,深反射先亢进后消失,病理反射阳性。常有神经定位症状和体征。可有肢体瘫痪和呼吸衰竭。病程多在2周以上,恢复期常有精神异常、瘫痪、失语等症状,少数患者留有后遗症。该型在流行早期较多见。

脑干型脑炎为重型中的一种特殊类型。少数患者入院时意识清醒,属普通型,表现呛咳、咽喉分泌物增多、吞咽困难、软腭麻痹,病情迅速进展,呼吸浅而不规则,发绀,甚至呼吸突然停止,提示发病以脑干症状为主。临床称此类型为脑干型脑炎。

4.极重型(包括暴发型)

起病急骤,体温在1~2天迅速上升到40℃以上,反复或持续性强烈抽搐,伴深度昏迷,迅速出现中枢性呼吸衰竭及脑疝等。患者常在极重期中死亡,幸存者常有后遗症。

乙脑临床表现以轻型和普通型为多见,约占总病例数的 2/3,流行初期重型较多,后期则以轻型较多。

五、并发症

发生率约 10%,以支气管肺炎最常见,多见于重型患者,在咳嗽、吞咽反射减弱或消失及昏迷患者易发生肺炎,呼吸道分泌物不易咳出易引起肺不张;如不注意口腔卫生及不进行口腔护理的患者可发生口腔溃疡;其他感染常见有败血症或泌尿系统感染等;较长时间卧床的患者,如不注意经常变换体位,易在枕骨后及腰骶部位发生压疮;重型患者要警惕应激性溃疡致上消化道大出血。

六、实验室检查

(一)血常规检查

白细胞总数轻度升高,常在 $(10\sim20)\times10^9/L$。中性粒细胞百分比在 80% 以上,嗜酸性粒细胞减少。

(二)脑脊液检查

外观无色透明或微浑浊,压力增高,白细胞计数多在 $(50\sim500)\times10^6/L$,个别可高达 $1\,000\times10^6/L$ 以上。白细胞的多少只反映炎症渗出性改变情况,与病情轻重及预后无关。分类早期以中性粒细胞较多,以后则淋巴细胞增多。蛋白轻度增高,氯化物正常,糖正常或偏高。少数病例于病初脑脊液检查可完全正常。

(三)病毒分离

乙型脑炎病毒主要存在于脑组织中,血液及脑脊液中不易分离出病毒,在病初早期,死亡者的脑组织中可分离出乙型脑炎病毒。可用免疫荧光技术在脑组织或脑脊液中测出病毒抗原。

(四)特异性抗体检查

1.特异性 IgM 抗体

检测方法有 IgM 抗体捕获酶联免疫法(ELISA)和间接免疫荧光法等,特异性 IgM 抗体一般在病后 3～4 天即可出现,脑脊液中最早在病程第 2 天测到,2 周达高峰,可作早期诊断用。轻、中型乙脑患者血清中检出率高(95.4%),而重型或极重型患者血清中检出率较低,可能与患者免疫功能低下、产生抗体较晚有关。

2.补体结合试验

补体结合抗体属特异性 IgG 抗体,出现较迟,一般在病程第 3～4 周出现,无早期诊断价值,一般用作回顾性诊断。因抗体效价 5 个月后明显下降,持续时间不长,亦可用于当年隐性感染率的流行病学调查。单份血清 1∶4 为阳性,双份血清抗体效价增高 4 倍以上为阳性。

3.血凝抑制试验

有血凝素(HA)的病毒能凝集人红细胞,称为血凝现象,该现象能被相应抗体抑制,称为血凝抑制试验。抗体出现较早,病程第 3～5 天出现阳性,第 2 周效价达高峰,持续时间长,阳性率高于补体结合试验,操作简便,可用于诊断和流行病学调查。但可出现假阳性,临床诊断需抗体效价大于 1∶80 或双份血清效价呈 4 倍增高。

4.反向血凝抑制试验

以乙脑抗原和乙脑单克隆抗体分别致敏羊血细胞,与含乙脑抗体的被检血清混合可产生血凝抑制作用。该试验特异性及敏感性均较好,方法简便快速。

5.中和试验

中和试验是病毒或毒素与相应的抗体结合后,失去对易感人群的致病力的试验方法。特异性较高,抗体出现迟,于 2 个月时效价最高,可持续 5～15 年。方法复杂,仅用于人群免疫水平的流行病学调查,不用作临床诊断。

(五)病毒核酸检测

应用反转录—聚合酶链反应(RT-PCR)检测患者血液和脑脊液中乙脑病毒核酸,方法敏感、特异,适用于早期快速诊断。

七、诊断与鉴别诊断

(一)诊断

1.流行病学资料

明显的季节性(夏秋季),10 岁以下儿童多见。

2.主要症状和体征

包括起病急,高热、头痛、呕吐,意识障碍、抽搐、病理反射及脑膜刺激征阳性等。

3.实验室检查

白细胞数及中性粒细胞数均增高,脑脊液检查符合无菌性脑膜炎改变。血清学检查和病原学检查有助于确诊。

(二)鉴别诊断

1.中毒性细菌性痢疾

起病较乙脑急,常在发病 24 小时内出现高热、抽搐与昏迷,并有中毒性休克。一般无脑膜刺激征,脑脊液多呈正常。做肛拭或生理盐水灌肠镜检粪便,可见大量脓细胞。

2.结核性脑膜炎

无季节性,起病较缓,病程长。以脑膜刺激征为主,常有结核病史。脑脊液中氯化物与糖均降低,蛋白增高较明显,涂片染色或培养可检出结核杆菌,胸部 X 线检查及眼底检查可能发现结核病灶。

3.化脓性脑膜炎

为脑膜炎球菌所致,多发生在冬、春季,皮肤黏膜常出现瘀点,昏迷多发生在 1～2 天。其他化脓菌所致者多可找到原发病灶。脑脊液均呈细菌性脑膜炎改变,取涂片染色或培养可发现细菌。早期不典型病例需动态观察病情和复查脑脊液。

4.其他病毒性脑炎

可由单纯疱疹病毒(多为Ⅰ型)、柯萨奇病毒、埃可病毒、脊髓灰质炎病毒、腮腺炎病毒和其他疱疹病毒引起。临床表现与乙脑相似。确诊有赖于血清特异性抗体检查和病毒分离。

八、治疗

目前尚无特效的抗病毒药物,可试用利巴韦林、干扰素等药物。强调早期诊断和早期治疗,加强护理,采取以处理高热、惊厥和呼吸衰竭等危重症状为主的综合性治疗措施,是提高治愈率的关键,可降低病死率和防止后遗症的发生。

(一)一般治疗

患者应住院隔离,病室应有防蚊和降温设备。做好护理和病情检测工作,尤应注意保护呼吸道通畅。昏迷患者要注意口腔清洁。定时翻身、侧卧、拍背、吸痰,可以防止继发性肺部感染。保持皮肤清洁,防止压疮发生,注意保护角膜。昏迷抽搐患者应设床栏以防坠床,并防止舌头被咬伤。注意水及电解质平衡。重症者应输液,成人 1 500～2 000mL/d,小儿 50～80mL/(kg·d),并酌情补充钾盐,纠正酸中毒,但输液量不宜过多,以防止脑水肿。昏迷者可予鼻饲,高热期以糖类为主,若发热期长、消耗较多、患者消化功能较好,可改鼻饲高热量流质。

(二)对症治疗

高热、抽搐及呼吸衰竭是危及患者的三种主要临床表现且可互为因果,形成恶性循环。高热增加耗氧量,加重脑水肿和神经细胞损伤,从而使抽搐加重,而抽搐又加重缺氧,致呼吸衰竭和加重脑部病变,体温升高。必须及时给予处理。

1.高热

采用物理降温为主、药物降温为辅的综合性治疗措施,使体温控制在 38℃左右。①使用空调或病房内放置冰块降低室温。②物理降温:将冰帽、冰枕、冰袋置于头、枕部和体表大血管部位(腋下、颈部及腹股沟等),温水和乙醇溶液擦浴,冷盐水灌肠等。③药物降温:可适当使用降温药物,但应注意避免过量退热药物致大量出汗而致虚脱。高热伴抽搐者可用亚冬眠疗法,以氯丙嗪和异丙嗪每次各 0.5～1mg/kg 肌内注射或用乙酰丙嗪代替氯丙嗪,剂量为每次 0.3～0.5mg/kg,每 4～6 小时 1 次,配合物理降温,疗程为 3～5 天,用药过程要注意呼吸道通畅。

2.惊厥或抽搐

处理包括去除诱因及镇静止痉。①如脑水肿所致者以脱水为主,可用 20%甘露醇静脉滴注或注射(20～30 分钟),每次 1～2g/kg,根据病情每 4～6 小时重复应用,同时可合用肾上腺皮质激素、呋塞米、50%高渗葡萄糖注射液注射,以减低血管通透性,防止脑水肿和脱水药用后的反跳。②如因呼吸道分泌物堵塞致脑细胞缺氧者,应以吸痰、给氧为主,保持呼吸道通畅,必要时行气管切开,加压呼吸。③如因高热所致者则以降温为主。④若因脑实质病变引起的抽搐,可使用镇静药。

常用镇静药如下。首选地西泮,成人每次 10～20mg,小儿每次 0.1～0.3mg/kg(每次不超过 10mg),肌内注射或缓慢静脉注射。或水合氯醛鼻饲或灌肠,成人每次 1～2g,小儿每次每岁 100mg(每次不超过 1g)。必要时可用阿米妥钠,成人每次 0.2～0.5g,小儿每次 5～10mg/kg,稀释后肌内注射或缓慢静脉注射,该药作用快而强,排泄也快,但有抑制呼吸中枢的不良反应,故慎用。也可用亚冬眠疗法。肌内注射巴比妥钠可用以预防抽搐,成人每次0.1～0.2g,小儿每次 5～8mg/kg,因有积蓄作用,不宜久用。

3.呼吸衰竭

依引起的原因给予及时治疗,措施如下。①呼吸道分泌物梗阻所致者,吸痰和加强翻身引流等,若痰液黏稠可雾化吸入 α-糜蛋白酶 5mg(小儿 0.1mg/kg),伴有支气管痉挛可用异丙嗪肾上腺素 0.25%～0.5% 雾化吸入。并适当用抗菌药物防治细菌感染等。②由脑水肿所致者用脱水药治疗。③气管插管指征为突发呼吸衰竭或呼吸停止,可不急做气管切开或上呼吸道梗阻可望 2～3 天解除者。④气管切开指征为呼吸道阻塞短期内无法解除或需用人工呼吸通气者。如脑干型呼吸衰竭或呼吸肌麻痹;深昏迷者经过一般吸痰、雾化吸入等不能改善通气状态者;假性球麻痹,吞咽功能不全,唾液不能排出者;年老体弱患者,有心血管功能不全,病情发展快或有肺不张和缺氧时,应适当放宽气管切开的指征。⑤中枢性呼吸衰竭有呼吸表浅、节律不整或发绀时,可用呼吸兴奋药,首选洛贝林,成人每次 3～6mg,小儿每次 0.15～0.2mg/kg,静脉注射或静脉滴注。亦可用尼可刹米、哌甲酯、二甲弗林等,可交替使用。若较明显缺氧,可经鼻导管使用高频呼吸器治疗(送氧压力 0.4～0.8kg/cm²,频率 80～120 次/分),临床和动物实验证明能明显改善缺氧。⑥改善微循环,减轻脑水肿,可用血管扩张药如东莨菪碱,成人每次 0.3～0.5mg,小儿每次 0.02～0.03mg/kg,稀释于葡萄糖注射液静脉注射或静脉滴注,能改善微循环,并有兴奋呼吸中枢和解痉作用,15～30 分钟重复使用,用药 1～5 天。此外,尚有酚妥拉明、山莨菪碱等。

(三)并发症的防治

应预防和治疗继发感染,根据病原予以适当抗生素。对消化道出血者可采用输血、止血药物,奥美拉唑则有利于应激性溃疡的预防和愈合。

九、预后

轻型和普通型患者多能顺利恢复,重型患者病死率仍在 20% 以上,大多发生在极期,由于重度脑水肿、中枢性呼吸衰竭、脑疝等致死。大多幼儿及老年重型患者病死率较高,重型存活者有 5%～20% 发生后遗症。

十、预防

应采取以灭蚊、防蚊及预防接种为主的综合性预防措施。

(一)控制传染源

早发现、早治疗患者,隔离患者至体温正常。强调对主要传染源、易感家畜,尤其对幼猪的管理,搞好饲养场所的环境卫生,人畜居地分开。流行季节前给幼猪进行疫苗接种,减少猪群的病毒血症,能有效地控制人群乙脑的流行。

(二)防蚊和灭蚊

这是控制乙脑流行的重要措施,消灭蚊子的滋生地,如填平洼地、除杂草、清除积水、翻缸倒罐等甚重要。喷灭蚊药能起到有效作用。此外,使用蚊帐、涂用防蚊剂及蚊香等防蚊措施,易被广泛采纳。

（三）预防接种

免疫接种是预防乙脑的有效措施，一般在流行前 1～2 个月进行。接种对象主要为流行区内 2 个月至 10 岁的儿童以及从非流行区进入流行区的人群，保护率可达 76%～90%。接种疫苗的免疫力一般在第 2 次注射后 2～3 周开始，维持 4～6 个月，因此，疫苗接种至少须在流行前 1 个月完成。

目前，临床应用的乙脑疫苗主要有灭活疫苗和减毒活疫苗两种。灭活疫苗主要是鼠脑纯化灭活疫苗和地鼠肾细胞灭活疫苗。鼠脑纯化灭活疫苗是从感染鼠脑培养制备的，由日本研制生产并得到国际广泛认可和使用的疫苗；地鼠肾细胞灭活疫苗为我国生产，病毒经原代地鼠肾细胞培养制备的疫苗，1998 年开始生产使用，随后在全国大面积使用。减毒活疫苗是我国自主研制的乙脑 sa14-14-2 株，为目前唯一获得认可和推广使用的乙脑活疫苗，自 1989 年获得新药证书以来，该疫苗产量不断增多，并在全国广泛使用。该疫苗具有接种针次少、不良反应小、免疫源性高、免疫效果好等优点，在国内得到广泛应用，并出口到韩国、尼泊尔和印度等亚洲国家使用。我国学者对现行使用的减毒活疫苗 sa14-14-2 病毒进行了感染蚊虫实验及安全性评价，该研究首次证实我国自行开发的乙脑减毒活疫苗的应用不会引起该病毒的生态学改变，广泛使用该疫苗是安全的，对该疫苗安全性的证实将促进该疫苗在全世界的推广和使用。

接种疫苗时应注意：①不能与伤寒三联菌苗同时注射；②有中枢神经系统疾病和慢性酒精中毒者禁用。有报道乙脑疫苗注射后（约 2 周后）出现急性播散性脑脊髓炎，经口服泼尼松 2mg/（kg·d）迅速恢复。

（梁赟磊）

第三节　狂犬病

狂犬病又称恐水症，是由狂犬病毒引起的一种人畜共患急性传染病。其潜伏期短者 4 天，长者可达 10 年以上。临床表现为高度兴奋、恐惧不安、恐水、畏风、畏光、流涎、多汗，发作性咽肌及呼吸肌痉挛、吞咽及呼吸困难，最后进行性肌肉麻痹、昏迷，终因呼吸循环衰竭死亡。疾病发生后无有效治疗方法，病死率几乎 100%。人被动物咬伤后，彻底、正确地清洗和处理伤口，有效使用狂犬病毒疫苗和免疫血清是预防狂犬病发作的有效方法。

一、病原学

狂犬病病毒形似子弹，属弹状病毒科狂犬病毒属，大小约 75nm×180nm，为闭合型单股 RNA 病毒，外部为蛋白质衣壳，表面有脂蛋白包膜。狂犬病毒属有 7 个型，Ⅰ型为典型狂犬病病毒株，其余 6 型为狂犬病相关病毒。从患者或动物体内分离的病毒致病力强，潜伏期长，称为野毒株或街毒株。经实验室传代培养后病毒毒力减弱，称为固定毒株，固定毒株丧失致病力，但保留其抗原性而被应用于制作疫苗。

狂犬病病毒基因编码 G、N、L、P 和 M 五种蛋白质，即糖蛋白、核蛋白、聚合酶大蛋白、磷蛋白和基质蛋白。其中核蛋白是狂犬病毒重要抗原成分，具有种属特异性，能激活机体 B 细胞产生相应抗体,具有重要的病原学诊断价值,而糖蛋白是狂犬病毒诱导产生中和抗体的唯一抗原。糖蛋白不仅使病毒吸附进入宿主细胞,刺激机体 T 细胞产生免疫应答,还能与乙酰胆碱受体结合,决定了狂犬病毒的嗜神经性,因而对神经组织有特殊的侵害能力。

狂犬病病毒在 pH 3.0～11.0 稳定,在−70℃或冻干 0～4℃可存活多年,但对理化因子抵抗力差,强酸、强碱、甲醛、乙醚、乙醇、季胺类化合物、干燥、日光、紫外线、X 线能迅速灭活狂犬病毒,加热 100℃ 2分钟也能灭活病毒。

二、流行病学

(一)传染源

携带狂犬病病毒的动物均是传染源,80％～90％的狂犬病是由病犬传播,其次为猫、狼和吸血蝙蝠等。其他动物如猪、牛、马、狐狸、浣熊等也可传播,有些动物感染狂犬病病毒后不一定发病,以病原携带状态传播狂犬病。我国狂犬病传染源主要为病犬,一些健康犬的唾液中也带有病毒,被无症状病毒携带犬咬伤发病致死比例近年在逐渐增高。

(二)传播途径

狂犬病可经过以下途径感染:①被带病毒动物咬伤、抓伤或舔触伤口感染;②在实验室或蝙蝠群居洞穴因吸入含病毒气溶胶经呼吸道感染;③宰杀或剥皮带病毒动物被感染;④潜伏期患者的器官移植感染狂犬病毒在国外也已经被报道。

(三)易感人群

人群对狂犬病普遍易感,兽医、动物实验人员、动物饲养与屠宰人员、洞穴勘探人员属高危人群,在普通人群中,以 15 岁以下儿童发病率高,农村较城市多见。被病犬咬伤后发病率为38％～57％,被咬伤后发病率高主要与下列因素有关:①头面部、颈、手被咬伤出血;②伤口深而大;③有免疫功能低下或缺陷;④伤后没有及时正确处理伤口;⑤未能及时、全程、足量注射狂犬疫苗。若伤后能及时、全程、足量注射狂犬疫苗,发病风险显著下降,发病率低于1％。

三、发病机制与病理

狂犬病病毒对神经组织有强大亲和力,为严格的嗜神经病毒。致病过程分 3 个阶段。①病毒首先在感染部位组织内小量增殖。狂犬病病毒侵入人体后不形成病毒血症,只在伤口附近的肌组织细胞内少量增殖,之后选择性与神经肌肉接合部的乙酰胆碱受体结合,再侵入附近的末梢神经。②病毒侵入末梢神经后,沿神经的轴索向心性扩散,侵入脊髓大脑中枢神经大量增殖,主要侵犯脑干和脑桥。③病毒沿传出神经离心性扩散至周围神经及其所支配组织器官,尤其是迷走、交感、舌咽、舌下神经及唾液腺受累,引起大量出汗、流涎、吞咽困难、心血管功能紊乱等。由于感染早期狂犬病毒不在血液循环形成病毒血症,没能激发机体免疫系统产生抗体,在发病早期血中测不到狂犬病抗体或抗体水平很低。发病后血脑屏障被破坏,病毒大量入血刺激机体免疫系统产生应答,晚期抗体水平迅速升高。

狂犬病病理变化:主要为急性弥散性脑脊髓膜炎,以大脑基底面海马回和脑干(中脑、脑桥和延髓)及小脑损害为主。脑实质充血、水肿,脑组织和脑膜点状出血,有炎症细胞浸润,在神经细胞胞质内可见到嗜酸性包涵体,称为内基小体,是狂犬病的特征性病变,可作为狂犬病的诊断依据。

四、临床表现

(一)潜伏期

长短不一,可在 5 天至 10 年或以上,一般 1～3 个月,潜伏期长短与伤口部位、伤口深浅、病毒入侵数量及毒力等因素有关,被咬伤的部位靠近头部、咬伤的部位广、伤口深或者被病狼咬伤者潜伏期较短。

(二)临床分期

1.前驱期(持续 1～5 天)

表现复杂多样,大多有低热、乏力、恶心、周身不适、头痛等类似感冒症状,继而出现恐惧、烦躁不安,对风、声、光敏感,咽喉部有紧缩感,尤其是已愈合伤口周围有烧灼样刺痛、痒、麻及蚁走感等异样感觉对早期诊断具有重要意义。

2.兴奋期(持续 1～3 天)

体温常升高(38～40℃)。患者处于高度兴奋状态,狂躁不安,极度恐惧,恐水、怕风是本期最具有特征性的临床表现,受风或水刺激时出现全身肌肉阵发性抽搐及咽喉肌痉挛,甚至看见水或听到水声都引起咽肌痉挛,以至极度干渴而拒饮水,因咽肌、呼吸肌痉挛而出现声嘶、呼吸困难、缺氧及发绀、语言含糊、吐字不清。光线刺激或触摸也能引起患者发生痉挛。由于交感神经兴奋,患者大量流涎、大汗淋漓,心率加快,血压升高。部分患者尚可伴有幻觉、幻听及幻视等精神症状。

3.麻痹期(持续 6～18 小时)

由狂躁渐变为安静,烦躁及恐惧症状消失,出现全身弛缓性瘫痪,呼吸减弱变慢及不规整,心律不齐,意识不清,逐渐进入昏迷,终因呼吸、循环衰竭而死亡。

发病后整个病程一般不超过 6 天。

个别病例仅有前驱期表现,无兴奋期和恐水、怕风、惊恐不安、痉挛抽搐等症状,前驱期后即出现肢体无力、共济失调、肌肉麻痹等症状,大小便失禁,并最终因瘫痪、呼吸麻痹而死亡,称为麻痹型狂犬病,但此型较为少见。

五、辅助检查

(一)血常规检查

白细胞数增高,可达$(10～20)\times10^9/L$,中性粒细胞百分比多在 80% 以上,伴有脱水时因血液浓缩白细胞可达 $30\times10^9/L$。

(二)脑脊液检查

改变多不明显,脑压正常或稍高,有核细胞数稍增多,以淋巴细胞为主,蛋白质正常或略高,糖和氯化物正常。

(三)病原学检查

在发病第 1 周取患者唾液、角膜印片、脑组织用免疫荧光抗体染色检测病毒抗原,阳性率达 50％～90％,有助于早期诊断。

(四)核酸测定

用反转录—聚合酶链反应(RT-PCR)检测唾液、脑脊液或脑组织混悬液的核糖核酸(RNA),阳性率可达 100％。此法快速且阳性率高,可作为早期快速诊断的依据。

(五)脑组织

用脑组织印压涂片病理染色或免疫荧光法检测到内基小体,阳性率为 70％～80％,属狂犬病特征性病变,可作为狂犬病确诊依据。

(六)病毒分离

小白鼠对狂犬病病毒十分敏感,取唾液、脑脊液、皮肤或脑组织接种小白鼠分离病毒经中和实验鉴定可确诊,但此法阳性率低,分离病毒需要时间长,难以为临床提供早期诊断。

六、诊断

(1)流行病学资料有被狂犬、其他病兽或可疑动物咬伤、抓伤或舔触伤口史。

(2)临床表现有典型狂犬病症状,如咬伤部位出现麻、痒、刺痛与蚁走感等异样感觉,有流涎、大汗,恐水、怕风、畏光,有抽搐和咽喉肌痉挛等,可初步诊断。

(3)病毒抗原和(或)病毒 RNA 阳性有助于临床诊断,脑组织发现内基小体可以确诊。

七、鉴别诊断

(一)类狂犬癔症

被咬伤者表现恐水、怕风及高度兴奋,而当医师检查手法隐蔽时,患者无上述表现。临床观察不出现发热、流涎、大汗等症状,无麻痹期表现,经暗示与对症治疗后可恢复。

(二)病毒性脑炎

有发热、头痛、呕吐等颅内压增高表现,无恐水、怕风、流涎、大汗及咽肌痉挛,锥体束征阳性,脑脊液、血清学检查可鉴别。

(三)破伤风

有外伤史或新生儿旧法接生,患者对外界刺激敏感,有阵发性抽搐、角弓反张、苦笑面容、张口困难、腹肌紧张,无高度兴奋、恐水怕风、恐惧抽搐等表现。

(四)狂犬疫苗接种后脑炎

多在首剂疫苗注射 2 周后发生,有发热、关节酸痛、肢体麻木及各种瘫痪,无恐水、怕风等兴奋症状。停止疫苗接种后,予以糖皮质激素治疗,多数患者能完全恢复。国内曾有报道接种狂犬病疫苗后发生播散性脑炎致死的案例。

八、治疗

目前尚无有效特异性治疗,主要为对症支持治疗。①单间隔离患者,减少或避免水、风、声及光线对患者的刺激,患者的分泌物、排泄物及其被污染物品须严格消毒。②补充足够营养,维持水、电解质及酸碱平衡。③对症处理,维持正常的心、肺功能,保持其重要器官功能稳定。狂躁、频发痉挛与抽搐者予以镇静药,如地西泮、苯巴比妥,甚至予以冬眠药物。有脑水肿颅内高压表现给予甘露醇脱水、利尿降颅压,有心律失常者抗心律失常治疗。用干扰素及大剂量狂犬病免疫球蛋白治疗均未能改变病死率,仅能延长患者的病程。

有报道盐酸氯胺酮是 N-甲基-天门冬氨酸受体的非竞争性拮抗药,能抑制狂犬病病毒mRNA 转录,在处理严重的犬咬伤抗狂犬病毒上具有一定效果,给予受狂犬病病毒感染的鼠大剂量的氯胺酮,可使不同脑组织中病毒的扩散受抑制,但尚无临床治疗经验。抗狂犬病单克隆抗体在实验室研究中发现有一定应用前景,但应用于人类还需进一步探索。

九、预后

狂犬病病死率极高,一旦发病即使使用大剂量狂犬病免疫球蛋白也不能改变预后,病死率几乎为 100%。

十、预防

(一)管理传染源

重点加强对犬、猫的管理,捕杀野犬、流浪犬,对饲养的犬、猫进行登记、检疫和预防接种,在流行区要对家畜进行免疫。

(二)切断传播途径

避免与可疑猫、犬、家畜及其他野生动物接触。

(三)暴露前预防

给高危人群如兽医、动物加工业工人、动物实验人员进行常规狂犬疫苗接种,于 0 天、7 天、21 天各注射 1 次,2~3 年加强 1 次。

(四)暴露后预防

1.伤口处理

主要包括伤口的冲洗、清创、消毒等,原则上要求及时、彻底,以 3 小时内处理效果最佳。①及时挤出污血,用 20%肥皂水或大量流动的清水反复彻底冲洗伤口半小时以上,再用 75%乙醇或 2%碘酊反复涂擦。②深部伤口插管冲洗,但伤口一般不宜缝合包扎。③有条件尽早在伤口周围和底部用抗狂犬病免疫球蛋白浸润注射,一般主张即刻应用,超过 1 周使用失去意义。常用剂量为人源狂犬病免疫球蛋白 20U/kg,动物源狂犬病免疫球蛋白 40U/kg,可用一半在伤口周围浸润注射,一半做肌内注射。使用狂犬病免疫球蛋白要注意防止过敏反应,应用前应做皮试。酌情使用抗生素和破伤风抗毒素预防感染和破伤风。

2.狂犬病疫苗接种

若被咬伤后能及时、全程、足量注射狂犬病疫苗,发病风险显著下降,发病率低于 1%,具有显著效果。目前国际上流行的细胞培养狂犬病疫苗有:人二倍体细胞狂犬病疫苗(HDCV)、纯化的 Vero 细胞狂犬病疫苗(PVRV)、纯化鸡胚细胞狂犬病疫苗(PCEC)和原代地鼠肾细胞狂犬病疫苗(PHKC-RV),HDCV 是国际公认的金标准疫苗,但由于人二倍体细胞不太容易培养,疫苗价格非常昂贵。我国目前主要使用原代地鼠肾细胞培养的精制(纯化)疫苗。人用精制狂犬疫苗是用狂犬病毒固定毒接种原代地鼠肾细胞培养疫苗,经培养、收获病毒液后浓缩精制而成。经严格提纯后,非特异性抗原成分少,不良反应低。人用精制(纯化)狂犬疫苗抗体阳转率几乎高达 100%,保证免疫的有效性。

对受种者每次 2mL 三角肌内注射。于 0 天、3 天、7 天、14 天、30 天各注射 1 次,严重咬伤者于 0 天、1 天、2 天、3 天、4 天、5 天、6 天、10 天、14 天、30 天、90 天各注射 1 次。

狂犬病疫苗不良反应:注射部位疼痛、全身不适、发热、荨麻疹、过敏性紫癜、血管神经性水肿,个别出现休克,曾有报道狂犬病疫苗接种后发生脑炎致死的案例。

目前狂犬病仍然是不可治的致死性疾病,现阶段消灭狂犬病的重点仍放在预防,包括动物的疫苗接种、人暴露前的疫苗接种,暴露后的伤口处理、狂犬疫苗接种和免疫球蛋白的注射,早期进行暴露后预防治疗几乎 100% 有效。因此,暴露后的伤口应及时冲洗、清创、消毒,尽早注射狂犬病疫苗。

(梁赟磊)

第四节　麻疹

麻疹是一种急性呼吸道传染病,在我国属于乙类传染病。其主要的临床表现有发热、咳嗽、流涕等卡他症状及眼结膜炎,特征性表现为口腔麻疹黏膜斑及皮肤斑丘疹。对麻疹病毒尚无特效抗病毒药物,主要为对症治疗,加强护理,预防和治疗并发症。预防麻疹的关键措施是接种麻疹疫苗。

一、病原学

麻疹病毒属于副黏病毒科,直径 100～150nm。核心由单股负链 RNA 和核衣壳组成,外层为脂质包膜。病毒基因编码主要蛋白有核蛋白、膜蛋白、血凝素、磷酸蛋白、融合蛋白等,抗原性稳定,只有一个血清型。可用多种人、猴、犬组织细胞培养和传代,分离病毒或制备疫苗,被感染细胞可融合为多核巨细胞。外界抵抗力差,对阳光及消毒剂很敏感,易被灭活,但耐寒冷和干燥,－70℃可保存数年。

二、流行病学

(一)传染源
患者是唯一的传染源,发病前 2 天(潜伏期末)至出疹后 5 天内眼、鼻、咽、气管分泌物中均有病毒,易传染。恢复期不带病毒。

(二)传播途径
主要通过患者咳嗽、打喷嚏时释放的飞沫经呼吸道直接传播。

(三)易感人群
人群普遍易感,显性感染达 90% 以上,病后免疫力持久。

（四）流行特征

冬、春季多发。6个月至5岁小儿发病率最高。因长期免疫接种，目前麻疹流行强度减弱，周期性消失，平均发病年龄后移，流动人口增多或免疫空白可能导致麻疹流行。由于体内特异性抗体水平下降，成人发病率上升。

三、发病机制与病理

麻疹病毒侵入上呼吸道和眼结膜上皮细胞内繁殖，通过淋巴组织进入血流形成第1次病毒血症，被单核巨噬细胞系统吞噬、大量繁殖后，再次侵入血流形成第2次病毒血症，随血流散布全身各组织和脏器，导致高热和出疹等症状，病毒血症持续至出疹后第2天，由增强的特异性免疫清除病毒。麻疹病毒通过直接作用和免疫机制引起细胞病变。

主要病理变化是全身淋巴组织内有单核细胞浸润和多核巨细胞形成。黏膜疹系黏膜下炎症，局部充血、渗出所致，单核细胞浸润、坏死与角化。皮疹系真皮毛细血管内皮细胞肿胀、增生，单核细胞浸润，毛细血管扩张充血，浆液渗出所致，伴有全身性反应。严重者可引起肺间质炎症和多核巨细胞病出现，脑组织充血水肿，淋巴细胞浸润及脱髓鞘病变。

四、临床表现

潜伏期平均10天（6～18天），接受被动或主动免疫者可延至3～4周。

（一）典型麻疹

临床经过可分为3期。

1.前驱期

主要表现为上呼吸道和眼结膜卡他炎症，急起发热、咳嗽、打喷嚏、流涕、畏光、流泪、眼睑水肿、咽部和眼结膜充血等，部分患者可出现呕吐、腹泻等胃肠道症状，起病2～3天后90%以上的患者于双侧近第一白齿颊黏膜出现科普利克斑，为0.5～1mm白色小点，周围有红晕，一般在2～3天后消失，具早期诊断价值。本期持续3～5天。

2.出疹期

皮疹初现，先见于耳后发际，渐及额、面、颈，自上而下蔓延到胸、背、腹及四肢，最后达手掌与足底，3～5天遍布全身。初为充血性淡红色丘疹，大小不等，高出皮肤，色淡压之褪色，初时稀疏分布，以后部分融合成暗红色，疹间皮肤正常，少数病例可呈现出血性皮疹。此期全身毒血症状和上呼吸道症状加重，高热可达40℃，精神差、嗜睡，重者有谵妄、抽搐，咳嗽频繁，常有结膜充血，全身表浅淋巴结及肝、脾轻度肿大，肺部可闻及湿啰音，胸部X线检查可见弥散性肺部浸润改变。本期为3～5天。

3.恢复期

皮疹达高峰1～2天后，高热和中毒症状减轻，皮疹按出疹的顺序逐渐消退，可留下浅褐色色素斑及糠麸样脱屑，1～2周后消失。无并发症者病程为10～14天。

成人麻疹高热和全身中毒症状多较小儿重，皮疹多而密集，退疹慢，但并发症较少。

（二）非典型麻疹

1.轻型麻疹

潜伏期长,发热和上呼吸道症状轻,麻疹黏膜斑不典型,皮疹稀少色淡,病程短,并发症少。多见于接受过疫苗有部分免疫者。

2.重型麻疹

多见于体弱多病、营养不良、免疫力低下者、继发严重感染者,病死率高。表现为高热、中毒性症状重,病程长,易并发肺炎、休克、心力衰竭、脑炎等脏器损害;皮疹早期融合,可呈出血性或有内脏出血。根据临床特征可分为中毒性、疱疹性、休克性和出血性麻疹。

3.异型麻疹

与典型麻疹相比,全身中毒症状较重,上呼吸道卡他症状较轻。皮疹多始于手掌与足底、腕踝和膝部,向心性扩散至面部和躯干,疹形多样,可呈瘀点、疱疹、斑丘疹、红斑等,同时可见2～3种形态,口腔有或无黏膜斑。可并发肺炎,肝、脾有肿大。多见于接种麻疹灭活疫苗后6个月至6年,接触麻疹患者或再接种麻疹灭活疫苗时发生。

五、实验室检查

（一）血常规检查

白细胞总数减低,淋巴细胞相对增高。继发感染后白细胞总数和中性粒细胞数可升高。

（二）血清抗体测定

血中特异性IgM出疹后3天即可阳性,2周时达高峰。急性期及恢复期双份血清IgG抗体效价增高4倍以上有诊断意义。

（三）病原学诊断

前驱期或出疹初期患者的眼、鼻咽分泌物,血和尿接种原代人胚肾或羊膜细胞,可分离麻疹病毒;通过间接免疫荧光法可检测到涂片中细胞内麻疹病毒抗原;麻疹病毒cDNA探针可测定患者细胞内麻疹病毒RNA。

六、并发症

（一）支气管肺炎

支气管肺炎最常见。多见于5岁以下出疹期小儿,主要为肺部继发感染,表现为原有中毒症状加重,高热、咳嗽、脓痰、呼吸困难,肺部有啰音,可致心力衰竭和脓胸。

（二）心肌炎

心肌炎多见于重型麻疹或有肺炎、营养不良儿童,表现为气促、烦躁、发绀、心率快、心音低、肝大等。血清心肌酶升高,心电图示T波和ST段改变。

（三）喉炎

小儿因喉腔狭小,并发细菌感染时喉部组织水肿,分泌物增多,易造成喉梗阻。表现为声嘶、犬吠样咳嗽、呼吸困难、发绀等。

（四）脑炎

脑炎多发生于出疹后2～6天或出疹后3周内。临床表现与其他病毒性脑炎类似,高热、头痛、呕吐、抽搐、昏迷,病死率较高,存活者有智力减退、强直性瘫痪、癫痫等后遗症。

(五)亚急性硬化性全脑炎

亚急性硬化性全脑炎是麻疹的远期并发症,属慢性和亚急性进行性脑组织退行性病变,潜伏期长,发病率低,表现为进行性智力减退、性格改变、肌痉挛、视听语言障碍、共济失调,直至昏迷、强直性瘫痪等,最终死亡。血清和脑脊液中麻疹抗体持续强阳性。

七、诊断与鉴别诊断

(一)诊断

麻疹流行期间有接触史的易感者,出现发热、上呼吸道和眼部卡他症状、口腔科普利克斑即可诊断,有典型出疹和退疹表现可确诊。非典型患者依赖病原学检测确诊。

(二)鉴别诊断

1.风疹

前驱期短,全身症状和呼吸道症状轻,无麻疹黏膜斑。出疹早而快,皮疹细小,分布以面、颈、躯干为主,1~2天消退,无色素沉着和脱屑。常伴耳后、枕后和颈部淋巴结肿大。

2.幼儿急疹

急起高热,上呼吸道症状轻,持续3~4天后,热骤退,躯干出现散在玫瑰疹,面部及四肢远端甚少,1~2天皮疹退尽。

3.药物疹

近期有服药史,皮疹呈多样性,无黏膜斑及呼吸道卡他症状,停药后皮疹渐退。血中嗜酸性粒细胞增多。

八、治疗

主要是对症治疗,加强护理和防止并发症。

(一)一般治疗

卧床休息,室内注意通风,温度适宜。眼、鼻、口腔保持清洁,多饮水,供给易消化和营养丰富饮食。

(二)对症治疗

高热可酌用小量退热药,应避免急骤退热致虚脱。咳嗽用祛痰止咳药。体弱病重患儿可早期肌内注射丙种球蛋白或输注血浆。

(三)并发症治疗

1.支气管肺炎

主要为抗菌治疗,可参考药敏选用抗菌药物。高热中毒严重者可短期用肾上腺皮质激素治疗。

2.心肌炎

有心力衰竭者宜及早使用洋地黄制剂。重症者可用肾上腺皮质激素保护心肌。有循环衰竭按休克处理。注意补液总量和电解质平衡。

3.脑炎

参考流行性乙型脑炎的治疗。

4.喉炎

保持患儿安静,雾化吸入稀释痰液,选用抗菌药物,重症者可用肾上腺皮质激素以缓解喉部水肿,喉梗阻者应及早行气管切开术或气管插管。

九、预防

采用预防接种为主的综合性措施。

(一)管理传染源

患者隔离至出疹后 5 天,伴有呼吸道并发症者应延长到出疹后 10 天,接触麻疹的易感者应隔离检疫 3 周。

(二)切断传播途径

流行期间避免聚会,居室注意通风和消毒。医护人员要做好消毒隔离工作。

(三)保护易感人群

1.主动免疫

未患过麻疹的小儿应按计划免疫接种麻疹减毒活疫苗,易感者接种后特异性抗体阳性率达 95%～98%。程序为 8 个月龄初种,7 岁时复种,每次皮下注射 0.2mL,各年龄剂量相同。应急接种最好于麻疹流行季节前 1 个月。易感者在接触患者后 2 天内接种疫苗可防止发病或减轻病情。接种疫苗后反应轻微,少数有低热。妊娠、过敏体质、活动性结核病、肿瘤及免疫缺陷病或免疫功能被抑制者禁止接种,有发热和急、慢性疾病者暂缓接种,6 周内接受过丙种球蛋白注射者应推迟 3 个月接种。

2.被动免疫

年幼、体弱的易感儿接触麻疹患者后 5 天内,注射人血丙种球蛋白 3mL(或每次 0.25mL/kg)可预防发病,6 天后注射可减轻症状。免疫有效期 3～8 周。

(梁赟磊)

第五节　流行性腮腺炎

流行性腮腺炎是由腮腺炎病毒引起的急性呼吸道传染病。以腮腺非化脓性炎症及腮腺区肿痛为临床特征。主要发生在儿童及青少年。腮腺炎病毒除侵犯腮腺外,尚能侵犯神经系统及各种腺体组织,引起脑膜炎、睾丸炎、卵巢炎和胰腺等。

一、病原学

(一)特性及抗原结构

腮腺炎病毒属于副黏液病毒科副黏病毒属的单链 RNA 病毒。呈球形,直径为 80～

300nm。人是腮腺炎病毒的唯一自然宿主,迄今只有一个血清型,病毒较少发生变异,但依据小的疏水蛋白基因序列的差异至少分为 A～J 10 个基因型。人是腮腺炎病毒唯一宿主。

(二)抵抗力

腮腺炎病毒耐寒,对低温有相当强的抵抗力。4℃时其活力可保持 2 个月,37℃时可保持 24 小时,55～60℃ 20 分钟死亡。对紫外线及一般消毒剂敏感。

二、流行病学

(一)传染源

主要为早期患者和隐性感染者。腮肿前 7 天至腮肿后 9 天均有高度传染性。感染腮腺炎病毒后,即使无腮腺炎表现,仅有其他器官受累者,唾液及尿液中也可检出病毒。

(二)传播途径

本病毒在唾液、鼻咽分泌物中通过飞沫传播,亦可接触传播。孕妇感染本病可通过胎盘传染胎儿,导致胎儿宫内畸形或死亡,流产的发生率增加。

(三)易感人群

人群普遍易感。约 90％病例发生于 1～15 岁的儿童,1 岁以内婴儿很少患病,青春期后发病男多于女。近年来成人病例有所增多,病后可有持久免疫力。

(四)流行特征

本病遍布全球,全年均可发病,但以冬、春季为主。可呈流行或散发。在儿童集体机构、部队以及卫生条件不良的拥挤人群中易造成暴发流行。

三、发病机制与病理

目前有学者认为本病毒首先侵入口腔黏膜和鼻黏膜,在上皮组织中大量增殖后进入血液循环(第一次病毒血症),经血流累及腮腺及一些组织,并在其中增殖,再次进入血液循环(第二次病毒血症),可侵犯上次未受波及的一些脏器。病程早期时从口腔和呼吸道分泌物、血尿、乳汁、脑脊液及其他组织中可分离出腮腺炎病毒。也有学者认为病毒对腮腺有特殊亲和性,因此入口腔后即经腮腺导管侵入腮腺,在腺体内增殖后再进入血液循环形成病毒血症,累及其他组织。各种腺组织如睾丸、卵巢、胰腺、胸腺、甲状腺等均有受侵的机会,脑膜、肝及心肌也常被累及,因此流行性腮腺炎的临床表现变化多端。

腮腺非化脓性炎症为本病的主要特点,表现为腺体红肿,伴有渗出和出血。白细胞浸润腮腺导管时可有卡他性炎症,导管周围及腺体间质中有浆液纤维蛋白性渗出及淋巴细胞浸润,管内充塞破碎细胞残余及少量中性粒细胞;腺上皮水肿、坏死、腺泡间血管有充血现象;腮腺周围明显水肿,附近淋巴结充血肿胀;唾液成分的改变不多,但分泌量则较正常减少。由于腮腺导管的部分阻塞,唾液排出受阻,故摄食酸性饮食时可因唾液分泌增加、唾液潴留而感胀痛;唾液中含有淀粉酶,可经淋巴系统进入血液循环,引起血淀粉酶增高,并从尿中排出。本病毒易侵犯成熟的睾丸,幼年患者很少发生睾丸炎,睾丸曲精管的上皮显著充血,有出血斑点及淋巴细胞浸润,在间质中出现水肿及浆液纤维蛋白性渗出物。累及胰腺时,胰腺可有充血和水肿,胰岛可有轻度退化及脂肪性坏死现象。

四、临床表现

潜伏期 8～30 天,平均 18 天。起病大多较急,无前驱症状。临床表现为畏寒、发热、头痛、咽痛、食欲不佳、恶心呕吐、全身疼痛等,数小时腮腺肿痛逐渐明显,体温可达 39℃ 以上。成人患者一般较严重。腮腺肿胀最具特征性,一般以耳垂为中心,向前、后下发展,状如梨形,边缘不清,局部皮肤肿胀,触之坚韧有弹性,有轻触痛;言语咀嚼(尤其进酸性饮食)时刺激唾液分泌,导致疼痛加剧;通常一侧腮腺肿胀后 1～4 天累及对侧,双侧肿胀者约占 75%,颌下腺或舌下腺也可同时累及。重症者腮腺周围组织高度水肿,使容貌变形并可出现吞咽困难。腮腺管开口处早期可有红肿,挤压腮腺始终无脓性分泌物自开口处溢出。腮腺肿胀大多于 1～3 天到达高峰,持续 4～5 天逐渐消退而恢复正常。无其他并发症时,该病病程 10～14 天。

流行性腮腺炎除了腮腺受累外,病毒经常累及中枢神经系统或其他腺体或器官而产生相应的症状。甚至某些并发症可不伴有腮腺肿大而单独出现。

(一)神经系统并发症

1.无菌性脑膜炎、脑膜脑炎、脑炎

无菌性脑膜炎、脑膜脑炎、脑炎为常见的并发症,多见于儿童患者,男童多于女童。腮腺炎时脑炎的发病率为 0.3%～8.2%。脑膜脑炎症状可早在腮腺肿前 6 天或肿后 2 周内出现,一般多在肿后 1 周内出现。脑脊液和症状与其他病毒性脑炎相仿,头痛、呕吐等,急性脑水肿表现较明显。脑电图可有改变但不似其他病毒性脑炎明显,结合临床,以脑膜受累为主。预后多良好,个别脑炎病例也可导致死亡。部分腮腺炎脑炎患者可自始至终无腮腺肿痛表现。

2.多发性神经炎、脊髓炎

偶有腮腺炎后 1～3 周出现多发性神经炎、脊髓炎,预后多良好。肿大的腮腺可能压迫神经引起暂时性面神经麻痹。有时出现平衡失调、三叉神经炎、偏瘫、截瘫、上升性麻痹等。偶有腮腺炎后因导水管狭窄而并发脑积水。

3.耳聋

此并发症为听神经受累所致。发病率虽不高(约 1∶15 000),但可成为永久性和完全性耳聋,75% 为单侧性,故影响不大。

(二)生殖系统并发症

腮腺炎病毒好侵犯成熟的生殖腺体,故多见于青春期后期以后的患者,小儿少见。

1.睾丸炎

睾丸炎的发病率占男性成人患者的 14%～35%,一般 13～14 岁以后发病率明显增高。常发生在腮腺肿大 1 周左右开始消退时,突发高热、寒战、睾丸胀痛、伴剧烈触痛,症状轻重不一,一般约 10 天消退。阴囊皮肤水肿也显著,鞘膜腔内可有黄色积液。病变大多侵犯一侧,有 1/3～1/2 的病例发生不同程度的睾丸萎缩,病变常为单侧,即使双侧也仅部分曲精管受累,故很少引致不育症。附睾炎常合并发生。

2.卵巢炎

卵巢炎占成人女性患者的 $5\%\sim7\%$。症状较轻,不影响受孕,偶可引起提前闭经。卵巢炎症状有下腰部酸痛,下腹部轻按痛,月经周期失调,严重者可扪及肿大的卵巢伴压痛。迄今尚未见因此并发症导致不育的报道。

(三)胰腺炎

胰腺炎约见于 5% 成人患者,儿童中少见。常发生于腮腺肿胀后 3 天至 1 周,以中上腹剧痛和触痛为主要症状,伴呕吐、发热、腹胀、腹泻或便秘等,有时可扪及肿大的胰腺。胰腺炎症状多在 1 周内消失。血中淀粉酶不宜作诊断依据,血清脂肪酶明显升高,提示近期可能发生过胰腺炎。血清脂肪酶通常在发病后 72 小时升高,故早期诊断价值不大。近年来随着儿童患者病情越来越重,胰腺炎的并发症也随之增高。

(四)肾炎

早期病例尿中绝大多数可分离出腮腺炎病毒,故认为该病毒可直接损害肾脏,轻者尿中有少量蛋白,重者尿常规及临床表现与肾炎相仿,个别严重者可发生急性肾衰竭而死亡。但大多数预后良好。

(五)心肌炎

有 $4\%\sim5\%$ 患者并发心肌炎。多见于病程第 $5\sim10$ 天,可与腮腺肿同时或恢复期发生。表现为面色苍白,心率增快或减慢,心音低钝,心律不齐,暂时性心脏扩大,收缩期杂音。心电图可见窦性停搏、房室传导阻滞、ST 段压低、T 波低平或倒置、期前收缩等。严重者可致死。大多数仅有心电图改变($3\%\sim15\%$)而无明显临床症状,偶有心包炎。

(六)其他

乳腺炎(15 岁以上女性患者 31% 并发此症)、骨髓炎、肝炎、肺炎、前列腺炎、前庭大腺炎、甲状腺炎、胸腺炎、血小板减少、荨麻疹、急性滤泡性结膜炎等均少见。关节炎发病率约为 0.44%,主要累及肘膝等大关节,可持续 2 天至 3 个月,能完全恢复。多发生于腮腺肿后 $1\sim2$ 周,也有无腮腺肿者。

五、辅助检查

(一)血常规检查

白细胞计数大多正常和稍增加,淋巴细胞相对增多。有并发症时白细胞计数可增高,偶有类白血病反应。

(二)尿常规检查

肾脏受累时可出现蛋白尿、红细胞和白细胞等,甚至类似肾炎的尿的改变。

(三)外周血生化检查

约 90% 患者的血清淀粉酶有轻至中度增高,尿中淀粉酶也增高。淀粉酶增高程度往往与腮腺肿胀程度成正比,但其增高也可能与胰腺和小肠浆液造酶腺病变有关。一般情况下,淀粉酶升高至正常值 2 倍以上有意义。部分患者可有心肌酶谱的升高和血清肌钙蛋白阳性。

（四）血清学检查

1.中和抗体试验

低滴度如1：2即提示现症感染。中和抗体试验虽然特异性强,但不作为常规利用。

2.补体结合试验

对可疑病例有辅助诊断价值双份血清(病程早期及第2～3周)效价有4倍以上的增高或一次血清效价达1：64者有诊断意义。如条件许可宜同时测定S抗体和V抗体。S抗体增高表明新近感染,V抗体增高而S抗体不增高时仅表示以往曾被感染。

3.血凝抑制试验

受病毒感染的鸡胚其羊水及尿囊液可使鸡的红细胞凝集,腮腺炎患者的恢复期血清有强大抑制凝集作用,而早期血清的抑制作用则较弱。如2次测定效价相差4倍以上,即属阳性。

（五）病原学检查

早期病例唾液、尿、血脑脊液以及脑、甲状腺等其他组织中可分离出腮腺炎病毒,但病毒分离过程较繁,目前无条件普遍开展。

（六）其他

当病变累及颅内时,腰椎穿刺脑脊液检查、脑电图、头颅CT或MRI检查具有一定参考价值;同时病变累及心肌引起病毒性心肌炎时可行心电图、心脏超声等检查;累及胰腺时可行胰腺B超、CT和MRI等检查帮助诊断。

六、诊断

诊断主要依靠流行病学史、腮腺和(或)其他唾液腺肿大等特征作出临床诊断,确诊须通过血清学及病原学检查。

（一）流行病学史

发病前2～3周有与流行性腮腺炎患者接触史或当地有本病流行。

（二）临床表现

(1)腮腺或其他唾液腺非化脓性肿胀,含食酸性食物胀痛加剧。

(2)剧烈头痛、嗜睡、呕吐、脑膜刺激征阳性。脑脊液呈非化脓性改变(与其他病毒性脑炎相似)。

(3)恶心、呕吐,伴中上腹部疼痛与压痛,局部肌紧张。

(4)睾丸肿痛(常为单侧)。

（三）实验室检查

(1)1个月内未接种过腮腺炎减毒活疫苗,血清中特异性IgM抗体阳性。

(2)双份血清(间隔2～4周)IgG抗体效价呈4倍或4倍以上增高。

(3)唾液、尿、脑脊液、血中分离到腮腺炎病毒。

根据上述检查,诊断病例包括疑似病例、临床诊断病例和确诊病例。其中疑似病例诊断包括:具备4条临床表现的第(1)条或伴有其他临床表现中的任何一条或具备4条临床表现的第

（2）、（3）、（4）条中的一条加上流行病学史。临床诊断病例包括疑似病例加上流行病学史。确诊病例包括疑似病例或临床诊断病例加实验室检查中的任一条。

七、鉴别诊断

（一）化脓性腮腺炎

常为一侧性局部红肿压痛明显,晚期有波动感,挤压时有脓液自腮腺管流出,血常规中白细胞总数和中性粒细胞数明显增高。

（二）颈部及耳前淋巴结炎

肿大部以耳垂为中心局限于颈部或耳前区,为核状体,较坚硬边缘清楚,压痛明显,表浅者活动可发现与颈部或耳前区淋巴结相关的组织有炎症,如咽峡炎、耳部疮疖等,白细胞总数及中性粒细胞数增高。

（三）症状性腮腺肿大

在糖尿病营养不良、慢性肝病中或应用某些药物,如碘化物羟保泰松、异丙肾上腺素等,可引起腮腺肿大,为对称性,无肿痛感,触之较软,组织检查主要为脂肪变性。

（四）其他病毒引起的腮腺炎

已知 B 型副流感病毒、甲型流感病毒、A 型柯萨奇病毒、单纯疱疹病毒、淋巴脉络膜丛脑膜炎病毒、巨细胞病毒均可引起腮腺肿大和中枢神经系统症状,需做病原学诊断。

（五）其他原因所致的腮腺肿大

过敏性腮腺炎腮腺导管阻塞,均有反复发作史且肿大突然消肿迅速。单纯性腮腺肿大多见于青春期男性,系因功能性分泌增多代偿性腮腺肿大,无其他症状。

（六）其他病毒所致的脑膜脑炎

腮腺炎脑膜脑炎可发生在腮腺肿大之前(有的始终无腮腺肿大),难与其他病毒所致者相鉴别,可借助于上述血清学检查、病毒分离以及流行病学调查来确诊。

八、治疗

（一）一般护理

隔离患者卧床休息,直至腮腺肿胀完全消退。注意口腔清洁,饮食以流质或软食为宜,避免酸性食物,保证液体摄入量。

（二）对症治疗

目的是维持机体内环境的稳定与平衡,包括水、电解质、酸碱、能量和氮的平衡;注意口腔清洁,清淡饮食,忌酸性食物,多饮水保证入量。必要时内服索米痛片、阿司匹林等解热镇痛药。

重症并发脑膜脑炎、严重睾丸炎、心肌炎时,可短期使用肾上腺皮质激素。

睾丸炎治疗:成人患者在本病早期应用己烯雌酚,每次 1mg,每天 3 次,减轻肿痛。

脑膜脑炎治疗:可按乙型脑炎疗法处理。高热、头痛、呕吐时给予适量利尿药脱水。

胰腺炎治疗:禁饮食、输液、反复注射阿托品或山莨菪碱,早期应用皮质激素。

九、预防

首先是传染源的管理,早期发现患者,早期进行隔离。隔离期一般认为应从起病到腮腺肿胀完全消退为止,约 3 周。腮腺炎病毒对外界的各种物理因素抵抗力较低,故不需终末消毒,但被患者污染的饮、食具仍需煮沸消毒。合理使用口罩,也可作为切断传染途径的有效方法。对一般接触者可不检疫,但对集体儿童、学校、部队的接触者应检疫 3 周。腮腺炎病毒灭活疫苗对儿童有保护作用。美国应用腮腺炎减毒活疫苗后,自然感染保护作用达 95%,保护性免疫至少持续 6 年。美国还应用麻疹—风疹—腮腺炎三联疫苗,效果良好。国内应用减毒活疫苗喷喉、喷鼻及气雾免疫,保护力达 100%。孕妇应避免与腮腺炎患者接触,在腮腺炎流行季节应注意隔离。如孕妇在临产期或围生期患腮腺炎,应停止哺乳,婴儿应隔离。

(梁赟磊)

第六节　水痘—带状疱疹病毒感染

一、水痘

水痘及带状疱疹是由同一病毒,即水痘—带状疱疹病毒(VZV)感染引起的两种不同表现的急性传染病。原发感染为水痘,是常见小儿急性传染病。带状疱疹多见于成人,是潜伏在感觉神经节的水痘—带状疱疹病毒再激活后引起的皮肤感染。

(一)病原学

水痘—带状疱疹病毒属疱疹病毒科,只有一个血清型,病毒呈圆形或椭圆形,直径为150~200nm,核心为线形双链DNA,由对称 20 面体的核衣壳包裹,外层为脂蛋白膜。能在人胚成纤维细胞和上皮细胞中繁殖,并产生局灶性细胞病变。受感染的细胞形成多核巨细胞,核内有嗜酸性包涵体。人是已知的自然界唯一宿主。

该病毒体外抵抗力弱,不耐酸,不耐热,不能在痂皮中存活,可以被乙醚灭活,但在疱疹液中−65℃可存活 8 年。

(二)流行病学

1.传染源

患者为唯一的传染源,病毒存在于病变皮肤黏膜组织、疱液及血液中,可由鼻咽分泌物排出体外,发病前 1 天至疱疹完全结痂时均具有传染性。水痘和带状疱疹患者是本病的传染源,易感者接触带状疱疹患者可引起水痘而不会发生带状疱疹。

2.传播途径

传染性很强,易感儿童接触后 90% 发病。主要经空气飞沫和直接接触疱液传播,也可通过接触污染的用具传播。孕妇分娩前 6 天患水痘,可感染胎儿,出生后 10~13 天发病。

3.易感人群

普遍易感,多见于儿童,6 个月以下婴儿及大于 20 岁者较少发病。病后免疫力持久。

4.流行特征

呈全球性分布。四季均可发生,以冬、春季发病多见。多为散发,偏僻地区偶可暴发,城市每2～3年可发生周期性流行。

(三)发病机制与病理

病毒经直接接触或经上呼吸道侵入人体后,在皮肤、黏膜细胞及淋巴结内增殖,然后进入血流,形成病毒血症,在单核巨噬细胞系统内再次增殖后入血,形成第二次病毒血症,病毒散布全身各组织器官,引起病变,主要损害皮肤,偶可累及内脏。部分患者患水痘后,病毒潜伏在神经节内,形成潜伏性感染,当免疫力下降或出现某些诱因时,病毒被激活,即发生带状疱疹。

水痘的病变主要在表皮棘细胞,细胞水肿变性,形成单房性透明水疱,内含大量病毒。病灶周边及基底部有充血、单核细胞及多核细胞浸润形成红晕,浸润的多核巨细胞内含有嗜酸性包涵体。随后疱液中出现炎症细胞和脱落上皮细胞,使疱液变浊并减少,病毒量减少,下层的上皮细胞再生,最后结痂,痂脱落后一般不留痕迹。

(四)临床表现

潜伏期12～21天。婴幼儿常无前驱症状或症状轻微,年长儿童及成人有发热、头痛、乏力、咽痛、食欲减退、咳嗽等表现,持续1～2天。起病后数小时或1～2天出现皮疹。皮疹首先见于躯干和头部,以后延及面部及四肢。初为红斑疹,数小时后变为丘疹,再经数小时发展为疱疹。水疱表浅壁薄易破,呈椭圆形,直径3～5mm,周围有红晕。疱疹为单房性,形如露水珠滴,疱液透明,数小时后变浑浊,疱疹处常伴有瘙痒。1～2天后疱疹中心干枯,形成脐征,红晕消失并结痂,1～3周后脱痂,若继发感染可持续数周,一般不留痕迹。发疹2～3天后,同一部位常可见斑疹、丘疹、疱疹和结痂同时存在,皮疹呈向心分布,以躯干为多,次为头面部,四肢远端较少,手掌及足底更少。部分患者可在鼻、口腔、咽喉、结膜及外阴等处出现疱疹,破裂形成浅溃疡,疼痛,愈后不结痂。

水痘为自限性疾病,10天左右自愈。儿童患者全身症状及皮疹均较轻,成人及婴儿病情较重,皮疹多而密集,病程可长达数周,易并发水痘肺炎。免疫缺陷者及婴儿患者症状较重,易形成播散性水痘和并发水痘肺炎。其表现为皮疹融合,迅速扩大形成大疱或呈出血性水痘。继发细菌感染可导致坏疽型水痘,患者有高热、严重毒血症状,甚至发生败血症而死亡。妊娠期感染水痘,可引起胎儿畸形、早产或死胎。产前数天内母亲患水痘,可发生新生儿水痘,病情常较危重。

(五)并发症

1.皮疹继发细菌感染

如丹毒、蜂窝织炎、败血症等。

2.水痘肺炎

儿童多为继发细菌感染,成人为原发性水痘肺炎,常发生于出疹后1～6天,有高热、咳嗽、咯血、气促、胸痛、呼吸困难、发绀等,但肺部体征少,胸部X线检查显示肺部弥散性结节浸润,以肺门和肺底为重。可持续1～2周,严重者于24～48小时因急性呼吸衰竭而死亡。

3.水痘脑炎

发生极少,儿童多于成人。临床表现与其他病毒性脑炎相似,可出现惊厥、躁动、昏迷,部分小儿可有小脑功能障碍等。病死率为5%～25%,少数可留有偏瘫、精神异常等后遗症。

4.水痘肝炎

多表现为血清丙氨酸氨基转移酶增高,免疫障碍的患者可出现黄疸。儿童可于水痘后发生肝脂肪变性,伴发肝性脑病,称为瑞氏综合征,病情严重,预后差,约80%死亡。

5.其他

可有心肌炎、肾炎、睾丸炎、关节炎、出血性疾病等;眼部可并发角膜炎、视网膜炎、视神经炎、白内障等;妊娠早期患水痘可导致新生儿先天性水痘综合征,表现为出生时体重轻、瘢痕性皮肤、肢体萎缩、视神经萎缩、白内障、智力低下等。

(六)实验室检查

1.血常规检查

白细胞总数正常或稍高,淋巴细胞相对增多。

2.疱疹刮片检查

刮取新鲜疱疹基底组织涂片,瑞氏染色见多核巨细胞,苏木素—伊红染色常可见细胞核内包涵体。

3.病毒分离

将疱疹液直接接种于人胚成纤维细胞,分离出病毒再做鉴定,仅用于非典型病例。

4.免疫学检测

补体结合抗体高滴度或双份血清抗体滴度升高4倍以上有诊断价值。取疱疹基底刮片或疱疹液,直接荧光抗体染色查病毒抗原,简捷有效。

5.病毒DNA检测

用聚合酶链反应检测患者呼吸道上皮细胞和外周血白细胞中水痘—带状疱疹病毒DNA,比病毒分离简便。

(七)诊断与鉴别诊断

典型病例根据临床表现及流行病学史即可诊断,非典型病例需靠实验室检测作出病原学诊断。水痘应与天花、带状疱疹、丘疹样荨麻疹、脓疱疹等相鉴别。

(八)治疗

1.一般处理和对症治疗

急性期应卧床休息,补充足够水分和营养,加强皮肤护理,避免抓伤以免继发感染。皮肤瘙痒者可用0.25%苯酚炉甘石洗剂涂搽或口服抗组胺药。疱疹破裂后可涂甲紫、杆菌肽或新霉素软膏等。维生素B_{12} 500~1 000μg肌内注射,每天1次,连用3天可促进皮疹干燥结痂。

2.抗病毒治疗

对免疫缺陷及免疫抑制的患者,应尽早使用抗病毒药物治疗。阿昔洛韦为首选药物,也可用阿糖腺苷、阿昔洛韦或泛昔洛韦等。早期使用α-干扰素能较快抑制皮疹发展,加速病情恢复。

3.防治并发症

继发细菌感染时可选用抗生素,因脑炎出现脑水肿时应脱水治疗。一般禁用肾上腺皮质激素。

(九)预防

1.管理传染源

患者应隔离至疱疹全部结痂,理论上不少于发病后14天。

2.切断传播途径

避免与急性期患者接触,患者呼吸道分泌物、污染物应消毒。

3.保护易感人群

接触者早期应用丙种球蛋白 0.4～0.6mL/kg 肌内注射,可减轻症状,也可用带状疱疹免疫球蛋白 5mL 肌内注射,降低发病率或减轻症状。水痘病毒减毒活疫苗有较好的预防效果。

二、带状疱疹

带状疱疹是潜伏于人体感觉神经节的水痘—带状疱疹病毒,经再激活后所引起的皮肤感染,临床特征为沿身体单侧体表神经的相应皮肤出现呈带状的成簇水疱,常伴有局部神经疼痛。

(一)流行病学

1.传染源

水痘和带状疱疹患者是本病的传染源。

2.传播途径

带状疱疹病毒很可能通过呼吸道或直接接触传播,但一般认为带状疱疹主要不是通过外源性感染,而是潜伏性感染的病毒再激活所致。

3.易感人群

人群普遍易感,可见于任何年龄,但多见于成人,约 90% 见于 50 岁以上的人。

4.流行特征

常年散发,发病率随年龄增长而增加,免疫功能低下者易发生带状疱疹。

(二)病因与病理

初次感染水痘—带状疱疹病毒后,引起原发感染水痘,然后病毒沿神经纤维进入感觉神经节,呈潜伏性感染,当免疫功能下降时,如恶性肿瘤,使用免疫抑制药、创伤、艾滋病,导致潜伏的病毒激活而复制,使受侵犯的神经节发生炎症,并累及神经,引起相应节段的皮肤出现疱疹,同时使受累神经分布区域产生疼痛。

主要病变部位在神经和皮肤,病理变化主要是受累神经炎症。局部可见单核细胞浸润,神经细胞变性,核内可发现包涵体。病变严重者还可影响受累背根神经节的邻近神经组织。

(三)临床表现

带状疱疹发病初期,可出现低热和全身不适,沿着神经节段的局部皮肤常有灼痒,疼痛,感觉异常等。1～3 天沿着周围神经分布区域出现成簇的红色斑丘疹,很快发展为水疱,疱疹从米粒大至绿豆大,分批出现,沿神经支配的皮肤呈带状排列,故称"带状疱疹",伴有显著的神经痛系该病突出特征。

带状疱疹 3 天左右转为脓疱,10～12 天结痂,脱痂后不留瘢痕,带状疱疹可发生于任何感觉神经分布区,但以脊神经胸段最常见,因此皮疹部位常见于胸部,其次为腰部、面部等,带状疱疹皮疹多为一侧性,很少超过躯体中线。

水痘—带状疱疹病毒可侵犯三叉神经眼支,发生眼带状疱疹,病后常发展呈角膜炎与虹膜睫状体炎,若发生角膜瘢痕可致失明。病毒侵犯脑神经,可出现面瘫、听力丧失、眩晕、咽喉麻痹等。

（四）实验室检查

1.脑脊液检查

出现带状疱疹脑炎、脑膜炎、脊髓炎者，其脑脊液细胞及蛋白有轻度增加，糖和氯化物正常。

2.细胞学检查

将疱疹部刮取标本染色检查，可查见多核巨细胞和核内包涵体，但难以与单纯疱疹者相鉴别。

3.血清学检查

可采用酶免疫法，补体结合试验检测水痘—带状疱疹病毒的特异性抗体。测得 IgM 抗体或双份血清 IgG 抗体效价升高 4 倍以上，有诊断意义。

4.病原学检查

取疱疹液体接种于人胚肺纤维细胞，可分离出病毒。

5.PCR 检查

采用 PCR 检测水痘—带状疱疹病毒核酸具有诊断意义。

（五）诊断与鉴别诊断

根据成簇的水疱疹沿周围神经排列成带状，发疹前后发疹部位有明显的神经痛，带状疱疹的临床诊断并不困难。但若局部尚未出疹，患者以一侧神经痛症状就诊，而疼痛症状仅始于数天前，此时应想到带状疱疹，并须注意与胸膜炎、胆囊炎、肋软骨炎等相鉴别。黏膜带状疱疹累及眼、口腔、阴道及膀胱黏膜时，应与相应的疾病鉴别。该病有时需与单纯疱疹鉴别，后者反复发生，分布无规律，疼痛不明显。

（六）治疗

治疗原则为止痛、抗病毒和预防继发感染。

1.抗病毒治疗

抗病毒治疗的适应证包括：患者年龄＞50 岁，病变部位在头颈部、躯干或四肢严重的疱疹，有免疫缺陷患者，出现严重的特异性皮炎或严重的湿疹等。可选用阿昔洛韦，400～800mg 口服，每 4 小时 1 次，疗程 7～10 天；或阿糖腺苷，每天 15mg/kg 静脉滴注，疗程 10 天。

2.对症治疗

疱疹局部可用阿昔洛韦溶液局部涂抹，可缩短病程。神经疼痛剧烈者，给镇痛药。保持皮损处清洁，防止继发细菌感染。

（七）预后

皮肤带状疱疹呈自限性，预后一般良好；预后一般可获得终身免疫，仅偶有复发。若疱疹病损发生在某些特殊部位（例如角膜），则可能导致严重后果。

（魏素霞）

第七节　传染性单核细胞增多症

传染性单核细胞增多症（infectious mononucleosis，IM）主要是由 EB 病毒（EBV）原发感染所致的一种单核巨噬细胞系统增生性传染病。B 淋巴细胞表面有 EBV 受体，故 EBV 可感染 B 淋巴细胞,从而激活 T 淋巴细胞增殖,累及全身系统,其临床特征为发热、咽喉炎、淋巴结肿大,可合并肝脾大,还与多种自身免疫性疾病有关,因而临床表现多样。由于症状多样性及不典型性,临床上易漏诊、误诊。IM 患者外周血淋巴细胞显著增多并出现异常淋巴细胞,嗜异性凝集试验阳性,急性期血中可以检测出 EBV DNA,感染后体内出现 EBV 抗体。病程常呈自限性,多数预后良好,少数可出现噬血细胞综合征、淋巴瘤、弥散性血管内凝血(DIC)、肝衰竭等严重并发症。EBV 感染后可出现慢性或复发性 IM 样症状,伴随 EBV 抗体的异常改变,称为慢性活动性 EBV 感染(CAEBV)。

一、病原学

EBV 为双链 DNA 病毒,属于人类疱疹病毒,病毒大小 150~180nm,有囊膜呈球形,病毒基因组编码 5 个抗原:衣壳抗原(VCA)、膜抗原(MA)、早期抗原(EA)、核抗原(EB-NA)和淋巴细胞膜抗原(LYDMA)。VCA-IgM 抗体是 EBV 新近感染标志,EA-IgG 抗体是近期感染及病毒活跃复制标志。

二、流行病学

本病分布广泛,通常呈散发性,亦可引起流行,一年四季均可发病。

(一)传染源

患者和 EBV 携带者是本病的传染源。约 90% EBV 抗体阳性者唾液中及咽分泌物中可分离出病毒。EBV 感染后长期携带病毒可持续或间断排毒达数年。

(二)传播途径

主要经口密切接触(如接吻)而传播(口—口传播),偶可通过输血或骨髓移植传播。

(三)易感人群

传染性单核细胞增多症多见于 16~30 岁青年患者,35 岁以上患者少见。6 岁以下幼儿多呈隐性感染或表现为轻症咽炎或上呼吸道炎症,体内出现 EBV 抗体,但无嗜异性抗体。15 岁以上青年中部分呈现典型发病,临床病例与亚临床感染比例 1:(2~4),EBV 病毒抗体和嗜异性抗体均阳性。10 岁以上 EBV 抗体阳性率 86%。发病后可获得持久免疫力。

三、发病机制与病理

EBV 入口腔后先在咽部淋巴组织内增殖,导致渗出性咽扁桃体炎,局部淋巴管受累、淋巴结肿大,继而入血液循环产生病毒血症,进一步累及淋巴系统的各组织和脏器。因 B 细胞表面有 EBV 受体(CD21),故 EBV 主要感染 B 细胞,导致 B 细胞表面抗原性改变,继而引起 T 细胞防御反应,细胞毒性 T 细胞(Tc)可识别带有 LYDMA、LMP 等 EBV 抗原的 B 细胞,使 Tc 激活增殖,形成细胞毒性效应细胞而直接破坏感染 EBV 的 B 细胞。患者血中的大量异常淋巴细胞(又称异型淋巴细胞)就是这种具杀伤能力的细胞毒性 T 淋巴细胞(CTL)。EBV 可引起 B 细胞多克隆活化,产生非特异性多克隆免疫球蛋白,其中有些免疫球蛋白对本病具特征性,如 Paul-Bunnell 嗜异性抗体。本病发病机制除主要由于 B、T 淋巴细胞交互作用外,还有免疫复合物的沉积及病毒对细胞的直接损伤等因素。该病多为自限过程。

病理变化以单核巨噬细胞系统为主要病变所在,其特征为淋巴组织良性增生。主要为异常的多形性淋巴细胞浸润,以淋巴结、扁桃体及肝、脾显著,肾、骨髓、中枢神经系统也可受累。淋巴结肿大,淋巴细胞、单核巨噬细胞高度增生,胸腺依赖副皮质区的 T 细胞增生最为显著。

四、临床表现

潜伏期:儿童 5~15 天,成人通常为 4~7 周。起病急缓不一,约 40% 有前驱症状,为期不超过 1 周,表现为全身不适、头痛、头晕、畏寒、鼻塞、食欲缺乏、恶心、呕吐、轻度腹泻等。该病热程长短悬殊,伴随症状多样化,各次流行临床表现可迥然不同。典型表现为发热、咽痛、淋巴结肿大。本病病程一般为 1~3 周,少数可延缓至数月。多为自限性,死亡率 1%~2%,多死于脑炎、心肌炎、脾破裂等严重并发症。

(一)发热

体温 38.5~40.0℃,部分患者伴畏寒、寒战。病程早期可有相对缓脉。热型与热程无固定,数天至数周,也有长达 2~4 个月者,热渐退或骤退,多伴有出汗。

(二)淋巴结肿大

此为本病特征性表现。在病程第 1 周内即可出现,浅表淋巴普遍受累,以颈后三角区最为常见,腋下、腹股沟次之。分布不对称,纵隔、肠系膜淋巴结偶可累及。肿大的淋巴结直径 0.5~4cm,多为 3cm 以下,中等硬度,无粘连,无明显压痛。肿大淋巴结常于热退后方徐缓消退。

(三)咽峡炎

咽部、扁桃体、悬雍垂充血肿胀,伴有咽痛,肿胀严重者可出现呼吸困难,但喉及气管阻塞罕见。扁桃体可有渗出物,少数有溃疡。

(四)脾大

半数患者有轻度脾大,有疼痛及压痛,偶可发生脾破裂。

(五)其他

可出现神经系统表现,如吉兰—巴雷综合征、脑膜脑炎等。皮疹多见于 4~6 病日,持续 1 周左右,皮疹多样性,斑疹、丘疹、皮肤出血点或猩红热样红斑疹,常与药物性皮疹混存。软腭可有出血点。偶见心包炎、心肌炎、肾炎或肺炎。消化系统症状主要为腹痛、腹泻、恶心和呕吐。病程后期偶可发生免疫性血小板减少性紫癜和溶血性贫血。

五、实验室检查

(一)血常规检查

发病早期周围血白细胞总数可正常或偏低,第 1 周末逐渐升高至 $10 \times 10^9/L$,偶可达 $(30~60) \times 10^9/L$,分类以单核细胞为主,可达 60% 以上。异型淋巴细胞增多。异型淋巴细胞超过10％或其绝对数超过 $1.0×10^9/L$ 具有诊断价值,因为其他病毒感染引起的异型淋巴细胞增高少有超过 10％或其绝对数超过 $1.0×10^9/L$。血小板减少常见(50％),可能与病毒直接损伤及免疫复合物作用有关。

(二)病原学检查

1.嗜异性凝集试验

患者血清中出现一种 IgM 型嗜异性抗体,能凝集绵羊或马的红细胞,阳性率达 80％～90％。嗜异性抗体在第 1～2 周上升,第 4～6 周达高峰,效价高于 1∶64 方有诊断意义。本病的嗜异性凝集素可被牛红细胞吸附而不被豚鼠肾细胞吸附,而正常人及其他疾病时血中嗜异性凝集素则均可被牛细胞和豚鼠肾细胞吸附,故应做吸附试验以鉴别。

2.EBV 抗体检测

用免疫荧光法和酶免疫分析(EIA)法可检测 EBV 特异性抗体,有助于嗜异性抗体阴性 EBV 感染的诊断。发病 1 周内出现 VCA-IgM 抗体,持续 4～8 周,是 IM 诊断的常用方法;VCA-IgG 抗体和 EBNA 抗体可持续终身。EA-IgG 抗体持续时间短暂,效价大于 1∶20 为 EBV 近期感染。

3.EBV-DNA 检测

聚合酶链反应(PCR)可敏感、快速、特异地检测血液、脑脊液标本中的 EBV DNA。

4.喉洗液和血液接种培养 EBV

对临床诊断帮助不大,因 EBV 通常在口咽部和 B 淋巴细胞中。

六、诊断与鉴别诊断

IM 主要依据临床表现、特异血象、嗜异性凝集试验及 EBV 抗体、BEV DNA 检测进行诊断。当出现局部流行时,流行病学资料有重要的参考价值。注意与巨细胞病毒、腺病毒、甲肝病毒感染、风疹、咽喉部感染所致的单核细胞增多相区别。其中巨细胞病毒(CMV)所致者最常见,有学者认为在嗜异性抗体阴性的传染性单核细胞增多症中,几乎半数与 CMV 有关。EBV 所致者淋巴结炎、咽扁桃体炎常见,CMV 所致者肝脾大、气管炎和皮疹多见,发病高峰年龄前者＞4 岁(66.3％),后者＜4 岁(70％)。明确鉴别依据血清学和病毒学检查。

七、治疗

本病多为自限性,预后良好,主要为对症治疗。急性期应卧床休息,发热、肝损伤时进行相应对症治疗。抗菌药物仅用于咽或扁桃体继发链球菌感染时,慎用氨苄西林或阿莫西林,因易致皮疹。重症患者如咽喉严重病变或水肿者、有神经系统并发症、心肌炎、溶血性贫血及血小板减少性紫癜等并发症时,应用短疗程肾上皮质激素可明显减轻症状。脾破裂若能及时确诊,迅速处理常可获救。注射 IM 恢复后血清(含 EBV 特异性抗体)20～30mL 有一定疗效,抗病毒制剂,如阿糖腺苷、阿昔洛韦、干扰素等的确切疗效尚待证实。

八、预防

急性期患者应呼吸道隔离,鼻咽分泌物应消毒处理。正在研制 EBV 疫苗,除用以预防本病外,尚考虑用于 EBV 感染相关的儿童恶性淋巴瘤和鼻咽癌的免疫预防,EBV 膜抗 GP540 的亚单位疫苗动物实验已获成功,能诱生中和抗体。

(魏素霞)

第八节 肠道病毒感染

一、概述

肠道病毒是一种主要生长于肠道的 RNA 病毒,虽然名为肠道病毒,在人类却很少出现肠道的病症。常见的肠道病毒有柯萨奇病毒 A 群(有 23 个血清型)和 B 群(有 6 个血清型)、埃可病毒(有 31 个血清型)、脊髓灰质炎病毒(有 3 个血清型)以及近年来新发现的肠道病毒68~71 型。肠道病毒在世界各地散发或流行,波及人体各个系统,在儿童尤为多见。临床表现复杂多样,虽大多属轻症,但也可危及生命。发病后可引起无菌性脑膜炎、类脊髓灰质炎、心肌炎、流行性胸痛、出疹性疾病、疱疹性咽峡炎、呼吸道感染、婴儿腹泻及流行性急性眼结膜炎等。

(一)流行病学

肠道病毒感染在世界内广泛传播,没有严格的地区性,呈散发或流行发病。发生流行时其范围可大可小,严重程度也有不同。不同种类和型别的肠道病毒感染的流行季节不完全相同,但多发生在夏、秋季。人群普遍易感,但学龄前儿童患病的比例显著地高于青少年和成年人。

隐性感染者和患者是肠道病毒感染的主要传染源,感染者的咽部和肠道中有病毒存在,从粪便中排出病毒的时间较长,可持续几周。接触传播是肠道病毒感染的主要传播方式,包括口—口传播、粪—口传播,接触传播的关键媒介是易感者的手;水源和食品污染是导致肠道病毒感染流行的另一方式,主要是粪—口传播;肠道病毒感染也可通过飞沫传播,飞沫主要来自感染者的咳嗽和打喷嚏。

(二)病原学

肠道病毒呈球形,核衣壳呈二十面体立体外观,无包膜,直径 24~30nm,不含类脂体。病毒衣壳由 60 个相同壳粒组成,排列为 12 个五聚体,每个壳粒由 VP1、VP2、VP3 和 VP4 四种多肽组成。核心有单股正链 RNA,长 7.2~8.4kb,两端为保守的非编码区,在肠道病毒中同源性非常高,中间为连续开放读码框架。病毒 RNA 编码病毒结构蛋白 VP1~VP4 和功能蛋白。VP1、VP2 和 VP3 均暴露在病毒衣壳的表面,带有中和抗原和型特异性抗原位点,VP4 位于衣壳内部,与病毒基因组脱壳有关。病毒与宿主细胞受体的特异性结合决定了肠道病毒感染的组织趋向性。不同种类和型别的肠道病毒,其特异性受体不完全相同。VP1 与宿主细胞受体结合后,病毒空间构型改变,VP4 即被释出,衣壳松动,病毒基因组脱壳穿入细胞质。

肠道病毒对外界环境的免疫力较强。室温下可存活数天,污水和粪便中可存活数月,冷冻条件下可保存数年。在 pH 3～9 的环境中稳定,不易被胃酸和胆汁灭活。耐乙醚、耐乙醇。对紫外线、干燥、热敏感,56℃ 30 分钟可被灭活。对各种氧化剂如高锰酸钾、过氧化氢溶液、漂白粉敏感。

(三)发病机制

肠道病毒首先由眼部、呼吸道、口腔至消化道侵入黏膜,在局部上皮细胞以及咽部或肠壁淋巴组织居留和增殖,可由此从眼、口、鼻、咽分泌物或粪便中排出,并可以由原发病灶经淋巴通道扩散至局部淋巴组织,以及经血液循环至其他器官,如中枢神经系统、皮肤黏膜、心脏等,在该处增殖,引起各种病变,出现相应的临床表现。因病毒侵犯部位的不同,组织的病理变化也不尽相同。如脑炎时脑部有局灶性细胞浸润,伴退行性病变;侵犯心脏时可有间质性心肌炎,伴局灶性坏死、心包炎等;肝脏病变也以局灶性细胞浸润为主。人体感染肠道病毒后可产生具有型特异性的血液中和抗体及补体结合抗体(IgA、IgG、IgM),并有肠道局部抗体(分泌型 IgA)上升,病后第 1 周即可出现,3～4 周后达高峰,以后渐降,但对同型病毒具有较持久的免疫力。孕妇感染后,其抗体可由母体传至胎儿。

(四)临床表现

临床表现复杂多变,病情轻重差别甚大。同型病毒可引起不同的临床症候群,而不同型的病毒又可引起相似的临床表现。

1.呼吸道感染

埃可病毒及柯萨奇病毒均可引起呼吸道感染,以上呼吸道感染为常见,也可引起婴儿肺炎等下呼吸道感染。肠道病毒 68 型可引起小儿毛细支气管炎和肺炎。

2.疱疹性咽峡炎

疱疹性咽峡炎主要由柯萨奇 A 群及 B 群病毒引起,埃可病毒引起较少见。本病遍及世界各地,呈散发或流行,但以夏、秋季多见。传染性很强。潜伏期平均 4 天左右,表现为发热、咽痛、咽部充血、可见散在灰白色丘疱疹,直径 1～2mm,四周有红晕,疱疹破溃后形成黄色溃疡,多见于扁桃体、软腭和悬雍垂。一般 4～6 天后自愈。

3.出疹性疾病

出疹性疾病又称流行性皮疹病,柯萨奇病毒及埃可病毒均可引起。多见于婴儿及儿童,成人较少见。潜伏期 3～6 天。出疹前多有上呼吸道症状如发热、咽痛等。皮疹于发热或热退时出现,呈多形性,有斑丘疹、斑疹、猩红热样皮疹、风疹样皮疹、疱疹及荨麻疹等。不同形态的皮疹可同时存在或分批出现。可伴有全身或颈部及枕后淋巴结肿大。

4.手足口病

手足口病主要由柯萨奇病毒 A5、A9、A10、A16 型引起,尤以 A16 多见。多发生于 5 岁以下小儿,传染性强,可暴发流行或散发。初起低热、厌食等。口腔黏膜出现小疱疹,后破溃形成溃疡。多分布于后舌、颊及硬腭,也可见于牙龈、扁桃体及咽部。多同时在手足皮肤出现斑丘疹,偶见于躯干、大腿及臀部。斑丘疹很快转为小疱疹,较水痘皮疹为小,2～3 天吸收,不留痪。预后良好,但可复发。个别可伴发无菌性脑膜炎、心肌炎等。

5.脑膜炎、脑炎及瘫痪性疾病

柯萨奇病毒A群、B群和埃可病毒的许多型以及肠道病毒71型均可引起此类疾病。肠道病毒脑膜炎的临床表现与其他病毒引起者差异不大,有发热、头痛、呕吐、腹痛、肌痛等症状,常伴发皮疹,1～2天出现脑膜刺激征。脑脊液细胞数增加达$100～200/\mu L$,偶可高达$1\ 000/\mu L$以上,初期以中性粒细胞增多为主,后则以单核细胞增多为主。蛋白略高,糖和氯化物正常。病程一般5～10天。

柯萨奇病毒A2、A5、A7、A9及B2、B3、B4、均可引起脑炎,埃可病毒4、6、9、11、30型亦可引起脑炎,埃可病毒9型多见。临床表现与乙型脑炎相似,但部分病例常伴有皮疹、心肌炎等。柯萨奇B群可在新生儿和婴儿中引起病情危重的弥散性脑炎,常伴心肌炎和肝炎。

肠道病毒引起的瘫痪临床表现与脊髓灰质炎相似,但瘫痪程度较轻,一般很快恢复,极少有后遗症。

6.心脏疾患

心脏疾患主要由柯萨奇B群2～5型病毒引起,其他肠道病毒也可引起。多见于新生儿及幼婴,年长儿童及成人也可发生,一般多先有短暂的发热、感冒症状,继而出现心脏症状。临床可分为以下几种类型。

(1)急性心功能衰竭:起病突然,阵咳、面色苍白、发绀及呼吸困难,迅速出现心力衰竭。心电图可见严重的心肌损害。急性心包炎可伴随心肌炎发生或单独存在。

(2)猝死:常在夜间发生,多因急性心肌缺血、梗死或坏死性炎症所致。

(3)心律失常:可出现期前收缩,心动过速或各类传导阻滞,呈一过性或迁延不愈,甚至反复发作达数年之久。

(4)慢性心肌病:柯萨奇B群病毒引起的亚急性或慢性心脏病变,可导致弹力纤维增生症、慢性心肌病、狭窄性心包炎等。胎儿期感染可引起先天性心脏病如先天性钙化性全心炎等。

7.流行性肌痛或流行性胸痛

大多数由柯萨奇B群病毒引起。主要表现为发热和阵发性肌痛,可累及全身肌肉,而以胸腹部肌痛多见,尤以膈肌最易受累。肌痛轻重不一,活动时疼痛加剧。病程1周左右,多能自愈。

8.急性流行性眼结膜炎

急性流行性眼结膜炎又称急性出血性结膜炎,为肠道病毒70型所致。本病传染性强,常发生暴发流行,人群普遍易感。潜伏期24小时左右。临床主要表现为急性眼结膜炎、眼睑红肿、结膜充血、流泪,可有脓性分泌物及结膜下出血,但极少累及巩膜和虹膜,大多在1～2周自愈。

9.其他

肠道病毒尚可侵犯腮腺、肝、胰腺、睾丸等器官,引起相应的临床表现。近年来认为,肠道病毒感染与肾炎、溶血—尿毒综合征、瑞氏综合征及糖尿病等也有一定关系。

（五）辅助检查

1.血常规检查

白细胞计数大多正常,在某些肠道病毒感染时可增高,中性粒细胞也可增多。

2.病毒分离与鉴定

收集疱疹液、脑脊液、咽拭子、粪便或组织标本,制备标本悬液,将标本悬液接种于 RD 细胞或 Vero 细胞进行培养。当出现细胞病变时,用型特异性血清鉴定。病毒分离是确定肠道病毒感染的"金标准"。

3.血清学试验

取发病早期和恢复期双份血清进行中和试验,若血清特异性抗体有 4 倍及以上增长,则有诊断意义;亦可检测其特异性 IgM 抗体。血清学试验是目前肠道病毒感染病原诊断的常用方法。

4.免疫荧光快速诊断法

以荧光染色的免疫抗体来鉴定抗原可达到快速诊断的目的。但目前除在脊髓灰质炎病毒感染时应用外,在肠道病毒感染时采用不多。最近采用许多血清型共有的 VP3-ZC 抗原和一种与多血清型的 VP1 衣壳蛋白交叉反应的单克隆抗体,改进了免疫诊断方法,但目前还处于研究阶段。

5.分子生物学检查

根据 VP1 基因序列设计引物检测肠道病毒具有型特异性。RT-PCR 法不仅快速、简便,而且有很高的灵敏度和特异度,有望成为检测肠道病毒感染病原体的主要方法。

（六）诊断与鉴别诊断

临床表现复杂多样,因为健康人群粪便带病毒者很常见,所以诊断必须十分慎重。根据流行季节和临床表现,可以作出肠道病毒感染的初步诊断。病毒分离和血清学检查为重要的确诊方法。

1.无菌性脑膜炎主要应与其他病毒引起的脑膜脑炎相鉴别

（1）流行性腮腺炎伴脑膜脑炎。多流行于冬、春季,常伴腮腺肿大,血清淀粉酶可增高,但柯萨奇病毒 B3,埃可病毒 9、16 型也可引起腮腺肿大,则不易鉴别。

（2）乙型脑炎。多发生在夏、秋季,起病急,多伴意识改变,周围血及脑脊液中白细胞计数增多明显,中性粒细胞增多为其主要特点。

（3）流行性脑脊髓膜炎及其他化脓性脑膜炎。轻症或未经彻底治疗者尤需加以鉴别。起病急,脑膜刺激征明显,脑脊液检查一般以中性粒细胞增多为主,糖和氯化物降低,如能将脑脊液培养查到致病菌即可确诊。血常规白细胞及中性粒细胞均增多。

（4）结核性脑膜炎。起病缓慢,有结核病灶及结核接触史,脑脊液糖和氯化物降低,有薄膜形成,可找到结核分枝杆菌,皮肤结核菌素试验阳性。

（5）婴儿脑型脚气病（维生素 B_1 缺乏症）以及其他原因引起的脑病（如中毒性脑炎）。均应注意勿与肠道病毒性脑炎相混淆。详细询问病史及体格检查最为重要。

肠道病毒引起的无菌性脑膜炎虽不易与其他病毒所致者进行临床鉴别,但如发生在夏、秋季,有流行趋势,伴发皮疹、肌痛、口及咽部疱疹、心肌炎等肠道病毒常见症候群时,则有助于诊断。

2.流行性肌痛

胸痛显著时应与胸膜炎、心绞痛、心肌梗死等鉴别,胸部 X 线检查及心电图检查有助于诊断。腹部疼痛严重时似阑尾炎,在成人尚需除外胆囊炎、胆石症、胃溃疡穿孔、急性胰腺炎等。肌痛一般局限于浅表部位,无深部压痛或反跳痛。此外,腹部炎症常伴外周血白细胞和中性粒细胞增多。急性胰腺炎时,血清淀粉酶可增高。

3.急性心肌炎、心包炎

新生儿心肌炎与其他急性感染、败血症、肺炎等不易鉴别,如迅速出现心力衰竭症状或心律失常,应疑肠道病毒感染。伴有皮疹、血清转氨酶升高以及脑脊液改变者,更有助于诊断。年长儿及青年期发生心肌炎、心包炎者,应首先除外风湿症,后者常有关节炎症状、抗链球菌溶血素"O"试验、黏蛋白及 C 反应蛋白增高有助鉴别。中老年人发生心肌炎需与冠心病相鉴别。

4.疱疹性咽峡炎、手足口病

需与单纯疱疹引起的口腔炎鉴别。疱疹性咽峡炎常发生流行,其口腔疱疹常限于口腔后部。手足口病常在小范围内传播形成局部流行,其口腔前部疱疹易形成溃疡,并伴发手、足较小较硬的皮疹。单纯疱疹口腔炎多为散发病例,病变可在口腔任何部位发生,但以皮肤黏膜交界处为多见。

5.出疹性疾病

多形性皮疹中的斑丘疹需与麻疹、风疹相鉴别。出疹性疾病一般很少伴耳后、枕后淋巴结肿,疹退后也无色素沉着或脱屑。埃可病毒 16 型感染皮疹在热退后出现,应与婴儿急疹鉴别。猩红热样皮疹需与猩红热相区别,一般症状及咽部炎症均较猩红热为轻。出现疱疹者应与水痘鉴别,如手足口病的皮疹形态较水痘为小,皮厚且较硬,多分布于手、足,少见于躯干。

(七)治疗

除一般的卫生措施外,无特效的预防和治疗方法。对有感染性的患者应当隔离。治疗均应以注意休息、护理、加强支持疗法与对症处理为主。对急性出血性结膜炎可用 0.1% 羟苄唑或 0.1% 利巴韦林滴眼剂滴眼,每小时 1～2 次。为预防混合感染,可合用抗生素滴眼液滴眼。板蓝根冲剂及维生素为常用药物,呕吐腹泻者要注意水、电解质平衡,对惊厥及严重肌痛者,应适当给予镇静药和止痛药。出现急性心肌炎伴心力衰竭时,应及早应用快速洋地黄化疗法,吸氧和卧床休息。有瘫痪出现时,则按照脊髓灰质炎的瘫痪期护理和治疗。此外,尚应注意预防继发感染。

(八)预防

目前尚无特殊预防方法。注意环境卫生和个人卫生;接触患者的婴幼儿可注射丙种球蛋白预防感染;也可广泛服用脊髓灰质炎减毒活疫苗,使产生肠道干扰作用而控制其他肠道病毒感染的流行。

二、脊髓灰质炎

脊髓灰质炎是由脊髓灰质炎病毒引起的急性传染病。该病毒主要损害脊髓前角运动神经细胞,引起肢体迟缓性瘫痪,因多见于儿童,故俗称"小儿麻痹症"。以隐性感染为主,占流行期感染者总数的80%～90%,瘫痪型病例不足1%。临床主要表现为发热、咽痛和肢体疼痛,少数病例发生肢体瘫痪,严重者因呼吸肌瘫痪而死亡。

(一)流行病学

脊髓灰质炎曾是严重危害儿童健康和生命的古老的传染病,曾在世界和我国广泛流行。由于口服脊髓灰质炎疫苗广泛使用以来,脊髓灰质炎的发病率和死亡率迅速大幅度下降,随着WHO提出的扩大免疫规划(EPI)活动的深入开展,疫苗覆盖率不断增加,世界上已有连续多年无脊髓灰质炎病例报告的国家。我国从1994年10月至今没有发现由本土脊髓灰质炎野病毒引起的病例,2000年7月,中国政府致函WHO,确认中国已经成功阻断了本土脊髓灰质炎野病毒的传播,实现了无脊髓灰质炎的目标。

1.传染源

人是脊髓灰质炎病毒的唯一宿主,显性感染与隐性感染者都可成为传染源,后者不仅人数众多,又不易被发现和控制,因而是本病的主要传染源。在患者出现症状之前3～5天就可从咽部与粪便中分离出病毒。粪便排出的病毒量最多,时间也长。发病1周内粪便中病毒检出率最高,1周后排毒量逐渐减少,直至发病6周后消失,少数患者粪便排毒可持续3～4个月。

2.传播途径

以消化道传播为主要途径,患者感染初期至症状出现之后6周内,排出的粪便含有大量病毒,可直接或间接污染水源、食物、玩具、衣物、被褥等,密切接触可导致感染或发病。由于感染早期咽部带有大量病毒,此期亦可通过飞沫传播。苍蝇和蟑螂也有可能成为传播媒介。

3.易感人群

人群普遍易感,随着减毒活疫苗的普遍应用,大年龄组儿童直至成人病例相对增多,病情较婴幼儿严重,瘫痪发生率与病死率较高。应用脊髓皮质炎减毒活疫苗完成基础免疫和加强免疫或感染后,可获得牢固而持久免疫。

4.流行特征

本病遍及全球,终年可见,呈散发或流行。发病年龄以6个月至5岁发病率最高,占90%以上。6个月以下儿童很少发病,成人少见。在应用减毒活疫苗预防的地区,发病率显著下降。Ⅰ型病毒所致的瘫痪比Ⅱ型和Ⅲ型要多,年长儿、成人、男孩、孕妇发生瘫痪的比例较高。

目前世界上绝大多数地方野生株导致的脊髓灰质炎已被消灭,而疫苗来源的脊髓灰质炎仍时有发生。

(二)病原学

脊髓灰质炎病毒为小核糖核酸病毒科的肠道病毒属。呈小的圆球形,直径为24～30nm。内含单股RNA,病毒核壳由32个壳粒组成,每个微粒含四种结构蛋白,即VP1～VP4。VP1与人细胞膜受体有特殊亲和力,与病毒的致病性和毒性有关。按其抗原不同可分为Ⅰ、Ⅱ、Ⅲ三个血清型。每一个血清型病毒都有两种特异性抗原:一种为D抗原,存在于成熟病毒体中,含有 D 抗原的病毒具有充分的传染性及抗原性;另一种为 C 抗原,存在于病毒前壳体内,含 C 抗原的病毒为缺乏 RNA 的空壳颗粒,无传染性。不同血清型之间偶有交叉免疫,国内病例发病与流行多以 I 型为主。该病毒能耐受一般浓度的化学消毒剂,如 70% 乙醇及 5% 煤酚皂液。0.3% 甲醛、0.1mmol/L 盐酸及 $(0.3 \sim 0.5) \times 10^{-6}$ 余氯可迅速使之灭活。加热至 56℃ 30 分钟可使之完全灭活,在室温中可生存数天,在 4℃ 冰箱中可保存数周,在冷冻环境下可保存数年。对紫外线、干燥、热均敏感。在水、粪便和牛奶中可生存数月。

(三)发病机制

脊髓灰质炎病毒自口、咽或肠道黏膜侵入人体后,1 天内即可到达局部淋巴组织,如扁桃体、咽壁淋巴组织、肠壁集合淋巴组织等处生长繁殖,并向局部排出病毒。若此时人体产生多量特异抗体,可将病毒控制在局部,形成隐性感染;否则病毒进一步侵入血流(第一次病毒血症),在第 3 天到达各处非神经组织,如呼吸道、肠道、皮肤黏膜、心、肾、肝、胰、肾上腺等处繁殖,在全身淋巴组织中尤多,并于第 4～7 天再次大量进入血液循环(第二次病毒血症),如果此时血液循环中的特异抗体已足够将病毒中和,则疾病终止,形成顿挫型,仅有上呼吸道及肠道症状,而不出现神经系统病变。少部分患者可因病毒毒力强或血中抗体不足以将其中和,病毒可随血流通过血脑屏障侵犯中枢神经系统,病变严重者可发生瘫痪。偶尔病毒也可沿外周神经传播到中枢神经系统。特异性中和抗体不易到达中枢神经系统和肠道,故脑脊液和粪便内病毒存留时间较长。因此,人体血液循环中是否有特异抗体,其出现的时间早晚和数量是决定病毒能否侵犯中枢神经系统的重要因素。

(四)病理

脊髓灰质炎最突出的病理变化在中枢神经系统(本病毒具嗜神经毒性),病灶有散在和多发不对称的特点,可涉及大脑、中脑、延髓、小脑及脊髓,以脊髓损害为主,脑干次之,尤以运动神经细胞的病变最显著。脊髓以颈段及腰段的前角灰白质细胞损害为多,故临床上常见四肢瘫痪。大部分脑干中枢及脑神经运动神经核都可受损,以网状结构、前庭核及小脑盖核的病变为多见,大脑皮质则很少出现病变,运动区即使有病变也大多轻微。偶见交感神经节及周围神经节病变,软脑膜上可见散在炎性病灶,很少波及蛛网膜。脑脊液出现炎性改变。无瘫痪型的神经系统病变大多轻微。

早期镜检可见神经细胞质内染色体溶解,尼氏小体消失,出现嗜酸性包涵体,伴有周围组织充血、水肿和血管周围细胞浸润,初为中性粒细胞,后以单核细胞为主。严重者细胞核浓缩,细胞坏死,最后为巨噬细胞所清除。瘫痪主要由神经细胞不可逆性严重病变所致。神经细胞病变的程度和分布决定临床上有无瘫痪、瘫痪轻重及其恢复程度。长期瘫痪部位的肌肉、肌腱及皮下组织均见萎缩,骨骼生长也可受影响。除神经系统病变外,可见肠壁集合淋巴组织及其他淋巴结有退行性及增生性改变,偶见局灶性心肌炎、间质性肺炎和肝、肾及其他脏器充血和混浊肿胀,大多因严重缺氧所致死。临床症状与神经系统病变有密切关系。

(五)临床分期

潜伏期一般 5～14 天(3～35 天)。临床症状轻重不等,以轻者较多;多数可无症状,可从鼻咽分泌物及大便中排出病毒,并可产生特异抗体(称为无症状型或隐匿型或隐性感染)。少数患者可出现弛缓性瘫痪,按瘫痪患者的病情发展过程,临床分期如下。

1.前驱期

起病缓急不一,大多有低热或中等热度,乏力不适,伴有咽痛、咳嗽等上呼吸道症状或有食欲缺乏、恶心、呕吐、便秘、腹泻、腹痛等消化道症状。神经系统尚无明显异常。上述症状持续数小时至 4 天,部分患者体温迅速下降而痊愈(称为顿挫型),一部分患者进入瘫痪前期。

2.瘫痪前期

可在发病时即出现本期症状或前驱期后出现或二期之间有短暂间歇(为 1～6 天),体温再次上升(称为双峰热见于 10%～30%,患者以小儿为多),出现神经系统症状,如头痛、颈、背、四肢肌痛,感觉过敏。患儿拒抚抱,动之即哭,坐起时因颈背强直不能前俯,不能屈曲,以上肢向后支撑,呈特殊三角架体态,亦不能以下颏抵膝(吻膝征)。患儿面颊潮红,多汗,显示交感神经功能障碍,大多精神兴奋,易哭闹或焦虑不安,偶尔由兴奋转入萎靡、嗜睡。可因颈背肌痛而出现颈部阻力及阳性克尼格征、布鲁津斯基征,腱反射及浅反射后期减弱至消失,但无瘫痪。此时脑脊液大多已有改变。一般患者经 3～4 天体温下降、症状消失而愈(无瘫痪型)。本期有时长达 10 余天。少数患者在本期末出现瘫痪而进入瘫痪期。

3.瘫痪期

一般于起病后 3～4 天(2～10 天)出现肢体瘫痪,瘫痪可突然发生或先有短暂肌力减弱而后发生,肌腱反射先减弱或消失。在 5～10 天可相继出现不同部位的瘫痪,并逐渐加重;轻症则在 1～2 天就不再进展。瘫痪早期可伴发热和肌痛,大多患者体温下降后瘫痪就不再发展。临床上分以下几类。

(1)脊髓型。麻痹呈弛缓性瘫痪,肌张力低下,腱反射消失,分布不规则,亦不对称,可累及任何肌肉或肌群,因病变大多在颈、腰部脊髓,故常出现四肢瘫痪,尤以下肢为多。近端大肌群如三角肌、前胫肌等较远端手足小肌群受累为重且出现早。躯干肌群瘫痪时头不能竖直,颈背乏力,不能坐起和翻身等。瘫痪程度可分为 6 级:0 级(全瘫痪),肌肉刺激时无任何收缩现象;1 级(近全瘫痪),肌腱或肌体略见收缩或触之有收缩感,但不引起动作;2 级(重度瘫痪),肢体不能向上抬举,只能在平面上移动;3 级(中度瘫痪),可以自动向上抬举,但不能承受任何压力;4 级(轻度瘫痪),可以自动向上抬举,并能承受一定压力;5 级,肌力完全正常。

颈胸部脊髓病变严重时可因膈肌和肋间肌(呼吸肌)瘫痪而影响呼吸运动,临床表现呼吸浅速、声音低微、咳嗽无力、讲话断断续续等。体检可见胸廓扩张受限(肋肌瘫痪)及吸气时上腹内凹的反常动作(膈肌瘫痪)。若以双手紧束胸部观察膈肌动作或手按压上腹部观察肋间肌运动,可分辨其活动强弱。膈肌瘫痪时 X 线透视下可见吸气时横膈上抬的反常运动。偶见尿潴留或失禁(膀胱肌瘫痪)、便秘(肠肌或腹肌瘫痪),常与下肢瘫痪并存,多见于成人。很少发生感觉异常。

(2)延髓型麻痹(脑干型麻痹或球麻痹)。病情多属严重,常与脊髓麻痹同时存在,可有以下表现。

1)脑神经麻痹。多见第Ⅶ、第Ⅸ、第Ⅹ、第Ⅻ对脑神经胺受损。第Ⅶ对脑神经麻痹常单独引起面瘫,表现为歪嘴、眼睑下垂或闭合不严;软腭、咽部及声带麻痹则因第Ⅸ、第Ⅹ、第Ⅻ对脑神经病变所致。出现发声带鼻音或嘶哑、饮水呛咳或自鼻反流、吞咽困难、痰液积潴咽部,随时有发生窒息的危险。体检可见软腭不能上提,悬雍垂歪向健侧,咽后壁反射消失,舌外伸偏向患侧。动眼障碍和眼睑下垂见于第Ⅲ、第Ⅳ、第Ⅵ对脑神经受损;颈无力,肩下垂、头后倾则见于第Ⅺ对脑神经受损。

2)呼吸中枢损害。以延髓腹面外侧网状组织病变为主。出现呼吸浅弱而不规则,时有双吸气和屏气,呼吸间歇逐渐延长,甚至出现呼吸停顿、脉搏细速和血压升高(最后下降)。初起表现焦虑不安,继而意识模糊,进入昏迷,发生严重呼吸衰竭。

3)血管舒缩中枢损害。以延髓腹面内侧网状组织病变为主。开始面颊潮红,脉细速不齐,而后转微弱,血压下降,皮肤发绀,四肢湿冷、循环衰竭,患者由极度烦躁不安转入昏迷。

(3)脊髓延髓型。较多见,兼有上述两型的症状。

(4)脑型。极少见。可表现为烦躁不安、失眠或嗜睡,可出现惊厥、昏迷及痉挛性瘫痪,严重缺氧也可有意识改变。

4.恢复期及后遗症期

急性期过后1～2周瘫痪肢体大多以远端起逐渐恢复,腱反射也逐渐复常。最初2～3个月恢复较快,以后速度减慢,1～2年后仍不恢复成为后遗症。若不积极治疗,则长期瘫痪的肢体可发生肌肉痉挛、萎缩和变形,如马蹄足内翻或外翻、脊柱畸形等。由于血液供应不良,局部皮肤可有水肿,骨骼发育受阻,严重影响活动能力。肠麻痹及膀胱麻痹大多急性期后就恢复,很少留有后遗症。呼吸肌麻痹一般在10天内开始恢复,最终完全恢复。极个别需长期依赖人工呼吸器,脑神经受损复原需要一定时期,但很少留有后遗症。

(六)并发症

多见于延髓型呼吸麻痹患者,可继发支气管炎、肺炎、肺不张、急性肺水肿以及氮质血症、高血压等。急性期约1/4患者有心电图异常,提示心肌病变,可由病毒直接引起或继发于严重缺氧。胃肠道麻痹可并发急性胃扩张、胃溃疡、肠麻痹。尿潴留易并发尿路感染。长期严重瘫痪、卧床不起者,骨骼萎缩脱钙,可并发高钙血症及尿路结石。

(七)辅助检查

1.脑脊液检查

大多于瘫痪前期细胞数增多,通常在$(50～500)×10^6/L$。早期以中性粒细胞为主,后期则以淋巴细胞为主,糖可略增加,氯化物大多正常,蛋白质稍增加。至瘫痪第3周,细胞数多已恢复正常,而蛋白量仍继续增高,4～10周方恢复正常。这种细胞蛋白分离现象对诊断有一定参考价值。

2.血常规检查

白细胞总数及中性粒细胞百分比大多正常,少数患者白细胞轻度增多,$(10～15)×10^9/L$,中性粒细胞百分比也略见增高。1/3～1/2患者的红细胞沉降率增快。

3.病毒分离或抗原检测

起病1周内,可从鼻咽部及粪便中分离出病毒,粪便可持续阳性2～3周。早期从血液或脑脊液中分离出病毒的意义更大。一般用组织培养分离方法。近年采用PCR法检测肠道病毒RNA,较组织培养快速敏感。

4.血清学检查

特异性免疫抗体效价在第1周末即可达高峰,尤以特异性IgM上升较IgG为快。可用中和试验、补体结合试验及酶标等方法进行检测特异抗体,其中以中和试验较常用,因其持续阳性时间较长。双份血清效价有 4 倍及 4 倍以上增长者可确诊。补体结合试验转阴较快,如其阴性而中和试验阳性,常提示既往感染;两者均为阳性,则提示近期感染。采用免疫荧光技术检测抗原及特异性 IgM 单克隆抗体酶标法检查有助于早期诊断。

(八)诊断

流行季节如有易感者接触患者后发生多汗、烦躁、感觉过敏、咽痛,颈背、肢体疼痛、强直,腱反射消失等现象,应疑及本病。前驱期应与一般上呼吸道感染、流行性感冒、胃肠炎等鉴别。瘫痪前期患者应与各种病毒性脑炎、化脓性脑膜炎、结核性脑膜炎及流行性乙型脑炎相鉴别。弛缓性瘫痪的出现有助于诊断。血清中特异性 IgM 阳性。有条件可做病毒分离,从鼻咽部及粪便中分离到病毒有助于诊断。从血液或脑脊液中分离到病毒意义更大。

(九)鉴别诊断

1.顿挫型脊髓灰质炎

应与流行性感冒和其他病毒引起的上呼吸道感染相鉴别。

2.无瘫痪型脊髓灰质炎

易与其他病毒如柯萨奇病毒、埃可病毒、EB 病毒、流行性腮腺炎病毒所致的中枢神经系统感染相混淆,有时临床不易鉴别。有条件者可做血清学检查或病毒分离,以资鉴别。

3.瘫痪型脊髓灰质炎

应与下列疾病鉴别。

(1)感染性多发性神经根炎。本病好发于年长儿童或青壮年,一般不发热,也无上呼吸道感染症状。弛缓性瘫痪逐渐发生,呈对称性,由远端向近端蔓延,呈对称的袜子或手套式分布的感觉障碍,常伴有神经瘫痪且可影响呼吸。恢复迅速而完全,少见后遗症。脑脊液早期即出现蛋白细胞分离现象。肌电图有鉴别意义。

(2)急性脊髓炎。病灶平面以下有明显的感觉和运动障碍,对称或不对称,可由脚、腿上升达躯干,感觉障碍平面与正常皮肤间有感觉过敏带。膀胱、直肠功能障碍明显,瘫痪早期呈弛缓性,后期可为痉挛性,病理反射阳性。脑脊液一般无变化或奎肯施泰特试验提示不同程度的椎管梗阻。

(3)家族性周期性麻痹。呈周期性发作的四肢软瘫,近端较重、左右对称,全瘫或轻瘫,1～2 小时达高峰。本病好发于成年男性,不发热,脑脊液正常,发作时血钾降低,补钾后迅速恢复。

(4)白喉后麻痹。数周前有明显白喉及重度中毒症状,先有眼肌、软腭和咽肌麻痹。而后渐及四肢。瘫痪进展缓慢,多为对称,脑脊液正常。

(5)其他肠道病毒感染。柯萨奇病毒和埃可病毒可引起弛缓性瘫痪,但一般瘫痪范围小,病变程度轻,无流行性,无后遗症。有赖于病原学和血清学鉴别。

(6)流行性乙型脑炎。与脑型脊髓灰质炎易混淆,根据流行特征、接触史、脑脊液检查,血清补体结合试验等协助鉴别。

(7)假性瘫痪。由于骨折、骨髓炎、关节炎、骨膜下血肿等所致肢体活动障碍,但无神经受损者,称为假性瘫痪。根据病史、查体及 X 线检查可鉴别。

(十)治疗

1.无瘫痪型脊髓灰质炎

(1)卧床休息,至少至热退后 1 周,避免不必要的手术及注射。

(2)肌痛和四肢项背强直者局部给予湿热敷,以增进血液循环,口服镇静药,必要时服盐酸哌替啶及可待因,减轻疼痛和减少肌痉挛。

(3)静脉注射 50% 葡萄糖注射液加维生素 C 1～3g,每天 1～2 次连续数天,以减轻神经水肿。

(4)对发热较高,病情进展迅速者,可肌内注射丙种球蛋白,以中和血液内可能存在的病毒。初量为 9～12mL 或更大,隔 2～3 天,每天 1 次,每次 3～5mL。

(5)肾上腺皮质激素,如泼尼松、地塞米松等,有降温、减轻炎症和水肿等作用,可应用于严重病例,疗程 3～5 天。

(6)中药治疗常用方剂:葛根、钩藤各 12g,黄芩、金银花、连翘、玄参、郁金、桑寄生各 9g,淫羊藿、滑石各 6g。3 岁以下减半煎服。

2.瘫痪型脊髓灰质炎

(1)卧位。患者应躺在有床垫的硬板床上,注意瘫痪肢体的护理,避免外伤受压,置于舒适的功能位置,以防产生垂腕垂足现象。有便秘和尿潴留时,要适当给予灌肠和导尿。

(2)促进神经传导功能的恢复。可选用:①地巴唑,舒张血管,兴奋脊髓,成人为 5～10mg,儿童为 0.1～0.2mg/kg,顿服,10 天为 1 个疗程;②加兰他敏,有抗胆碱酯酶的作用,成人为 2.5～5mg,儿童为 0.05～0.1mg/kg,每天肌内注射 1 次,从小剂量开始,逐渐增大,20～40 天为 1 个疗程;③新斯的明,成人每次 0.5～1mg,儿童为每次 0.02～0.04mg/kg,每天肌内注射 1 次,7～10 天为 1 个疗程;④其他,维生素 B_1、维生素 B_6、维生素 B_{12}、谷氨酸等有促进神经细胞代谢的作用,可酌情选用。

(3)呼吸障碍及吞咽困难的处理。呼吸肌麻痹可采用人工呼吸器,必要时采用气管插管正压给氧或加压面罩给氧。呼吸中枢损害,可用膈神经电刺激方法治疗。咽肌麻痹致分泌物积聚咽部时,应予体位引流,并用吸引器吸出咽部积液,上气道阻塞时可行气管切开术。

(4)循环衰竭的防治。注意维持水、电解质平衡,采用有效抗生素,控制继发感染。休克发生后,应按感染性休克处理。

(5)排尿障碍的治疗。指压关元穴或用氯化甲酰胆碱(卡巴可)0.25mg 肌内注射,每天 3～4 次。必要时导尿。

(6)恢复期及后遗症期的治疗。可酌情采用体育疗法、针刺疗法、推拿及按摩疗法,理疗及拔罐疗法,穴位刺激,结扎疗法,中药熏洗及外敷疗法,必要时行矫形外科处理。

(十一)预防

1.管理传染源

早期发现患者,及时报告疫情,进行详细的流行病学调查。患者自起病至少隔离 40 天,第 1 周为呼吸道和胃肠道隔离。密切接触者应医学观察 20 天,对于病毒携带者应按患者的要求隔离。

2.切断传播途径

用20％含氯石灰乳剂将急性期患者粪便、呼吸道分泌物浸泡消毒1～2小时或用含氯消毒剂浸泡消毒后再排放,沾有呼吸道分泌物、粪便的用物应煮沸消毒,被服应日光暴晒。加强水、粪便和食品卫生管理。

3.保护易感人群

(1)流行期间,儿童应避免过度疲劳、受凉、去人多场所,推迟各种预防注射和不急需的手术等,以免促使顿挫型变成瘫痪型。

(2)主动免疫是预防本病的主要而有效的措施。常用的疫苗有口服脊髓灰质炎疫苗(OPV)、灭活脊髓灰质炎疫苗(IPV),具有很好的免疫活性。脊髓灰质炎减毒活疫苗目前作为中国国家计划免疫疫苗之一,有单价、双价、三价糖丸。首次免疫从2月龄开始,2月龄、3月龄、4月龄各服1次,4岁时再加强免疫1次。疫苗宜在春、冬季服用,以期在夏、秋季流行时已获得保护,并免受其他肠道病毒干扰影响接种效果。服用时应空腹,忌用热水送服,以免导致疫苗病毒被灭活而失去作用。在极少数情况下,疫苗株病毒可突变,重新具有神经毒性,导致接种者或接触人群发生疫苗相关性麻痹性脊髓灰质炎。服用疫苗2周后,体内可产生特异性抗体,2个月后可达有效水平,3剂服用完成后产生的免疫力可维持5年,加强免疫1次可维持终身。免疫功能缺陷者或免疫抑制剂治疗者不可用减毒活疫苗,但可用灭活疫苗(IPV)。

(3)被动免疫:未服过疫苗的幼儿、孕妇、医务人员、免疫力低下者、扁桃体摘除等局部手术后或先天性免疫缺陷的患者及儿童,若与患者密切接触,应及早肌内注射丙种球蛋白,推荐剂量0.3～0.5mL/kg,每月1次,连用2次,免疫效果可维持2个月。

三、手足口病

手足口病是由多种肠道病毒引起的急性传染病。多发生于学龄前儿童,尤以3岁以下年龄组发病率最高。主要症状表现为手、足、口腔、臀部等部位斑丘疹、疱疹,少数病例可出现脑膜炎、脑炎、脑脊髓炎、肺水肿、循环障碍等,个别重症患儿病情发展快,可导致死亡。

手足口病是全球性传染病,我国手足口病在2008年呈现蔓延趋势,故2008年5月2日起,手足口病被我国纳入丙类传染病管理。

(一)病原学

能引起手足口病的病毒有20多种(型),主要为小RNA病毒科肠道病毒属的柯萨奇病毒、埃可病毒和新肠道病毒。肠道病毒71型(EV71)以及柯萨奇病毒A组的16、4、5、9、10型,B组的2、5、13型均为手足口病较常见的病原体,其中以肠道病毒71型和柯萨奇病毒A16型最为常见。

肠道病毒呈球形,直径24～30nm,核衣壳呈二十面体对称,无包膜。基因组为单股正链RNA,长度约为7.4kb,两端为保守的非编码区,中间为连续开放读码框架,基因组5′端与病毒RNA合成和基因组装配有关,基因组3′端能增强病毒的感染性。

肠道病毒抵抗力强,适合在湿、热的环境下生存与传播,能抵抗胃酸、蛋白酶和胆汁的作用。对乙醚、去氯胆酸盐等不敏感,75%乙醇和5%甲酚皂溶液也不能将其灭活,但在紫外线照射和干燥的环境中病毒极易失活。甲醛、碘酒、高锰酸钾、漂白粉能够迅速杀灭病毒。

(二)流行病学

1.传染源

人是肠道病毒唯一的宿主,患者、隐性感染者及带病毒者均为本病的传染源。发病前数日,感染者咽部和粪便就可检出病毒,但发病后1周内传染性最强。

2.传播途径

肠道病毒主要经粪—口和呼吸道飞沫传播,亦可经接触患者皮肤、黏膜疱疹液而感染。因此,患者粪便、疱疹液和呼吸道分泌物及被其污染的手、毛巾、牙杯、玩具、奶具、床上用品、内衣及医疗器械等均可造成本病传播。

3.易感人群

人对肠道病毒普遍易感,显性感染和隐性感染后均可获得特异性免疫力,持续时间尚不明确。病毒的各型间无交叉免疫。各年龄组均可感染发病,但以婴幼儿发病率最高。

4.流行特征

手足口病流行无明显的地区性。一年四季均可发病,以夏、秋季多见。流行期间幼儿园、托儿所可有集体感染现象。肠道病毒传染性强、隐性感染比例大、传播途径复杂、传播速度快,在短时间内可造成较大范围的流行,疫情控制难度大。

(三)发病机制

病毒常从上呼吸道或消化道侵入,于局部黏膜或淋巴组织中增殖,此时可出现局部症状;同时病毒一方面可从呼吸道和消化道排出,另一方面进入血液循环导致第一次病毒血症,病毒从血液循环侵入机体单核巨噬细胞系统大量增殖导致第二次病毒血症。第二次病毒血症之后,病毒随血液循环流经全身各组织器官,如中枢神经系统、心脏、肺、肝、脾、肌肉、皮肤黏膜等处,并在这些部位进一步增殖引起相应病变。

(四)临床表现

潜伏期多为2~10天,平均3~5天。

1.普通病例表现

急性起病,约半数患者于发病前1~2天或发病的同时有发热,体温多在38℃左右,皮疹主要侵犯手、足、口、臀四个部位。口腔黏膜疹出现比较早,为粟米样斑丘疹或水疱,周围有红晕。手、足和臀部出现斑丘疹、疱疹,疱疹周围有炎性红晕,不痒;疱疹呈圆形或椭圆形扁平凸起,内有较少浑浊液体,主要发生在指(趾)的背面或侧缘。亦有发生在掌、跖及指的掌侧,长径与皮纹走向一致,如黄豆大小,一般无疼痛及痒感,愈合后不留痕迹。手、足、口病损害在同一患者不一定全部出现,水疱和皮疹通常在1周内消退。可伴有咳嗽、流涕、食欲减退、恶心、呕吐、头痛等症状。部分病例可仅表现为疱疹性咽峡炎。

2.重症病例表现

少数病例(尤其是3岁以下者)病情进展迅速,在发病1~5天出现脑膜炎、脑炎、脑脊髓炎、脑水肿、循环衰竭等,极少数病例病情危重,可致死亡,存活病例可留有后遗症。

(1)神经系统表现。精神差、嗜睡、易惊、头痛、呕吐、谵妄,甚至昏迷;肢体抖动,肌阵挛,眼球震颤,共济失调,眼球运动障碍;无力或急性弛缓性麻痹;惊厥。查体可见脑膜刺激征、腱反射减弱或消失,巴宾斯基征等病理征阳性。危重病例可表现为频繁抽搐、昏迷、脑水肿、脑疝。

（2）呼吸系统表现。呼吸浅促、困难,呼吸节律改变,口唇发绀,咳嗽,咳白色、粉红色或血性泡沫痰,肺部可闻及痰鸣音或湿啰音。

（3）循环系统表现。面色苍白、皮肤花纹、四肢发凉、指（趾）发绀;出冷汗;心率加快或减慢,脉搏细数或减弱,甚至消失;血压升高或下降。

（五）实验室检查

1.血常规检查

一般病例白细胞计数正常,重症病例白细胞计数可明显升高。

2.脑脊液检查

外观清亮,压力增高,白细胞增多,蛋白正常或轻度增多,糖和氯化物正常。

3.病原学检查

（1）病毒分离。自患者咽拭子、粪便或肛门拭子、脑脊液、疱疹液及脑、肺、脾、淋巴结等标本中可分离到肠道病毒。

（2）病毒核酸试验。自患者血清、脑脊液、粪便、疱疹液及肺、脑、脾、淋巴结等标本中可检出病原体核酸。

4.血清学检查

患者血清中特异性 IgM 抗体阳性或急性期与恢复期血清 IgG 抗体有 4 倍以上升高。

5.其他检查

胸部 X 线可表现为双肺纹理增多,点状、片状阴影,部分病例以单侧为主,快速进展可为双肺大片阴影。磁共振可见脑干、脊髓灰质损害为主。脑电图部分病例可出现弥散性慢波,少数可出现尖慢波。心电图无特异性改变。部分病例可见窦性心动过缓或过速,ST-T 改变。

（六）诊断

1.临床诊断

手足口病流行期间有接触史的易感者,出现发热,手、足、口、臀部出现斑丘疹、疱疹,伴有上呼吸道感染症状;部分病例仅表现为手、足、臀部皮疹或疱疹性咽峡炎;重症病例可出现神经系统损害、呼吸及循环衰竭,血白细胞增多、脑脊液改变,脑电图、磁共振、胸部 X 线检查可见异常,可临床诊断。

2.确定诊断

在临床诊断的基础上,呼吸道、消化道分泌物分离出肠道病毒、查到肠道病毒核酸或肠道病毒特异性 IgM 抗体阳性,IgG 抗体增高 4 倍以上。

（七）鉴别诊断

应与发疹性疾病,如麻疹、水痘、风疹、幼儿急诊、猩红热、药物疹等鉴别。

（八）预后

肠道病毒感染一般较轻,一般可顺利恢复,严重感染影响到脑、心、肝等重要器官时,病情危重,预后差。

（九）治疗

1.普通病例

（1）一般治疗。注意隔离，避免交叉感染，适当休息，给予营养丰富、易消化、清淡的食物，注意口腔和皮肤护理。

（2）对症治疗。发热、呕吐、腹泻等给予相应处理。

（3）病因治疗。可适当选用抗病毒药物。

2.重症病例

（1）神经系统受累治疗。

1）控制颅内压。限制液体入量，给予甘露醇 0.5～1.0g/kg，每 4～8 小时 1 次，20～30 分钟快速静脉注射，必要时加用呋塞米。

2）静脉注射丙种球蛋白。总量 2g/kg，分 2～5 天给予。

3）可酌情使用肾上腺皮质激素治疗。参考剂量：甲强龙 1～2mg/(kg·d)；氢化可的松 3～5mg/(kg·d)；地塞米松 0.2～0.5mg/(kg·d)，分 1～2 次，病情稳定后，尽早减量或停用。重症病例可给予短期大剂量冲击疗法。

4）其他对症治疗。如降温、镇静、止惊。

5）严密观察病情变化。密切监护，注意严重并发症。

（2）呼吸、循环衰竭治疗。

1）保持呼吸道通畅、吸氧。

2）立即建立两条静脉通道，监测呼吸、心率、血压和血氧饱和度。

3）呼吸功能障碍时，及时气管插管使用呼吸机正压机械通气。

4）在维持血压稳定的情况下，限制液体入量。

5）头肩部抬高 15°～30°，保持中立位，留置胃管、导尿等。

6）药物治疗。①继续使用降颅压药物。②根据血压、循环的变化可选用多巴胺、多巴酚丁胺、米力农等药物，酌情应用强心、利尿药物治疗。③应用糖皮质激素治疗，必要时给予冲击疗法。④静脉注射丙种球蛋白。⑤抑制胃酸分泌，静脉应用西咪替丁、奥美拉唑等。⑥退热处理：可用物理降温和药物降温。⑦监测血糖变化，必要时可注射胰岛素。⑧烦躁：给予镇静药物治疗。⑨有效抗生素防治继发肺部细菌感染。⑩保护心、脑、肝等重要脏器功能。

（3）恢复期治疗。做好呼吸道管理，避免并发呼吸道感染；支持疗法和促进各脏器功能恢复的药物；功能康复治疗或中西医结合治疗。

（十）预防

1.个人预防措施

（1）饭前便后要用肥皂或洗手液给儿童洗手，不要让儿童吃生冷食物、喝生水，避免接触患病儿童。

（2）看护人接触儿童前、换尿布、处理粪便后，均要洗手，并妥善处理污物。

（3）婴幼儿使用的奶瓶、奶嘴使用前后要充分清洗、消毒。

（4）本病流行期间不宜带儿童到人多、空气不流通的公共场所，居室要空气新鲜、阳光充足,勤晒衣被。

(5)儿童出现相关症状要及时到医疗机构就诊。轻症儿童不必住院,可在家治疗、休息,以减少交叉感染的机会。在家治疗的儿童,不要接触其他儿童,父母要对儿童的衣被进行暴晒或消毒,患儿粪便应及时消毒。

2.托幼机构及小学等集体单位的预防控制措施

(1)本病流行期间,教室、宿舍等场所要保持良好通风。

(2)每天对玩具、个人卫生用具、餐具等物品进行消毒。

(3)进行清洗或消毒工作时,工作人员应戴手套。清洗工作结束后应立即洗手。

(4)每天对门把手、楼梯扶手、桌面等物体表面进行消毒。

(5)教育、指导儿童养成正确洗手的习惯。

(6)每天进行晨检,发现可疑患儿时,要对患儿采取送诊、居家休息的措施;对患儿的物品要立即进行消毒。

(7)患儿增多时,要及时向卫生和教育部门报告。根据疫情控制需要,教育和卫生部门可决定采取托幼机构或小学放假措施。

3.医疗机构的预防控制措施

(1)疾病流行期间,医院应实行预检分诊,并专辟手足口病诊室(台)接诊疑似手足口病患者,引导发热出疹患儿到手足口病专门诊室(台)就诊,候诊及就诊等区域应增加清洁消毒次数,室内清扫时应采用湿式清洁方式。

(2)医务人员在诊断、治疗、护理每个患者前后,均应认真洗手或对双手消毒。

(3)诊疗、护理患者过程中所使用的非一次性的仪器、物品等要擦拭消毒。

(4)同一间病房内不应收治其他非肠道病毒感染的患儿。重症患儿应单独隔离治疗。

(5)对住院患儿使用过的病床及桌椅等设施和物品必须消毒后才能继续使用。

(6)患儿的呼吸道分泌物、粪便及其污染物品要及时进行消毒处理。

(7)医疗机构发现手足口病患者增多或肠道病毒感染相关死亡病例时,要立即向当地卫生行政部门和疾控机构报告。

(魏素霞)

第九节　肾综合征出血热

肾综合征出血热(HFRS)也称流行性出血热,是由汉坦病毒引起的自然疫源性传染病,鼠为主要的传染源。本病的主要病理变化是全身小血管广泛性损害,临床上以发热、休克、充血出血和肾损害为主要表现,典型病例病程呈5期经过。广泛流行于亚欧等地,我国高发。早期应用抗病毒治疗,中、晚期则针对病理生理进行对症治疗。

一、病原学

引起本病的病毒属于布尼亚病毒科汉坦病毒属,汉坦病毒(HV)。1978年韩国学者李镐汪从韩国出血热疫区的黑线姬鼠肺组织中分离到该病毒,我国学者于 1981 年和 1982 年也相继从黑线姬鼠和褐家鼠体内成功地分离到汉坦病毒。本病毒是由双层包膜的、单链负股的 RNA 病毒,呈圆形、卵圆形或长形,直径为 70～210nm。

根据血清学检查,汉坦病毒至少可分成 42 个血清型,不同鼠类携带不同血清型的病毒,临床表现轻重程度也不一致。目前经 WHO 汉坦病毒参考中心认定的主要为 4 型。Ⅰ 型是汉滩病毒,主要宿主动物是姬鼠,又称野鼠型,所致疾病属重型;Ⅱ 型是汉城病毒,主要宿主动物是褐家鼠,又称家鼠型,所致疾病属中型;Ⅲ 型是普马拉病毒,主要宿主动物是欧洲棕背鼠,所致疾病属轻型;Ⅳ 型是希望山病毒,主要宿主动物是美国田鼠,但迄今未见人致病。我国主要流行 Ⅰ 型和 Ⅱ 型。

汉坦病毒对脂溶剂敏感,如乙醚、氯仿、丙酮、苯、氟化碳、去氧胆酸盐等均可灭活该病毒。一般消毒剂及戊二醛、水浴 60℃ 1 小时及紫外线照射 30 分钟也可灭活病毒。

二、流行病学

(一)传染源

啮齿类动物是主要传染源。感染病毒的鼠的各类分泌物中含有病毒,但鼠本身不发病。黑线姬鼠是亚洲地区的主要传染源,欧洲棕背鼠是欧洲地区的主要传染源。在国内农村的主要传染源是黑线姬鼠和褐家鼠。东北林区的主要传染源是大林姬鼠。城市的主要传染源是褐家鼠,实验动物的主要传染源是大白鼠。

(二)传播途径

本病的传播途径迄今还未完全阐明。目前认为可能有如下 3 种。

1.虫媒传播

寄生于鼠类身上的革螨或恙螨通过叮咬吸血而将病毒传播给人类。

2.动物源性传播

人类由于接触带病毒的宿主动物及其排泄物而受感染。

(1)呼吸道传播。这是本病的主要传播方式。携带病毒的鼠类排泄物如尿、粪、唾液等污染尘埃后形成的气溶胶,能通过呼吸道感染人体。

(2)消化道传播。进食被鼠类携带病毒的排泄物所污染的食物,可经口腔和胃肠黏膜而感染。

(3)接触传播。被鼠咬伤或破损伤口接触带病毒的鼠类血液和排泄物亦可感染。

3.垂直传播

孕妇感染本病后,病毒可经胎盘感染胎儿。

(三)易感人群

人群普遍易感,但以青壮年、农民多见,儿童发病少见。隐性感染率较低。

(四)流行特征

1.地区性

本病分布广泛,在世界各地的人或动物均有汉坦病毒感染,但主要分布于欧、亚两大洲,我国疫情最重。我国多地均有病例报告,其中陕西、黑龙江、辽宁、山东、河北等地发病率较高。

2.季节性

虽然本病一年四季均可发病,但有明显的高峰季节。流行季节有双峰型和单峰型。双峰型系指春、夏季(5～6月)有一小峰,秋、冬季(10～12月)有一流行高峰;单峰型只有秋、冬季一个高峰。野鼠型以秋、冬季为多,家鼠型以春、夏季为多。

3.人群分布

以男性青壮年农民和工人发病较多,年龄主要分布在20～50岁。

三、发病机制与病理

(一)发病机制

1.免疫病理反应

免疫因素在本病的发病中可能具有相当重要的作用。临床观察和研究表明,汉坦病毒的感染可引发人体强烈而迅速的免疫应答,通常自发热期末即出现明显的免疫异常,主要表现为体液免疫反应亢进、补体激活、特异性细胞免疫增强、促炎因子和各类细胞因子大量释放及免疫调控功能明显异常和紊乱。

(1)固有免疫。已发现汉坦病毒(HTNV)可以在体外感染不同来源的树突状细胞(DC),感染的DC虽未出现任何细胞病变,也未诱导细胞坏死或凋亡,但可以向不成熟DC传递强烈的成熟刺激信号,使其表型和功能发生变化,上调MHC I 类和 II 类分子、共刺激分子、黏附分子的表达,HTNV感染还能下调与DC内摄抗原作用相关的DC-SIGN分子,使DC摄取抗原的能力下降。推测汉坦病毒可伴随感染的不成熟DC向全身组织器官播散;在二级淋巴组织,经汉坦病毒感染后诱导成熟的DC可以有效地刺激T细胞活化,后者经由血流到达被感染的器官。在迁移过程中,CD8$^+$效应性T淋巴细胞可以牢固地结合并杀伤由于汉坦病毒感染而上调表达了ICAM-1和MHC I 类分子的内皮细胞;感染的DC释放促炎因子TNF-α和IFN-α等,也可加剧血管内皮细胞渗漏,导致内皮屏障的破坏和渗漏综合征的发生。此外,已观察到非致病的汉坦病毒株和致病的毒株感染后与干扰素调节因子3(IRF3)活化相关的干扰素应答存在明显的差别,可能是致病毒株感染发病的重要原因。

(2)体液免疫。早期患者的微血管普遍扩张,血浆渗出,组织水肿,血清组胺和IgE水平升高,肥大细胞脱颗粒试验阳性等,提示 I 型变态反应参与早期发病过程。特异性IgM和IgG抗体在本病早期即已形成且迅速增加,与病毒及其抗原形成大量的免疫复合物,后者广泛沉积于微血管壁、肾小球基底膜和肾小管,并附着于红细胞和血小板表面,激活补体,引起血管、肾和血小板损伤,从而导致血浆渗出、出血、休克和肾衰竭,血细胞聚集,血液黏滞度增加,并进而引发DIC等一系列中间病理环节。此外患者体内尚可检出抗肾小球基底膜抗体等,故认为 II 型变态反应可能也参与发病。近年对汉坦病毒肺综合征患者病程中中和抗体的测定发现,轻症患者有较高滴度的血清抗病毒中和抗体,而大多数重症患者血清中和抗体滴度较低。

(3)细胞免疫。本病病程中细胞免疫功能有明显改变,其显著特点是异型淋巴细胞(其本质是活化增殖的免疫活性细胞如淋巴母细胞)在病程早期即大量出现,免疫细胞活化抗原的表达增强,细胞毒 T 细胞(CTL)数量增多,功能增强,CD4$^+$/CD8$^+$ 比值下降或倒置,一些细胞因子如 Th1 类细胞因子 IFN-γ 和 IL-12,炎症因子 TNF-α、IL-6、IL-8 和 PGE$_2$ 等的释放增加,活性增高,而 Th2 类细胞因子中仅 IL-10 等有高水平表达。近年已鉴定出某些与汉坦病毒特异性 CTL 的 TCR(T 细胞受体)结合的 T 细胞抗原表位且这种 CTL 应答具有明显的 HLA 遗传限制性,这可能是不同患者感染发病后病情轻重差异的重要原因。活化 CTL 识别病毒感染的靶细胞后,可通过新生成的穿孔素、颗粒酶等溶解、杀伤和破坏靶细胞,发挥其效应功能,达到防护感染、清除病毒的目的,同时也造成感染机体的损伤。有研究报告,特异性 CD8$^+$ T 细胞产生的数量与急性常染色体隐性遗传病(HPS)患者病情轻重相关,具有较高比例特异性 CD8$^+$ T 细胞的患者多为重症需要机械通气治疗的患者,而轻症患者的 CD8$^+$ T 细胞比例多低于 9.8%。

2.病毒直接作用

本病各主要临床病症如微血管损伤、血小板减少及肾脏损害等在发病早期(3 病日前)甚至在发病时即已出现且主要临床表现如微血管损伤、血小板减少、血尿素氮升高、尿蛋白及少尿等现象的出现,达高峰及消失时间等大多一致;绝大多数患者早期定度与最终分型相符,提示肾综合征出血热发病机制为原发性损伤,病程为自限性经过。此外起病早期临床病理表现已很明显,但免疫测定多无异常。病理研究也已证明,一些患者新鲜活检标本及急性期死亡患者的尸检标本可检出病毒抗原或核酸,同时伴有相应部位不同程度的病理改变如组织变性、坏死、出血等且病毒抗原分布多的部位病理损伤也重。体外培养也已观察到,某些汉坦病毒毒株对常用传代细胞有致细胞病变效应。以上均表明,汉坦病毒的直接致病变作用可能是机体发病的始动环节或重要因素。

(二)病理生理

病毒的作用和免疫病理损伤造成全身小血管和毛细血管的广泛损伤,引起血管活性物质和炎性介质的释放,导致一系列的病理生理过程。

1.有效循环血量减少及休克

(1)病程早期于热退前后常发生低血压休克,称为"原发性休克",主要由于血管壁损伤、血通透性增加、血浆大量渗出、血容量骤减所致,故本病有"渗漏综合征"之称。近年研究结果显示,致病性汉坦病毒可以提高内皮细胞对血管内皮生长因子(VEGF)的敏感性而促进血管内皮钙黏蛋白的内吞和降解,从而破坏了内皮黏附连接的完整性,这可能是 HFRS 和 HPS 血管内皮通透性增加的重要原因。

(2)DIC 也是促发休克的重要原因。本病患者多不同程度发生 DIC,由于血管损伤及各种致病因子的作用,使凝血系统被激活,引起微血管内广泛纤维蛋白沉积及血小板凝集,形成弥散的微血栓,血栓形成中大量凝血因子消耗,纤溶系统激活引起严重出血,并由于微血栓的栓塞继发内脏损害及功能障碍等综合征。DIC 引起的病理生理学变化及主要临床特点是微小血管栓塞、低血压休克及出血。

（3）心肌损伤。汉坦病毒可以直接造成心肌损伤,此外病程中心肌缺血、酸中毒及神经体液的调节失衡等均可造成心肌收缩力下降,心排血量减少,加重低血压休克。

少尿期以后发生的休克称为"继发性休克",其原因主要是大出血、继发感染和多尿期水与电解质补充不足,导致有效血容量不足等继发因素。

2.出血

本病出血的原因比较复杂,依不同病期而异且往往是多因素参与。

（1）全身小血管损伤。肾综合征出血热基本的病理改变是患者全身微小血管的弥散性损害,近年研究表明,位于血管内皮细胞和血小板表面的汉坦病毒受体——整合素对于维持毛细血管的完整性以及血小板参与血管壁的修复等十分重要;此外抗原抗体复合物对血管壁的沉积以及低血压休克和酸中毒对血管内皮细胞的影响均有可能造成血管壁的病变,而导致皮肤黏膜出血和腔道出血。

（2）血小板减少和功能障碍。肾综合征出血热病程中普遍存在血小板数量减少,而且残存的血小板功能也有明显障碍。其原因可能为:①血小板生成减少,汉坦病毒可直接损伤骨髓巨核细胞,使血小板成熟障碍;②血小板消耗增多,血小板在修补血管内皮中被大量消耗;③血小板破坏增加,与免疫复合物沉积于血小板表面,激活补体有关;④血小板功能障碍,可能与汉坦病毒经血小板表面的病毒受体直接侵害血小板有关,免疫复合物(IC)沉积以及尿毒症时胍类及酚类物质抑制血小板第3因子的释放等也是血小板功能障碍的重要因素。

（3）凝血机制障碍。本病病程 $5\sim7$ 天时约有 20% 的患者可发生不同程度的DIC,特别是低血压休克的患者,主要是病毒及DIC损伤血管内皮细胞,导致血管壁基底膜胶原的暴露和广泛组织细胞坏死,释放组织凝血酶,分别激活血浆Ⅻ因子和Ⅶ因子,各自启动内源性与外源性凝血系统所致。加上血液浓缩、血流缓慢、代谢性酸中毒以及脂质过氧化损伤,花生四烯酸代谢产物释放炎性介质(如 TXA_2 增加,可使 $PGF_{1\alpha}/TXB_2$ 比例下降),均可加重血管内皮和胃肠黏膜的损伤,促进DIC形成,广泛微血管栓塞、凝血因子大量消耗而出血。DIC后期继发性纤维蛋白溶解亢进以及血中类肝素物质增多,均可加重出血。

3.急性肾衰竭

主要是因为有效循环血量减少、肾血流量不足,导致肾小球滤过率下降所致;肾素—血管紧张素增加、肾小球微血栓形成和抗原抗体复合物引起的基底膜损伤也是肾小球滤过率下降的重要原因。肾小管的变性坏死、肾间质出血、水肿的压迫和肾小管腔被肾脱落细胞、蛋白凝块和血凝块阻塞等可进一步加重少尿。

（三）病理

本病的基本病理改变为全身小血管和毛细血管的广泛损害、血管内皮细胞肿胀变性,重者管壁可发生纤维蛋白样坏死和破裂崩解。内脏毛细血管高度扩张,充血淤血,管腔内可见血栓形成,引起各组织器官的充血、出血、变性,甚至坏死。上述病变在肾、脑垂体前叶、肾上腺皮质、右心房内膜下和皮肤黏膜等部位尤为显著。严重的渗出和水肿,各脏器和体腔都有不同程度的水肿和积液,以后腹膜、肺、眼眶、肾周围及其他组织疏松部最严重;少尿期可并发肺水肿和脑水肿。炎症细胞浸润以淋巴细胞、单核细胞和浆细胞为主,但不明显。

四、临床表现

潜伏期 7～46 天,一般为 2 周左右。典型病例表现发热、出血和肾损害三类主要症状及发热、低血压休克、少尿、多尿和恢复期五期经过。非典型和轻症患者临床表现差异较大,可无低血压休克、出血或肾衰竭,五期经过可不明显。重症患者五期中前二三期可以重叠。

(一)发热期

起病急,主要表现为感染中毒症状、小血管中毒及肾损伤的症状、体征。

1.感染中毒症状

典型病例表现高热、畏寒,可伴寒战,体温在 39～40℃,热型以弛张热、稽留热和不规则热为多,一般持续 4～6 天。伴头痛、腰痛、眼眶痛("三痛")及全身四肢关节酸痛,困乏无力。头痛以两颞部和前额部为主,重者或为全头痛,性质以胀痛为主。腰痛轻者仅感两侧肾区胀痛及肾区叩击痛,重者剧痛不敢平卧和翻身,局部拒按。如在低血压休克期或少尿期突发剧烈腰痛应警惕是否并发肾破裂。眼眶痛以眼眶胀痛为主,眼球活动时尤甚。

大多数患者均有明显的消化道症状,表现为食欲减退,重者有恶心、呕吐、呃逆等。部分患者有腹痛、腹泻,个别腹痛剧烈者可出现腹肌紧张,腹部压痛和反跳痛,易误诊为外科急腹症。腹泻易误诊为急性肠炎和各类感染性腹泻。少数患者尚可出现兴奋、谵妄、烦躁不安和嗜睡等神经精神症状,极少数危重患者可出现抽搐、昏迷及脑膜刺激征。

2.充血和出血

于第 2～3 病日,多数患者眼球结膜及颜面部、颈部和上胸部皮肤出现显著的潮红充血("三红"),似酒醉貌。黏膜出血多在软腭及眼球结膜,前者多为网状、点状或为出血斑,后者多为点状或斑片状出血。皮肤出血好发于双侧腋下、前胸及背部,多为出血点或搔抓样、条索样出血斑点,静脉穿刺及肌内注射部位的皮肤也多有明显瘀斑。患者早期束臂试验可呈阳性。重症患者有鼻出血、咯血、呕血、便血及血尿等。

3.渗出与水肿

水肿多见于眼结膜,为本病早期特有的表现。轻者眼球转动或检查者用手挤压上、下眼睑时可见眼结膜出现涟漪状波纹或皱褶,中度水肿眼结膜呈水疱状,明显突出于角膜平面,重度水肿是指隆起的球结膜呈胶冻样或鲜荔枝肉样,突出于眼裂平面。中、重度球结膜水肿常伴有眼睑和颜面部水肿,甚至出现渗出性腹水、渗出性胸腔积液和心包积液。球结膜水肿不仅具有重要的诊断意义,而且提示毛细血管和小血管损伤严重,血浆明显渗出,发生低血压休克的可能性较大。

4.肾损害

发热期的肾脏损害出现较早,第 2～4 病日即可出现,表现为蛋白尿、血尿和少尿倾向。早期蛋白尿为＋～＋＋,至低血压休克期前多达＋＋＋～＋＋＋＋。重症患者尿中可排出膜状物,镜检可见透明管型、颗粒管型或蜡样管型。

5.肝损害

部分患者尤其是家鼠型肾综合征出血热疫区的患者,可出现黄疸、肝脾大和肝功能异常。

发热期一般持续4～6天,超过10天者少见。临床病型轻重与此期的体温高低成正比,即体温越高,热程越长,病情越重,但个别暴发型患者发热期可≤3天。

(二)低血压休克期

发热第4～6病日,体温徐退或骤退,但其他症状反而加重,部分患者出现低血压或休克。主要表现如下。①血压下降与脉搏增快。根据血压和脉压水平分为低血压倾向、低血压和休克,其动脉收缩压分别≤13.3kPa(100mmHg)、≤12.0kPa(90mmHg)和≤9.3kPa(70mmHg);脉压分别≤4.0kPa(30mmHg)、≤3.5kPa(26mmHg)和≤2.7kPa(20mmHg)。心率增快,脉搏细速或扪不清,浅表静脉塌陷,伴呼吸浅快。②面色与口唇苍白或发绀,肢端发凉,皮肤发花。③意识障碍。初为烦躁不安,辗转不宁,继之可出现谵妄及嗜睡、昏睡、昏迷。④少尿或无尿。⑤中心静脉压(CVP)降低,<0.8kPa(6mmHg)。低血压休克期多不超过24小时,短则十几分钟,长则48小时以上。休克出现越早,持续时间越长,病情越重。当血压或脉搏测不到≥2小时或救治后休克持续超过12小时仍不能完全纠正,可视为"难治性休克";此时常并发心、肝、脑、肺和肾等重要脏器的衰竭或功能障碍,预后差。

此期患者的渗出体征特别突出,出血倾向也十分明显,常合并DIC和纤维蛋白溶解亢进。

(三)少尿期

少尿期为本病的极期,与低血压休克期常无明显界限,两期也可重叠发生或完全缺如。轻、中型患者常无低血压休克期而直接由发热期进入少尿期,部分轻型患者可直接越过低血压休克期和少尿期进入多尿期。本期一般出现于第5～8病日,持续时间3～5天,长者可达2周以上。主要表现如下。

1.少尿或无尿和氮质血症

少尿或无尿为本病急性肾衰竭最突出的表现。按照"全国流行性出血热防治方案",24小时尿量在500～1 000mL为少尿倾向,少于500mL为少尿,少于50mL为无尿。急性肾衰竭常伴发不同程度的尿毒症、酸中毒、水中毒和电解质平衡失调。临床可见厌食、恶心、呕吐、腹胀、口干舌燥,常出现顽固性呃逆,查体可见面部和下肢水肿,部分患者可伴肺水肿、胸腔积液和腹水。此外血尿素氮(BUN)和肌酐(Cr)多明显升高。

2.肾性脑病

肾性脑病为代谢性脑病之一,多见于BUN>50mmol/L或Cr>1 500μmol/L的肾衰竭患者。不同患者对高氮质血症的耐受不同,出现肾性脑病时的血BUN和Cr水平也明显不同。临床表现有头晕、头痛、嗜睡、烦躁、谵妄,甚至抽搐、昏迷。重者可出现锥体束征、踝阵挛和扑翼样震颤等体征。

3.出血和贫血

进入少尿期几天后外周血血小板计数即明显回升,并可超过健康时的水平,但皮肤、黏膜出血在本期往往加重,伴呕血、咯血、便血和血尿。少尿期持续超过1周的患者多有轻重不等的贫血。

69

4.高血容量综合征

高血容量综合征在本病患者出现率较高,可能与发热末期和低血压休克期外渗于组织间隙和浆膜腔内的液体大量回吸收于血管内有关,休克期救治时液体输入较多的患者更易出现高血容量。临床可见此类患者面容胀满、体表静脉充盈怒张,脉搏洪大,血压增高,脉压增大,心音亢进及血液稀释,严重者易合并心力衰竭、肺水肿和脑水肿。

5.电解质和酸碱平衡障碍

相对于其他内外科疾病所致的急性肾衰竭,本病少尿期急性肾衰竭时较少合并代谢性酸中毒。酸中毒刺激呼吸中枢可使呼吸深大,重者呈库斯莫尔(Kussmaul)呼吸。酸中毒可使心肌收缩力下降,加重高血钾,诱发 DIC。电解质紊乱以低血钠和高血钾较为常见,但前者多为稀释性低钠,血钾多不超过 6.5mmol/L,二者可有相应的临床、生化和心电图表现,应注意监测。

6.并发症

此期易出现各种严重的并发症,如大出血、严重感染(特别是下呼吸道及肠道)、急性呼吸窘迫综合征(ARDS)、心力衰竭和呼吸衰竭、肺水肿和脑水肿等。

(四)多尿期

由于肾小管回吸收功能的恢复迟于肾小球滤过功能的修复,少尿期后尿量逐渐增多进入多尿期。24 小时尿量多为 500~2 000mL,这一增尿阶段也称为移行阶段。每天尿量超过3 000mL 为多尿,但尿量增至每天 2 000mL 即开始进入多尿期。重者 24 小时尿量可达 5 000~10 000mL。本期多出现于病程第 2 周,大多持续 1~2 周,少数可长达数月之久。极少数患者特别是家鼠型患者可无多尿期。

尿量增多的形式不同,临床意义也不同。一是骤增型,24 小时尿量突然增至 1 500mL 以上,对利尿药反应好,多为轻型经过,预后良好。二是渐增型,尿量逐渐增加,平均每天增加200~500mL,此类型式临床较为常见,预后较好。三是停滞型,尿量增加至每天 500~1 500mL 后不再增加,有时需用利尿药诱导方有少量增加,此种情况可持续几周甚至几个月,多见于肾功能损害较重、年龄较大或原有肾脏基础病的患者,易于演变成非少尿型肾衰竭甚至慢性肾衰竭。

少尿期的各种临床表现在多尿早期仍可延续,特别是营养失衡、电解质紊乱、严重感染和出血等。大量排尿如不及时补充水和电解质极易发生脱水、低血钾和低血钠,甚至发生二次休克(失水性休克)而导致继发性肾衰竭,重者可危及患者生命。因此多尿期特别是危重患者的多尿期,监护和治疗仍需加强。

(五)恢复期

多数患者病后第 3~4 周开始恢复。肾的尿浓缩稀释功能渐好转,尿量逐渐减至每天2 000mL 左右。精神、食欲和体力亦逐渐恢复。但少数重症患者恢复时间较长,需 1~3 个月或更久,患者仍感衰竭、无力、头晕、头痛、食欲缺乏、腰痛,遗留持续多尿及夜尿增多等,检查可见轻、中度蛋白尿,低比重尿,高血压,轻、中度贫血及肾功能检查(血尿素氮和肌酐化验)的异常。

家鼠型出血热临床表现较轻,发热期较短,腰痛、眼眶痛及球结膜水肿多不明显,低血压休克及肾损害轻或无,因此五期经过多不全,同时并发症少,病死率多在1%以下。

小儿出血热起病多急剧,热型不规则,热度较高。但全身中毒症状轻,可出现脑膜刺激症状;消化道症状明显;缺乏典型的"三红",头痛、腹痛为主,较少出血倾向和低血压休克,肾损害轻,病死率低。

老年出血热临床表现不典型,中低热多,少数患者无明显发热。低血压休克出现早,发生率高。肾损害多严重,少尿及无尿发生率高。常合并消化道大出血、肺水肿、肺部感染和中枢神经系统并发症。重型及危重型病例多,病死率高。

本病按病情轻重可分为4型。①轻型:体温39℃以下,中毒症状轻,有皮肤黏膜出血点,尿蛋白+~++,无少尿和休克。②中型:体温39~40℃,中毒症状较重,球结膜水肿明显,皮肤黏膜有明显瘀斑,有低血压和少尿,尿蛋白++~+++。③重型:体温40℃以上,有中毒症状和外渗症状或出现神经症状,可有皮肤瘀斑和腔道出血,有明显休克,少尿达5天或无尿2天以内。④危重型:在重型基础上出现顽固性休克、重要脏器出血、严重肾损害(少尿5天以上,无尿2天以上)或其他严重并发症如心力衰竭、呼吸衰竭、肺水肿、继发严重感染等。

五、并发症

随着临床经验的积累、血液透析术的普及和治疗技术的提高,近年肾综合征出血热的病死率已显著降低。目前除个别危重型特别是难治性休克的患者外,中、重型患者多能顺利度过低血压休克期、少尿期和多尿期,临床救治的难点和重点已主要转向各种严重并发症的诊治,其中腔道大出血、颅内出血、心力衰竭、肺水肿、急性呼吸窘迫综合征和继发感染是本病病程中常见的并发症。

(一)继发感染

本病的继发感染属于院内感染或机会性感染的范畴,可发生于病程各期,但以少尿期和多尿期最为常见。感染部位以肺部为主,占70%以上。其次为尿路感染、腹腔感染、皮肤软组织感染、深部脓肿和败血症等。感染病原以细菌和真菌为主,如金黄色葡萄球菌、大肠埃希菌、变形杆菌、铜绿假单胞菌或其他革兰阴性杆菌以及白假丝酵母菌、热带假丝酵母菌等。

继发感染的临床表现如下。①发热。发热期高热稽留10天以上或少尿多尿期出现原因不明体温升高均应考虑继发感染。②出现系统症状如咳嗽频繁、痰量增多、呼吸急促并肺部异常体征应考虑患有肺炎、肺脓肿等。排尿时尿道有烧灼感,出现尿频、尿急、尿痛,尿道有脓性分泌物排出,尿检有脓细胞、白细胞等异常成分,特别是曾行导尿的患者应考虑有尿道炎、膀胱炎、急性肾盂肾炎等泌尿系感染存在。出现原因不明的腹痛、腹胀、腹肌紧张、局部压痛或反跳痛或伴有黄疸,有腹膜透析史者出现析出液浑浊或有絮状物者应考虑有腹膜炎或脓肿等腹腔感染。③长期卧床的患者在压疮、伤口或注射部位及会阴、肛周及邻近皮肤软组织,出现红、肿、热、痛、脓性渗出物或静脉炎者,应考虑皮肤软组织感染或脓肿形成。④剧烈寒战、弛张高热、皮疹、关节疼痛、肝脾大、中毒性心肌炎或存在局部化脓灶,发生感染性休克或二次肾衰竭等均应考虑并发败血症的可能。⑤长期应用广谱抗生素及激素的患者应注意是否合并鹅口疮、真菌性肠炎或呼吸道感染。

（二）肺部并发症

肺损害是本病常见的并发症，其总的发生率为60%左右，病死率为10.3%～18.8%。常见的肺部并发症有原发性肺水肿、尿毒症肺、急性呼吸窘迫综合征（ARDS）、继发性肺感染、心源性肺水肿和弥散性肺泡出血。

尿毒症肺又称尿毒症间质性肺炎、尿毒症肺水肿，占本病肺部并发症的28%左右，常发生于少尿末期和多尿初期。多数患者无症状，约17%的病例表现咳嗽或胸闷气短，严重者出现不同程度呼吸困难。患者体温和外周血白细胞分类正常，血红蛋白无急剧下降，肺部呼吸音可降低或闻及湿啰音。胸部X线检查可见肺充血型、肺间质水肿型、肺泡水肿型、胸膜反应型或混合型，同时可伴心影增大。诊断应排除心源性肺水肿。本症的转归大多良好，进入多尿期后病变逐渐自行消散，持续时间3～15天，多为6～8天。

肾综合征出血热并发ARDS占全部肺部并发症的9%。多见于低血压期或血压稳定后1～2天。1992年欧美等国提出急性肺损伤（ALI）的新概念，将重度ALI定义为ARDS。ARDS目前主要根据症状、体征、胸部X线和血气检查结果进行诊断。凡HFRS患者在低血压期或血压稳定后，呼吸急促，氧合指数（PaO_2/FiO_2）$\leqslant$40kPa（即$\leqslant$300mmHg，不管是否使用呼气末正压呼吸）；正位X线胸片显示双肺均有斑片状渗出；肺动脉楔压（PAWP）$\leqslant$2.4kPa或无左心房压力增高的证据，可诊为ALI。ARDS的诊断除氧合指数$\leqslant$26.7kPa外，其余与ALI相同。

继发性肺部感染约占HFRS肺部并发症的10%。肺部感染多为院内感染，主要见于重型及危重型患者的少尿期。肺部感染常与其他类型肺并发症重叠，诊断有一定难度。应密切观察患者的体温、咳痰情况和外周血常规的变化。急性期患者病程中如出现热程延长或体温复升，肺部叩诊浊音或闻有湿啰音，胸部X线检查显示新生或进展的浸润、实变或胸膜渗出，外周血白细胞总数及中性粒细胞数增高且具备下列条件之一才可诊为肺部感染：①出现新的脓痰或痰液性状有变化；②自血中培养出病原体；③自气管抽吸物、刷检或活检标本中分离出病原体。肺部感染的病原菌在院外感染以肺炎双球菌为主，院内感染以肺炎克雷伯菌、铜绿假单胞菌、大肠埃希菌和金黄色葡萄球菌多见，近年真菌感染也逐渐增多。

心源性肺水肿主要见于少尿期，也可出现于低血压期及多尿期。早期患者自觉胸闷、胸部紧迫感，情绪紧张，有时烦躁不安、气急、呼吸困难，取坐位时好转。检查可发现血压升高，颈静脉充盈，心音亢进，肺部呼吸音粗糙，呼吸音延长，水泡音少见。中期呼吸困难加重，喘憋明显，不能平卧，患者烦躁紧张，头部多汗，口唇发绀，双肺闻及散在的干、湿啰音，咳嗽加重，有少量泡沫痰。晚期发绀严重，呈喘鸣呼吸，由口鼻咳出粉红色泡沫痰，患者意识障碍，心率加快，>120次/分，血压下降，最终因呼吸衰竭死亡。心源性肺水肿病死率甚高，达80%以上，如早期发现，及时抢救，约半数可以逆转。

（三）大出血

大出血是肾综合征出血热的主要临床特征，常见皮肤黏膜出血、鼻出血、尿血、胃肠道出血、肺出血及颅内出血等。实验室筛查包括血小板计数和血小板功能测定、各种凝血功能和凝血因子及其标志物的检测。

肾综合征出血热并发 DIC 主要见于低血压休克期,DIC 诊断的初筛标准既往为血小板计数<50×10⁹/L,凝血酶原时间比正常延长 3 秒以上,纤维蛋白原<1.8g/L。确诊标准为鱼精蛋白副凝固试验(3P)早、中期阳性(中期也可呈阴性,晚期为阴性),优球蛋白溶解时间<70 分钟(正常 120 分钟),纤维蛋白原降解产物(FDP)>20mg/L。以上初筛检测全部阳性,加上确诊试验 1 项阳性,即可考虑 DIC。近年专家建议改为在上述初筛检测基础上,如下列 3 项指标中有 2 项异常即可诊断肾综合征出血热并发 DIC:①血小板计数低于 50×10⁹/L 或 1 周内进行性降低;②凝血因子激活分子标志之一(血浆凝血酶原片段 1+2、凝血酶抗凝血酶Ⅲ复合物或纤维蛋白肽 A)升高;③纤溶指标之一(3P 试验、纤维蛋白降解产物或 D-二聚体)异常。

若临床疑及肝素类物质增高可测定凝血酶凝固时间和甲苯胺蓝纠正试验,肝素类物质增加时,前者延长,后者能够全部或部分纠正前者;而当 FDP 增高时,凝血酶凝固时间同样延长,但不能被甲苯胺蓝纠正。

(四)心脏并发症

心脏损害是肾综合征出血热的常见并发症。中型以上患者几乎百分之百在病程的某一个时期检查心电图异常。不同临床类型和病程的不同期患者心脏受累的程度和范围不同,其临床表现迥异。轻型患者可无症状或仅表现为非特异性心前区不适、心悸、乏力、头晕等,容易被忽视。重症患者可出现心力衰竭。此外还可见各种心律失常,如频发期前收缩和多源性期前收缩、阵发性室上性心动过速或室性心动过速、窦性心动过缓或高度房室传导阻滞。

六、实验室检查

(一)常规检查

血、尿常规化验在本病的早期诊断中具有非常重要的价值。一方面,本病常见于农村地区,患者发病后的首诊单位多为乡村诊所或城镇的社区医疗站,常规化验在这些基层医疗单位均能开展,而汉坦病毒抗体的检测多不能进行。另一方面,患者病后 3~5 天外周血常规和尿常规已出现明显的变化,在疫区根据临床表现和化验结果多能作出初步的诊断。因此,掌握本病早期血尿常规化验的特点和要点,有助于本病的早期排查和诊断。

1.血常规检查

不同病期变化不同,对诊断和预后的判定具有重要价值。外周血的白细胞总数自第 4 病日开始升高,低血压休克期及少尿期达高峰,多在(15~30)×10⁹/L,少数重症患者达(50~100)×10⁹/L;中性粒细胞同时增多,核左移,重型尚可见晚、中、早幼粒细胞,呈现类白血病反应。异型淋巴细胞在 1~2 病日即可出现且逐日增多,至 4~5 天达高峰;一般为 5%~14%,15% 以上多属危重患者。红细胞和血红蛋白自发热期末开始上升,低血压休克期达高峰(血红蛋白多在 150g/L 以上),至少尿期下降,其动态变化可用于判断血液浓缩和稀释的情况,指导治疗。血小板第 2 病日即开始减少,在低血压休克期和少尿期开始阶段降至最低水平[(10~50)×10⁹/L],并有异型和巨大血小板出现。少尿中后期始恢复,往往有短期增多现象。

2.尿常规检查

肾损害是本病的早期特征,在第 2~3 病日即开始出现蛋白尿,并迅速进展,可在 1 天内由

＋突增至＋＋＋～＋＋＋＋,往往至多尿后期和恢复期方转为阴性。部分患者可见尿中红细胞或出现肉眼血尿,肾损害比较严重的患者可查见尿透明管型、颗粒管型和膜状物。

(二)血液生化检查

1.尿素氮和肌酐

血尿素氮和肌酐于低血压休克期即可升高,少尿期和多尿早期达高峰,以后逐渐下降,升高程度和速度与病情成正比。

2.酸碱测定

本病动脉血的酸碱变化随各期而异,类型较为复杂。发热期和低血压早期以呼吸性碱中毒为主;休克和少尿期以代谢性酸中毒为主,有时可伴呼吸性碱中毒;多尿期以代谢性碱中毒为主,低钾性碱中毒尤为常见。

3.电解质

发热期和低血压休克期血钾往往偏低,少尿期多上升为高血钾(程度比一般急性肾衰患者轻),多尿期又复降低。血钠和氯化物在全病程均降低,以休克和少尿期最显著。

(三)凝血功能检查

出现 DIC 时可见血小板减少(一般低于 $60×10^9/L$),纤维蛋白原降低,凝血酶原时间延长,血浆鱼精蛋白副凝固试验(3P 试验)阳性;进一步检查凝血酶凝固时间、纤维蛋白原定量、纤维蛋白降解产物、D-二聚体测定等可判定继发性纤溶是否存在。同严重肝病不同的是,尽管患者呈现明显的出血或出血倾向,但其凝血酶原时间/凝血酶原活动度多在正常范围。

(四)免疫学检查

细胞免疫方面,外周血淋巴细胞亚群检测可见 $CD4^+/CD8^+$ 比值下降或倒置。体液免疫方面,血清 IgM、IgG、IgA 和 IgE 普遍增高,总补体和补体 C3 和 C4 均下降,可检出特异性循环免疫复合物。

(五)特异性检查

1.病毒抗体测定

由于本病特异性 IgM 和 IgG 抗体出现较早,特别是前者多于第 4～5 病日即可检出,持续时间长(IgM 抗体可保持 2 个月以上),为检测抗体特别是单份血清 IgM 抗体进行早期诊断提供了条件。单纯检测特异性 IgG 抗体须双份血清(第 1 份血样最好采自起病第 1 周内,第 2 份血样应间隔 1 周以上采集,最好于多尿/恢复期采血)阳性且效价递增 4 倍以上方有诊断价值。常用的检测方法有间接免疫荧光法和 IgM 抗体捕获 ELISA 法(MacELISA),近年已发展了胶体金或称为免疫滴金试验用于抗汉坦病毒 IgM 和 IgG 抗体的检测,据报道采用 IgM 捕获胶体金标记试纸条快速检测法 5 分钟即可判读结果,灵敏度与 ELISA 相当,但特异性略差。

2.病毒核酸的检测

采用反转录—聚合酶链反应(RT-PCR)技术可从早期患者外周血的血清、血浆、白细胞或血凝块研磨物中检出汉坦病毒 RNA,但技术方法较为复杂且 10 病日后阳性率渐下降,国内尚未在临床常规应用。

七、诊断

（一）流行病学史

流行季节，在发病前2个月内，有疫区野外作业史及留宿史，或与鼠类等啮齿类动物或其排泄物的直接或间接接触史，或食用过未经充分加热的鼠类污染的食物史。相当多的患者没有明确的鼠类直接或间接接触史。

（二）临床表现

主要依据发热期的三类症状体征和五期经过，即以短期发热和"三痛"为主的感染中毒症状，以充血（"三红"）、渗出和出血为主的体征及肾损害的表现。典型患者应具备发热期、低血压（休克）期、少尿期、多尿期和恢复期五期经过，一般出现低血压休克或少尿的患者多具有典型的发热期表现，诊断并不困难。非典型轻症患者应注意有无多尿期（每天尿量＞3 000mL）。热退病重为本病急性期（发热期和低血压休克期）的特点，具有诊断价值。对于轻症或非典型病例的诊断常需借助于实验室检查。

（三）实验室检查

典型病例急性期应具备血、尿常规化验的"三高一低"，即外周血白细胞总数、中性粒细胞分类计数和尿蛋白增高，血小板计数减低；少尿期血清尿素氮和肌酐多增高。发病4～7天检测血清抗汉坦病毒IgM抗体多阳性或检测间隔1周以上的急性期和多尿及恢复期双份血清，抗汉坦病毒IgG抗体效价递增4倍以上具有诊断价值。若HV-RNA阳性也有助于本病的诊断，但须注意排除假阳性。

八、鉴别诊断

典型患者诊断并不困难，不典型病例，应与发热性疾病如上呼吸道感染、流行性感冒、流行性脑脊髓膜炎和败血症等，出血性疾病如急性白血病、过敏性紫癜和血小板减少性紫癜等，肾脏疾病如肾小球肾炎、肾盂肾炎等相鉴别，少数有剧烈腹痛者应排除急腹症。

（一）发热期应与下列疾病鉴别

1.上呼吸道感染、流行性感冒（流感）

多有受凉史或流感接触史或正值流感流行期。上呼吸道症状较突出且全身疾病随热退而明显好转。除咽红外，少有其他阳性体征。合并下呼吸道感染时可有相应的表现。

2.流行性脑脊髓膜炎

该病多流行于冬、春季，儿童多见，具有脑膜炎的特有症状与体征，如头痛显著，可有明显或喷射性呕吐，可查及颈项强直等脑膜刺激征；皮肤瘀点以下身为主，血常规呈细菌感染象，脑脊液呈化脓性脑膜炎改变。

3.流行性斑疹伤寒

该病多发于卫生条件不良者，以发热伴头痛最为突出，自然热程多长于2周，可有一过性低血压，但无渗出体征。多于第5病日出皮疹，可有出血疹，伴较多充血疹，皮疹数量较多。肾损害轻,仅有一过性蛋白尿。外斐反应 OX_{19} 效价 1：160 以上或双份血清效价递增 4 倍以上可以确诊。高发于夏、秋季的地方性斑疹伤寒与本病表现相似,也应注意鉴别。两种斑疹伤寒出血热 IgM 抗体的检测应为阴性。

4.伤寒

该病发热期长,多无低血压,少见出血及尿量变化,中毒症状以面色苍白、表情淡漠、相对缓脉为主。外周血白细胞正常或减少,尤以嗜酸性粒细胞减少为著。肥达反应,"O"与"H"抗体效价递增有诊断价值。血或骨髓培养出伤寒杆菌可以确诊。

5.钩端螺旋体病

该病多发于夏、秋季,有疫水接触史,高热、乏力显著,同时伴有腓肠肌压痛和全身淋巴结肿大,异型淋巴细胞少见。血液镜检钩端螺旋体或培养阳性可以确诊。

6.败血症

该病常有原发病灶,寒战高热,全身中毒症状重,但无渗出体征。血象呈细菌感染象,异型淋巴细胞少见。血液培养阳性可确诊。

(二)低血压休克期应与下列疾病鉴别

1.急性中毒性细菌性痢疾

本病好发于夏、秋季,多见于儿童,多有不洁饮食史。起病急骤,以高热、畏寒、精神萎靡或惊厥为主,可迅即出现感染性休克、呼吸衰竭或昏迷。肛指或诊断性灌肠采集粪便标本进行检测有助于诊断。而出血热病程进展较为缓慢,罕见 24 小时即发生休克者且出血倾向和肾损害更为明显。

2.休克型肺炎

多有受凉史,病初有咳嗽、咳痰、胸痛、气急等呼吸道症状,多于第 2～3 病日即发生低血压休克,无明显渗出体征,也无异常淋巴细胞增高、血小板减少和严重蛋白尿。若能行胸部 X 线检查有助于确诊。

出血倾向严重者应与急性白血病、过敏性紫癜和血小板减少性紫癜等进行鉴别。肾损害为主的出血热应与肾疾病如原发性急性肾小球肾炎、急性肾盂肾炎及肾病等相鉴别。少数有剧烈腹痛伴明显腹膜刺激征者应排除外科急腹症。

九、治疗

本病目前尚无特效疗法,主要针对各期的病理生理变化,进行综合性预防性治疗。抓好"三早一就"(早发现、早休息、早治疗,就近在有条件的地方治疗),把好"三关"(休克、少尿及出血关),对减轻病情、缩短病程和改善预后具有重要意义。

(一)发热期治疗

1.一般治疗

早期卧床休息,避免搬运,给予营养丰富、易于消化的饮食。高热者可给予物理降温,慎用发汗退热药物。每天静脉补入 1 000～1 500mL 平衡盐和葡萄糖等液体,发热期末输液量可增至 1 500～2 500mL/d,并及时根据体温、血压、尿量及血液浓缩情况予以调整。

2.抗渗出和抗出血治疗

可给予维生素 C 2g,氢化可的松 100～200mg 或地塞米松 5～10mg 加入液体中静脉滴注,肾上腺糖皮质激素兼有抗毒素、抗过敏、抗炎及促进血小板生成等多种作用。还可酌情选用 20％甘露醇 125mL 静脉滴注,每天 1～3 次;10％葡萄糖酸钙 10～20mL,每天 1～2 次静脉滴注;酚磺乙胺、芦丁等。为防止 DIC 的发生,改善血液流变性,尚可给予双嘧达莫 0.1g,每天 3 次,低(小)分子右旋糖酐 250～500mL/d。出现 DIC 时可根据化验结果酌用肝素等治疗。

3.抗病毒和免疫治疗

可早期给予利巴韦林(病毒唑)800～1 200mg(成人)或 15～30mg/kg 体重(儿童)溶于葡萄糖注射液内,每天 1 次或分 2 次静脉滴注,疗程 3～5 天;也可选用 α 干扰素 300 万～500 万 U 肌内注射,每天 1 次,疗程同上。抗病毒治疗宜早期进行,最好在起病 3～5 天用药;进入少尿期后病毒血症多已消退,抗病毒治疗为时已晚。

(二)低血压休克期治疗

1.液体复苏(扩充血容量)

首选平衡盐液或生理盐水、糖盐水等晶体液和血浆、羟乙基淀粉(706 代血浆)或低分子右旋糖酐等胶体液多通道快速滴注,每分钟 150～200 滴。发生休克时首批 1 000mL 晶体液或 300～500mL 胶体液应在 30 分钟内滴(注)入,并继续快速输入 1 000mL,以后根据血压、脉压、心率、中心静脉压(CVP)、血红蛋白量、末梢循环、组织灌注及尿量的动态变化,决定滴速和用量。一般晶体液和胶体液的比例为(3～6):1,右旋糖酐 24 小时用量不宜超过 1 000mL;有条件时胶体液的一部分或全部应补入血浆或酌情静脉滴注入血清蛋白,将有助于提高血浆渗透压,稳定血压,使休克逆转。

为了早期发现低血压休克并通过治疗中的实时监测评价疗效,应积极开展微创或有创的血流动力学监测,监测内容包括心脏前负荷与容量反应、心脏输出、微循环及组织氧合状况等,监测的方法包括放置中心静脉导管、肺动脉漂浮导管(Swan-Ganz 导管)、脉搏引导连续性心输出测定(PiC-CO)、经食管心动超声等。

根据国际和国内成人感染性休克血流动力学监测及支持治疗指南,早期积极的液体复苏应在救治 6 小时内达到下列复苏目标:①CVP 恢复至 8～12mmHg;②平均动脉压(MAP,平均动脉压＝舒张压＋1/3 脉压)＞65mmHg;③尿量＞0.5mL/(kg·h);④中心静脉血氧饱和度($ScvO_2$)或混合静脉血氧饱和度(SvO_2,混合静脉血须经肺动脉漂浮导管于肺动脉末端采集)＞70％。若液体复苏后 CVP 达 8～12mmHg,而 $ScvO_2$ 或 SvO_2 仍未达到 70％,应继续液体复苏或者根据监测情况注意有否心输出不足,酌予正性肌力药物多巴酚丁胺等。

若不具备血流动力学监测条件,也可以通过观察下列一些简易指标来判定血容量复苏是否充分:①收缩压达 90～100mmHg(12.0～13.3kPa);②脉压 30mmHg(4.0kPa)以上;③心率降至 100 次/分左右;④尿量达 25mL/h 以上;⑤微循环障碍缓解;⑥红细胞、血红蛋白和血细胞比容接近正常。

2.纠正酸中毒

有代谢性酸中毒时可选用 5％碳酸氢钠静脉滴注,用量可根据动脉血的酸碱和血气检测结果或经验确定,24 小时不宜超过 600mL。

3.调节血管张力和增强心收缩力(血管活性药物和正性肌力药物的应用)

经快速补液、纠酸、强心等处理血压回升仍不满意者,可酌情选用调节血管张力和正性肌力的药物,以提高和保持组织器官的灌注压。鉴于前负荷不足是感染性休克常见问题,血容量恢复正常或前负荷基本恢复是应用血管活性药物的前提。应用指征如下。①充分液体复苏,CVP 达到 8~12mmHg(1.064~1.596kPa)或肺动脉嵌顿压达到 15mmHg(2kPa),但平均动脉压仍<60mmHg(8kPa)。②尽管积极液体复苏,血容量难以迅速恢复,平均动脉压<60mmHg。③虽然血压正常,但仍存在内脏器官缺氧。既往血管张力调节药物首选多巴胺和(或)间羟胺静脉滴注,近年认为去甲肾上腺素联合多巴酚丁胺优于单用多巴胺,前二者是治疗感染性休克最理想的血管活性药物组合。已证实去甲肾上腺素可迅速改善感染性休克患者血流动力学状态,改善胃肠道等内脏器官缺血,显著增加尿量和肌酐清除率,改善肾功能,但去甲肾上腺素强烈的缩血管作用,仍然有可能影响内脏的血流灌注,必须在血容量充分复苏的基础上使用,否则易引起或加重肾衰竭。联合应用多巴酚丁胺可进一步增强心肌收缩力,增加心排血量,改善内脏器官灌注。首选去甲肾上腺素(2~200µg/min);内脏灌注明显不足或心排血量降低者,联合应用去甲肾上腺素与多巴酚丁胺(2~20µg/kg·min);血压正常,但内脏灌注不足的患者,可用多巴酚丁胺。多巴胺尽管具有明显的升压和正性肌力效应,显著增加胃肠道血流量,但由于血液在肠壁内分流及肠道需氧增加,加重了肠道缺氧,宜慎重使用。

4.强心药物的应用

对老幼患者和心功能不全的患者,可酌用强心苷类药物如毛花苷 C 0.2~0.4mg 或毒毛旋花子苷 K 0.125~0.25µg,加入葡萄糖注射液中缓慢静脉推注。

5.其他

可酌用氢化可的松或地塞米松静脉滴注,并予氧气吸入。伴 DIC 或继发性纤溶者应根据实验室检查给予抗凝和抗纤溶治疗。

(三)少尿期治疗

稳定机体内环境、积极防治严重并发症和促进肾功能恢复是本期的治疗原则。"稳、促、导、透"为本期基本的治疗措施。

1.稳定机体内环境

(1)维持水、电解质和酸碱平衡。应限制进液量,每天入量为前一天尿量和吐泻量加 500~800mL,有透析条件时液体入量可以适当增加。液体的种类以高渗糖为主,并限制含钾药剂的应用。一般无须补钠,重度酸血症可酌用碳酸氢钠。

(2)热量及氮质平衡。每天糖量不低于 150g,以保证所需的基本热量;酌用胰岛素、ATP和辅酶 A 等。

2.促进利尿

一般应在血压稳定 12~24 小时后开始。可首选 20%甘露醇 125mL 静脉推注或快速静脉滴注,若无效即选用呋塞米(速尿)等袢利尿药加入液体中静脉滴注或推注,每次 20~200mg,每天 2~4 次。酚妥拉明等有扩张肾动脉改善肾血流的作用,也可试用。

3.导泻

给予 20％甘露醇口服,每次 100～150mL,每天 2～4 次;50％硫酸镁、番泻叶等也可选用。

4.透析疗法

有条件时可行血液净化治疗,如血液透析、持续性肾脏替代治疗(CRRT)或腹膜透析治疗。治疗指征包括:①少尿超过 5 天或无尿超过 2 天以上,经利尿等治疗无效或尿量增加缓慢,尿毒症表现日趋严重,血尿素氮 15～30mmol/L 或肌酐≥600μmol/L;②高血容量综合征经保守治疗无效,伴肺水肿、脑水肿及肠道大出血者,可与药物治疗同时进行;③合并高血钾(血钾≥6.5mmol/L),用一般方法不能缓解者;④进入少尿期后,病情进展迅速,早期出现严重意识障碍,持续性呕吐、大出血、尿素氮上升迅速,每天递增≥7.14mmol/L(高分解代谢型),可不拘泥于少尿天数及血液生化指标,尽早透析。

对于血压或血流动力学不稳定、心力衰竭或呼吸衰竭等不宜搬动的重危患者,CRRT 应列为首选。为避免和减少因透析时血液肝素化导致的出血,应尽量选用无肝素透析或应用小分子量肝素。

(四)多尿期治疗

移行阶段及多尿早期的治疗同少尿期,随尿量的增多应适时补足液体及电解质,补液量宜量出为入,鼓励经口摄入。同时加强支持治疗,防治出血、脱水、低钾、低钠和继发感染。

(五)恢复期治疗

逐渐增加活动量,加强营养,可选服参苓白术散、十全大补汤和六味地黄丸等补益中药。

十、预防

肾综合征出血热病毒疫苗已在国内疫区应用多年,有明确的预防效果。但目前国内部分疫区仍不能普遍按期接种,因此其他预防措施仍不可偏废。

(一)消灭传染源

啮齿类动物特别是鼠类是本病的主要传染源,减少和消灭鼠类是预防本病行之有效的措施,但是大范围大规模灭鼠成本过高,难以坚持和巩固,也不利于维护生态平衡,因此灭鼠仅适于部分重点疫区及特定地域(如军事训练区)和特定时期。应协助防疫部门查清疫区宿主动物的种类、鼠类密度和带毒率。机械、药物和生态灭鼠方法中应以药物毒杀为主。灭家鼠可用0.02％～0.03％的敌鼠钠盐或华法林,也可用 1％磷化锌或 1％～2％灭鼠优。灭野鼠可用 2％磷化锌,0.5％～1.0％敌鼠钠盐或 0.2％氯敌鼠。可在鼠类繁殖季节和本病流行季节前 1～2 个月进行,配合捕鼠、堵鼠洞等综合措施。

(二)切断传播途径

本病的传播途径尚未完全查清,可采用防鼠、灭螨防螨为主的综合措施。

1.防鼠

疫区流行季节应避免野外宿营,旅游、短期施工或部队野外住宿时应搭"介"字形工棚,高铺不靠墙,铺下不放食物。挖防鼠沟,做好食品的卫生消毒。应注意不用手接触鼠类及其排泄物。

2.灭螨防螨

灭螨可与灭鼠同时进行,主要采用杀虫剂,杀灭人群经常活动地区及鼠洞内的螨类,可用1%～2%敌敌畏、40%乐果与5%马拉硫磷乳剂配成1%溶液喷洒地面。防螨应注意:①不坐卧野外草地或稻、麦、草堆上;②清除室内外柴草堆,铲除杂草;③进行林区、灌木区作业训练应避免皮肤暴露,为防止叮咬,可涂搽防护剂或穿戴防护服。

(三)保护易感人群

主要措施为接种汉坦病毒疫苗。国内 20 世纪 90 年代研制生产的疫苗主要有沙鼠肾细胞(MGKC)制备的单价汉坦型病毒灭活疫苗、金地鼠肾细胞(GHKC)制备的单价汉城型病毒灭活疫苗、乳鼠脑制备的单价汉坦型病毒灭活疫苗和 GHKC 或 MGKC 制备的双价汉坦和汉城型病毒灭活疫苗。近年新研制了由 GHKC、MGKC 和 Vero-E6 细胞制备的纯化精制双价(汉坦和汉城型病毒)疫苗,新型疫苗不仅接种后局部不良反应轻微,而且仅需接种 2 针即可取得良好的免疫防护效果。今后仍需进一步改进疫苗的精制纯化工艺,努力提高疫苗接种后中和抗体的应答水平和保护效力,降低不良反应发生率。针对已发现的新的流行病毒型别(如PUUV),应着手研制新的多价疫苗,并深入研究疫苗免疫机制、建立新的疫苗效力检测方法和评价标准,同时继续开发新的疫苗品种如基因工程疫苗等。

除了新型疫苗的研发外,国家自 2000 年以来还通过包括转移支付在内的财政拨款,在国内重点流行地区(黑龙江、陕西、辽宁、山东、河北、浙江等)启动了扩大的疫苗接种计划,明显降低了本病的发病率。

(魏素霞)

第十节　登革热及登革出血热

一、登革热

登革热是由登革病毒引起,经伊蚊传播的急性传染病。其临床特征为突起高热、皮疹、头痛、全身肌肉、骨关节疼痛、淋巴结肿大、出血倾向和外周血白细胞计数减少等。

"登革"一词源于西班牙语,意为装腔作势,它形象地描绘了感染疾病的患者因高热、头痛、肌肉关节痛而表现出步履蹒跚的样子,犹如纨绔子弟走路时的夸张架势,故有"公子热"之称。

(一)病原学

登革病毒归为黄病毒科中的黄病毒属。成熟的登革病毒颗粒呈哑铃形、杆状或球形,直径为 40～50nm。

病毒核衣壳为 20 面体对称,外有一层包膜,为双层脂质,占病毒重量的 10%～20%,包膜上镶嵌着包膜糖蛋白 E(E 蛋白)和小分子非糖基化膜蛋白 M(M 蛋白),这两种蛋白构成病毒颗粒表面的突起。包膜蛋白 E 具有病毒颗粒的主要生物功能,如细胞嗜性及血细胞凝集抑制抗体、中和抗体和保护性抗体的诱导。

病毒基因组为单链正股 RNA,长约 11kb,只含有一个长的开放读码框架,编码病毒 3 个结构蛋白(包括核衣壳蛋白 C、膜蛋白 M 和包膜蛋白 E)和 7 个非结构蛋白(NS1~5)。基因顺序是 5'-C-PrM(M)-E-NS1-NS2A-NS2B-NS3-NS4A-NS4B-NS5-3'。登革病毒 4 个血清型 RNA 的同源性为 64%~66%。

乳鼠是登革病毒最敏感的实验动物,1~3 天龄新生小白鼠脑内接种病毒 1 周后发生以弛缓性麻痹为主的脑炎症状,并最终导致死亡,成鼠对登革病毒不敏感。接种登革病毒至黑猩猩、猕猴和长臂猿等灵长类动物可以诱导特异性免疫反应,但不会产生症状,可作为疫苗研究的动物模型。登革病毒在猴肾细胞株、地鼠肾细胞、Vero 细胞、伊蚊胸肌及 C6/36 细胞株内生长良好,并产生恒定的细胞病变,其中白蚊伊蚊 C6/36 细胞是最敏感和最常用的细胞。

登革病毒有Ⅰ、Ⅱ、Ⅲ、Ⅳ四个血清型,可用中和试验、补体结合试验、血凝抑制试验等方法分型,各型之间及与其他黄病毒属的病毒之间有部分交叉免疫反应,故应取患者双份血清,抗体效价递升 4 倍以上才有诊断价值。

登革病毒耐低温,在人血清中保存于-20℃可存活 5 年,-70℃存活 8 年以上。登革病毒不耐热,50℃ 30 分钟、54℃ 10 分钟或 100℃ 2 分钟即可灭活,不耐酸,在 pH 7~9 时最稳定。用洗涤剂、乙醚、紫外线、0.65%甲醛溶液、高锰酸钾、乳酸和甲紫等均可以灭活。

(二)流行病学

1.传染源

患者、隐性感染者和带病毒的动物为主要传染源和宿主,未发现健康病毒携带者。在城市感染循环中患者和隐性感染者是主要传染源,患者在发病前 1 天至病程第 6 天,具有明显的病毒血症,可使叮咬的伊蚊受感染。流行期间,轻型患者数量为典型患者的 10 倍,隐性感染者为人群的 1/3,是重要传染源。在丛林感染循环中,带病毒的动物是传染源,其中猴类是主要传染源。

2.传染媒介

登革热的传播媒介是伊蚊,主要是埃及伊蚊和白纹伊蚊。在登革热流行期间埃及伊蚊带毒率最高,是传播能力最强的蚊种。在东南亚和我国海南省,以埃及伊蚊为主,主要滋生在室内或住房周围的容器积水中,是嗜人血的"家蚊",主要在白天叮咬人;在太平洋岛屿和我国广东、广西,则以白纹伊蚊为主,成蚊多在室外活动,白昼都会叮咬人。当伊蚊叮咬患者或隐性感染者后,病毒进入蚊体内,在蚊的唾液腺及神经细胞中大量复制,8~12 天当再叮咬健康人并吸血时,病毒随唾液排出进入人体内,造成感染。伊蚊可终身携带和传播病毒,并可经卵将病毒传给后代。

3.易感人群

在新流行区,人群不分种族、年龄、性别普遍易感,在从未发生登革热流行的非地方性流行区,所有年龄段都是易感人群,部分成年人可出现登革出血热。在曾发生过登革热流行的非地方性流行区,登革热以 20~40 岁成年人发病率高。在地方性流行区,发病以儿童为主,20 岁以上者血清中几乎都可检出抗登革病毒的中和抗体。感染后对同型病毒有稳固免疫力,并可维持多年,各血清型之间及与其他黄病毒属的病毒之间有不同程度的交叉免疫力。多数流行病学调查显示,登革热的发生在性别上无明显差异。

4.流行特征

本病呈世界性分布,广泛流行于热带和亚热带,特别是东南亚、西太平洋及中南美洲、非洲等100多个国家和地区,其中以东南亚和西太平洋地区最为严重。在我国主要发生于海南、台湾、广东和广西等省(自治区)。登革病毒常先流行于市镇,后向农村蔓延。登革热流行与伊蚊滋生有关,主要发生于夏、秋雨季。我国大陆大部分地区登革热的流行季节在3～11月,7～9月是高峰,在广东省为6～11月,福建省为7～10月,海南省为3～12月。在流行形式上有输入性流行、地方性流行和自然疫源性流行,在地方性流行区有隔年发病率升高的趋势。近年来登革热有扩大流行的趋势,全球气候变暖造成该病流行范围从热带、亚热带向温带地区扩展,受害人群增多,并使蚊子活动季节延长,活动区域扩大,病毒在蚊体内增殖活跃,病毒的毒力增强;此外,人口密集程度增高增加了病毒传播的机会,人口大量流动及现代化交通更促成登革热的远距离扩散。

(三)发病机制与病理

登革病毒通过伊蚊叮咬进入人体,在毛细血管内皮细胞和单核巨噬细胞系统增殖后进入血液循环,形成第一次病毒血症。然后病毒定位于单核巨噬细胞系统和淋巴组织中,并在其中复制到一定程度,再次释入血流形成第二次病毒血症,并引起临床症状。机体产生的抗登革病毒抗体与登革病毒形成免疫复合物,激活补体系统,损伤血管,导致血管通透性增加,血管扩张、充血,血浆外渗。体内各类 T 细胞的激活并释放细胞因子 IL-2、IFN-γ、组胺、补体 C3a、C5a 等,产生一系列免疫反应。同时病毒可抑制骨髓中白细胞和血小板系统,导致白细胞、血小板减少和出血倾向,并可引起肝损害。

病理改变表现为:肝、肾、心和脑的退行性变,心内膜、心包、胸膜、腹膜、胃肠黏膜、肌肉、皮肤及中枢神经系统不同程度的出血,皮疹活检见小血管内皮细胞肿胀、血管周围水肿及单核细胞浸润,瘀斑中有广泛血管外溢血。脑型患者可见蛛网膜下隙和脑实质灶性出血,脑水肿及脑软化。重症患者可有肝小叶中央灶性坏死及淤胆、小叶性肺炎、肺小脓肿形成等。

(四)临床表现

登革病毒感染人体后,大部分呈隐性感染,显性感染的潜伏期3～15天,通常为5～8天。世界卫生组织将登革热分为登革热和登革出血热,后者又分为无休克的登革出血热(DHF)及登革休克综合征(DSS)。我国所见的登革热,临床上可分为典型、轻型与重型登革热三型。

1.典型登革热

(1)发热。这是登革热最常见的临床表现之一,发生率为100％。起病急骤,寒战,高热,24 小时内体温可达40℃,持续5～7天后骤退至正常。发热的热型不一,多数为不规则热或弛张热,部分病例发热3～5天体温降至正常,1天后再度上升,称为双峰热或马鞍热。

(2)全身毒血症状。全身症状有严重头痛、背痛、眼球后痛及骨、肌肉和关节痛,极度乏力。头痛发生率在70％～92％,疼痛部位不定,多表现为双侧颞部持续性钝痛,间有阵发性加剧,部分病例表现为偏头痛。剧烈头痛伴呕吐需注意可能系脑出血或脑炎引起的脑水肿所致。骨、肌肉及关节痛多同时在发热后早期出现,可持续至退热后,发生率在40％～75％,少数患者因疼痛剧烈而行走困难。腹痛的发生率6％～21％,多数疼痛部位不确定,少数患者可出现右下腹疼痛伴反跳痛,类似急性阑尾炎的表现。

早期体征有颜面潮红,眼结膜充血,浅表淋巴结肿大,脉搏加速,后期可有相对缓脉。恢复期常因显著衰弱需数周后才能恢复健康。

(3)皮疹。于病程第3~6天出现,主要为充血性皮疹和出血性皮疹两类。

充血性皮疹呈多样性,多为红斑疹、斑丘疹或麻疹样皮疹,也有猩红热样疹,可同时有两种以上皮疹。红斑疹是最常见的皮疹,初起时在下肢近膝关节处或上肢近肘关节处对称出现,再迅速向周围蔓延,较少累及手掌及足底;皮疹初为小片状,迅速融合成大片,压之褪色,皮疹之间可见小片正常皮肤,又称"皮岛"。其他类型的皮疹也可分布于全身、四肢、躯干或头面部,多有痒感,皮疹持续3~5天消退,疹退后无脱屑及色素沉着。

出血性皮疹是登革热特征性表现之一,表现为密集的针尖样皮下出血点,皮疹多见于双下肢胫前皮肤,可累及四肢,但较少累及躯干,压之不褪色。与充血性皮疹共存时不会在"皮岛"内出现。少数严重的患者可出现瘀点、瘀斑或出血性紫癜。此型皮疹持续时间长,多在2周内消退,少数可持续3~4周。

(4)出血。25%~50%病例有不同程度、不同部位出血现象。皮下出血表现为瘀点、瘀斑及紫癜,瘀点、瘀斑可见于四肢、躯干和注射部位,血小板减少明显者可出现束臂试验阳性。黏膜出血表现为眼结膜出血、口腔黏膜出血、牙龈出血和鼻出血。还可出现呕血或黑粪、咯血、血尿、阴道出血、腹腔或胸腔出血等,出血多发生在病程的5~8天。

(5)其他系统表现。消化道症状可有食欲缺乏、恶心、呕吐、味觉异常、腹痛、腹泻或便秘等,食欲缺乏表现最为常见。有7%~12%的典型患者出现咽痛、咳嗽等呼吸系统表现。50%以上的患者有肝脏损害的表现,丙氨酸氨基转移酶(ALT)和天冬氨酸氨基转移酶(AST)有轻到中度升高,约1/4病例有轻度肝大,个别病例有黄疸,脾大少见。

2.轻型登革热

临床表现类似流行性感冒,发热较低,全身疼痛较轻,皮疹稀少或不出疹,无出血倾向,浅表淋巴结常肿大,病程1~5天。流行期间此型病例较多,临床上容易误诊。

3.重型登革热

重型登革热起病初期的临床表现与典型登革热类似,在发热3~5天病情突然加重,表现为剧烈头痛、呕吐、谵妄、狂躁、昏迷、抽搐、大量出汗、血压骤降、颈项强直、瞳孔缩小等脑膜脑炎的表现。有些病例表现为消化道大出血和出血性休克。此型病情凶险,进展迅速,多于24小时内死于中枢性呼吸衰竭或出血性休克。本型罕见,但病死率很高。

4.不同血清型病毒所致登革热的临床特点

在初次感染登革热时,Ⅱ型病毒引起器官损害多见,登革出血热和登革休克综合征的发生率高,病情最为严重。其次是Ⅲ型和Ⅰ型病毒,Ⅳ型病毒引起疾病程度最轻。

5.儿童登革热的临床特点

儿童初次感染病例多表现为轻型,起病较慢,体温较低,毒血症较轻,恢复较快。但儿童二次感染容易出现登革出血热。婴幼儿患者具有以下特点:①登革热发生率低,但登革出血热发生率高;②消化道、呼吸道症状明显,超过50%会出现恶心、呕吐及咳嗽;③皮疹发生率超过80%。

（五）并发症

1.急性血管内溶血

此并发症最为常见，发生率为 2％～6％，多发生于 G-6-PD 缺乏的患者。表现为巩膜和皮肤黄染、排酱油样尿及贫血。

2.神经系统损害和精神障碍

少数患者在病后 3～5 天会出现头痛、恶心、呕吐、抽搐及颈免疫等脑膜脑炎的表现。还有少数患者可出现肌阵挛、截瘫等急性脊髓炎、吉兰—巴雷综合征和急性肢体障碍的表现。精神障碍者可有烦躁不安、兴奋、抑郁、妄想和幻觉等。

3.心血管系统损害

常见于并发心肌损害的患者，表现为胸痛、心律失常（心动过缓和传导阻滞较为常见）、低血压等，严重的可出现心源性休克。

4.眼部表现

少数患者可出现视物模糊、眩晕甚至失明等眼部症状。

5.泌尿系统损害

表现为水肿、少尿、无尿等，少数可出现急性肾衰竭。

（六）实验室检查

1.一般检查

（1）血常规检查。白细胞总数发病第 2 天开始下降，第 4～5 天降至最低点（可达 $2 \times 10^9/L$，甚至更低），分类中性粒细胞比例减少，淋巴细胞相对增高，可见异型淋巴细胞；退热后 1 周白细胞总数和分类计数恢复正常。50％～75％患者有血小板计数减少。血细胞比容增加 20％以上。

（2）尿常规检查。可有少量蛋白、红细胞、白细胞，有时有管型出现。

（3）血生化检查。约半数病例 ALT、AST 升高，肝功能异常多见于女性患者和二次感染的患者，少数重症患者可出现血清总胆红素升高、清蛋白降低。绝大多数患者肾功能检查正常，少数并发肾损害者可出现血尿素氮升高。并发心肌损害者可出现磷酸肌酸激酶、乳酸脱氢酶及其同工酶的升高。凝血功能检查可见纤维蛋白原减少，凝血时间和部分凝血活酶时间延长。

（4）脑型病例脑脊液压力升高，白细胞和蛋白质正常或稍增加，糖和氯化物正常。

2.影像学检查

部分患者胸部 X 线表现为一侧或双侧胸腔积液，脑型患者 CT、MRI 可见脑水肿、脑实质灶性损害等脑炎的表现。腹部 B 超可发现肝脾大或腹水。

3.血清学及分子生物学检查

常用补体结合试验、红细胞凝集抑制试验和中和试验监测特异性抗体。红细胞凝集抑制试验的灵敏度较高，补体结合试验特异性较高。恢复期单份血清补体结合试验效价达到1：32以上，血凝抑制试验效价达到1：1 280 以上有诊断意义。双份血清恢复期抗体效价比急性期高 4 倍以上者可以确诊。中和试验特异性高，但操作困难，中和指数超过 50 者为阳性。

对于初次感染登革热的患者,从发热开始体内开始产生抗登革热病毒的中和抗体,为血清型特异性的 IgM 抗体和 IgG 抗体。IgM 抗体在发热后几天即可检测到,2 周后达高峰,2～3 个月消失,少数可维持 6 个月。IgG 抗体出现较晚,在起病 2 周内都处于低水平状态。近年有用 ELISA 法检测 IgM 抗体作为早期诊断。

对于再次感染的患者或曾经感染过黄病毒的个体,中和抗体 IgM 和 IgG 与初次感染有本质区别,主要以产生大量的 IgG 抗体为特征,在出现症状的 1～2 天就可以检测到,并呈进行性升高,病后 2 周达高峰,3～6 个月逐步降至既往感染的水平。IgM 抗体产生的动态与初次感染相似,但滴度水平明显降低,个别患者在起病 10 天内都检测不到 IgM 抗体。

虽然我国不是登革热的地方流行区,但是黄病毒之一的乙脑病毒流行区且大多数人接受过乙脑疫苗的接种,因此,登革热血清学诊断中要以二次感染对待,同时检测 IgM 和 IgG 抗体,避免仅以 IgM 抗体作为诊断依据,以免漏诊。

分子生物学诊断方法:有核酸杂交技术、反转录—聚合酶链反应(RT-PCR)、实时荧光 RT-PCR、基因芯片技术和基于核酸序列扩增试验(NASBA 技术)等,这些技术具有高度敏感性和特异性,可用于早期快速诊断及血清型鉴别。但这些技术尚未常规应用于临床。

4.病毒分离

病毒分离的方法有乳鼠分离、蚊子分离和细胞分离。前者因试验成本高,分离阳性率低已基本淘汰。

细胞分离取急性期患者血液,接种于白纹伊蚊细胞株(C6/36)、恒河猴细胞、非洲绿猴肾细胞和金黄地鼠肾细胞,分离病毒后经型特异性中和试验或红细胞凝集抑制试验加以鉴定。白纹伊蚊细胞株(C6/36)在登革热细胞分离诊断中最常用。

蚊子分离:白纹伊蚊成蚊胸腔内亲代接种 7 天,华丽巨蚊或它的四龄幼虫的脑内接种,在 2～5 天可取得病毒分离结果。

(七)诊断与鉴别诊断

1.根据流行病学、临床表现及实验室检查等进行诊断

(1)流行病学资料。在登革热流行季节,凡是生活在流行区或 15 天内到过流行区,发病前 5～9 天有蚊虫叮咬史,发生高热时,应想到本病。

(2)临床表现。有突然起病、畏寒、发热(24～36 小时体温达 39～40℃或有双峰热),伴有较剧烈的头痛、眼眶痛、剧烈肌肉和骨关节痛,颜面部潮红、结膜充血,多型性皮疹、有皮下出血、牙龈出血、鼻出血以及消化道和其他部位出血的表现,浅表淋巴结肿大、肝脾大,应考虑登革热的诊断。少数患者可有脑炎样症状和体征,严重者伴有休克。

(3)实验室检查。血常规表现白细胞和血小板减少,血细胞比容增加 20%以上者,要考虑登革热的诊断。初次感染者单份血清特异性 IgM 抗体和 IgG 抗体阳性,恢复期单份血清补体结合试验效价达到 1:32 以上,血凝抑制试验效价达到 1:1 280 以上可以诊断。

2.鉴别诊断

登革热需与流行性感冒、肾综合征出血热、新疆出血热、钩端螺旋体病、疟疾、恙虫病、黄热病、基孔肯雅病等疾病鉴别。

(1)流行性感冒(流感)。

1)共同点。①起病急骤,以畏寒、发热、头痛,四肢酸痛、乏力等全身中毒症状为主要临床表现。②病情严重者可并发脑膜脑炎。③外周血白细胞计数减少。

2)鉴别要点。①流感春、冬季多见,大流行时无明显季节性,有流感患者接触史。②流感高热持续时间短,多为2~3天。③早期鼻塞、流涕、咳嗽等呼吸道症状不明显或无,但热退时呼吸道症状加重,多在1周内消失。④虽然外周血白细胞计数减少,但血小板计数多正常。⑤起病3天内咽喉洗漱液或咽拭子可分离出病毒,恢复期血清血凝抑制试验或补体结合试验,抗体效价增长4倍以上。

(2)肾综合征出血热。

1)共同点。①起病急骤,以发热、头痛、眼眶痛、颜面充血、结膜充血等症状为主要临床表现。②皮下瘀点、瘀斑等出血倾向明显。③尿常规有红细胞、白细胞及管型。④外周血血小板计数减少。

2)鉴别要点。①姬鼠型疫区肾综合征出血热秋、冬季多见,家鼠型或混合型疫区春、夏季高发,有明显的季节性。②临床表现以"三红"(颜面、颈部、上胸部皮肤充血)、"三痛"(头痛、腰痛、眼眶痛)为特点。③肾损害发生时间早,尿蛋白改变短时间内变化大。④典型病例有发热期、低血压休克期、少尿期、多尿期和恢复期共5个临床阶段。⑤虽然外周血小板计数减少,但血白细胞计数增加,早期出现异型淋巴细胞。⑥早期肾综合征出血热特异性IgM抗体阳性或恢复期血清IgG滴度增长4倍以上。

(3)新疆出血热。

1)共同点。①春、夏季发病。②起病急骤,以发热、头痛、皮下出血等症状为主要临床表现。③发热可表现为双峰热。④可伴有恶心、呕吐等消化道症状。⑤有鼻出血、消化道出血等出血倾向。⑥有肝脾大。⑦可有外周血白细胞计数减少,血小板减少,大部分患者束臂试验阳性。

2)鉴别要点。①有放牧史和蜱叮咬史。②临床表现中常伴有"三红"(颜面、颈部、上胸部皮肤充血)、"三痛"(头痛、腰痛、眼眶痛)的症状。③外周血白细胞有明显核左移现象,发病后期外周血可见幼稚粒细胞。④血清学检测、病毒分离以及RT-PCR可以鉴别。

(4)钩端螺旋体病。

1)共同点。①夏、秋季发病。②起病急骤,以发热、头痛、肌肉酸痛、乏力、结膜充血、皮下出血等症状为主要临床表现。③可有脑膜脑炎表现。④可伴有恶心、呕吐等消化道症状。⑤有鼻出血、消化道出血等出血倾向。⑥有淋巴结肿大和肝脾大。

2)鉴别要点。①流行病学上有职业特点,以农村青壮年劳力多发。②临床表现中腓肠肌痛及压痛为特征性症状。③肝损害明显,黄疸比较常见。④外周血常规检查白细胞计数多正常或升高,无血小板减少。⑤血清显微镜钩端螺旋体凝溶试验阳性,血液、脑脊液和尿液可分离出钩端螺旋体。

(5)疟疾。

1)共同点。①夏、秋季发病,有蚊虫叮咬史。②起病急骤,以发热、头痛、肌肉酸痛、乏力、恶心、呕吐等症状为主要临床表现。③可有谵妄、昏迷等脑膜脑炎表现。④体检有肝脾大。

2)鉴别要点。①典型病例发热呈周期性。②反复发作的病例有贫血和明显脾大。③外周血常规白细胞正常或轻度增高,进行性贫血。④末梢血或骨髓涂片可找到疟原虫。

(6)恙虫病。

1)共同点。①夏、秋季发病。②起病急骤,以发热、头痛、肌肉酸痛、颜面潮红、眼结膜充血、皮疹等症状为主要临床表现。③可有烦躁、谵妄、嗜睡、昏迷等脑膜脑炎表现。④可伴有恶心、呕吐等消化道症状。⑤外周血白细胞常减少。

2)鉴别要点。①流行病学上,患者多有野外活动史。②临床表现以焦痂、溃疡及其附近淋巴结肿大为特征。③肝损害明显,黄疸比较常见。④血清学外斐反应 OXK 阳性,病原体分离有助确诊。

(7)黄热病。

1)共同点。①夏、秋季发病。②起病急骤,以发热、头痛、黄疸、皮疹等症状为主要临床表现。③可伴有恶心、呕吐等消化道症状。④外周血白细胞常减少、血小板减少。

2)鉴别要点。①流行病学上,该病流行于非洲和中、南美洲,我国本土无病例发生。②肝损害明显,黄疸比较常见。③血清学检查和病毒分离有助确诊。

(8)基孔肯雅病。

1)共同点。①在热带和亚热带流行,发病在高温、多雨季节。②起病急骤,以发热、头痛、关节痛、皮疹、眼结膜充血、淋巴结肿大等症状为主要临床表现。③外周血白细胞计数减少。④可伴有恶心、呕吐等消化道症状。

2)鉴别要点。①关节疼痛,可表现为一个或多个关节痛,活动受限,肌肉酸痛不明显。②无血小板减少。③血清学检测、病毒分离以及 RT-PCR 可以鉴别。

其他鉴别诊断尚需考虑的疾病有罗斯河病毒感染、西尼罗病毒感染、麻疹、风疹、猩红热、斑疹伤寒、阿根廷出血热、拉沙热和埃博拉病毒感染等,这些疾病均有发热、皮疹或皮下出血的表现,但在流行病学上,如发病季节或流行地区与登革热有明显区别。

(八)治疗

本病尚无特效治疗方法。

1.一般治疗

急性期应尽早卧床休息,给予流质或半流质饮食、食物应富含营养且容易消化,在有防蚊设备的病室中隔离到完全退热为止,恢复期时不宜过早活动,防止病情加重。保持皮肤和口腔清洁,避免继发细菌感染。

2.对症治疗

(1)高热应以物理降温为主。对皮肤出血症状明显的患者,应避免乙醇擦浴,可用温热海绵擦浴法降温。解热镇痛药对本病退热不理想且可诱发 G-6-PD 缺乏的患者发生急性血管内溶血,应谨慎使用。对于无 G-6-PD 缺乏的患者,有高热、有高热惊厥史的婴幼儿,可以给予乙酰氨基酚退热,婴幼儿 24 小时内用药不超过 6 次,<1 岁者每次 60mg,1～3 岁者每次 60～120mg,3～6 岁每次 120mg,6～12 岁每次 240mg。对中毒症状严重的患者,可短期使用小剂量肾上腺皮质激素,如口服泼尼松 5mg,每天 3 次。

（2）维持水和电解质平衡。对于大汗或腹泻者应鼓励患者口服补液；对频繁呕吐、不能进食或有脱水、血容量不足的患者，应及时静脉输液，但应高度警惕输液反应致使病情加重，以及导致脑水肿、脑膜脑炎型病例发生。

（3）有出血倾向者可选用卡巴克洛、酚磺乙胺、维生素 C 及维生素 K 等止血药物。对大出血病例，应输入新鲜全血或血小板，大剂量维生素 K_1 静脉滴注，消化道出血可予口服云南白药等。

（4）镇静止痛治疗。对于纠正血容量后仍然烦躁的患者可给予地西泮每次 5～10mg 或苯巴比妥每次 50～100mg 镇静，儿童可给予水合氯醛每次 12.5～50mg 口服或直肠给药。明显全身疼痛者可给予吗啡控释片口服。

（5）脑型病例应及时选用 20％甘露醇，每次 5～10mL/kg，快速静脉输注，同时静脉滴注地塞米松，以降低颅内压，防止脑疝发生。呼吸中枢受抑制者应及时使用呼吸兴奋药及呼吸机辅助呼吸。

（6）抗病毒治疗。抗病毒治疗是否有效尚存争议。可给予利巴韦林口服或静脉注射，成人每次 0.15～0.3g，每天 3 次，儿童 10～15mg/（kg·d），老年人 10mg/（kg·d），分 2 次使用，应早期使用。

（九）预防

1.控制传染源

地方性流行区或可能流行地区要做好登革热疫情监测预报工作，早发现，早诊断，及时隔离治疗。同时尽快进行特异性实验室检查，识别轻型患者。加强国境卫生检疫。

2.切断传播途径

防蚊灭蚊是预防本病的根本措施。改善卫生环境，消灭伊蚊滋生地。喷洒杀蚊剂消灭成蚊。

3.提高人群免疫力

疫苗预防接种处于研究试验阶段，随着感染性 cDNA 技术的成熟，采用 DNA 重组技术，如能构成四型病毒的嵌合体，并产生对全部四型病毒的保护性免疫，将很有发展前景。

二、登革出血热

登革出血热（DHF）是登革热的一种严重类型。起病类似典型登革热，发热 2～5 天后病情突然加重，多器官较大量出血和休克，血液浓缩，血小板减少，白细胞增多，肝大。多见于儿童，病死率高。

1950 年在泰国首先发现登革出血热，以后在东南亚、太平洋岛屿及加勒比海地区相继发生本病流行。

（一）病原学

4 型登革热病毒均可引起登革出血热，而以第 2 型最常见。1985 年在我国海南省出现的登革出血热也是由第 2 型登革病毒所引起。

（二）流行病学

登革出血热多发生于登革热地方性流行区的当地居民之中，外来人很少发生。可能由于多数当地居民血液中存在促进性抗体之故。在东南亚，本病好发于 1～4 岁儿童，在我国海南省则以 15～30 岁青年占多数。

（三）发病机制与病理

发病机制尚未完全明了。机体感染登革病毒后可产生特异性抗体，婴儿则可通过胎盘获得抗体，这些抗体具有弱的中和作用和强的促进作用，故称为促进性抗体。它可促进登革病毒与单核细胞或巨噬细胞表面的 Fc 受体结合，使这些细胞释放活性因子，导致血管通透性增加，血浆蛋白从微血管中渗出，引起血液浓缩和休克。凝血系统被激活则可引起 DIC，加重休克，并与血小板减少一起导致各系统的出血。

病理变化主要是全身毛细血管内皮损伤，导致出血和血浆蛋白渗出。微血管周围出血、水肿及淋巴细胞浸润，单核巨噬细胞系统增生。

（四）临床表现

潜伏期同登革热，临床上可分为较轻的无休克的登革出血热（DHF）及较重的登革休克综合征（DSS）两型。

前驱期 2～5 天，具有典型登革热临床表现。在发热过程中或热退后，病情突然加重，表现为皮肤变冷、脉速，昏睡或烦躁，出汗，瘀斑，消化道或其他器官出血，肝大，束臂试验阳性。部分病例脉压进行性下降，如不治疗，即进入休克，可于 4～6 小时内死亡。仅有出血者为登革出血热，同时有休克者为登革休克综合征。

实验室检查可发现血液白细胞总数和中性粒细胞均增加，血小板减少，可低至 10×10^9/L 以下。血液浓缩，血细胞比容增加。凝血因子减少，补体水平下降，纤维蛋白降解物升高。血浆蛋白降低，血清转氨酶升高，凝血酶原时间延长，纤维蛋白原下降。血清学检查和病毒分离同登革热。

（五）诊断与鉴别诊断

登革出血热的诊断标准：①有典型登革热临床表现；②多器官较大量出血；③肝大。具备其中 2～3 项，同时血小板在 100×10^9/L 以下，血细胞比容增加 20% 以上者，为登革出血热。同时伴有休克者，为登革休克综合征。

登革出血热应与黄疸出血型钩端螺旋体病、败血症、流行性出血热等疾病鉴别。

（六）预后

登革出血热病死率 1%～5%，登革休克综合征预后不良。

（七）治疗

以支持疗法为主，注意水电解质平衡，纠正酸中毒。休克病例应尽快输液以扩张血容量，加用血浆或血浆代用品，但不宜输全血，以免加重血液浓缩。严重出血者，可输新鲜全血或血小板。中毒症状严重及休克病例，可用肾上腺皮质激素静脉滴注。有 DIC 证据者按 DIC 治疗。

（八）预防

同登革热。

（魏素霞）

第十一节 艾滋病

艾滋病又称获得性免疫缺陷综合征(AIDS),是由人类免疫缺陷病毒(HIV)引起的慢性、致死性传染病。本病主要经性接触、血液和母婴传播。HIV主要侵犯、破坏CD4$^+$T淋巴细胞、巨噬细胞和树突状细胞等,导致机体免疫细胞数量和功能受损甚至缺陷,最终并发各种严重机会性感染和肿瘤。该病传播迅速,发病缓慢,病死率高,目前尚无根治病毒的方法,切断传播途径是最有效的控制措施。

一、病原学

HIV为单链RNA病毒,属于反转录病毒科慢病毒属中的人类慢病毒组。HIV是一种直径为100～200nm颗粒,由核心和包膜两部分组成。核心包括两条单股正链RNA,与核心蛋白P7结合在一起,核心结构蛋白和病毒复制所必需的酶类,含有反转录酶(RT,P51/P66),整合酶(INT,P32)和蛋白酶(P1,P10)。核心外面为病毒衣壳蛋白(P24,P17)。病毒的最外层为包膜,其中嵌有外膜糖蛋白GP120和糖蛋白GP41,还包含多种宿主蛋白,其中MHCⅡ类抗原和跨膜蛋白质GP41与HIV感染进入宿主细胞密切相关。HIV既嗜淋巴细胞,又嗜神经细胞,主要感染CD4$^+$细胞和单核。巨噬细胞、B淋巴细胞、小神经胶质细胞和骨髓干细胞等。

根据HIV基因的差异,HIV现可分为HIV-1和HIV-2两型,全球流行的主要毒株是HIV-1。HIV-2主要局限于西部非洲和西欧,北美洲也有报告,传染性和致病性均较低。HIV-1和HIV-2的氨基酸序列同源性为40％～60％。

HIV是一种变异性很强的病毒,尤以env基因变异率最高,根据env基因核酸序列差异性,HIV-1分为3个亚型组13个亚型。其中M亚型组包括A、B、C、D、E、F、G、H、I、J和K共11个亚型;N亚型组只有N亚型;O亚型组只有O亚型。各亚型env基因核酸序列差异性平均为30％。HIV-2至少有A、B、C、D、E、F、G 7个亚型,我国以HIV-1为主要流行株。已发现的有A、B(欧美B)、B′(泰国B)、C、D、E、F和G 8个亚型,还有不同的流行重组型。1999年起在部分地区发现并证实我国有少数HIV-2型感染者。

HIV发生变异的主要原因有反转录酶无校正功能而导致的随机变异、宿主的免疫选择压力、不同病毒之间、病毒与宿主之间的基因重组以及药物选择的压力,其中不规范的抗病毒治疗是导致病毒耐药变异的重要原因。HIV变异株在细胞亲和性、复制效率、免疫逃逸、临床表现等方面均有明显变化。及时发现并鉴定HIV各种亚型对于追踪流行趋势、及时作出诊断、开发诊断试剂和新药研制、疫苗开发均具有重要意义。

HIV需借助于易感细胞表面的受体进入细胞,包括第一受体(CD4,主要受体)和第二受体(CCR5和CXCR4等辅助受体)。根据HIV对辅助受体利用的特性可将HIV分为X4和R5毒株。R5型病毒通常只利用CCR5受体,而X4型病毒常常同时利用CXCR4、CCR5和CCR3受体,有时还利用CCR2b受体。

HIV-1基因组长9181bp,HIV-2基因组长10 359bp。HIV基因除包括两端长末端重复序列(LTR)外,中间有9个开放读框(ORF),包括组特异性抗原基因(gag),多聚酶(pol)基因,包膜蛋白(env)基因,反式激活(tat)基因,病毒蛋白调节因子(rev)基因,病毒颗粒感染因子

(vif)基因,负调节因子(nrf)基因,病毒蛋白 R(vrp)基因,HIV-1 病毒蛋白 U(vpu)基因。HIV-2 无 vpu 基因,但有 vpx 基因。HIV 抵抗力较弱,对热敏感,56℃ 30 分钟可使 HIV 在体外对人的 T 淋巴细胞失去感染性,但不能完全灭活血清中的 HIV;100℃ 20 分钟可将 HIV 完全灭活。常用的漂白粉、新鲜 2% 戊二醛溶液、4% 福尔马林溶液、2% 氯胺、6% 过氧化氢或 75% 乙醇都能灭活病毒。HIV 对紫外线、γ 射线不敏感。人体感染 HIV 后数周至 6 个月产生抗体,但极少有中和抗体,同时存在抗体和病毒的血清仍具传染性。

二、流行病学

(一)传染源

AIDS 患者和无症状 HIV 感染者是本病的传染源。传染性强弱与传染源血中 HIV RNA 水平有关,无症状 HIV 感染者的流行病学意义更大。HIV 主要存在于感染者和患者的血液、精液、阴道分泌物、胸腔积液、腹水、脑脊髓液和乳汁中。血清病毒阳性而 HIV 抗体阴性的这段时期称为窗口期,窗口期通常为 2~6 周,这样的感染者亦是重要的传染源。

(二)传播途径

1.性接触传播

近年来为最重要的传播途径,包括同性、异性和双性性接触。HIV 存在于感染者血液、精液和阴道分泌物中,唾液、眼泪和乳汁等体液也含低水平的 HIV。性接触摩擦所致细微破损即可侵入机体致病。精液含 HIV 量为$(1\sim10)\times10^6$/mL,远高于阴道分泌物。男传女的概率高于女传男 2~3 倍,但在性传播疾病高发区,两者无显著差别。与发病率有关的因素包括性伴侣数量、性伴侣的感染阶段、性交方式和性交保护措施等。

2.经血液和血制品传播

包括共用针具静脉注射毒品、介入性医疗操作等。医务人员被污染的针头刺伤或破损皮肤受污染也可能被传染,但感染率一般不超过 0.3%。

3.母婴传播

包括经胎盘、分娩时和哺乳传播,目前认为 HIV 阳性孕妇 11%~60% 会发生母婴传播。

4.其他途径

接受 HIV 感染者的器官移植、人工授精或污染的器械等,医务人员被 HIV 污染的针头刺伤或破损皮肤受污染也可受染。

HIV 在离体的情况下抵抗力很弱,很快失去活性。握手拥抱、礼节性亲吻、同吃同饮等日常生活接触不会传播 HIV,目前无证据表明可经食物、水、昆虫或生活接触传播。

(三)易感人群

人群普遍易感,15~49 岁发病者占 80%。HIV 感染高危人群有男性同性恋、静脉注射毒品者、性乱者、血友病、多次接受输血或血制品者。儿童和妇女感染率逐年上升。

(四)流行特征

联合国艾滋病规划署(UNAIDS)估计,截至 2020 年底,全球现存 HIV/AIDS 患者 3 770 万人,当年新发 HIV 感染者 150 万人,2 750 万人正在接受抗反转录病毒治疗(ART;俗称"鸡尾酒疗法")。2021 年 6 月 8 日,联合国"到 2030 年终结艾滋病流行的政治宣言"承诺:将预防作为优先事项,确保至 2025 年,有效的 AIDS 综合预防方案涵盖 95% 存在 HIV 感染风险者;

承诺2030年前实现"三个95%"目标,即95%的HIV感染者能得到确诊,95%的确诊者能获得ART以及95%的接受治疗者体内病毒得到抑制;承诺2025年之前消除HIV母婴传播;承诺至2025年,将每年新增HIV感染病例控制在37万以下,将每年AIDS死亡病例控制在25万以下,并消除与HIV相关的一切形式的污名化与歧视,实现至2030年终结艾滋病流行的目标。

三、发病机制与病理

(一)发病机制

HIV主要侵犯人体免疫系统,主要是$CD4^+$淋巴细胞、巨噬细胞、NK细胞、树突状细胞等,导致$CD4^+$淋巴细胞数量不断减少,功能受损或缺失,引起各种机会感染和恶性肿瘤。影响HIV感染临床转归的主要因素有病毒、宿主免疫和遗传背景等。

1.HIV感染与复制

HIV侵入人体后24~48小时内到达局部淋巴结,5天后在外周血中可以检测到病毒成分。随后产生病毒血症,导致$CD4^+$T淋巴细胞一过性减少,即临床上的急性感染。大多数感染者未经特殊治疗$CD4^+$T淋巴细胞可以自行恢复至正常水平,但病毒并未被清除,形成慢性感染。HIV通过各种途径进入人体后,首先附着于宿主细胞上,HIV表面的GP120与$CD4^+$T细胞受体结合,在GP41协助下,HIV的膜与$CD4^+$T细胞膜相融合,病毒核心蛋白及RNA进入细胞质。两条单股正链RNA在反转录酶作用下,反转录成两条负链DNA,在细胞核内DNAP作用下形成环状DNA,然后以此DNA为模板在DNA多聚酶作用下复制DNA。新形成的双链DNA整合于宿主染色体作为前病毒,潜伏2~10年甚至更长时间后,经转录、翻译、装配成新的HIV,并以芽生形式释出细胞膜,再感染其他细胞。HIV感染宿主免疫细胞后每天可以产生10^9~10^{10}的病毒颗粒,HIV在细胞核内大量复制、繁殖,直接导致$CD4^+$T细胞溶解或破坏。

2.$CD4^+$T细胞间接受损

除HIV病毒表面表达GP120外,已感染HIV的$CD4^+$T细胞表面也有GP120表达。这些已感染的细胞可与未感染的$CD4^+$T细胞的CD4分子结合,从而导致细胞发生溶解破坏,并可引起机体免疫损伤。另外,HIV可感染骨髓干细胞,使$CD4^+$T细胞产生减少。

3.其他免疫细胞受损

单核细胞、巨噬细胞表面均有CD4分子,HIV可以感染单核巨噬细胞系统,从而损害了机体对抗HIV-1和其他病原体感染的能力。同时感染HIV的单核巨噬细胞,也成为病毒的贮存所,并在病毒扩散中起重要作用,特别是携带病毒通过血脑屏障,引起神经系统感染。另外,HIV感染可导致B细胞、自然杀伤细胞(NK细胞)功能异常,从而对新抗原的刺激反应性降低,对抗感染和肿瘤的免疫监督能力减弱。

4.HIV感染后免疫系统

可出现异常激活的$CD4^+$、$CD8^+$细胞,表达CD69、CD38和HLA-DR等免疫激活标志物水平异常升高,而且与血浆HIV载量有很好的相关性,随着疾病的进展,细胞激活水平也不断升高。

5.HIV 感染后的免疫应答

感染初期,机体各种免疫应答能抑制 HIV 复制,包括产生中和抗体及抗体依赖性补体、T 细胞、NK 细胞分别介导的细胞毒作用。但在病程中,HIV 不断变异,抗原和毒力也随之改变,导致不断产生复制快、毒力强的新变异株,抗原的变异还可以使 HIV 逃避机体的免疫攻击,使 $CD4^+T$ 细胞不断减少至耗竭,加之各种细胞因子参与,最终免疫系统崩溃,数年后可进展为 AIDS。

(二)病理

AIDS 的病理特点是组织炎症反应少,机会感染病原体多。病变主要在淋巴结和胸腺等淋巴器官。病理变化复杂多样,呈非特异性。淋巴结病变可以为反应性,也可以为肿瘤性病变。胸腺可以萎缩、退行性或炎性病变。中枢神经系有神经胶质细胞灶性坏死、血管周围炎及脱髓鞘等。

四、临床表现

HIV 感染后潜伏期平均 2～10 年,平均 9 年,可长达 15 年。从初始感染 HIV 到艾滋病终末期机体经历漫长的过程。在不同阶段,与 HIV 相关的临床表现多种多样,参照中华医学会感染病学分会艾滋病学组《艾滋病诊疗指南》,艾滋病的全过程可分为急性期、无症状期和艾滋病期。

(一)急性期

通常发生在初次感染 HIV 后 2～4 周,50%～75% 的感染者出现 HIV 病毒血症和免疫系统急性损伤产生的临床症状。大多数患者临床症状轻微或缺如,通常持续 1～3 周。临床表现以发热为主,可伴全身不适、头痛、盗汗、恶心、呕吐、肌痛、淋巴结病、咽炎。超过 50% 患者出现皮疹。神经系统并发症包括急性脑炎、淋巴细胞脑膜炎、外周神经病变。此期有高病毒血症期,HIV RNA 及 P24 抗原阳性,而 HIV 抗体则在感染后数周才出现。$CD4^+T$ 淋巴细胞一过性减少,同时 CD4/CD8 比例下降或倒置,部分患者可有轻度白细胞或血小板减少、肝功能异常。此期不易发现,容易漏诊,但有传染性。如能及时诊断和积极抗病毒治疗理论上讲可改变它的自然病程。

(二)无症状期

可从急性期进入此期或无明显的急性期症状而直接进入此期。此期持续时间一般为 6～8 年。其时间长短与感染病毒的数量、病毒型别、感染途径,机体免疫功能状况,营养条件和生活习惯等因素有关。感染者体内每天复制 10^9～10^{10} 病毒颗粒,免疫系统受损、$CD4^+T$ 淋巴细胞计数逐渐下降,此期具有传染性。

(三)艾滋病期

为感染 HIV 后的最终阶段。患者 $CD4^+T$ 淋巴细胞计数明显下降,多为 $<200/\mu L$,HIV 血浆病毒载量明显升高。此期主要临床表现为 HIV 相关症状、体征,包括各种机会性感染及肿瘤。主要累及呼吸系统、神经系统、消化系统、皮肤黏膜及眼部等。未经治疗的患者在进入此期后的平均生存期为 12～18 个月。

HIV 相关症状:部分患者可出现持续 1 个月以上的发热或间歇性发热、盗汗、腹泻、体重减轻 10％以上，部分患者表现为神经精神症状，如记忆力减退、精神淡漠、性格改变、头痛、癫痫及痴呆等。另外还可出现持续性全身性淋巴结肿大（PGL），其特点为：①除腹股沟以外有两个或两个以上部位的淋巴结肿大；②淋巴结直径≥1cm，无压痛，无粘连；③持续时间 3 个月以上。

五、实验室检查

HIV/AIDS 的实验室检测主要包括 HIV 抗体、HIV 核酸、$CD4^+$ T 细胞、HIV 基因型耐药检测等。HIV 抗体检测是 HIV 感染诊断的金标准；HIV 核酸定量（病毒载量）检测和 $CD4^+$ T 细胞计数是判断疾病进展、临床用药、疗效和预后的两项重要指标；HIV 基因型耐药检测可为高效抗反转录病毒治疗（HAAART）方案的选择和更换提供科学指导。

（一）一般检查

血常规检查发现白细胞、血红蛋白、红细胞及血小板有不同程度减少。尿液检查可能发现蛋白尿。

（二）HIV 相关检测

1.HIV 抗体检查

检测血清中 GP24 和 GP120 抗体，包括筛查试验（含初筛和复检）和确证试验，灵敏度可达 99％。HIV 抗体筛查方法包括 ELISA 法、化学发光法或免疫荧光试验、快速检测（斑点 ELISA 和斑点免疫胶体金或胶体硒快速试验、明胶颗粒凝集试验、免疫层析试验）等，注意存在假阳性，需要进行蛋白印迹试验确证。本法分辨率高，特异性强。对 HIV 抗体不确定者，可每 3 个月随访复查 1 次，连续 2 次，共 6 个月。

2.P24 抗原检测

用 ELISA 法检测血清中 HIV GP24 抗原，测定方法相对简单，但费用较高，敏感性不理想。HIV 感染人体后有一段窗口期，此期病毒抗体不能被检出，但可检测到病毒相关抗原或分离出病毒，称为"窗口期"。此方法有助于抗体产生窗口期和新生儿早期感染的诊断。

3.病毒载量测定

实验室要求较高，费用昂贵。常用反转录—聚合酶链反应（RT-PCR）、b 分枝 DNA 信号放大系统（bDNA）和实时荧光定量 PCR 扩增（realtime PCR）。多中心 AIDS 队列研究表明病毒载量变化可预测疾病的进程、提供开始抗病毒治疗依据、评估治疗效果、指导治疗方案调整以及 HIV 感染早期诊断的参考指标，结合 $CD4^+$ 细胞计数更有效。小于 18 月龄的婴幼儿 HIV 感染诊断可以采用核酸检测方法，以 2 次核酸检测阳性结果作为诊断的参考依据，18 月龄以后再经抗体检测确认。推荐病毒载量检测频率：对于已接受抗病毒治疗 6 个月以上、病毒持续抑制的患者，可每 6 个月检测 1 次。HAART 6 个月内或病毒载量抑制不理想或需调整治疗方案时病毒载量的检测频率需根据患者的具体情况由临床医师决定。如条件允许，建议未治疗的无症状 HIV 感染者每年检测 1 次，HAART 初始治疗或调整治疗方案前、初治或调整治疗方案初期每 4～8 周检测 1 次。病毒载量低于检测下限后，每 3～4 个月检测 1 次，对于依从性好、病毒持续抑制达 2～3 年以上、临床和免疫学状态平稳的患者可每 6 个月检测 1 次。

4.HIV基因型耐药检测

耐药测定方法有基因型和表型,目前国内外多采用基因型检测,通过检测可以了解耐药情况。一般在病毒载量抑制不理想或需调整治疗方案时进行耐药性检测,如条件允许,在抗病毒治疗前,最好进行耐药性检测,有利于选择合理的抗病毒治疗方案。

5.分离病毒

患者血液、单核细胞、脑脊液及其他体液或分泌物等可分离出病毒,因操作复杂、成本高,难以用于临床,主要用于科学研究。

6.蛋白质芯片

近年来芯片技术发展较快,能同时检测多种病原体,如HIV、HBV、HCV等的核酸和相应抗体,有较好的应用前景。

(三)免疫学检查

CD4$^+$T淋巴细胞检测常用流式细胞仪测定。可发现血液中的CD4$^+$T细胞计数降低[正常值为$(0.8\sim1.2)\times10^9/L$],CD4$^+$/CD8$^+$<1.0(正常值为$1.75\sim2.1$)。或通过白细胞分类计数后换算为CD4$^+$T淋巴细胞绝对数。

CD4$^+$T淋巴细胞计数的临床意义是为了解机体的免疫状态和病程进展、确定疾病分期和治疗时机、判断治疗效果和HIV感染者的临床并发症。CD4$^+$T淋巴细胞计数的检测间隔时间需根据患者的具体情况由临床医师决定,建议对于CD4$^+$T淋巴细胞数>350/μL的HIV无症状感染者,每6个月检测1次;对于已接受抗反转录病毒治疗的患者在治疗的第1年内每3个月检测1次,治疗1年以上且病情稳定的患者可改为每半年检测1次。

免疫球蛋白、β_2微球蛋白可升高。

(四)其他检查

胸部CT可以了解并发肺孢子菌、真菌、结核分枝杆菌感染及卡波西肉瘤等情况。痰、支气管分泌物或肺活检可找到肺孢子菌包囊、滋养体或真菌孢子。大便涂片可见隐孢子虫。隐球菌脑膜炎患者脑脊液中可以查到隐球菌。各种病毒感染、弓形体等可用ELISA检查相应的抗原抗体。

六、诊断与鉴别诊断

(一)诊断

HIV感染/AIDS的诊断需结合流行病学史(包括不安全性生活史、静脉注射毒品史、输入未经抗HIV检测的血液或血液制品、抗HIV阳性者所生子女或职业暴露史等),临床表现和实验室检查等进行综合分析,慎重作出诊断。诊断HIV感染/AIDS必须是抗HIV阳性(经确证试验证实),而HIV RNA和P24抗原的检测有助于HIV感染/AIDS的诊断,尤其是能缩短抗体"窗口期"和帮助早期诊断新生儿的HIV感染。

1.急性期

患者近期内有流行病学史和临床表现,结合实验室HIV抗体由阴性转为阳性即可诊断或仅实验室检查HIV抗体由阴性转为阳性即可诊断。

2.无症状期

有流行病学史,结合抗HIV阳性即可诊断或仅实验室检查抗HIV阳性即可诊断。

3.艾滋病期

有流行病学史、实验室检查 HIV 抗体阳性,加下述各项临床表现中的任何一项,即可诊断为艾滋病;或者 HIV 抗体阳性,而 CD4$^+$T 淋巴细胞计数<200/μL,也可诊断为艾滋病。

(1)原因不明的持续不规则发热 38℃以上,>1 个月。

(2)腹泻(每天大便次数多于 3 次),>1 个月。

(3)6 个月之内体重下降 10%以上。

(4)反复发作的口腔假丝酵母菌感染。

(5)反复发作的单纯疱疹病毒感染或带状疱疹病毒感染。

(6)肺孢子菌肺炎(PCP)。

(7)反复发生的细菌性肺炎。

(8)活动性结核或非结核分枝杆菌病。

(9)深部真菌感染。

(10)中枢神经系统病变,10%~20%的患者以神经系统症状为首发症状。

(11)中青年人出现痴呆。

(12)活动性巨细胞病毒感染。

(13)弓形体脑病。

(14)青霉菌感染。

(15)反复发生的败血症。

(16)皮肤黏膜或内脏的卡波西肉瘤、淋巴瘤。

(17)CD4$^+$T 淋巴细胞计数<200/μL。

(二)鉴别诊断

本病临床表现复杂多样,易与许多疾病相混淆。

免疫缺陷改变须与先天性或继发性免疫缺陷病相鉴别。特发性 CD4$^+$T 淋巴细胞减少症的鉴别主要依靠病原学检查;继发性 CD4$^+$T 淋巴细胞减少主要见于肿瘤和自身免疫性疾病的化疗或免疫抑制治疗后,详细询问病史有助于鉴别。

急性感染期要与传染性单核细胞增多症、流行性感冒等相鉴别。全身淋巴结肿大要与淋巴瘤、白血病鉴别。进入艾滋病期后,由于各种机会性感染表现为白念珠菌感染、隐球菌感染、肺结核和 PCP 等,应进行鉴别诊断。PCP 要与 SARS 相鉴别。

七、治疗

(一)HAART 的指征和时机(表 1-1、表 1-2)

在开始 HAART 前,如果患者存在严重的机会性感染,应控制感染后,再开始治疗。

表 1-1　成人及青少年开始抗反转录病毒治疗的标准

临床及实验室指标	推荐意见
急性期	建议治疗
有症状	建议治疗

续表

临床及实验室指标	推荐意见
无症状	
CD4$^+$ T 淋巴细胞数＜350/μL	建议治疗
CD4$^+$ T 淋巴细胞数≥350/μL	一般不推荐治疗;存在以下情况时可考虑治疗:高病毒载量(＞10 000 copies/mL)、CD4$^+$ 淋巴细胞数下降较快(每年降低＞100/μL)、心血管疾病高风险、合并 HBV/HCV 感染、HIV 相关肾脏疾病

表 1-2 婴幼儿和儿童开始抗反转录病毒治疗的标准

免疫学指标	根据婴幼儿/儿童的年龄制订 HAART 指征和时机			
	＜12 个月	12～35 个月	36～59 个月	＞5 岁
CD4$^+$ T 淋巴细胞百分比(%)	任何水平	＜20	＜15	＜15
CD4$^+$ T 淋巴细胞数(/μL)	任何水平	＜750	＜350	＜350

(二)国内常用抗反转录病毒药物

目前国际上共有六大类 30 多种药物(包括复合制剂),分为核苷类反转录酶抑制药(NRTI)、非核苷类反转录酶抑制药(NNRTI)、蛋白酶抑制药(PI)、整合酶抑制药(raltegravir)、融合抑制药(FI)及 CCR5 抑制药(maraviroc)。国内的抗反转录病毒治疗(ARV)药物有 NNRTI、NRTI、PI 和整合酶抑制药四类,共 12 种。

(三)成人及青少年推荐用药方案

初治患者推荐方案为 2 种 NRTI＋1 种 NNRTI 或 2 种 NRTI＋1 种加强型 PI(含利托那韦)。基于我国可获得的抗病毒药物,对于未接受过抗病毒治疗(服用单剂奈韦拉平预防母婴传播的妇女除外)的患者推荐一线方案。

对于基线 CD4$^+$＞250/μL 的女性患者或基线 CD4$^+$＞400/μL 的男性患者要尽量避免使用含 NVP 的治疗方案。

(四)抗病毒治疗监测

在抗病毒治疗过程中要定期进行临床评估和实验室检测,以评价治疗的效果,及时发现抗病毒药物的不良反应以及病毒耐药性是否产生等,必要时更换药物以保证抗病毒治疗的成功。

1.疗效评估

抗病毒治疗的有效性主要通过以下三方面进行评估:病毒学指标、免疫学指标和临床症状,病毒学的改变是最重要的指标。

(1)病毒学指标。大多数患者抗病毒治疗后血浆病毒载量 4 周内应下降 1 log 以上,在治疗后的 3～6 个月病毒载量应达到检测不到的水平。

(2)免疫学指标。在 HAART 后 3 个月,CD4$^+$ T 淋巴细胞数与治疗前相比增加了 30% 或在治疗后 1 年 CD4$^+$ T 淋巴细胞数增长 100/μL,提示治疗有效。

(3)临床症状。反映抗病毒治疗效果的最敏感的一个指标是体重增加,对于儿童可观察身高、营养及发育改善情况。机会性感染的发病率和艾滋病的病死率可以大大降低。在开始抗病毒治疗后最初的 3 个月出现的机会性感染应与免疫重建综合征相鉴别。

2.病毒耐药性检测

病毒耐药是导致抗病毒治疗失败的主要原因之一,对抗病毒疗效不佳或失败者可行耐药检测。

3.药物不良反应观察

抗病毒药物的不良反应及耐受性影响患者的服药依从性,进而影响抗病毒治疗的成败,所以适时监测并及时处理药物的不良反应对于治疗效果至关重要。轻微的药物不良反应可通过对症处理得到缓解,对于比较严重的不良反应则需药物替换和方案调整,见表1-3。

表1-3 抗病毒药物的不良反应及可调整药物

一线药物	不良反应	可更换药物
D4T/AZT/ddI	3级以上外周神经炎、脂肪重新分布、高乳酸血症、胰腺炎	TDF(儿童 ABC)
	乳酸酸中毒	停用所有的 NRTI,换用 EFV＋洛匹那韦利托那韦片,酸中毒纠正后半年可以使用含 TDF 的方案
AZT	严重骨髓抑制	D4T 或者 TDF(儿童 ABC)
NVP	超敏反应严重皮疹(3级以上皮疹)、肝炎(3~4级肝功能受损)	更换 EFV 如果仍发生皮疹或者肝毒性可以更换 LPV/r
EFV	超敏反应严重皮疹(3级以上皮疹)、肝炎(3~4级肝功能受损)	可以直接更换为 LPV/r
	持续而严重的中枢神经系统毒性	如果非合并结核患者或者非合并肝炎患者,可以更换为 NVP;否则如果合并肝炎者可以更换为 LPV/r,合并结核者要合理评估决定

4.药物浓度检测

特殊人群用药在条件允许情况下可进行治疗药物浓度监测,如儿童、妊娠妇女及肾衰竭患者等。

八、并 发 症

(一)肺孢子菌肺炎(PCP)

1.诊断

(1)起病隐匿或亚急性,干咳,气短和活动后加重,可有发热、发绀,严重者发生呼吸窘迫。

(2)肺部阳性体征少或可闻及少量散在的干、湿啰音。体征与疾病症状的严重程度往往不成比例。

(3)胸部 X 线检查可见双肺从肺门开始的弥散性网状结节样间质浸润,有时呈毛玻璃状阴影。

(4)血气分析低氧血症,严重病例动脉血氧分压(PaO_2)明显降低,常在 60mmHg 以下。

(5)血乳酸脱氢酶常升高。

(6)确诊依靠病原学检查如痰液或支气管肺泡灌洗/肺组织活检等发现肺孢子菌的包囊或滋养体。

2.治疗

(1)对症治疗。卧床休息,给予吸氧,注意水和电解质平衡。

(2)病原治疗。首选复方磺胺甲噁唑(SMZ-TMP),轻、中度患者每天口服9～12片,分3～4次用,疗程2～3周。重症患者给予静脉用药,剂量同口服。SMZ-TMP过敏者可试行脱敏疗法。替代治疗:克林霉素600～900mg,静脉注射,每6～8小时1次或450mg口服,每6小时1次;联合应用伯氨喹15～30mg,口服,每天1次,疗程21天。氨苯砜100mg,口服,每天1次;联合应用甲氧苄啶200～400mg,口服,每天2～3次,疗程21天。或喷他脒,3～4mg/kg,每天1次,缓慢静脉滴注(60分钟以上),疗程21天。

(3)激素治疗。中、重度患者(PaO_2<70mmHg或肺泡—动脉血氧分压差>35mmHg),早期可应用激素治疗,泼尼松40mg每天2次,口服5天,改20mg每天2次口服5天,20mg每天1次口服至疗程结束;静脉用甲泼尼龙剂量为上述泼尼松的75%。

(4)人工辅助通气:如患者进行性呼吸困难明显,可给予人工辅助通气。

3.预防

(1)预防指征:$CD4^+$ T淋巴细胞计数<200/μL的成人和青少年,包括孕妇及接受HAART治疗者。

(2)药物选择:首选SMZ-TMP,体重≥60kg者,每天2片,体重<60kg者,每天1片。若患者对该药不能耐受,替代药品有氨苯砜。PCP患者经HAART治疗使$CD4^+$T淋巴细胞增加到>200/μL并持续≥6个月时,可停止预防用药。如果$CD4^+$T淋巴细胞计数又降低到<200/μL时,应重新开始预防用药。

(二)结核病

1.诊断

结合患者临床表现、辅助检查以及影像学检查等证实有活动性结核即可确诊,但细胞免疫缺陷程度对患者的临床表现以及诊断方法的敏感性与特异性等方面存在一定影响,不能将一般结核病的诊断方法简单地套用于艾滋病合并结核病的诊断中。

2.治疗

艾滋病患者结核病的治疗原则与非艾滋病患者相同,抗结核药物使用时应注意与抗病毒药物之间的相互作用及配伍禁忌。

治疗药物:异烟肼(H)、丁胺卡那(A)、利福平(R)、利福喷汀(LP)、利福布汀(LB)、乙胺丁醇(E)、对氨基水杨酸钠(PAS)、吡嗪酰胺(Z)及链霉素(S)。化疗方案列举2个初治常见化疗方案如下,更多治疗方案见国家结核病防治指南。①2HRZE/4HR。强化期:2个月,H、R、Z、E,每天1次;巩固期:4个月,H、R,每天1次。②$2H_3R_3Z_3E_3/4H_3R_3$。强化期:2个月,H、R、Z、E,隔天1次;巩固期:4个月,H、R,隔天1次。

3.预防

对于艾滋病患者,不主张对结核病进行一级预防。如患者结核潜伏感染相关检测结果为阳性且未曾接受过活动性或潜伏结核感染的治疗,或具有未经治疗或未曾治愈的结核病病史

（无论结核潜伏感染相关检测结果如何），可用以下方案进行干预：异烟肼 300mg，每天 1 次，或 900mg 每周 2 次，口服，共 9 个月，不能耐受异烟肼的患者可选择利福平 600mg，每天 1 次或利福布汀每天 1 次，共 4 个月。

（三）非结核分枝杆菌感染

1.诊断

MAC 感染的临床症状同活动性结核病相似，但全身播散性病变更为常见。确诊有赖于从血液、淋巴结、骨髓以及其他无菌组织或体液中培养 MAC。

2.治疗

MAC 感染的治疗首选方案：克拉霉素每次 500mg，每天 2 次；或阿奇毒素每天 600mg，乙胺丁醇每天 15mg/kg，分次服，重症患者可联合应用利福布汀（每天 300～600mg）或阿米卡星每次 10mg/kg 肌内注射，每天 1 次，疗程 9～12 个月。替代治疗方案：利福布汀（每天 300～600mg）＋阿米卡星每次 10mg/kg 肌内注射，每天 1 次，＋环丙沙星（每次 750mg，每天 2 次），疗程 9～12 个月。

其他分枝杆菌感染的治疗同结核病的治疗。

3.预防

不主张对 MAC 感染进行一级预防。已发生 MAC 感染者在完成治疗（12 个月以上）后，需要进行长期维持治疗直至患者 $CD4^+T$ 淋巴细胞数增加到＞100/μL 并持续≥6 个月，方案是克拉霉素每次 500mg，每天 2 次；或阿奇霉素，每周 1 200mg；或利福布汀 300mg（剂量根据合用的抗病毒药物不同需进行调整），每天 1 次。一旦患者 $CD4^+T$ 淋巴细胞数＜100/μL，应再次给予预防性治疗。

（四）巨细胞病毒视网膜脉络膜炎

巨细胞病毒（CMV）感染是艾滋病患者最常见的疱疹病毒感染。CMV 可侵犯艾滋病患者的多个器官系统，包括眼、肺、消化系统、中枢神经系统等，其中巨细胞病毒视网膜脉络膜炎是艾滋病患者最常见的 CMV 感染。

1.诊断

临床常见的表现为快速视力下降，确诊有赖于检眼镜检查。

2.治疗

更昔洛韦 10～15mg/(kg·d)，分 2 次静脉滴注；2～3 周改为 5mg/(kg·d)，每天 1 次静脉滴注；或 20mg/(kg·d)（分 3 次口服）。或膦甲酸钠 180mg/(kg·d)，分 2～3 次用（静脉应用需水化），2～3 周改为 90mg/(kg·d)静脉滴注，每天 1 次。病情危重或单一药物治疗无效时可二者联用。CMV 视网膜炎可球后注射更昔洛韦。

3.预防

CMV 感染不主张进行一级预防。对于 $CD4^+T$ 淋巴细胞计数＜200/μL 的患者，可定期检查眼底。一旦出现 CMV 病，应积极治疗，在疾病控制之后需序贯用药以预防复发。在经 HAART 治疗后 $CD4^+T$ 淋巴细胞计数≥100/μL 且持续 6 个月以上时可以考虑停止预防给药。

（五）弓形体脑病

1.诊断

临床表现为局部病灶或弥散性中枢神经系统损害。头颅 CT 呈单个或多个低密度病灶，增强扫描呈环状或结节样增强，周围一般有水肿带。MRI 表现为颅内多发长 T_1 和长 T_2 信号。确诊依赖脑活检。

2.治疗

（1）病原治疗：首选乙胺嘧啶（负荷量 100mg，口服，每天 2 次，此后 50～75mg/d 维持）＋磺胺嘧啶（1～1.5g，口服，每天 4 次）。替代治疗：SMZ-TMP（每次 3 片，每天 3 次，口服）联合克林霉素（每次 600mg，静脉给药，每 6 小时给药 1 次）或阿奇霉素（0.5g，每天 1 次，静脉给药）。疗程至少 6 周。

（2）对症治疗：降颅压、抗惊厥、抗癫痫等。

3.预防

对无弓形体脑病病史但 $CD4^+$ T 淋巴细胞数＜100/μL 且弓形体抗体 IgG 阳性的患者应给予预防用药，一般采用 SMZ-TMP，每次 2 片，每天 1 次。对既往患过弓形体脑病者要长期用乙胺嘧啶（25～50mg/d）联合磺胺嘧啶（2～4g/d）预防，直至 $CD4^+$ T 细胞增加到＞200/μL 并持续≥6 个月。一旦 $CD4^+$ T 淋巴细胞数下降到＜200/μL，需重新开始预防用药。

（六）真菌感染

1.诊断

临床上常见的是念珠菌感染和新型隐球菌感染。诊断依靠临床表现或感染部位发现病原体。血或脑脊液隐球菌乳胶凝胶实验可辅助诊断新型隐球菌感染。

2.治疗

（1）念珠菌感染。口腔念珠菌感染：首选制霉菌素局部涂抹加碳酸氢钠漱口水漱口，疗效不好可口服氟康唑，首剂 200mg，后改为每次 100mg，每天 2 次，疗程 7～15 天。食管念珠菌感染：氟康唑首剂 400mg 静脉滴注，后改为每天 200mg 静脉滴注，应用 14～21 天。肺部念珠菌感染，首选氟康唑，首剂 400mg，后改为每次 200mg，每天 2 次，口服或静脉滴注，疗程根据治疗效果而定，至肺部病灶基本吸收停药。

重症患者氟康唑可增加剂量和延长疗程。非白念珠菌或耐药念珠菌感染可选用伊曲康唑、两性霉素 B、卡泊芬净或伏立康唑。

（2）新型隐球菌感染。

1）新型隐球菌脑膜炎治疗。①病原治疗。经典方案为两性霉素 B＋5-氟胞嘧啶。两性霉素 B 从每天 0.02～0.1mg/kg 开始，逐渐增加剂量至 0.5～0.75mg/kg，最高剂量不超过 50mg/d，静脉用药总剂量不应少于 3g。两性霉素 B 不良反应较大，需严密观察。不能耐受者可用两性霉素 B 脂质体。5-氟胞嘧啶每天 100～150mg/kg，分 3～4 次口服。急性期可选伏立康唑：第 1 天每次 6mg/kg，每 12 小时给药 1 次；之后每次 4mg/kg，每 12 小时给药 1 次。替代方案：氟康唑（400mg/d，口服或静脉滴注）＋5-氟胞嘧啶。隐球菌性脑膜炎疗程一般需要 3 个月以上。脑脊液达到治愈标准后可改用氟康唑，每次 200mg，每天 1 次；或伊曲康唑每次 200mg，每天 1

次,以预防复发。②降颅压治疗。首选甘露醇,颅内压不易控制者可行腰椎穿刺术帮助降低颅内压,重症者可行侧脑室外引流。

2)肺隐球菌感染。推荐使用氟康唑,首剂 400mg,后改为每次 200mg,每天 2 次,口服或静脉滴注,疗程 10 周,之后改为每次 200mg,每天 1 次,口服维持治疗。不能耐受者可选伊曲康唑,重症者可联合 5-氟胞嘧啶或伏立康唑。

3.预防

一般不推荐一级预防。如患者反复出现念珠菌感染或感染的程度较重,可考虑预防用药,首选氟康唑,每次 200mg,每天 1 次,口服。对于发生过隐球菌感染的患者需长期维持治疗以防止复发,首选氟康唑,每次 200mg,每天 1 次,口服,也可使用同剂量的伊曲康唑替代。当患者的 CD4$^+$T 淋巴细胞数>200/μL 并持续至少 6 个月时,可停止预防用药。一旦 CD4$^+$T 淋巴细胞数<200/μL,需再次给予预防性治疗。

(七)艾滋病相关肿瘤

主要有淋巴瘤和卡波西肉瘤。确诊依赖病理活检。治疗需根据患者的免疫状态给予个体化综合性治疗,包括手术、化疗和放疗,化疗药物或放射线的剂量应根据患者的免疫状态调整。

(八)免疫重建炎性反应综合征

1.诊断

免疫重建炎性反应综合征(IRIS)是指艾滋病患者在经抗病毒治疗后免疫功能恢复过程中出现的一组临床综合征,主要表现为发热、潜伏感染的出现或原有感染的加重或恶化。多种潜伏或活动的机会性感染在抗病毒治疗后均可发生 IRIS,如结核病及非结核分枝杆菌感染、PCP、CMV 感染、水痘—带状疱疹病毒感染、弓形体病、新型隐球菌感染等,在合并 HBV 及 HCV 感染时 IRIS 可表现为病毒性肝炎的活动或加重。IRIS 多出现在抗病毒治疗后 3 个月内,需与原发或新发的机会性感染相鉴别。

2.治疗

IRIS 出现后应继续进行抗病毒治疗。表现为原有感染恶化的 IRIS 通常为自限性,不用特殊处理而自愈;而表现为潜伏感染出现的 IRIS,需要进行针对性的抗病原治疗;严重者可短期应用激素或非甾体抗炎药控制。

3.预防

IRIS 发生的高危因素有首次进行抗病毒治疗、基线病毒载量高及基线 CD4$^+$T 淋巴细胞数较低者。此类患者在抗病毒治疗后应警惕 IRIS 的发生。有效控制急性期机会性感染后再进行抗病毒治疗或抗病毒治疗前积极发现潜在的机会性感染可降低 IRIS 的发生率。

九、预后

部分感染者无症状期可达 10 年以上。进入艾滋病期后,如不进行抗病毒治疗,病死率很高,平均存活期 12～18 个月。规范的抗病毒治疗可以显著延长艾滋病患者的生存期。

(梁赞磊)

第十二节　风疹

风疹是由风疹病毒(RV)引起的一种急性出疹性传染病。以前驱期短、发热、全身皮疹，以及耳后、枕后和颈部淋巴结肿大为其临床特征。胎儿早期感染可致严重先天畸形。

一、流行病学

（一）传染源

人是唯一宿主。患者、无症状带毒者和先天性感染者均为本病的传染源。患者从出疹前5天到出疹后1周具有传染性。约有2/3的感染者为隐性感染，也是不可忽视的传染源。先天性风疹患儿出生后即能从鼻咽部和大小便排出病毒且排毒时间可长达6个月以上，亦可造成易感人群的感染。从先天性白内障儿童的晶状体抽吸物中发现风疹病毒可达数年之久。

（二）传播途径

空气飞沫传播是主要的传播途径，亦可通过患者粪便及尿污染的食具、衣物及生活用品等发生接触感染。通过母乳和胎盘也可传播。

（三）易感人群

人类普遍易感。但由于母传抗体存在，1岁以内很少发病，发病年龄主要在5～9岁。感染后或接种疫苗后通常可获得持久免疫力，偶有再感染且偶可导致先天性风疹。随着疫苗的应用，风疹的发病年龄逐渐后移。由于没有接种疫苗者仍易感，导致风疹常在大、中学校或成人中暴发流行。

（四）流行特征

疫苗前时代，风疹的流行季节为冬季和初春，在全世界广泛流行。流行周期一般为6～9年。进入疫苗时代，由于疫苗的广泛接种，与疫苗前时代相比发达国家风疹的发病率下降了99％，但目前仍有10％的青年人为易感人群。妊娠前20周尤其是前12周，如果感染了风疹病毒，会导致胎儿的多系统病变，即发生先天性风疹综合征(CRS)。CRS发病率在流行期为活产儿的1‰～4‰。

二、分子生物学

风疹病毒属披膜病毒科风疹病毒属，为单股正链RNA病毒，呈不规则球形，直径为50～70nm，表面有包膜。其结构蛋白包括外膜糖蛋白E1、E2和核衣壳蛋白C等，其中E1和E2具有良好的免疫原性，能刺激机体产生中和抗体和血凝抑制抗体。风疹病毒在体外细胞培养中生长良好，可在受染细胞内形成嗜酸性包涵体。风疹病毒能凝集鸡、鸽、鹅和人"O"型红细胞，对外界环境抵抗力较弱，不耐热，能被紫外线和多种消毒剂灭活，但对寒冷及干燥环境有一定耐受力，－60℃可长期保存。

风疹病毒只有一个血清型，但有多个基因型。世界卫生组织(WHO)将E1基因的739个核苷酸作为基因型划分和常规分子流行病学研究的标准靶核苷酸,并将全球流行的 RV 分为两个进化支共 13 个基因型,其中分支 1 包括 6 个基因型(1B、1C、1D、1E、1F、1G)和 4 个临时基因型(1a、1h、1i、1j),分支 2 包括 3 个基因型(2A、2B、2C)。两个进化支在核苷酸水平上差异为 8%～10%。迄今为止,全世界有 40 个国家和地区已在过去 10 年里开展了分子流行病学监测,有了 RV 的基线基因数据,不同 RV 基因型具有各自的地理分布特征;不同地区有本土的流行株或优势流行株,同时 RV 流行也和年代有一定的相关性。流行病学研究发现,至少有 4 个基因型(1E、1F、2A、2B)曾在中国流行;研究表明,1E 基因型已取代其他基因型逐渐成为 RV 优势流行基因型。

三、病因与病理

病毒侵入上呼吸道后,先在局部黏膜,继之在颈部、颌下和耳后淋巴结增殖,此时可表现为淋巴结肿大,然后进入血流引起第一次病毒血症。病毒通过白细胞到达单核系统,复制后再次进入血流,引起第二次病毒血症,播散至全身,引起发热、皮疹、结膜炎和关节炎;播散至脑组织,引起脑炎、脑组织水肿、血管周围浸润、神经细胞变性及轻度脑膜反应,感染十余年后也可呈慢性持续性病变的慢性全脑炎,病理可见全脑炎伴脑实质钙化。皮疹的发生除风疹病毒直接损伤血管内皮细胞外,风疹抗原抗体复合物亦可引起真皮上层的毛细血管炎症。此外,细胞介导免疫在引起皮疹和关节炎中也起到了一定作用。

孕妇感染风疹病毒后,风疹病毒可于病毒血症阶段经血流感染胎盘,最后感染胎儿,感染后的胎儿缺乏细胞免疫功能及不能产生干扰素等,使风疹病毒在体内长期广泛存在,形成持续的全身多器官感染,并由此产生多样的先天性缺陷症状,即 CRS。病理改变因侵犯不同的脏器而有所不同,神经系统受损可表现为小脑畸形、脑膜炎;眼部病理改变有白内障、小眼球、视网膜炎;心脏病理改变可表现为心肌坏死、室中隔缺损、肺动脉瓣狭窄及动脉导管未闭;其他的病理表现有耳聋、肝炎、胰腺炎、甲状腺炎及骨骼畸形等。

四、临床表现

(一)后天获得性风疹

潜伏期一般为 14～21 天。在青少年和成人常有前驱期,表现为持续 1～2 天的低热、结膜炎、头痛、咽痛、淋巴结炎、肌痛和恶心。儿童多无明显前驱期,部分可表现为咳嗽、打喷嚏、淋巴结炎和腹泻。部分患者可在软腭及咽部附近见到玫瑰色或出血性斑疹,大小如针尖或稍大。

皮疹为本病的特征性表现,通常于发热第 1～2 天出现,为小的淡红色充血性斑丘疹。皮疹先出现于面部,1 天内由颈部、躯干波及四肢,但手掌和足趾大都无疹。皮疹初似麻疹,融合后似猩红热疹。皮疹可持续 1～5 天,典型皮疹持续 3 天消退,因此曾被称为"三日麻疹"。皮疹消退后无色素沉着,亦不脱屑。但皮疹严重者,疹退后可有细小脱屑。出疹期可伴轻至中度发热及上呼吸道感染症状,随疹退而消退。体温持续不退或退而复升,应考虑并发症或继发感染。风疹患者均有淋巴结炎,在出疹前 7 天部分患者已有淋巴结肿胀和触痛,在出疹后的第 1 天最为严重,主要分布于耳后、枕部、颌下和颈部。成人患者常伴持续性头痛,眼痛和全身瘙痒,可有结膜炎和上腭黏膜疹。在儿童罕见一过性多发性关节疼痛和多关节炎,但在青少年或成人特别是女性中比较常见。无皮疹者常见于较大儿童及成人,可只有轻度发热、咽充血、淋巴结肿大。

(二)先天性风疹综合征

孕妇在妊娠早期感染风疹病毒所致的婴儿先天性疾病,常发生在妊娠前4个月内。母体感染越早,则病毒穿过胎盘而感染胎儿的可能性越大。先天感染风疹后可发生早产、流产、死产,活产者可为基本正常的新生儿,也可有一种或多种畸形。新生儿在出生时最常见的异常包括宫内发育迟缓、白内障、视网膜病变、感觉神经性耳聋、小脑畸形、心血管畸形(动脉导管未闭和肺动脉发育不良等)及肝脾大;也可出现活动性脑膜脑炎、先天性青光眼、小眼球、心肌炎、间质性肺炎、肝炎、血小板减少性紫癜及小头畸形;出生后感染可持续存在,继续引起器官损害。远期并发症包括智力衰退、发育迟缓、运动障碍、内分泌疾病(糖尿病和甲状腺疾病等)和少见的进行性风疹全脑炎。根据宫内感染的时期不同,妊娠最初期感染多见先天性心脏畸形、白内障及青光眼,妊娠8周后感染多见失听和中枢神经病变。

五、辅助检查

(一)血常规检查

白细胞总数正常或减少,分类淋巴细胞在最初1~5天减少,其后增多,可见异型淋巴细胞和浆细胞。

(二)血清学检查

ELISA或间接免疫荧光检测特异性IgM抗体,一般患者在出现皮疹时就可检测到,疹后6~25天检测最佳。IgM抗体检测可有假阳性或假阴性存在。风疹患者测出IgM抗体的同时几乎均可检出IgG抗体。IgG抗体持续时间可达数年至数十年,甚至终身。如恢复期血清比急性期血清的IgG抗体滴度有4倍或4倍以上升高,或由阴性转为阳性,可作出近期风疹感染的诊断。

(三)病毒分离

出疹前7天至疹后1周内,用咽拭子采集标本可用于病毒分离,尤其出疹前4~5天至疹后1~2天阳性率更高。由于病毒血症时间较短,血液中分离病毒阳性率很低。先天性风疹患儿,除咽拭子外,还可采集尿液、泪液、脑脊液及各种脏器标本分离病毒。病毒分离株的分子学分型对确定暴发的源头有用。

(四)病毒核酸检测

用PCR检测病毒RNA方便、快捷、灵敏度高、结果可靠,但要求较高的设备和实验室条件,否则易有假阴性或假阳性。

六、诊断与鉴别诊断

(一)诊断

1.先天性风疹

(1)典型先天性缺陷。先天性白内障/先天性青光眼、先天性心脏病、听力缺损、色素性视网膜病、唇裂腭裂、头小畸形、X线骨质异常等。

（2）患儿母亲在妊娠早期有风疹病毒感染史。

（3）病原学证据。婴儿血清风疹 IgM 抗体阳性，在出生后数月内特异性 IgG 抗体持续高滴度或滴度继续升高，婴儿咽拭子、血、尿、脑脊液或脏器活检标本分离到风疹病毒。对于 1 岁以上的儿童，血清学方法诊断价值有限，因此婴儿期后诊断先天性风疹非常困难。

2.后天性风疹

（1）流行病学史：有与风疹患儿接触史或风疹流行史。

（2）临床表现：既往无风疹史，亦无接种过风疹疫苗者，出现发热，1～2 天出现红色斑丘疹和耳后、枕部淋巴结肿大，皮疹在 24 小时内遍及全身可临床诊断本病。

（3）确诊有赖于病毒分离、血清学检查或病毒核酸检测。

（二）鉴别诊断

1.麻疹

典型麻疹有明显的上呼吸道卡他症状，早期有口腔黏膜斑。皮疹一般在发热第 4 天始按顺序出现，大小不等，形状不一，呈暗红色斑丘疹，皮疹之间有正常皮肤，面部皮疹特别多，疹退后有色素沉着和糠麸样脱屑。麻疹特异性 IgM 检查可进一步明确。

2.猩红热

多见于学龄前或学龄儿童，呈急起发热，咽痛明显，伴扁桃体红肿，有时有脓性分泌物。1～2 天全身出现猩红色丘疹，针尖大小，高出皮面，奇痒。疹间皮肤充血，压之褪色，面部无皮疹，但可有杨梅舌和口周苍白圈，皮疹持续 4～5 天随热降而消退，出现大片脱皮。外周血白细胞总数及中性粒细胞增高显著可资鉴别。

3.幼儿急疹

多见于婴幼儿，突起高热，持续 3～5 天，伴轻微的上呼吸道症状。小儿一般情况良好，热骤降后出现皮疹，皮疹散在呈玫瑰色，多位于躯干，1～3 天皮疹完全消退，热退疹出为其特点。

七、治疗

无特殊治疗方法，主要是对症及支持治疗。急性期应注意休息，多饮水。给予维生素及富有营养、易消化的食物，防止搔破皮肤及继发感染。发热、头痛者可用解热镇痛剂对症处理。若并发脑炎则按病毒性脑炎处理。中医中药治疗可选用板蓝根冲剂等。

先天性风疹患儿的治疗主要取决于良好的护理及教育，密切观察患儿生长发育情况和矫治畸形。

八、并发症

并发症少见，偶见扁桃体炎、中耳炎和支气管炎。出疹后 1～6 天，偶见并发脑炎，发病率约 1/5 000，表现与其他病毒性脑炎类似，个别有急性重型肝炎报道。发疹后数周，偶见肾小球肾炎、关节炎和血小板减少。成人患者可并发心肌炎、多形性红斑及先天性风疹综合征。

九、预后

出生后风疹病毒感染一般预后良好,个别有并发症者取决于并发症的处理。先天性风疹患儿的预后取决于宫内感染的时间、脏器受累的严重程度以及生后的护理和矫治畸形情况等。

十、预防

(一)控制传染源

出疹前 3~5 天至出疹后 1 周的后天性感染者应予呼吸道飞沫隔离措施,确诊或可疑的先天性风疹患儿应予接触隔离至 1 岁或接触隔离至 3 月龄后连续 2 次鼻咽部及尿液病毒分离均阴性。

(二)切断传播途径

本病主要通过空气飞沫传播,故在流行期间应少去公共场所,特别是妊娠早期的孕妇,无论以往曾否发生过风疹或接种过风疹疫苗,均应尽量避免与风疹患者接触。未患过风疹的小儿如与患者接触,一般不进行检疫。孕妇一旦接触风疹,应尽快采血检测血清风疹 IgG 和 IgM 抗体,并冻存部分血清供以后重复检验。此时如存在特异性 IgG,多提示有免疫力存在。如果阴性,应在接触 2~3 周再次采血和第 1 次冻存的标本一起检验;如果仍阴性,在接触后 6 周第 3 次采血和第 1 次冻存的标本一起检验。结果均阴性,提示未受到感染;如果第 2 份或第 3 份标本阳性,第 1 份阴性,提示近期感染。如经病毒及血清学检查证实在妊娠 4 个月内确已感染风疹应考虑终止妊娠。

(三)保护易感人群

易感者的保护主要通过主动免疫而实现,在一些特殊的情况下也可考虑被动免疫。

1.主动免疫

目前国际上使用的风疹减毒活疫苗(RubV)大多是 RA27/3 株 RubV,在人二倍体细胞中传代,对热较稳定,安全有效。我国于 1979 年开展对风疹病毒分离、检定及血清学的研究,国产的 BRD II 株与国际公认的 RA27/3 株疫苗具有同样的免疫效果。在临床试验中,95% 以上的 >12 月龄儿童接种单剂次 RubV 后产生血清风疹抗体,90% 以上的 RubV 受种者产生的免疫保护至少持续 15 年,但与自然感染仍有差异,而且随着时间推移免疫力逐渐减弱。接种 RubV 后不良反应发生率极低,最常见的是发生一过性关节炎和关节肿大。RubV 病毒无传染性,但可感染胎儿,因为在易感孕妇接种 RubV 的流产物中发现疫苗病毒,但宫内感染疫苗病毒对胎儿极少或无真正的危险。为了慎重起见,在妊娠期以不接种 RubV 为宜。

目前常用的是含有风疹减毒活疫苗的联合疫苗,包括麻疹—流行性腮腺炎—风疹(MMR)联合疫苗和麻疹—流行性腮腺炎—风疹—水痘(MMRV)联合疫苗,两类疫苗的预防效果相似。为预防麻疹,上述疫苗推荐接种 2 剂,一般 12~15 月龄时接种第 1 剂疫苗,4~6 岁时接种第 2 剂,如 4~6 岁时没有接种应保证 12 岁前接种。2 剂接种可为预防风疹提供额外的保证。青少年及成人易感者尤其是育龄妇女也应接种,但妇女接种后 1 个月内要避免受孕。哺乳期妇女也可接种,不影响母乳喂养。孕妇、伴严重疾病的发热、免疫力严重低下、3~6

个月用过血制品或免疫球蛋白(以用量而定)及对新霉素过敏者禁用。癫痫、血小板减少及对鸡蛋蛋白过敏者慎用。

在接种 MMR 或 MMRV 疫苗的易感儿童中,常见轻度淋巴结肿大,5%~15%在接种后6~12 天可有发热,5%可有皮疹。约 0.5%的幼儿可发生小关节疼痛;分别有 25%和 10%青春期后女性于接种后 7~21 天发生短暂的关节痛和暂时性关节炎。接种疫苗后关节症状的发生率低于相应年龄组自然感染时关节症状的发生率。也有报道接种疫苗后手臂和腿部会出现短暂的麻木和疼痛。虽然有报道中枢神经系统表现,但与风疹疫苗的因果关系尚不能确认。

虽缺乏临床试验证据,但一般认为接触后 3 天内接种疫苗理论上可预防发病。对接触风疹的易感者(除孕妇外),可接种风疹减毒活疫苗,因为即使此次接触未导致感染,疫苗的接种也可在将来起到预防作用。目前处于潜伏期的患者或有免疫力的个体接种该疫苗并不会增加不良反应。

2.被动免疫

免疫球蛋白的被动免疫资料有限。妊娠期妇女如风疹 IgG 阴性,又与风疹患者有过接触,可考虑肌内注射免疫球蛋白 0.55mL/kg。接触后立即注射免疫球蛋白的孕妇可无风疹的临床表现,但婴儿仍可能先天性感染。接受免疫球蛋白注射后,血清特异性 IgG 抗体不再对孕妇是否感染有诊断价值,但 IgM 抗体仍可用于检验目前孕妇是否受到感染。

(韩红莉)

第十三节　传染性非典型肺炎

传染性非典型肺炎又称严重急性呼吸综合征(SARS)是一种新型呼吸道传染病,在我国属于乙类传染病,按照甲类传染病管理。以发热、头痛、肌肉酸痛、乏力、干咳少痰、腹泻等为主要临床表现,严重者出现气促或急性呼吸窘迫综合征(ARDS)。

一、病原学

SARS 的病原体为 SARS 冠状病毒(SARS-CoV),是一种新的冠状病毒,归属冠状病毒科,但是否为冠状病毒属中的成员未有定论。SARS-CoV 是一种单股正链 RNA 病毒,基因组全长 29 206~29 736 个核苷酸。基因组两侧为 5′和 3′端非编码区。中间为开放读码框架(ORF),编码突起蛋白(S)、包膜蛋白(E)、基质膜蛋白(M)、核衣壳蛋白(N)等结构蛋白和RNA 依赖 RNA 聚合酶等一些非结构蛋白。

SARS-CoV 对外界的抵抗力和稳定性要强于其他人类冠状病毒。在干燥塑料表面最长可存活 4 天,尿液中至少 1 天,腹泻患者粪便中至少 4 天。SARS-CoV 对温度敏感,随温度升高抵抗力下降,在−80℃保存稳定性佳,4℃可存活 21 天,37℃可存活 4 天,56℃ 90 分钟或75℃ 30 分钟可使病毒灭活。SARS-CoV 对乙醚、氯仿、甲醛、紫外线等敏感。

二、流行病学

(一)传染源

患者是本病传染源。潜伏期传染性低或无传染性,作为传染源意义不大;急性期患者症状明显,经呼吸道、消化道排出病毒;重症患者因为频繁咳嗽、呼吸道分泌物多或需要气管插管、呼吸机辅助呼吸等,传染性更强。个别患者可造成数十甚至成百人感染,呈现"超级传播者"现象。康复患者无传染性。

隐性感染者是否存在及其作为传染源的意义,目前尚不清楚。

由于最初发病患者起病前有与动物接触史,而且从果子狸、貉、蝙蝠、蛇等动物体内可分离出与 SARS-CoV 基因序列高度同源的冠状病毒,提示这些动物可能是 SARS-CoV 的寄生宿主和本病的传染源,但有待进一步证实。

(二)传播途径

1.呼吸道传播

呼吸道传播是本病的主要传播途径,主要是通过短距离的飞沫传播。急性期患者咳嗽、打喷嚏或大声讲话时,含有 SARS-CoV 的呼吸道黏液或纤毛上皮脱落细胞在空气中形成气溶胶颗粒,被易感者吸入而感染。

2.接触传播

易感者直接接触患者的呼吸道分泌物、消化道排泄物或被病毒污染的周围环境及物品,可导致感染。

(三)易感人群

人群普遍易感。患者家庭成员和接触患者的医务人员属高危人群。发病者以青壮年居多,儿童和老年人较少见。康复后的患者是否会再感染,尚不清楚,但患病后机体产生的特异性 IgG 抗体是一种中和抗体,可持续 1 年以上,提示病后可能获得较持久的免疫力。

三、临床表现

(一)潜伏期

潜伏期通常为 2 周,一般为 2~10 天。

(二)临床特点

SARS 的临床表现通常是非特异性的。

1.发热

常以发热为首发症状,体温>38.0℃,伴有寒战、头痛、关节酸痛和肌痛。病程初期应用退热药可控制体温,但随病情进展,则难以奏效。需注意的是,皮质激素的使用可对热型产生干扰。

2.呼吸道症状

干咳、胸闷,严重者出现呼吸困难,少有卡他症状。

3.消化道症状

少数病例可出现腹泻、恶心、呕吐等。

4.体征

肺基底部可闻及湿啰音或有肺实变体征。出现胸腔积液,可出现局部叩诊浊音,呼吸音消失等。肺部体征通常与临床症状不符。

四、辅助检查

(一)实验室检查

1.血常规检查

白细胞总数正常或减少,淋巴细胞绝对计数减少较为明显,往往出现在病程早期,并随病情发展呈逐渐减少趋势,若$<0.9×10^9/L$则诊断意义较大。血小板计数也可减少。中性粒细胞、单核细胞多正常。

2.血液生化检查

肝功能轻度异常,LDH 和 CK 升高较为常见,其中,LDH 的升高与病情严重程度有一定相关性,居高不下往往提示预后不良。

3.T 淋巴细胞亚群计数

发病早期即可见 $CD4^+$、$CD8^+$ 细胞计数减少,在重症病例表现尤为明显,T 细胞亚群水平越低,病情越重,可作为预测 SARS 患者病情轻重的指标,但随病情好转可逐渐恢复正常。

4.血气分析

PaO_2 降低,发热或气促明显的患者可出现 $PaCO_2$ 下降和 pH 升高,严重者出现 I 型呼吸衰竭。

5.血清学检查

采用酶联免疫吸附试验(ELISA)和免疫荧光抗体法(IFA)检测 SARS-CoV 特异性抗体。血清学抗体由阴性转为阳性或进展期和恢复期抗体发现滴度 4 倍以上升高提示为现症感染。

国家 SARS 防治紧急科技行动北京组研究表明,在发病早期,血清抗体阳性率较低,不适于早期诊断。病程≥11 天时,SARS-CoV 特异性抗体显著升高,采用 ELISA 法,特异性 IgM 抗体的敏感度和特异度分别为 70.16% 和 97.9%,特异性 IgG 抗体的敏感度和特异度分别为 88.3% 和 99.0%,采用 IFA 法,特异性 IgM 抗体的敏感度和特异度分别为 65.6% 和 100.0%,特异性 IgG 抗体的敏感度和特异度分别为 91.1% 和 97.0%,对于发病 10 天以上的病例有助于确立诊断。

6.病原学检测

(1)RT-PCR。患者血、气道分泌物、尿、粪中 SARS-CoVRNA 有早期诊断意义,特异性较好,但灵敏性差,因此阴性结果不能排除 SARS。检测必须在 P3 实验室进行。应多次、多部位、多标本、多家实验室进行检测。

(2)病毒分离。诊断 SARS 的直接证据,可将标本接种于 Vero 细胞进行验证。病毒分离需要严格的实验室条件,在普通的临床实验室难以进行且耗时长,阳性率低,不宜作为常规的诊断检测项目。

(二)影像学检查

1.胸部 X 线检查

普通 X 线胸片是早期诊断的重要检查方法。发病初期为单发或多发小片状影像,密度较低,以单发多见,部分病例由于病灶较小不易发现或与心影重叠,在后前位 X 线片上难以显示。随病情发展,胸片变化较快,可于发病 3～7 天变为大片、多发或弥散性病变,病变由单侧肺发展到双侧,由一个肺野发展到多个肺野,主要表现为大片状及广泛的磨玻璃密度和肺实变影像。有的阴影可呈团块状。动态观察 X 线胸片变化,对于估价病情、采取治疗措施有重要的指导意义,进展期复查间隔不超过 3 天,危重患者则为 1～2 天。

2.CT 检查

病程初期为小片状磨玻璃密度影像,单发多见,多数为类圆形,有的为肺小叶的形态,小叶间隔增厚,构成病变的边缘,病变中心可见小叶核。少数病变为单发小片状肺实变,多发小片状或较大的片状阴影。磨玻璃密度病变内可见密度较高的血管影像。有的病灶周围血管增多,病变多为两肺下野及肺边缘部位。进展期 CT 改变呈逐渐加重趋势,病灶增多或扩大,表现以磨玻璃密度影像最为常见,可合并肺实变影像。

五、诊断与鉴别诊断

目前,对于传染性非典型肺炎的诊断仍以临床诊断为主,2003 年 4 月 14 日,国家卫生部结合传染性非典型肺炎的流行病学、临床症状和体征、一般实验室检查、胸部 X 线影像学变化及对治疗的反应等制定了传染性非典型肺炎的临床诊断标准。

(一)诊断标准

1.流行病学史

(1)与发病者有密切接触史,或属受传染的群体发病者之一,或有明确传染他人的证据。

(2)发病前 2 周内曾到过或居住于报告有传染性非典型肺炎患者并出现继发感染患者的城市。

2.症状与体征

起病急,以发热为首发症状,体温一般＞38℃,偶有畏寒;可伴有头痛、关节酸痛、肌肉酸痛、乏力、腹泻;常无上呼吸道卡他症状;可有咳嗽,多为干咳、少痰,偶有血丝痰;可有胸闷,严重者出现呼吸加速,气促或明显呼吸窘迫。肺部体征不明显,部分患者可闻少许湿啰音或有肺实变体征。

3.实验室检查

外周血白细胞计数一般不升高或降低;常有淋巴细胞计数减少。

4.胸部 X 线检查

肺部有不同程度的片状、斑片状浸润性阴影或呈网状改变,部分患者进展迅速,呈大片状阴影;常为双侧改变,阴影吸收消散较慢。肺部阴影与症状体征可不一致。若检查结果阴性,1～2 天应予复查。

5.对治疗的反应

抗菌药物治疗无明显效果。疑似诊断标准:符合上述 1＋2＋3 条或 2＋3＋4 条。临床诊断标准:符合上述 1.(1)＋2＋4 条及以上或 1.(2)＋2＋3＋4 或 1.(2)＋2＋4＋5 条。

（二）重症传染性非典型肺炎的诊断标准

凡符合以下标准中的 1 条即可诊断为重症病例。

(1)呼吸困难，呼吸频率＞30 次/分。

(2)低氧血症，在吸氧 3～5L/min 条件下，动脉血氧分压(PaO₂)＜70mmHg 或脉搏容积血氧饱和度(SpO₂)＜93％；或已可诊为急性肺损伤(ALI)或急性呼吸窘迫综合征(ARDS)。

(3)多叶病变且病变范围超过 1/3 或 X 线胸片显示 48 小时内病灶进展＞50％。

(4)休克或多器官功能障碍综合征(MODS)。

(5)具有严重基础性疾病或合并其他感染或年龄＞50 岁。

（三）鉴别诊断

临床上要注意排除上呼吸道感染、流行性感冒、细菌性或真菌性肺炎、艾滋病合并肺部感染、军团菌病、肺结核、流行性出血热、肺部肿瘤、非感染性间质性疾病、肺水肿、肺不张、肺栓塞、肺嗜酸性粒细胞浸润症、肺血管炎等临床表现类似的呼吸系统疾患。其鉴别要点主要依靠流行病学史、血清特异性抗体检测及病原学检测。

六、治疗

对于 SARS 的治疗，目前尚无特效治疗方法，以综合治疗为主，强调早发现、早隔离、早治疗，正确使用激素和呼吸机，积极防治并发症。

（一）严格呼吸道隔离

隔离期 21 天。疑似患者与确诊患者应分房间单住。患者应戴口罩，医护人员采取规范防护措施。

（二）密切监测病情变化

多数患者在发病后 14 天内多属于进展期，住院期间应动态监测症状、体温、呼吸频率、动脉血气分析、血常规、胸片、心肝肾等重要脏器功能、T 细胞亚群及血清铁等变化。

（三）一般对症治疗

卧床休息，避免劳累，避免用力和剧烈咳嗽，早期给予鼻导管，吸氧流量为 3～5L/min，保持 SaO₂＞95％。加强营养，注意水、电解质平衡。适当补充液体及维生素。咳嗽、咳痰者给予镇咳、祛痰药，可使用复方桔梗片、可待因等。痰黏稠可用 N-乙酰半胱氨酸。高热者给予冰敷、乙醇擦浴等物理降温措施，发热超过 38.5℃者，可给予解热镇痛药，儿童患者禁用水杨酸类解热镇痛药。注意保护心、肝、肾功能。

（四）抗生素的应用

虽然研究表明 SARS 由冠状病毒引起，但抗生素的使用有其必然的一面。一方面，早期 SARS 发病不易与社区获得性肺炎相鉴别且有可能合并其他细菌的感染，因此抗生素的应用对于疑似 SARS 的患者有鉴别诊断意义。另一方面，SARS 患者机体免疫力低下且在治疗过程中常使用大剂量激素，患者易出现继发感染，故抗生素可用于治疗和控制继发细菌感染。

抗生素可选用喹诺酮类和大环内酯类（如阿奇霉素），因为喹诺酮类和阿奇霉素不但对常见的呼吸道细菌感染有效，而且对肺炎支原体、衣原体、军团菌疗效确切，可覆盖常见呼吸道感染。

注意事项:抗生素应用超过 5 天,特别在并用糖皮质激素的情况下,应密切观察有无合并真菌感染的可能性。当肾功能损害时,忌用氨基糖苷类抗生素。如痰培养或临床表现提示有耐药球菌感染,可选用万古霉素、亚胺培南西司他汀等。

(五)抗病毒药物的应用

理论上讲,抗病毒治疗是针对病原的特效疗法,但目前尚未发现有效的抗 SARS-CoV 特异性药物。临床上应用的主要有利巴韦林、磷酸奥司他韦胶囊以及其他蛋白酶抑制药。但回顾性资料显示,利巴韦林对 SARS 没有明显疗效,其他抗病毒药物尚有待临床进一步验证。

(六)免疫调节剂的应用

研究表明,SARS 患者在发病早期即存在显著的甚至是严重的免疫抑制,而且 $CD4^+$ 和 $CD8^+$ T 淋巴细胞都有明显的减低。因此,有学者提出应给予免疫增强剂,如胸腺肽、丙种球蛋白等。但其疗效目前尚未肯定,不推荐常规使用。

(七)糖皮质激素的应用

激素有利于减轻肺损伤和预防肺间质纤维化,防止或减轻低氧血症、ARDS 以及多器官功能障碍综合征,但 SARS 病毒本身损伤机体的免疫系统,而激素的应用有可能加重这种损伤,进一步削弱机体免疫功能,导致耐药细菌和(或)真菌的感染,因此,掌握激素的使用指征、剂量和疗程非常重要。

《传染性非典型肺炎推荐治疗方案》对于激素使用的指征进行了明确的规定,推荐出现以下 3 种情况时使用糖皮质激素:①有严重中毒症状,高热 3 天不退;②48 小时内肺部阴影进展超过 50%;③出现急性肺损伤(ALI)或急性呼吸窘迫综合征(ARDS)。

激素推荐选用甲泼尼龙等半衰期较短、抗炎作用强的药物,关于其用量尚无循证医学肯定的结论。目前推荐的使用剂量为甲泼尼龙 80～320mg/d,分 2 次静脉滴注,但具体的用药剂量应根据病情决定,个别重症患者用量达 500～1 000mg/d,病情才得到改善。

当临床症状改善或胸片提示肺内阴影有所吸收时可逐渐减少激素用量至停用,开始阶段可快速减量,后期适当减慢。较大剂量冲击时,可连用 2～3 天,当临床表现出现好转时,即可减量。一般每 2～4 天为一个阶梯,通常静脉给药 1～2 周改为口服泼尼松或泼尼松龙,一般不超过 4 周,不宜过大剂量或过长疗程。但应注意的是,剂量和疗程均应个体化。

在激素的使用过程中,需密切注意其不良反应,如消化道出血、二重感染、低钾血症、高血糖、高血压及骨质疏松等。大剂量使用时可同时应用制酸剂和胃黏膜保护剂。

(八)恢复期血清疗法

从理论上讲,此种疗法是特异的,对于诊断明确的高危患者,可在严密观测下使用。

(九)心理治疗

患者由于对疾病的认识不足,多具有恐怖心理,医务人员在治病同时,要加强医患沟通,帮助患者克服恐惧心理,调整好心态,这对于患者顺利恢复是极其重要的。

(十)重症 SARS 的治疗

强调严密动态观察病情变化,加强监护,合理使用糖皮质激素,加强营养支持和器官功能保护,注意水电解质和酸碱平衡,预防和治疗继发感染,及时处理并发症。此外,及早进行人工通气呼吸支持,改善缺氧,救治呼吸衰竭,对于缓解病情,提高治愈率,降低病死率有极其重要的作用。

1.鼻导管或面罩吸氧

维持 SpO_2 在 93% 以上,尽量避免脱离氧疗的活动。

2.无创正压机械通气(NIPPV)

SARS 患者大多意识清楚,气道分泌物少,应首选 NIPPV。应用指征:呼吸频率≥30 次/分,吸氧 3~5L/min 条件下,PaO_2≤70mmHg 或 SpO_2≤93%。通气模式常选用 CPAP 或 PSV+PEEP。CPAP 压力水平一般维持在 4~10cmH_2O,使用 PSV+PEEP 时,PEEP 水平一般为 4~10cmH_2O,吸气压力水平一般为 10~20cmH_2O。

注意事项:应向患者讲明治疗的目的,指导患者有规律地放松呼吸,消除恐惧,争取配合。全天持续应用(包括睡眠),每次暂停时间不宜超过 30 分钟。如患者咳嗽剧烈,无明显呼吸抑制,可给予镇咳药。辅助通气的压力应从较低的 CPAP 或 PSV 水平开始,压力水平不宜过高。加强对病情的动态监护,如应用 2 小时未达到预期效果(SpO_2>93%,气促改善),可考虑改用有创通气。

3.有创正压机械通气

能够维持适当和有效的通气。应用指征:使用 NIPPV 治疗不能耐受或氧饱和度改善不满意;有危及生命的临床表现或多器官功能障碍,需要紧急进行气管插管抢救者。可选择的通气模式有:A/C+PEEP,PSV+PEEP,BIPAP,APRV 等。通气参数的设定应根据"肺保护性通气策略"的原则来设置,选择恰当的 PEEP。

注意事项:在通气过程中.对呼吸不协调及焦虑的患者,可给予充分镇静,必要时给予肌松药,并积极防治气压伤、氧中毒、低血压以及心排血量下降等机械通气的并发症。

(十一)中医治疗

我国中医药工作者在传染性非典型肺炎预防和治疗方面做了许多有益的尝试,在理论和临床治疗上初步取得了一些成绩。中医认为,传染性非典型肺炎的基本病机为邪毒壅肺、湿痰瘀肺、肺气郁闭、气阴亏虚。治疗原则为早治疗、重祛邪、早扶正、防传变。

(韩红莉)

第十四节　病毒性肝炎

病毒性肝炎(简称肝炎)是由多种嗜肝肝炎病毒引起的以肝脏病变为主的全身性疾病。目前确定的肝炎病毒有甲型、乙型、丙型、丁型及戊型,各型病原不同,但肝组织病理及临床表现基本相似。临床上以疲乏、食欲减退、肝大、肝功能异常为主要表现,部分病例出现黄疸。

病毒性肝炎临床谱较广,是我国急慢性肝病最为常见的原因。其中甲型及戊型肝炎病毒主要引起急性肝炎。而乙型、丙型及丁型肝炎可转化为慢性肝炎,并可发展为肝硬化,与肝癌的发生有密切的关系。

一、病原学

（一）甲型肝炎病毒（HAV）

HAV 属于小 RNA 病毒科的嗜肝病毒属。感染后在肝细胞内复制。HAV 直径为 27～32nm，无包膜。在电镜下可见充实或中空两种球形颗粒，前者含 RNA 基因，具有感染性，后者为病毒的缺陷型。甲型肝炎仅有一个抗原抗体系统，感染后可产生 IgM 和 IgG 抗体。

（二）乙型肝炎病毒（HBV）

HBV 属于嗜肝 DNA 病毒科。在电镜下 HBV 感染者血清中存在 3 种形式的颗粒。①Dane 颗粒，又称大球形颗粒，是完整的 HBV 颗粒，直径 42nm，分为胞膜和核心两部分，包膜内含乙型肝炎表面抗原（HBsAg）、糖蛋白与细胞脂肪。核心部分含环状双股 DNA、DNA 聚合酶（DNAP）和核心抗原（HBcAg），是病毒复制的主体。②小球形颗粒。③管状颗粒。后两者不是完整的病毒颗粒，是 HBV 的一个部分，仅含包膜蛋白。

HBV 侵入肝细胞后，部分双链环状 HBV DNA 在细胞核内以负链 DNA 为模板延长正链以修补正链中的裂隙区，形成共价闭合环状 DNA（cccDNA）；然后以 cccDNA 为模板，转录成几种不同长度的 mRNA，分别作为前基因组 RNA 和编码 HBV 的各种抗原。cccDNA 半寿（衰）期较长，很难从体内彻底清除，这是目前的抗病毒药物难以清除体内乙肝病毒，治愈乙肝的主要原因。

HBV 已发现有 A～I 9 个基因型，在我国以 C 型和 B 型为主。HBV 基因型与疾病进展和干扰素α治疗效果有关。与 C 基因型感染者相比，B 基因型感染者较早出现 HBeAg 血清学转换，较少进展为慢性肝炎、肝硬化和原发性肝细胞癌；并且 HBeAg 阳性患者对干扰素α治疗的应答率高于 C 基因型；A 基因型患者对干扰素α治疗的应答率高于 D 基因型。

（三）丙型肝炎病毒（HCV）

HCV 属于黄病毒科丙型肝炎病毒属。HCV 为球形病毒颗粒，直径 55nm，外有脂质的外壳、囊膜和棘突结构，内由核心蛋白及核酸组成核衣壳。HCV 基因组为线状单股正链 RNA。HCV 是多变异的病毒，是 5 种肝炎病毒中最易发生变异的一种。在同一患者血中的 HCV 相隔数月即可出现变异。临床上，丙型肝炎病毒主要分为 6 个基因型，不同地区流行的基因类型有所不同，我国以基因 1b 型最为多见。不同基因分型在疾病发生发展、预后、抗病毒治疗应答有一定的差异。

（四）丁型肝炎病毒（HDV）

HDV 是一种缺陷 RNA 病毒，必须有 HBV 或其他嗜肝 DNA 病毒辅助才能复制、表达。HDV 为直径 35～37nm 的球形颗粒，内部含 HDAg 和基因组 HDV RNA，外壳为 HBsAg。

（五）戊型肝炎病毒（HEV）

HEV 属于萼状病毒科。免疫电镜下为球形颗粒，直径 27～38nm，无包膜。基因组为单股正链 RNA。HEV 主要在肝细胞内复制，通过胆道排出。

二、流行病学

（一）甲型肝炎

1.传染源

甲型肝炎无病毒携带者,传染源主要为患者和无症状感染者。甲型肝炎患者从粪便中排出病原体,患者在起病前2周和起病后1周从粪便中排出HAV的数量最多,此时传染性最强。但至起病后30天仍有少部分患者从粪便中排出HAV。当血清抗HAV阳性时,粪便排毒基本停止。

2.传播途径

甲型肝炎以粪—口途径为主要传播途径。一般情况下,日常生活接触传播是散发性发病的主要传播方式。水源和食物污染可致暴发流行,特别是水生贝类如毛蚶等是甲型肝炎暴发流行的主要传播方式。输血后甲型肝炎极为罕见。

3.易感人群

未注射甲肝疫苗者对HAV普遍易感,患过甲型肝炎或感染过甲型肝炎病毒者可以获得持久的免疫力。

4.流行特征

我国甲型肝炎主要呈散发分布,但时有暴发或流行;HAV感染多为隐性感染,人群流行率(抗HAV IgG检出率)达80%以上。

（二）乙型肝炎

1.传染源

急、慢性乙型肝炎患者和HBV携带者。

2.传播途径

HBV主要经血、母婴及性接触传播。由于对献血员实施严格的HBsAg和HBV DNA筛查,经输血或血液制品引起的HBV感染已较少发生。经破损的皮肤或黏膜传播如修足、文身、扎耳环孔、医务人员工作中的意外暴露、共用剃须刀和牙刷等也可传播。医源性传播主要是由于使用未经严格消毒的医疗器械和侵入性治疗操作;与HBV阳性者发生无防护的性接触,特别是有多个性伴侣者,其感染HBV的危险性增高;不安全注射特别是注射毒品等。

母婴传播主要发生在围生期,多为在分娩时接触HBV阳性母亲的血液和体液传播,随着乙型肝炎疫苗联合乙型肝炎免疫球蛋白(HBIG)的应用,母婴传播已大为减少。

HBV不经呼吸道和消化道传播,因此,日常学习、工作或生活接触,不会传染HBV。流行病学和实验研究未发现HBV能经吸血昆虫(蚊、臭虫等)传播。

3.易感人群

抗HBs阴性者均为易感人群,尤其是新生儿、婴幼儿。高危人群包括直接接触血液、分泌物的医护人员,乙肝患者的配偶、家庭成员或密切接触者,血液透析患者,反复输血或输注血制品者,多个性伴侣者,静脉药瘾者。感染康复者或疫苗接种后出现抗HBs者可获得免疫力。

4.流行特征

HBV 感染呈世界性流行,但不同地区 HBV 感染的流行强度差异很大。据世界卫生组织报道,全球约 20 亿人曾感染 HBV,其中 3.5 亿人为慢性 HBV 感染者。1992 年我国一般人群 HBsAg 流行率为 9.75%。2006 年全国乙型肝炎血清流行病学调查表明,我国 1~59 岁一般人群 HBsAg 携带率降为 7.18%。2014 年全国 1~29 岁人群乙型肝炎血清流行病学调查结果显示,1~4 岁、5~14 岁和 15~29 岁人群 HBsAg 流行率分别为 0.32%、0.94% 和 4.38%(来源于中国疾病预防控制中心)。有家庭聚集现象。

急性乙肝发病率和慢性 HBV 感染发生率有平行关系。急性乙肝主要为散发,特殊情况可以暴发,如输血后急性 HBV 感染等。乙肝疫苗的应用使急性乙肝的发病率明显下降。2010 年中国疾病预防控制中心数据显示,我国急性乙肝发病率从 2005 年的 7.5/10 万下降到 2010 年的 5.6/10 万。

(三)丙型肝炎

1.传染源

急、慢性丙型肝炎患者。病毒存在于患者血液和体液中。

2.传播途径

HCV 主要经输血和血制品传播。我国自 1993 年对献血员筛查抗 HCV 后,该途径得到了有效控制。但由于抗 HCV 存在窗口期、抗 HCV 检测试剂的质量不稳定及少数感染者不产生抗 HCV,因此,无法完全筛除 HCV RNA 阳性者,大量输血和血液透析仍有可能感染 HCV。

经破损的皮肤和黏膜传播:例如,使用非一次性注射器和针头、未经严格消毒的牙科器械、内镜、侵袭性操作和针刺,共用剃须刀、牙刷、文身和穿耳环孔等。性传播:多个性伴侣及同性恋者属高危人群,特别是感染人类免疫缺陷病毒(HIV)者,感染 HCV 的危险性更高。母婴传播:母亲分娩时 HCV RNA 阳性,则传播的危险性约 4%~7%;合并 HIV 感染时,传播的危险性增至 20%。部分 HCV 感染者的传播途径不明。

3.易感人群

人群普遍易感。抗 HCV 并非保护性抗体。

4.流行特征

丙型肝炎呈全球性流行,是欧美及日本等国家终末期肝病的最主要原因。据世界卫生组织统计,全球 HCV 的感染率约为 2.8%,估计约 1.85 亿人感染 HCV。我国 1~59 岁人群抗 HCV 流行率为 0.43%,在全球范围内属 HCV 低流行区。由此推算,一般人群 HCV 感染者约 560 万人。考虑高危人群,粗略估计我国目前抗 HCV 流行率约为 1%,即约 1 000 万例 HCV 感染者。其中 HCV1b 和 2a 基因型较为常见,以 1b 型为主(56.8%)。宿主 IL-28B rs12979860 为 CC 纯合子表型的个体,较 CT 和 TT 类型的个体有更高的 HCV 自发消除率和更高的干扰素抗病毒治疗后的持续病毒学应答率,我国 HCV 感染者 IL-28B 基因型以 rs12979860CC 为主(84.1%)。

(四)丁型肝炎

1.传染源

丁型肝炎的主要传染源是丁肝的慢性患者和丁肝病毒携带者。乙肝病毒表面抗原携带者和乙肝患者既是丁肝病毒的保毒宿主和传染源,也是丁肝病毒的易感者。

2.传播途径

与乙型肝炎类似。主要是输血和使用血制品传播、密切接触传播、性传播和母婴垂直传播。

3.易感人群

抗 HDV 不具有保护性,人群对 HDV 普遍易感。尤其是慢性 HBV 感染者。

4.流行特征

丁型肝炎病毒的传播非常广泛,几乎呈全球性分布,主要分布在地中海地区、中南美洲、中东地区及非洲部分地区。丁型肝炎的流行可分为地方性流行、暴发流行和仅局限于高危人群的发病。在我国乙型肝炎病毒携带者中,丁型肝炎病毒的检出率平均是 1.15%,最高是 5%(安徽、西藏),最低是 0(沿海地区),我国是世界上丁型肝炎的低感染区。

(五)戊型肝炎

1.传染源

HEV 的传染源包括戊型肝炎临床感染者、亚临床感染者以及感染 HEV 的动物。患者在潜伏期后期至起病后 1 周从粪便中排出 HEV 的数量最多,此时传染性最强。目前已公认戊型肝炎是一种人畜共患病。人是 HEV-1、HEV-2 的唯一自然宿主和传染源。HEV-3、HEV-4除了感染人体外还可感染其他多种动物宿主,其中猪是 HEV-3、HEV-4 重要的自然宿主及传染源,这与其极高的感染率和与人群的密切接触有关。

2.传播途径

主要是粪—口传播,主要通过饮用被污染的水和食用被污染的食物而感染,食用不当烹煮的动物组织或内脏也可能导致食源性戊型肝炎。此外,输血和人畜交叉感染也是重要的传播途径。戊型肝炎的人—人直接传播率较低,密切接触者中的二代传播发生率不高。

3.易感人群

人体对 HEV 普遍易感,任何年龄组均可感染 HEV,但儿童、青少年以亚临床感染为主,戊型肝炎临床病例主要见于中老年人。

4.流行特征

戊型肝炎的流行特征与病毒的基因型有关。HEV-1 与 HEV-2 仅感染人,人源型 HEV-1感染主要流行于公共卫生保障不足的欠发达地区,HEV-2 感染仅见于墨西哥和非洲部分地区。HEV-3 与 HEV-4 既可感染人,也可以感染多种动物,为人畜共患。人畜共患型戊肝分布于世界各地,主要表现为散发及食源性小暴发,尚未见大规模暴发的报道。绝大多数发达地区的戊肝病例与 HEV-3 感染有关。我国人源型和人畜共患型戊肝并存。

HEV-1 和 HEV-2 所致的戊型肝炎多见于冬、春季,易在雨季或洪水后暴发流行,病例以15～40 岁的青壮年为主;HEV-3 和 HEV-4 所致的戊型肝炎以散发为主,全年均可发生,冬、春季稍多,病例以 40 岁以上的中老年人为主。在我国,戊肝以散发病例和偶发的食源性小范围暴发出现。

三、发病机制

(一)甲型肝炎

甲型肝炎病毒(HAV)进入消化道后,穿过肠道上皮,最后侵入靶器官肝进行复制。肝是HAV造成损害的靶器官,HAV在感染肝细胞内在RNAP作用下进行基因组复制,产生的子代病毒经胆道进入肠腔,最后经粪便排出。

HAV感染造成肝细胞损伤主要是免疫介导所致,而非病毒的直接作用。体外试验证实从急性期患者外周血获得的自然杀伤细胞(NK细胞)和肝活检组织内获得的$CD8^+$T细胞克隆对肝细胞有杀伤作用。此外,HAV感染时肝细胞损伤也可能与凋亡有关。部分急性HAV患者在发病后5个月内出现自身免疫性肝炎的表现。HAV也可感染骨髓造血原始细胞,对骨髓的造血功能产生损伤。

(二)乙型肝炎

乙型肝炎病毒(HBV)感染可产生各种不同的临床征象,包括从无症状的隐性感染到症状明显的急慢性肝炎、重型肝炎、肝硬化和肝癌。我国一般人群HBV自然感染率高达$60\%\sim80\%$,有$1/2\sim2/3$的为亚临床感染,仅少数表现出临床症状。成年人和婴幼儿感染HBV的转归存在较大差别。成年人感染HBV后,只有约10%的患者病情迁延,转为慢性(持续性)感染;新生儿期获得的感染则绝大多数(90%以上)由于机体免疫功能不全表现为对病毒的免疫耐受而形成持续性感染。

动物实验研究表明,HBV在宿主细胞内复制繁殖并不导致宿主细胞破坏,HBV是非致细胞病变病毒。一般认为HBV致组织细胞破坏是机体对HBV免疫应答的结果。针对HBV编码抗原的免疫应答在清除病毒的同时,也导致组织细胞的病理损害。其中,针对HBV表面抗原的体液免疫应答参与清除循环中的病毒颗粒,同时与乙型肝炎的某些肝外病变有关;针对病毒表面、核心和多聚酶抗原的细胞免疫应答参与清除细胞内感染的病毒并导致感染细胞的破坏。

对非致细胞病变病毒而言,要想长期在宿主细胞中存在,必须逃避宿主细胞免疫监视。急性和慢性乙型肝炎患者在抗病毒T细胞应答上的差异,说明发生免疫逃避的关键是宿主抗病毒T细胞应答,这种应答决定着病毒是被宿主清除还是在宿主内持续存在。在急性乙型肝炎患者中,抗病毒T细胞反应呈现强烈的、多克隆性应答,病毒得以清除;而在慢性乙型肝炎患者,抗病毒T细胞反应较弱且呈单克隆或寡克隆应答。目前,多数研究者认为HBV感染慢性化的主要机制是宿主对HBV各种抗原产生不同程度的特异性免疫无应答,即免疫耐受或选择性免疫抑制。

总之,HBV抗原特异性无应答是HBV感染慢性化的主要机制,阐明病毒持续存在的免疫学和病毒学基础有利于形成有效的抗病毒策略及降低肝细胞损害的免疫治疗措施。

(三)丙型肝炎

急性HCV感染引起的肝细胞损伤机制尚未阐明。有证据认为,HCV直接致病作用可能是急性感染致肝损伤的主要原因。

HCV 的感染往往呈亚临床经过，绝大多数患者病情较轻，很少有严重肝病的表现。在急性丙型肝炎患者中至少有 80% 的病例发展为慢性感染，极高的慢性率是 HCV 感染的一个明显特征。

形成 HCV 持续感染的机制，主要与 HCV 本身特殊的生物学特性有关。HCV 包膜蛋白区在机体的免疫作用下出现快速选择性变异被认为是 HCV 持续感染形成重要机制之一。这种变异的结果，一是导致生物学上密切相关、免疫学上有明显差异的准种现象的产生以及优势株群的不断转换，使 HCV 能不断地逃避宿主的免疫清除作用；二是导致 HCV 缺陷颗粒的产生，这种缺陷颗粒能吸收可能的中和抗体，使 HCV 复制（非缺陷）颗粒得以生存。此外，HCV还具有负调节病毒复制的功能。这些机制或许还有其他机制一起使 HCV 能有效地逃避机体的免疫清除作用，形成持续感染状态。HCV 感染所致疾病的进展除与男性、老龄及大量病毒含量有关外，还与 HCV 的基因型、其他肝病的共存如 HBV 感染、酒精性肝病，α_1 抗胰蛋白酶缺陷等因素有关。

慢性 HCV 感染者中有关肝细胞的损伤机制仍然不清。

（四）丁型肝炎

HDV 的复制效率很高，感染肝细胞后迅速复制，在 HBV 的辅助下产生大量病毒颗粒。HDAg 的抗原性较强，可能是 $CD8^+T$ 细胞攻击的靶抗原，宿主免疫在肝细胞损伤过程中起重要作用。也有学者认为 HDV 复制过程及其表达产物对肝细胞有直接损伤作用，有待于进一步证实。

（五）戊型肝炎

HEV 在体内的定位以及感染过程尚未完全弄清，从灵长类动物实验模型及志愿者口服接种含病毒粪便悬液的研究结果推测，HEV 主要经口感染，侵入肠道内毛细血管，经血液循环侵入肝，在肝细胞内增殖后排入血液和胆汁，最后经粪便排出体外。

HEV 抗原在肝细胞胞质中的表达可呈胞质弥漫型、胞质包涵体型以及浆面聚集型，阳性细胞多为单个散在分布，在其相对集中区，肝细胞受损较明显，电镜观察可见淋巴细胞与受损肝细胞发生紧密连接，甚至侵入 HEV 抗原阳性肝细胞，进行"攻击"的细胞主要为细胞毒性 T 淋巴细胞，自然杀伤细胞也相对较多，表明戊型肝炎的肝细胞损害可能与细胞免疫反应有关。采用免疫电镜技术对实验动物肝组织进行病毒检测，偶可发现成熟的病毒颗粒，散在于肝细胞质中。含病毒颗粒的肝细胞有部分并未发生变性，因而认为 HEV 对细胞无直接致病作用。

（六）重型肝炎肝衰竭

目前认为重型肝炎肝衰竭患者在 HBV 感染后，细胞免疫和体液免疫亢进，CTL 和 Th 细胞对大量 HBV 感染肝细胞引起强烈的免疫应答及肝细胞凋亡，产生大片肝细胞坏死。体液免疫亢进，早期产生大量 HBsAb，与 HBV 结合，形成免疫复合物，沉积于肝血窦内，激活补体，产生 Arthus 反应，并引起微循环障碍，局部微血栓形成，使肝细胞缺血、缺氧，引起肝细胞变性及坏死。

由于 HBV 感染及继发细菌感染和肠源性内毒素吸收增多,血中内毒素明显升高,内毒素可刺激巨噬细胞和单核细胞产生肿瘤坏死因子α(TNF-α)、白介素-1(IL-1)等促炎症细胞因子,可在 HBV 感染引起肝细胞病变的基础上,发生"第二次"损伤,引起广泛肝细胞坏死。TNF-α还能损害血管内皮细胞,引起微循环障碍,肝细胞缺血、缺氧,加重肝细胞坏死。

四、临床表现

(一)潜伏期

甲型肝炎潜伏期平均为 30 天(5～45 天),乙型肝炎潜伏期平均为 70 天(30～180 天),丙型肝炎潜伏期平均为 50 天(15～150 天),戊型肝炎潜伏期平均为 40 天(10～70 天),丁型肝炎的潜伏期可能相当于乙型肝炎的潜伏期。

(二)各型肝炎的临床表现

1.急性肝炎

(1)急性黄疸型肝炎。甲型肝炎病毒(HAV)和戊型肝炎病毒(HEV)感染多见,乙型肝炎病毒(HBV)、丙型肝炎病毒(HCV)和丁型肝炎病毒(HDV)感染也有发生。病程分为 3 期,总病程 1～4 个月。

1)黄疸前期。主要症状有发热、疲乏、食欲下降、恶心、厌油、尿色加深,肝功能检查转氨酶水平升高。本期持续 5～7 天。

2)黄疸期。皮肤、巩膜黄染,肝大伴压痛,尿三胆(尿胆红素、尿胆原、尿胆素)阳性,转氨酶升高及血清胆红素升高。本期持续 2～6 周。

3)恢复期。症状消失,黄疸消退,肝回缩,肝功能恢复正常。本期大多持续 1～2 个月。

(2)急性无黄疸型肝炎。起病较缓,病程中不出现黄疸,其余症状与急性黄疸型的黄疸前期相似。可发生于 5 型病毒性肝炎中的任何一种,是一种轻型的肝炎,由于无黄疸不易被发现,而发生率则高于黄疸型,成为更重要的传染源。

急性乙型肝炎起病较慢,常无发热,临床表现与甲型肝炎相似,但在黄疸前期免疫复合物病(血清病)样表现如皮疹、关节痛等较急性甲型肝炎常见,部分病例可转变为慢性肝炎。

丙型肝炎表现与乙型肝炎相似而较轻,黄疸发生率及转氨酶升高程度较低,但慢性型发生率很高,至少有 50%患者转为慢性。

急性丁型肝炎表现为两种形式:①与 HBV 同时感染,临床表现与急性乙型肝炎相似,恢复后仅 5%以下转为慢性;②在 HBV 感染基础上重叠感染 HDV,急性 HDV 重叠 HBV 感染时则病情往往加重,容易转变为肝衰竭,恢复后约 70%转为慢性。

急性戊型肝炎临床表现与甲型肝炎相似,但易造成淤胆,病情较重,尤其是妊娠后期合并戊型肝炎者,容易发展为肝衰竭。HBV 感染者重叠感染 HEV 或 HCV 时也容易发展为肝衰竭。

2.慢性肝炎

常见于乙、丙、丁 3 型肝炎。

(1)轻度慢性肝炎。过去称为慢性迁延性肝炎。病情较轻,反复出现疲乏、食欲减退、厌油食、肝区不适、肝大、压痛，也可有轻度脾大。部分病例症状、体征缺如。肝功能指标仅 1 或 2 项轻度异常。病程迁延可达数年，只有少数转为中度慢性肝炎。

（2）中度慢性肝炎。症状、体征、实验室检查居于轻度和重度之间（表 1-4）。

表 1-4　慢性肝炎的实验室检查异常程度参考指标

项目	轻度	中度	重度
ALT 和（或）AST(U/L)	≤正常 3 倍	＞正常 3 倍	＞正常 3 倍
胆红素（μmol/L）	≤正常 2 倍	＞正常 2 倍	＞正常 5 倍
清蛋白（g/L）	＞35	32～35	＜32
A/G	＞1.4	1.0～1.4	＜1.0
电泳 γ 球蛋白（%）	＜21	21～26	＞26
凝血酶原活动度（PTA，%）	＞70	60～70	40～60
胆碱酯酶（CHE，U/L）	＞5 400	4 500～5 400	＜4 500

（3）重度慢性肝炎。有明显或持续的肝炎症状，如乏力、食欲减退、腹胀、尿黄等，伴有肝病面容、肝掌、蜘蛛痣，进行性脾大，肝功能持续异常。除上述临床表现外，还具有早期肝硬化的肝活检病理改变与临床上代偿期肝硬化的表现。

3.肝衰竭

肝衰竭是病毒性肝炎中最严重的一种类型，占全部病例的 0.2%～0.5%，病死率高。所有 5 型肝炎病毒感染均可导致肝衰竭，但 HAV 和 HEV 感染导致的肝衰竭较少见。

（1）急性肝衰竭（又称急性重型肝炎）。常有劳累、嗜酒、妊娠、服用损害肝的药物、合并感染等诱因，起病 2 周内黄疸迅速加深，肝迅速缩小，有出血倾向，中毒性鼓肠，腹水迅速增多，有肝臭、急性肾功能不全（肝肾综合征）及不同程度的肝性脑病。后者早期表现为嗜睡、性格改变、烦躁和谵妄，后期表现为不同程度的昏迷、抽搐、锥体束损害体征、脑水肿和脑疝等，体检可见扑翼样震颤。

（2）亚急性肝衰竭（又称亚急性重型肝炎）。起病 15 天至 26 周出现极度乏力、食欲减退、频繁呕吐、腹胀等症状，黄疸进行性加深，胆红素每天上升≥17.1μmol/L，或大于正常值 10 倍，肝性脑病Ⅱ度以上，有明显出血现象，凝血酶原时间显著延长及凝血酶原活动度＜40%。首先出现Ⅱ度以上肝性脑病（包括脑水肿、脑疝等）者，称为脑病型；首先出现腹水及其相关症候（包括胸腔积液等）者，称为腹水型。

（3）慢加急性肝衰竭（又称慢性重型肝炎）。临床表现同亚急性肝衰竭，但有如下发病基础：①慢性肝炎或肝硬化病史；②慢性乙型肝炎病毒携带史；③无肝病史及无 HBsAg 携带史，但有慢性肝病体征（如肝掌、蜘蛛痣等）、影像学改变（如脾增厚等）及生化检测改变者（如丙种球蛋白升高，A/G 比值下降或倒置；④肝组织病理学检查支持慢性肝炎。

（4）慢性肝衰竭。在肝硬化基础上，肝功能进行性减退和失代偿。其特点为可有腹水或其他门脉高压的表现；有肝性脑病表现；血清总胆红素升高，白蛋白明显降低；有凝血功能障碍，PTA≤40%。

4.淤胆型肝炎

淤胆型肝炎又称毛细胆管炎型肝炎,起病类似急性黄疸型肝炎,但自觉症状较轻。主要表现为肝内淤胆,巩膜、皮肤黄染,皮肤瘙痒,粪便颜色变浅,肝大,肝功能检查血清胆红素明显升高,以直接胆红素为主。与肝外梗阻性黄疸不易鉴别。少数发展为胆汁性肝硬化。

5.肝炎肝硬化

根据肝的炎症情况分为活动性与静止性两型。

(1)活动性肝硬化。有慢性肝炎活动的表现,如疲乏、恶心、食欲减退、黄疸,伴腹壁静脉曲张、腹水、肝缩小质地变硬、脾大等表现,常有转氨酶升高、清蛋白下降。

(2)静止性肝硬化。无肝炎症活动的表现,症状轻或无特异性。

根据肝组织病理及临床表现分为代偿性和失代偿性两型。

代偿性肝硬化:指早期肝硬化,一般属 Child-Pugh A 级。虽可有轻度乏力、食欲减退、腹胀症状,但无明显肝功能衰竭表现。人血白蛋白降低,但仍≥35g/L,胆红素≤35μmol/L,凝血酶原活动度多>60%。血清 ALT 及 AST 轻度升高,AST 可高于 ALT,γ-GT 可轻度升高。可有门脉高压症,如轻度食管静脉曲张,但无腹水、肝性脑病或上消化道出血。

失代偿性肝硬化:指中、晚期肝硬化,一般属 Child-Pugh B、C 级。有明显肝功能异常及失代偿征象,如血清蛋白<35g/L,A/G<1.0,明显黄疸,胆红素>35μmol/L。ALT 和 AST 升高,凝血酶原活动度<60%。患者可出现腹水、肝性脑病及门脉高压症引起的食管、胃底静脉明显曲张或破裂出血。

五、辅助检查

(一)肝功能检查

1.血清酶测定

(1)丙氨酸转氨酶(ALT)。又称谷丙转氨酶(GPT),是目前临床上反映肝细胞功能的最常用指标。此酶在肝细胞质内含量最丰富,肝细胞损伤时释放出细胞外。急性肝炎时 ALT 明显升高,黄疸出现后 ALT 开始下降。慢性肝炎和肝硬化时 ALT 可持续或反复升高。肝衰竭患者可出现 ALT 快速下降、胆红素不断升高的"疸酶分离"现象,提示肝细胞大量坏死。

(2)天冬氨酸转氨酶(AST)。又称谷草转氨酶(GOT),此酶存在于线粒体中,其意义与 ALT 相同,但其在心肌含量最高,然后依次为肝、骨骼肌、肾、胰,因此特异性较 ALT 为低。急性肝炎时如果 AST 持续高水平,有转为慢性的可能。

(3)碱性磷酸酶(ALP,也有缩写为 AKP)。其显著升高有助于肝外梗阻性黄疸的诊断,淤胆型肝炎患者血清 ALP 也可明显升高。儿童期 AKP 可明显高于成人,与骨骼发育生长有关。

(4)谷氨酰转肽酶(γ-GT)。诊断价值基本同 ALP,但不受骨骼系统疾病的影响。肝炎活动期时可升高,肝癌患者或胆管阻塞、药物性肝炎等患者中可显著升高。

(5)胆碱酯酶(CHE)。提示肝的储备能力,肝功能有明显损害时,CHE 可下降。CHE 明显下降提示预后不良。

2.胆红素测定

黄疸型肝炎时血清胆红素升高,活动性肝硬化时可升高且消退缓慢,肝衰竭患者血清总胆红素常超过 $171\mu mol/L$。血清胆红素升高常与肝细胞坏死程度相关。

3.血清蛋白测定

在急性肝炎时,由于清蛋白半衰期较长且肝有代偿功能,血清蛋白可在正常范围内。慢性肝炎中度以上、肝硬化、肝衰竭时肝合成血清蛋白的功能下降,导致人血白蛋白浓度下降。而且由于来自门静脉的各种有抗原性物质通过滤过能力降低的肝进入体循环刺激免疫系统,后者产生大量免疫球蛋白而导致血清球蛋白浓度上升,从而清蛋白/球蛋白(A/G)比例下降甚至倒置。

4.凝血酶原时间测定

凝血酶原主要由肝脏合成,其高低与肝损程度成正比。凝血酶原活动度<40%或凝血酶原时间比正常对照延长 1 倍以上时提示肝损害严重,凝血酶原活动度也是判断肝衰竭预后的敏感指标。

5.血氨浓度测定

肝衰竭时清除氨的能力减退或丧失,导致血氨升高,常见于肝衰竭,肝性脑病患者。

6.肝纤维化指标

肝纤维化的血清学指标主要有透明质酸(HA)、Ⅲ型前胶原(Pc-Ⅲ),Ⅳ型胶原(Ⅳ-C)、层黏蛋白(LN)等。HA 在判定肝纤维化或肝硬化病变活动中较为敏感。LN 可反映肝纤维化的进展与严重程度,在慢性肝炎、肝硬化及原发性肝癌时明显增高。PC-Ⅲ和Ⅳ-C 与肝纤维化形成的活动程度密切相关,但无特异性。慢性肝炎患者若 PC-Ⅲ持续升高,提示病情可能会恶化并向肝硬化发展,而 PC-Ⅲ降至正常可预示病情缓解。

(二)肝活体组织检查

对肝穿刺标本需做连续切片,急性肝炎以炎症、变性、坏死为主,慢性肝炎除了炎症、坏死外,有不同程度的纤维化,甚至发展为肝硬化。肝活检能准确判断慢性肝炎患者所处的病变阶段及预后,同时可进行原位杂交和原位 PCR 确定病原及病毒复制状态。

(三)其他实验室检查

1.血常规检查

急性肝炎初期白细胞正常或略高,黄疸期白细胞减少,淋巴细胞相对增多,偶可见异型淋巴细胞。肝炎肝硬化伴脾功能亢进时可有红细胞、白细胞、血小板减少。

2.尿常规检查

尿胆红素和尿胆原测定是早期发现肝炎的简易有效方法,同时有助于黄疸的鉴别诊断。肝细胞性黄疸时两者均阳性,溶血性黄疸时以尿胆原为主,梗阻性黄疸以尿胆红素为主。深度黄疸或发热患者,尿中还可出现蛋白质、红细胞、白细胞或管型。

3.超声检查

B超检查能动态地观察肝、脾的形态、大小、血管分布情况,观察胆囊大小、形态、胆囊壁的厚薄,探测有无腹水、有无肝硬化,显示肝门部及后腹膜淋巴结是否肿大等。

六、治疗

病毒性肝炎目前还缺乏理想的特效治疗,治疗原则是根据不同病原、不同临床类型及组织学损害区别对待。

(一)急性病毒性肝炎

应根据不同肝炎病毒引起者分别对待。

急性甲型肝炎和急性戊型肝炎的治疗:急性甲型肝炎和急性戊型肝炎是自愈性疾病,预后良好,不转慢性,所以治疗主要是对症及支持治疗。

卧床休息可减少体力消耗,减轻肝的生理负担,促进肝炎恢复,防止发生肝衰竭,饮食应以适合患者胃口的清淡饮食为宜,必要时可每天静脉滴注 10% 葡萄糖注射液 $500\sim1\,000$ mL。

保肝护肝药物可选用清热利湿退黄的中草药或中成药为主,西药应用维生素类及有益人体代谢的药物,消化道症状严重者辅以对症治疗,应禁酒,禁用肝损害药物。

孕妇和老年人罹患急性戊型肝炎,较易发展为肝衰竭,应按较重肝炎处理,严密观察病情和生化指标的变化,绝对卧床休息,适量蛋白高维生素饮食,必要时尽早按肝衰竭处理。

急性乙型肝炎的治疗,一般预后良好,可按甲型肝炎处理,但需与慢性乙型肝炎和乙型肝炎病毒携带者急性发作相鉴别,后者可考虑抗病毒治疗。

急性丙型肝炎:IFN-α 治疗能显著降低急性丙型肝炎的慢性化率,因此,如检测到 HCV RNA 阳性,即应开始抗病毒治疗。目前对急性丙型肝炎治疗尚无统一方案,建议给予普通 IFN-α 3MU,隔天 1 次肌内或皮下注射,疗程为 24 周,同时服用利巴韦林 $800\sim1\,000$ mg/d。

(二)轻度慢性肝炎

除一般及支持治疗以外,慢性肝炎的治疗应采取以抗病毒治疗为主的综合性治疗,包括抗病毒、减轻肝的炎症,保护肝细胞,防止肝纤维化,防止癌变等综合措施。

1.一般治疗

患者无须绝对卧床休息,宜采取动静结合的疗养措施。处于活动期的患者,应以静养为主;处于静止期的患者,可从事力所能及的轻工作。症状消失,肝功能正常 3 个月以上者,可恢复其原来的工作,但仍需随访 $1\sim2$ 年。

应适当进食较多的蛋白质,避免过高热量饮食,以防止肝脂肪变性,也不宜进食过多的糖,以免导致脂肪肝和糖尿病。

2.对症治疗

(1)非特异性护肝药。主要包括维生素类(B 族维生素、维生素 C、维生素 E、维生素 K 等),促进解毒功能药物如还原型谷胱甘肽葡醛内酯、维丙胺等,促进能量代谢药腺苷三磷酸(ATP)等。

(2)降酶药。能降低血清转氨酶,常用的包括甘草甜素、联苯双酯、垂盆草、齐墩果酸等。部分患者停药后有 ALT 反跳现象,故在显效后应注意逐渐减量至停药。

(3)退黄药。如茵栀黄、苦黄、腺苷蛋氨酸、天冬氨酸钾镁等,改善微循环的药物如丹参、低分子右旋糖酐等也有退黄作用。

3.抗病毒治疗

(1)慢性乙型病毒性肝炎适应证。①HBeAg 阳性者 HBV DNA≥10^5 copies/mL(HBeAg 阴性者为≥10^4 copies/mL)。②ALT≥2×ULN,如用干扰素治疗,ALT 应≤10×ULN,总胆 红素水平应<2×ULN。③如 ALT<2×ULN,但肝组织学显示 Knodell HAI≥4 或≥G2 炎 症坏死。

具有①并有②或③的患者应进行抗病毒治疗。

对达不到上述治疗标准者,应监测病情变化,如持续 HBV DNA 阳性且 ALT 异常,也应 考虑抗病毒治疗。

(2)代偿期乙型肝炎肝硬化患者。HBeAg 阳性者:HBV DNA≥10^5 copies/mL,ALT 正 常或升高。HBeAg 阴性者:HBV DNA≥10^4 copies/mL,ALT 正常或升高。

(3)慢性丙型肝炎适应证。根据中华医学会 2022 丙型肝炎防治指南,HCV RNA 阳性患 者,均应接受抗病毒治疗。

1)ALT 或 AST 持续或反复升高或肝组织学有明显炎症坏死(G≥2)或中度以上纤维化 (S≥2)者,易进展为肝硬化,应给予积极治疗。

2)ALT 持续正常者大多数肝的病变较轻,应根据肝活检病理学结果决定是否治疗。对已 有明显纤维化(S2、S3)者,无论炎症坏死程度如何,均应给予抗病毒治疗;对轻微炎症坏死且 无明显纤维化(S0、S1)者,可暂不治疗,但每隔 3~6 个月应检测肝功能。

3)ALT 水平并不是预测患者对 IFN-α 应答的重要指标。既往曾报道,用普通 IFN-α 治 疗 ALT 正常的丙型肝炎患者无明显效果,因而不主张应用 IFN-α 治疗。但有研究发现,用 PEG-IFN-α 2a 与利巴韦林联合治疗 ALT 正常的丙型肝炎患者,其病毒学应答率与 ALT 升 高的丙型肝炎患者相似。因此,对于 ALT 正常或轻度升高的丙型肝炎患者,只要 HCV RNA 阳性,也可进行治疗,但尚需积累更多病例作进一步临床研究。

4.抗病毒治疗的常用药物

(1)α 干扰素。

1)适应证。α 干扰素治疗慢性乙、丙型肝炎的指征同上。

2)禁忌证。干扰素治疗的绝对禁忌证包括妊娠、精神病史(如严重抑郁症)、未能控制的癫 痫、未戒掉的酗酒/吸毒者、未经控制的自身免疫性疾病、失代偿期肝硬化、有症状的心脏病、治 疗前中性粒细胞计数<$1.0×10^9$/L 和(或)血小板计数<$50×10^9$/L。

干扰素治疗的相对禁忌证包括甲状腺疾病、视网膜病、银屑病、既往抑郁症史,未控制的糖 尿病、高血压,总胆红素>51μmol/L(特别是以间接胆红素为主者)。

3)剂量及疗程。①HBeAg 阳性慢性乙型肝炎患者的剂量及疗程如下。普通 IFN-α:3~ 5MU(可根据患者的耐受情况适当调整剂量),每周 3 次或隔天 1 次,皮下或肌内注射,一般疗 程为 6 个月。如有应答,为提高疗效亦可延长疗程至 1 年或更长。应注意剂量及疗程的个体 化;如治疗 6 个月仍无应答,可改用其他抗病毒药物。聚乙二醇 IFN-α 2a 135~180μg,每周 1 次,皮下注射,疗程 1 年。具体剂量和疗程可根据患者耐受性等因素进行调整。聚乙二醇 IFN-α 2b 1.0μg/kg,每周 1 次,皮下注射,疗程 1 年。具体剂量和疗程可根据患者耐受性等因 素进行调整。②HBeAg 阴性慢性乙型肝炎患者的剂量及疗程如下。普通 IFN-α:3~5MU,

每周 3 次或隔天 1 次,皮下或肌内注射,疗程至少 1 年。聚乙二醇 IFN-α 2a 135～180μg,每周 1 次,皮下注射,疗程至少 1 年。具体剂量和疗程可根据患者耐受性等因素进行调整。聚乙二醇 IFN-α 2b 1.0μg/kg,每周 1 次,皮下注射,疗程至少 1 年。具体剂量和疗程可根据患者耐受性等因素进行调整。

慢性丙型肝炎治疗方案:丙型肝炎患者进行抗病毒治疗前,需评估肝脏疾病的严重程度、肾功能、HCV RNA 定量检测、HBsAg 检测、合并疾病以及合并用药情况,必要时,可进行 HCV 基因型检测。

泛基因型方案如下。①索磷布韦/维帕他韦:每片复合片剂含索磷布韦 400mg 及维帕他韦 100mg,1 片,每天 1 次,治疗基因 1～6 型初治或者聚乙二醇干扰素 α 联合利巴韦林(RBV)或索磷布韦(PRS)经治患者,无肝硬化或代偿期肝硬化疗程 12 周,针对基因 3 型代偿期肝硬化或者 3b 型患者可以考虑增加 RBV,失代偿期肝硬化患者联合 RBV 疗程 12 周。含 NS5A 抑制剂的 DAA 经治患者,如果选择该方案,需要联合 RBV 疗程 24 周。②可洛派韦联合索磷布韦:可洛派韦 60mg 联合索磷布韦 400mg,每天 1 次。③格卡瑞韦/哌仑他韦:每片复合片剂含格卡瑞韦(GLE)100mg 及哌仑他韦(PIB)40mg,3 片,每天 1 次,治疗 HCV 基因 1～6 型,疗程 8～16 周。该方案禁用于肝功能失代偿或既往曾有肝功能失代偿史的患者。④索磷布韦/维帕他韦/伏西瑞韦:每片复合片剂含索磷布韦 400mg、维帕他韦 100mg 及伏西瑞韦 100mg,1 片,每天 1 次,治疗基因 1～6 型,既往含 NS5A 抑制剂的 DAA 治疗失败患者,疗程 12 周。针对基因 3 型不含 NS5A 抑制剂的 DAA 治疗失败患者,或者基因 3 型初治或 PRS 经治肝硬化患者,可选择该方案治疗 12 周。

基因 1 型可选用下列方案之一。①艾尔巴韦/格拉瑞韦:每片复合片剂含艾尔巴韦 50mg 和格拉瑞韦 100mg,1 片,每天 1 次,治疗基因 1 型初治以及聚乙二醇干扰素 α 联合利巴韦林(PR)经治患者,疗程 12 周。但是针对基因 1a 型,在既往抗病毒治疗过程中失败的患者,需要联合 RBV,并且疗程延长至 16 周。②来迪派韦/索磷布韦:每片复合片剂含索磷布韦 400mg 和来迪派韦 90mg,1 片,每天 1 次,可用于成人以及大于 12 岁的青少年患者。无肝硬化及代偿期肝硬化患者疗程 12 周,初治的无肝硬化患者也可以疗程 8 周。失代偿期肝硬化患者,应联合 RBV 疗程 12 周;或者,如有 RBV 禁忌或不耐受,则不使用 RBV,但疗程延长至 24 周。③依米他韦联合索磷布韦:一项 II 期临床试验纳入 129 例初治和经治无肝硬化的基因 1 型患者,其中 18.6% 为经治患者。总体持续病毒应答率(SVR 率)为 98.4%(ITT 分析)和 100%(PPS 分析)。初治患者 SVR 率为 98.10%,经治患者 SVR 率为 100%(24/24)。III 期临床试验纳入 362 例受试者,SVR12 率为 99.7%(361/362)。试验过程中未发生治疗期间病毒学失败(包括突破、反弹和疗效不佳)、治疗结束后复发等情况。大部分不良事件不需要治疗,可以自行缓解。未发生不良事件或导致死亡的情况。④达诺瑞韦联合拉维达韦:达诺瑞韦 100mg,1 片,每天 2 次,加上利托那韦 100mg,1 片,每天 2 次,联合拉维达韦 200mg,1 片,每天 1 次。

4)疗效评定标准。干扰素治疗慢性乙型肝炎的疗效评定标准如下。①完全应答(显效):ALT 复常,HBV DNA、HBeAg、HBsAg 均阴转。②部分应答(有效):ALT 复常,HBV DNA 和 HBeAg 阴转,但 HBsAg 仍阳性。③无应答(无效):未达到上述指标者。④持续应答:完全应答(显效)或部分应答(有效)者,停药后 6～12 个月仍为显效或有效者。⑤复发:治疗结束时为显效和有效,停药 6～12 个月出现 ALT 异常及 HBV DNA 阳转者为复发。

5)干扰素的不良反应及其处理。①感冒样症状,治疗初期常见,多在注射后 2～4 小时出现。治疗 2～3 次后逐渐减轻,可对症处理,不必停药。②骨髓抑制:出现白细胞及血小板计数减少,一般停药后可自行恢复。如中性粒细胞绝对计数≤$1.0×10^9$/L 和(或)血小板<$50×10^9$/L,应降低 IFN-α 剂量;1～2 周复查,如恢复,则逐渐增加至原量。如中性粒细胞绝对计数≤$0.75×10^9$/L 和(或)血小板<$30×10^9$/L,则应停药,并严密观察,对症治疗,注意出血倾向。血常规恢复后可重新恢复治疗,但需密切观察。③神经系统症状:如焦虑、抑郁、兴奋、易怒、精神病。出现严重抑郁及精神病症状应停药。④出现失眠、轻度皮疹时对症治疗,可不停药。有时可出现脱发。⑤少见的不良反应:如癫痫、肾病综合征、间质性肺炎和心律失常等。出现这些疾病和症状时,应停药观察。⑥诱发自身免疫性疾病:如甲状腺炎、血小板减少性紫癜、溶血性贫血、风湿性关节炎、红斑狼疮综合征、血管炎综合征和 1 型糖尿病等,停药后可减轻。

(2)核苷类似物。适应证见抗病毒治疗的一般适应证,同时还包括肝硬化(包括代偿期和失代偿期)患者均可应用核苷类似物进行初始治疗。

1)拉米夫定(TM)。主要通过抑制 HBV DNA 逆转录酶的活性及抑制共价闭合环状 DNA(cccDNA)的合成而抑制 HBV DNA 的合成。能显著降低 HBV DNA 水平(4～5logs),并可使 ALT 正常化和肝组织学改善。长期(6 个月以上)用药可使部分患者体内的 HBV 在 DNAP 的保守区发生 YM DD(Y.酪氨酸;M.蛋氨酸;D.天冬氨酸)变异,出现 HBV DNA 反跳。目前认为变异的耐药机制是由 AA552 的蛋氨酸被缬氨酸或异亮氨酸替代(即 M552→I/U),发生空间结构的改变,与拉米夫定的结合力大为降低而导致耐药。

用法:对肾功能正常且无 HIV 协同感染的成人患者,拉米夫定的口服推荐剂量为 100mg/d。对于儿童,拉米夫定口服推荐剂量为 3mg/(kg·d),最大剂量为 100mg/d。

2)阿德福韦。为嘌呤类核苷类似物,不需要磷酸化即有抗病毒作用。能抑制 HBV DNA 多聚酶,并能渗入病毒的 DNA 中抑制病毒复制。体外药敏试验显示对拉米夫定耐药的 HBV YM-DD 变异株有很强的抑制作用。用法:10mg/d,不良反应轻。

3)恩替卡韦。为鸟嘌呤核苷酸类似物,通过磷酸化成为具有活性的三磷酸盐。通过与 HBV 多聚酶的天然底物三磷酸脱氧鸟嘌呤核苷竞争,恩替卡韦三磷酸盐能抑制 HBV DNA 多聚酶的活性:HBV 多聚酶的启动,前基因组 mRNA 逆转录负链的形成,HBV DNA 正链的合成。用法:对于无拉米夫定治疗史且肾功能正常的成人患者,恩替卡韦推荐剂量为 0.5mg/d,对于难治性或拉米夫定耐药的患者,推荐口服剂量为 1.0mg/d。

4)替比夫定。为天然胸腺嘧啶脱氧核苷的自然 L-对映体,在细胞激酶的作用下被磷酸化为有活性的代谢产物替比夫定 5′-腺苷,通过与 HBV 中自然底物胸腺嘧啶 5′-腺苷竞争,抑制 HBV DNA 多聚酶的活性;通过整合到 HBV DNA 中造成 HBV DNA 链延长终止,抑制乙肝病毒的复制。用法:对于肾功能正常的成年患者,替比夫定推荐剂量为 600mg/d。

核苷类似物的疗效评价如下。①完全应答为疗程结束时,ALT 复常、HBV DNA 下降到实时 PCR 检测下限、HBeAg/抗-HBe 血清转换者。②部分应答为 ALT 未复常、HBV DNA

未达完全应答标准但定量下降＞1log 10U/mL、HBeAg 阴转但未出现抗-HBe 者。拉米夫定和替比夫定的病毒学应答评估时间为 24 周,阿德福韦酯、恩替卡韦和替诺福韦酯的评估时间为 48 周。③原发无应答为治疗 12 周(有些核苷类似物为 24 周)时,HBV DNA 从基线水平下降＜1log 10U/mL。④病毒学突破及耐药:治疗过程中 HBV DNA 从最低水平升高＞1log 10U/mL。常伴有以 ALT 水平升高为特征的生物化学突破。

在影响核苷(酸)类似物临床疗效的众多因素中,治疗早期病毒学应答情况能够预测其长期疗效和耐药发生率。有学者据此提出了核苷(酸)类似物治疗慢性乙型肝炎的路线图概念,强调治疗早期病毒学应答的重要性,并提倡根据 HBV DNA 监测结果给予个体化治疗。但是,各个药物的抗病毒活性和耐药性不同,因而其最佳监测时间点和判断界值也可能有所不同。而且,对于应答不充分者用何种治疗策略和方法更有效,尚需前瞻性临床研究来验证。

疗程:治疗前 HBeAg 阳性的慢性乙肝患者,一旦发生 HBeAg 血清学转换,应继续核苷类似物治疗 6～12 个月。这类患者在间隔 6 个月的 3 次 HBV DNA 检测均检测不出时可考虑停药。治疗前 HBeAg 阴性的慢性乙肝者停药标准尚不确定。欧美治疗指南多主张在 PCR 方法不能检出 HBV DNA,并尽可能达到 HBsAg 消失时方可考虑停止治疗。而亚太肝病学会的停药标准是在间隔 6 个月的 3 次 HBV DNA 检测均检测不到时可考虑停药。治疗前已出现肝硬化的慢性乙型肝炎患者,提倡应用核苷类似物进行终身治疗。

核苷类似物治疗中耐药的管理:大多数接受核苷类似物治疗的慢性乙型肝炎患者难以通过短期治疗实现持久应答,需长期治疗,这必将增加病毒耐药的风险,随着核苷类似物的增多,HBV 耐药变异的复杂性也大大增加。根据我国慢性乙型肝炎抗病毒治疗专家共识意见中指出,目前针对耐药变异的研究包括耐药预防、耐药预测和挽救治疗。

耐药预防:选择强效、低耐药的药物,即高耐药基因屏障和(或)低耐药发生率的药物,如恩替卡韦或替诺福韦酯等。另一预防或延迟耐药发生的方法为联合治疗策略,抗病毒治疗起始即联合两种以上药物同时使用;但该方法尚未获得较多循证医学数据支持。

耐药预测:多种因素可能与核苷类似物的耐药发生相关,包括初始应用核苷类似物的种类、初始治疗时 HBV DNA 载量和 ALT 水平、有无肝纤维化/肝硬化基础、既往是否曾接受核苷类似物抗病毒治疗等。

挽救治疗:对绝大多数核苷类似物耐药的患者,尤其是失代偿期肝硬化患者,需及早进行挽救治疗。通常病毒学突破先于生物化学突破,在生物化学突破前进行挽救治疗可使患者免于发生肝炎突发、肝病恶化。

5.免疫调节治疗

特异性免疫增强剂可试用特异性免疫核糖核酸,非特异性免疫增强剂可选用转移因子、胸腺素或胸腺肽等。胸腺肽是从猪或小牛胸腺中提取的多肽,每天 100～160mg,静脉滴注,3 个月为 1 个疗程。胸腺肽 α_1 为合成肽,每次 1.6mg,皮下注射,每周 2 次,疗程 6 个月。

6.抗肝纤维化治疗

预防和减轻肝纤维化药物的疗效尚待进一步肯定。初步材料认为冬虫夏草菌丝及活血化瘀中药(丹参等)可能有一定疗效。近年来发现促肝细胞生长素也有减少纤维化的作用。

（三）中度和重度慢性肝炎

除上述治疗以外，应加强护肝治疗，根据人血白蛋白水平定期输注人血白蛋白和血浆。免疫调节药物也可适当选用。在其他疗法中，可试用猪苓多糖注射液（并用乙肝疫苗）、山豆根注射液、香菇多糖注射液等。

（四）肝衰竭

1.一般和支持疗法

患者应绝对卧床休息，密切观察病情。尽可能减少饮食中的蛋白质，以控制肠内氨的来源。进食不足者，可静脉滴注 10％～25％葡萄糖注射液，补充足量维生素 B、维生素 C 及维生素 K。静脉输入人血浆白蛋白或新鲜血浆。注意维持水和电解质平衡。

2.针对病因的治疗

对 HBV DNA 阳性的肝衰竭患者，在知情同意基础上应该尽早选用核苷类似物进行抗病毒治疗，如拉米夫定、阿德福韦酯、恩替卡韦等。但应注意后续治疗中病毒变异和停药后病情加重的可能。

3.并发症的防治

（1）出血的防治。使用足量止血药物，输入新鲜血浆、血液、血小板或凝血酶原复合物等。可用雷尼替丁、奥美拉唑防止消化道出血。如同时有门脉高压者可选用缩血管药物垂体后叶素或生长抑素（奥曲肽或施他宁）。如发生 DIC，可考虑静脉滴注丹参注射液或低分子右旋糖酐等以改善微循环。

（2）肝性脑病的防治。

1）氨中毒的防治。低蛋白饮食；口服乳果糖 30～60mL/d，以酸化及保持大便通畅；口服诺氟沙星以抑制肠道细菌；静脉滴注乙酰谷酰胺以降低血氨。

2）恢复正常神经递质。左旋多巴在大脑转变为多巴胺后可取代羟苯乙醇胺等假性神经递质，从而促进苏醒。剂量 2～5g/d，鼻饲或灌肠，静脉滴注 200～600mg/d，有一定效果。

3）维持氨基酸平衡。含有多量支链氨基酸和少量芳香氨基酸的混合液（如肝安）静脉滴注，可促进支链氨基酸通过血脑屏障，而减少芳香氨基酸进入大脑。每天滴注肝安 250～500mL，疗程 14～21 天，对慢性肝衰竭疗效较好。

4）防治脑水肿。应及早使用脱水药，如甘露醇和呋塞米（速尿），必要时可两者合用，以提高疗效，但需注意维持水和电解质平衡。

（3）继发感染的防治。继发胆系感染时应使用针对革兰阴性菌的抗生素，自发性腹膜炎多由革兰阴性杆菌和（或）厌氧菌引起，还应加用甲硝唑或替硝唑。可选用半合成青霉素如哌拉西林、氯唑西林或替卡西林等；或二代头孢菌素如头孢呋辛等。严重感染时才使用三代头孢菌素如头孢噻肟、头孢他啶、头孢哌酮、头孢曲松等。同时应警惕二重感染的发生。合并真菌感染时，应停用广谱抗生素，并改用抗真菌药物。

（4）急性肾功能不全的防治。避免引起血容量降低的各种因素。少尿时应采用扩张血容量的措施，如静脉滴注低分子右旋糖酐、血浆及人血白蛋白等，可并用多巴胺等增加肾血流量的药物，并可肌内或静脉注射呋塞米（速尿）。必要时也可采用人工肝支持系统进行血液滤过治疗。

4.人工肝支持系统在肝衰竭中的应用

自提出"人工肝"的概念以来，人工肝已得到了长足的发展。人工肝的研究是基于肝细胞的强大再生能力,通过一个体外的机械或理化装置担负起暂时辅助或代替严重病变的肝功能,清除各种有害物质,代偿肝的代谢功能,从而使肝细胞得以再生直至自体肝恢复或等待机会进行肝移植。肝功能复杂,目前的人工肝多数只能取代肝的部分功能,因此又被称为人工肝支持系统(ALSS),简称人工肝。

(1)人工肝支持系统治疗的适应证。

1)病毒性肝衰竭。包括急性、亚急性、慢加急性和慢性肝衰竭。原则上以早、中期为好,凝血酶原活动度在 $20\%\sim40\%$,血小板$>5\times10^9$。晚期肝衰竭和凝血酶原活动度$<20\%$者也可进行治疗,但并发症多见,应慎重。

2)其他原因(包括药物、毒物、手术、创伤、过敏等)引起的肝衰竭。

3)晚期肝病肝移植围手术期治疗。

4)各种原因引起的高胆红素血症(肝内胆汁淤积、术后高胆红素血症等),内科治疗无效者。

(2)人工肝支持系统治疗的禁忌证。

1)有严重活动性出血情况、出现 DIC 者。

2)对治疗过程中所用药品如血浆、肝素、鱼精蛋白等高度过敏者。

3)循环功能衰竭者。

4)心脑梗死非稳定期者。

5)严重全身感染者。

(3)人工肝支持系统治疗并发症的防治。

1)出血。①插管处出血:可予拔出留置管,加压包扎处理。②消化道出血:应正确估计出血量,及时予扩容、制酸剂、止血等治疗。③皮肤、黏膜出血:可表现为鼻出血、皮肤瘀点、瘀斑。④颅内出血:易出现脑疝而死亡。

2)凝血。①灌流器凝血:表现为跨膜压急剧上升,对血细胞造成机械性破坏或被迫中断治疗。②留置管凝血:表现为在进行人工肝治疗时血流不畅。故在留置管封管时,肝素用量要足量。

3)低血压。以突发性为主。

发生机制:①有效血容量减少;②失血;③心源性;④药物或血浆过敏;⑤血液灌流综合征;⑥血管活性物质的影响等。

预防及处理:①低蛋白血症患者在人工肝治疗术前或术中输血浆、白蛋白或其他胶体溶液,维持患者血浆渗透压;②严重贫血患者在人工肝治疗前要补充血液;③药物或血浆过敏者预先给予抗过敏治疗;④纠正酸碱平衡、水电解质紊乱;⑤治疗心律失常;⑥术中密切观察血压、心率变化,出现非心源性低血压应补充血容量,必要时使用升压药,如有心律失常则按心律失常处理;⑦血液灌流综合征可预先服用抗血小板聚集药物或改用血浆灌流。

4)继发感染。①与人工肝治疗管路有关的感染:应做血培养及导管头培养。一般可采用针对革兰阳性菌的抗生素预防性用药。②血源性感染:应特别注意 HCV 和 HIV 感染。

5)失衡综合征。透析过程中或透析结束后不久出现的以神经、精神系统为主症的症候群,常持续数小时至 24 小时后逐渐消失。其发生主要与尿素等物质移除过多、过快,而造成血液与脑组织间浓度梯度差过大有关。一旦出现明显失衡症状时应停止透析,及时减轻脑水肿、解痉、降血压及纠正心律失常。

6)溶血。人工肝支持系统治疗中发生急性溶血是少见而严重的并发症,严重时可致命。发现溶血后应立即停止血泵,夹住血路导管。有贫血者应立即补充新鲜血液并给予纯氧吸入。有高血钾者给予相应处理,在纠正溶血原因后可再透析。

7)空气栓塞。空气栓塞是人工肝治疗致命并发症之一,在治疗中一旦发现空气进入人体,应立即阻断静脉回路,给予吸氧。患者取左侧卧及头低足高位,使空气聚集于右心房。症状严重者可心房抽气。心搏骤停者除进行心肺复苏外尽可能同时设法抽出右心房和右心室内空气,以免加重动脉栓塞。必要时可进行高压氧舱治疗。

8)过敏反应。包括对血浆、鱼精蛋白及其他血浆代用品的过敏,应停止治疗,给予抗过敏及对症治疗,糖皮质激素也可使用。

5.肝移植

肝移植虽然出现相对较晚,但发展迅速,疗效肯定,目前已成为治疗终末期肝病的常规手术,大批的病例获得长期存活。我国肝移植虽然起步晚但从1999年以来我国肝移植数量剧增,发展迅速但由于免疫抑制药的使用而容易复发。手术前、后使用拉米夫定治疗HBV感染复发有较显著疗效,但需要长期应用。

6.细胞移植

胚胎干细胞(ESC)自首次分离并成功地建立了人胚胎干细胞系,被认为是人类胚胎研究中的重大突破。胚胎干细胞是具有无限增殖能力和全能分化潜能的干细胞,具有正常的二倍体核型,可从内细胞团或原始生殖细胞分离而来,可分化为成人的各种细胞。目前设想应用ESC进行临床组织移植的基本途径:"患者体细胞核→核移入去核的成熟受体卵母细胞→早期胚胎→分离人胚胎干细胞→基因修饰→定向分化→细胞移植给患者"。

七、预后

(一)急性肝炎

甲型肝炎预后良好,多在3个月内临床康复。急性乙型肝炎患者大部分可完全康复,约10%患者转为慢性或病毒携带。急性丙型肝炎患者多转为慢性或病毒携带者。急性丁型肝炎重叠HBV感染时约70%转为慢性。戊型肝炎病死率一般为1%～2%,最高达12%。妊娠后期合并戊型肝炎病死率10%～20%,最高达39%。

(二)慢性肝炎

轻度慢性肝炎一般预后良好,仅少数转为肝硬化;中度慢性肝炎预后较差,其中较大部分转为肝硬化,小部分转为肝癌;重度慢性肝炎相当于早期肝硬化,容易发展为慢性肝衰竭或失代偿期肝硬化。

(三)肝衰竭

预后不良,病死率达70%以上。年龄较小、治疗及时、无并发症者病死率较低。急性肝衰竭存活者,远期预后较好,多不发展为慢性肝炎和肝硬化;亚急性肝衰竭存活者多数转为慢性肝炎或肝炎肝硬化;慢加急性肝衰竭病死率最高,可达80%以上,存活者病情可多次反复。

(四)淤胆型肝炎

急性淤胆型肝炎预后较好,一般都能康复。慢性淤胆型肝炎预后较差,容易发展为胆汁性肝硬化。

（五）肝炎肝硬化

静止性肝硬化可较长时间维持生命,活动性肝硬化预后不良。

八、预防

（一）控制传染源

1.患者的隔离

执行急性患者隔离期管理,对甲型、戊型肝炎患者粪便,乙型、丙型、丁型患者分泌物,排泄物及血液污染物进行严格消毒处理。慢性乙型和丙型肝炎患者应按病毒携带者管理。

2.携带者的管理

对无症状 HBV 和 HCV 携带者应进一步检测各项传染性指标,包括 HBeAg、HBV DNA、抗-HCV 和 HCV RNA,阳性者应禁止献血和从事托幼工作。

（二）切断传播途径

1.甲型和戊型肝炎

搞好环境卫生和个人卫生,加强粪便、水源管理,贯彻食品卫生法,做好食品卫生、食具消毒等工作,养成良好个人卫生习惯,不用他人饮食、洗漱用具,不饮生水,不吃未洗净的生菜、水果,食用贝类食品要煮熟,饭前便后要洗手,防止“病从口入”。

2.乙型、丙型和丁型肝炎

严格医疗器械消毒,做到一人一针一管注射,或一人一用一消毒器具。提倡使用一次性医疗器械。加强血制品管理。加强托幼保育单位和其他服务行业的监督管理。

（三）保护易感人群

1.主动免疫

(1)甲型肝炎。抗-HAV IgG 阴性者可通过接种甲型肝炎减毒活疫苗以获得主动免疫,主要用于幼儿、学龄前儿童及其他高危人群。

(2)乙型肝炎。凡新生儿(尤其是母亲 HBeAg 阳性者)出生后 24 小时内都应该立即接种基因重组乙型肝炎疫苗,注射 3 次后保护率约为 85%。与 HBV 感染者密切接触者、医务工作者、同性恋者、药瘾者等高危人群及从事托幼保育、食品加工、饮食服务等职业人群也是主要的接种对象。现普遍采用 0 个月、1 个月、6 个月的接种程序,每次注射 5μg,高危人群可适量加大剂量。

2.被动免疫

(1)甲型肝炎。甲型肝炎患者的接触者可接种人血丙种球蛋白以防止发病,剂量为 0.02～0.05mL/kg,注射时间越早越好,最迟不宜超过接触后 15 天。

(2)乙型肝炎。乙型肝炎免疫球蛋白(HBIG)主要用于暴露于 HBV 的易感者的免疫保护,应及早注射,保护期约 3 个月。新生儿接种乙型肝炎疫苗的同时,如联合注射高滴度 HBIG,可提高保护率。HBeAg 阳性孕妇在妊娠后 3 个月注射 HBIG,可能对母婴传播起预防作用。

目前对丙、丁、戊型肝炎尚缺乏特异性免疫预防措施。

（韩红莉）

第二章　立克次体病

第一节　流行性和地方性斑疹伤寒

一、流行性斑疹伤寒

流行性斑疹伤寒又称虱传斑疹伤寒,是由普氏立克次体引起,以人虱为传播媒介所致的急性传染病。本病全身感染症状比较严重,临床上以急性起病、稽留高热、剧烈头痛、皮疹及中枢神经系统症状为主要特征。

(一)病原学

普氏立克次体呈 $1\mu m$ 左右的微小球杆状或丝状,在人虱肠壁细胞内呈多形性。革兰染色阴性,吉姆萨染色淡紫红色。通常寄生于人体小血管内皮细胞胞质内和体虱肠壁上皮细胞内。病原体的化学组成和代谢物有蛋白质、糖、脂肪、磷脂、DNA、RNA、内毒素样物质、各种酶等,其胞壁组成近似革兰阴性杆菌的细胞壁,有内毒素样作用。普氏立克次体有两种抗原:一是可溶性耐热型特异性抗原,可与斑疹伤寒以外的立克次体病相鉴别;二是不耐热型特异性颗粒抗原,可区分两型斑疹伤寒。与变形杆菌 OX_{19} 有部分共同抗原,故可与患者血清发生凝集反应而用于诊断。

在体外只能在活细胞培养基上生长,可用鸡胚卵黄囊做组织培养。接种于雄性豚鼠腹腔,可引起发热和血管炎,但不引起阴囊的明显肿胀,可与莫氏立克次体相鉴别。

病原体对热、紫外线及一般消毒剂均敏感。56℃30分钟或37℃5～7小时均可灭活。耐低温和干燥,−20℃以下可长期保存,在干燥的虱粪中能存活数月。

(二)流行病学

1.传染源

患者是唯一传染源,潜伏期末即有传染性,病后第1周传染性最强,一般不超过3周。普氏立克次体可长期隐伏于单核巨噬细胞系统,当人体免疫力低下时引起复发。国外有报道自鼯鼠以及牛、羊、猪等家畜中分离到普氏立克次体,其生物学和生化特性与自患者分离到的普氏立克次体基本相同,但尚未证实为传染源。

2.传播途径

人虱是本病的传播媒介,主要为体虱,头虱次之。立克次体因人虱叮咬被感染的人体,而进入虱体,增殖后由虱粪排出。虱不论何时叮咬人,同时排出粪便。搔抓被咬处,使排泄在虱粪中的立克次体进入皮肤。因此,普氏立克次体因虱叮咬而直接传播至人体。因虱喜生活于29℃左右的环境,故虱可离开高热患者或死亡者而另觅新宿主,致使本病在人群中传播。

3.易感人群

人群普遍易感,病后可获相当持久的免疫力。

4.流行特征

多发生于寒冷地区的冬、春季,但近年来非洲热带地区也有本病的发生。战争、灾荒和群体个人卫生差,增加人虱繁殖的机会,以往世界各地多次流行性斑疹伤寒的流行与此有关。从20世纪80年代起,虽然我国流行性斑疹伤寒发病率一直呈下降趋势,但到20世纪90年代中期疫情又开始回升,从统计结果看各省市发病情况存在明显差异,其中河北、山东、云南、辽宁、山西始终保持较高的发病状况。

(三)发病机制与病理

1.发病机制

本病的发生是由病原体直接引起的血管病变、毒素引起的毒血症及变态反应所致。普氏立克次体侵入人体后,主要在小血管和毛细血管内皮细胞内繁殖,引起血管病变,并播散至邻近内皮细胞,产生小的感染灶;进入血流播散至远处的小动脉和小静脉及内脏内皮细胞。普氏立克次体可引起潜伏感染,在淋巴组织中持续存在,是引起复发性斑疹伤寒的原因。

2.病理

小血管炎是本病的基本病变,典型时形成斑疹伤寒结节,即增生性血栓坏死性血管炎及其周围的炎症细胞浸润而形成的肉芽肿。该病变遍及全身,尤以皮肤、心脏、脑及脑膜、骨骼肌、肺、肾、肾上腺及睾丸明显。非特征性改变有支气管肺炎、间质性肾炎、间质性心肌炎、间质性肝炎。肾上腺有出血、水肿。中枢神经系统病变广泛,出现大脑灰质到脊髓的病变。脾可因单核巨噬细胞增生而呈急性肿大。

(四)临床表现

潜伏期为5～23天,通常10～14天。

1.典型斑疹伤寒

(1)发热。发热持续2周左右。起病多急骤,体温在1～2天迅速上升至39℃以上,第1周呈稽留热,第2周起有弛张热趋势。可伴寒战、乏力、剧烈头痛、面部及眼结膜充血等全身毒血症状。若无并发症且未做病原治疗,发热持续2～3周,于3～4天降至正常。

(2)皮疹。90%以上病例出现皮疹,为本病重要体征。多数于病后4～5天开始出疹,初见于胸背部,1～2天遍及全身,但面部通常无疹。开始为鲜红色充血性斑丘疹,压之褪色,继而变为暗红色或瘀点,多孤立存在。1周左右消退,瘀点样疹可持续2周。常遗留色素沉着或脱屑。

(3)中枢神经系统症状。早期出现持续剧烈头痛是本病突出的症状。伴头晕、失眠、耳鸣及听力下降,也可出现反应迟钝或惊恐、谵妄,偶有脑膜刺激征,手、舌震颤,甚至大小便失禁、昏迷。

(4)肝脾大。约90%患者出现脾大,少数患者肝脏轻度肿大。

(5)心血管系统症状。可有脉搏加快,合并心肌炎时可有心音低钝、心律失常、奔马律、低血压,甚至循环衰竭。

(6)其他。还可出现呼吸道、消化道症状以及急性肾衰竭。

2.轻型斑疹伤寒

近年来国内多见此型散发病例。其特点为:热程短,一般 8～9 天;热度低,体温多在 39℃ 以下;全身毒血症状较轻,有明显的头痛和全身疼痛,但很少出现意识障碍和其他神经系统症状;无皮疹或仅有少量充血性皮疹,常于出疹后 1～2 天消退;肝脾大者少见。

3.复发性斑疹伤寒

复发性斑疹伤寒又称 Brill-Zinsser 病,是指初次感染流行性斑疹伤寒后因复发所引起的疾病。原发性感染后,普氏立克次体在人体淋巴结中能够存在多年且无任何临床表现。一旦出现机体免疫功能下降、外科手术和免疫抑制药的应用,使其再度繁殖而致疾病复发。复发性斑疹伤寒既可发生在斑疹伤寒流行地区的当地人中,也可发生在自流行区移民到非流行区的人中;目前散在的病例主要见于东欧以及东欧移居美国、加拿大者,国内很少有该病的报道。复发性斑疹伤寒的临床表现同流行性斑疹伤寒,但病情轻、病程短、病死率低。免疫学检查可以鉴别本病和原发性感染。原发性感染后的抗体为 IgM 型抗体,而复发性斑疹伤寒的特异性抗体出现早,发病后 10 天达高峰,为 IgG 型抗体。

(五)实验室检查

1.血、尿常规

白细胞计数多在正常范围内,中性粒细胞常增多,嗜酸性粒细胞显著减少或消失;血小板常减少。尿蛋白常阳性。

2.脑脊液检查

有脑膜刺激征者脑脊液白细胞和蛋白稍增高,糖一般正常。

3.血清学检测

(1)外斐反应(变形杆菌 OX_{19} 凝聚试验)。发病后第 1 周出现阳性,第 2～3 周达高峰,持续数周至 3 个月。效价＞1∶160 或病程中有 4 倍以上增高者有诊断价值。阳性率为 70％～80％,因操作简便而常用于诊断。但特异性差,既不能与地方性斑疹伤寒鉴别,也因与其他疾病如回归热、伤寒、布鲁菌病和结核等发生交叉凝集而出现假阳性。

(2)补体结合试验。用普氏立克次体与患者血清做补体结合试验,效价≥1∶32 有诊断意义。第 1 周阳性率约为 64％,第 2 周达高峰,阳性率 90％～100％,低效价可维持 10～30 年,故可用于流行病学调查。本试验特异性强,可用于与地方性斑疹伤寒鉴别。

(3)立克次体凝集反应。用普氏立克次体颗粒抗原与患者血清做凝集反应,阳性率高,特异性强。效价 1∶40 即为阳性且阳性反应出现时间早,第 5 天阳性率为 85％,第 2～3 周可达 100％,其消失早于补体结合试验。

(4)间接血凝试验。用患者血清与被红细胞致敏物质(普氏立克次体抗原中的成分)所致敏的绵羊红细胞进行凝集反应,阳性反应出现早。仅用于其他群立克次体感染鉴别,便于流行病学调查及早期诊断。但不能区分流行性和地方性斑疹伤寒。

(5)间接免疫荧光试验。检测血清中特异性 IgM 抗体,可用于早期诊断,特异性强,灵敏度高,可鉴别流行性斑疹伤寒与地方性斑疹伤寒。检测特异性 IgG 抗体可鉴别初次感染和复发型。

(6)DNA 探针杂交与 PCR 基因扩增技术。有研究显示,采用新型 TaqMan-MGB 探针检测普氏立克次体 DNA 的实时荧光定量 PCR 方法具有很高的特异性和敏感性,适合于快速检测样本中微量普氏立克次体 DNA,可用做临床实验室快速确诊流行性斑疹伤寒。

4.病原体分离

不适用于一般实验室,一般不用于临床诊断。取急性发热期尚未用抗生素治疗的患者血液 3～5mL,接种于雄性豚鼠腹腔内,7～10 天豚鼠发热,阴囊无明显红肿,取其脑、肾上腺、脾、睾丸鞘膜或腹腔做涂片或刮片及染色,可检出大量立克次体。通过动物接种分离立克次体费时费力且可引起实验人员和其他实验动物感染。胚鸡卵黄囊培养曾广泛被应用,但往往难以及时获得胚鸡卵黄囊,且有时需要盲传数代才能得到分离株。结合离心的壳状瓶培养技术已普遍用于病毒和胞内寄生菌的分离,近来成功用于立克次体的分离,既快速又简便。

(六)并发症

支气管肺炎、心肌炎、中耳炎及腮腺炎,也可并发感染性精神病及指、趾、鼻尖等坏疽等,现已少见。

(七)诊断与鉴别诊断

1.诊断

流行性斑疹伤寒患者缺乏特异性临床表现,流行病学资料有重要参考价值,如为流行区居民或 1 个月内去过流行区,有虱叮咬史或与带虱者接触史。实验室检查对诊断是必需的,外斐反应的滴度较高(1∶160 以上)或呈 4 倍以上升高即可诊断,有条件也可加做其他血清学试验。

2.鉴别诊断

(1)其他立克次体病。恙虫病患者恙螨叮咬处可有焦痂和淋巴结肿大,变形杆菌 OX_K 凝集试验阳性。Q 热无皮疹,主要表现为间质性肺炎,外斐试验阴性,贝纳柯克斯体的血清学试验阳性。

(2)伤寒。多见于夏、秋季,起病较缓,全身中毒症状较轻,相对缓脉已少见,起病第 6 天出现皮疹,为稀少的充血性斑丘疹。诊断依赖血(或胆汁、骨髓)培养出伤寒杆菌,肥达反应阳性。

(3)回归热。也由虱传播,该病可与流行性斑疹伤寒发生于同一患者。起病急、发热、全身疼痛、中毒症状及肝脾大。退热数天后可再发热,血液和骨髓涂片可见螺旋体。

(4)流行性出血热。以发热、出血、休克和肾损害为主要表现,典型患者有发热期、低血压休克期、少尿期、多尿期和恢复期 5 期经过。血清检测特异性 IgM 抗体而确诊。

(八)预后

本病预后取决于年龄大小、病情轻重、有无并发症、治疗早晚等。未经治疗的典型斑疹伤寒患者死亡率为 10%～60%,60 岁以上患者死亡率最高。早期诊断、及时应用有效抗生素治疗,多可治愈,病死率在 1.5% 以下。预防接种后发病,则病程较短,病情较轻。

(九)治疗

1.一般治疗

卧床休息,供给足量水分和热能,做好护理,防治并发症。

2.病原治疗

四环素和多西环素治疗有效,但需早期使用。常规剂量给药,热退后再用 3~4 天。严重病例,首剂可静脉给药。氯霉素也有效,因具骨髓抑制而不首选。成人患者也可选择喹诺酮类药物进行治疗。

如患者在 24~72 小时高热得到缓解,对诊断具有重要意义,而患者发热不退,则基本排除立克次体疾病。这是目前美国疾病预防控制中心及欧联盟立克次体病诊断与处置纲要中规定的诊治原则。

3.对症治疗

剧烈头痛等神经系统症状明显者予以止痛镇静药。毒血症症状明显者可用肾上腺皮质激素,但应慎用。因抗生素只能抑制立克次体的生长,不能彻底清除,疾病的恢复部分依赖于患者的免疫功能。

(十)预防

讲究个人卫生,灭虱是控制流行和预防本病的关键措施。

1.管理传染源

早期隔离患者,并对其予以灭虱处理。密切接触者医学观察 21 天。

2.切断传播途径

加强卫生宣教,勤沐浴更衣。有虱时对衣、被进行灭虱。

3.保护易感人群

对疫区居民及新入疫区人员进行疫苗接种,国内常用鸡胚或鼠肺灭活疫苗。第 1 年注射 3 次,以后每年加强 1 次,6 次以上可获较持久的免疫力。减毒 E 株活疫苗在国外已广泛使用,1 次接种免疫效果持续 5 年以上。人工免疫接种只能减轻病情,而发病率无明显降低,因此无法代替灭虱。

二、地方性斑疹伤寒

地方性斑疹伤寒又称蚤传斑疹伤寒或鼠型斑疹伤寒,是由莫氏立克次体引起,以鼠蚤为传播媒介的急性传染病。其临床表现与流行性斑疹伤寒相似,但病情较轻、病程短,除老年患者外,极少为致死性的。

(一)病原学

莫氏立克次体的形态特征、理化性质与普氏立克次体相似,但具以下不同点:①形态上多形性不明显,多为短丝状;②两者有相同的耐热可溶性抗原而有交叉反应,而具不同的不耐热型颗粒抗原,可借补体结合试验或立克次体凝聚试验区别;③接种雄性豚鼠可引起阴囊及睾丸明显肿胀;④除豚鼠外,对大鼠和小鼠均有明显的致病性,亦可用于分离及保存病原体。

(二)流行病学

1.传染源

家鼠为本病的主要传染源,莫氏立克次体通过鼠蚤在鼠间传播。鼠感染后不立即死亡,而鼠蚤只在鼠死后才叮咬人而使人受感染。此外,患者及牛、羊、猪、马、骡等也可能作为传染源。

2.传播途径

主要通过鼠蚤的叮咬传播。鼠蚤叮咬人时不是直接将莫氏立克次体注入人体内,但可同时排出含病原体的粪便和呕吐物污染伤口,立克次体经抓破处进入人体;蚤被压碎后,其体内病原体可经同一途径侵入。进食被病鼠排泄物污染的食物也可患病。蚤干粪内的病原体偶可形成气溶胶,经呼吸道和眼结膜使人受染。如有虱寄生人体,亦可作为传播媒介。

3.易感人群

人群普遍易感,感染后可获强而持久的免疫力,与流行性斑疹伤寒有交叉免疫。

4.流行特征

本病全球散发,多见于热带和亚热带。国内河南、河北、云南、山东、辽宁和北京等地发病较多。以晚夏和秋季时多见,可与流行性斑疹伤寒同时存在于同一地区。

(三)发病机制与病理

与流行性斑疹伤寒相似,但病变较轻,小血管的血栓形成较少见。

(四)临床表现

潜伏期1~2周,临床表现与流行性斑疹伤寒相似,但病情较轻,病程较短。

据97例美国儿童患者和104例西班牙患者的资料,出现发热、头痛和皮疹的比例分别为100%、75%和63%,发热伴头痛或皮疹占90%,而同时出现三联征的仅占49%,随年龄的增长,出现三联征的机会增加。半数以上儿童有消化道症状,成人约占1/4。成人常伴关节肌肉痛(78%),儿童仅占35%。皮疹多为斑丘疹,少数为红斑或瘀斑。淋巴结肿大儿童多于成人,仅24%成年患者出现脾大,儿童均未见肝脾大。12%儿童并发肺炎,未见脑膜炎等其他并发症。9%成人出现并发症,6例为肺炎,1例为小脑炎,2例发生多器官衰竭,其中1例出现肺炎、肝炎和心包炎,1例出现急性呼吸窘迫综合征、急性肾衰竭和DIC。无一例死亡。

(五)实验室检查

1.血常规检查

白细胞总数及分类多正常,少数于病程早期出现血小板减少。

2.血生化检查

约90%患者血清AST、ALT、ALP和LDH轻度升高。

3.免疫学检测

外斐反应阳性,但滴度较低。用莫氏立克次体特异性抗原做补体结合试验和凝集试验等可鉴别。

4.病原体分离

一般实验室不宜进行豚鼠阴囊反应试验,以免感染的动物间扩散和实验室工作人员受染。

(六)诊断

本病临床表现无特异性且病情较轻,容易漏诊。流行病学资料对诊断有帮助。对流行区发热患者或发病前1个月内去过疫区者,应警惕本病的可能。由于本病病情轻,对抗生素治疗有效,也许在未作出诊断前已被治愈。新加坡国立大学医院对急性发热性疾病进行特异性血清学筛选,在14个月中即发现21例。外斐反应有筛选价值,进一步诊断依赖于补体结合试验和立克次体凝集试验等。

（七）治疗

同流行性斑疹伤寒，国内报道多西环素疗效优于四环素。使用氟喹诺酮类，如环丙沙星、氧氟沙星和培氟沙星等对本病治疗也有效。患者的体温常于开始治疗后 1～3 天内降至正常，体温正常后再用药 3～5 天。

（八）预防

（1）主要是灭鼠灭蚤，对患者及早隔离治疗。
（2）因系散发性疾病，一般不用预防注射。

（魏素霞）

第二节 恙虫病

恙虫病又称丛林斑疹伤寒，是由恙虫病东方体引起的一种急性自然疫源性传染病，临床上以叮咬部位焦痂或溃疡形成、发热、皮疹、淋巴结肿大、肝脾大及周围血液白细胞数减少等为特征。

一、病原学

恙虫病东方体呈球形或球杆状，大小为（0.3～0.6）μm×（0.5～1.5）μm。专性细胞内寄生，在细胞质内靠近细胞核旁成堆排列。革兰染色呈阴性，但以吉姆萨染色显色较好，呈紫蓝色。恙虫病东方体呈二分裂方式进行繁殖，在原代鼠肾细胞、原代鸡胚细胞、Hela 细胞中生长良好，用鸡胚卵黄囊接种可分离本病病原体，也可通过动物实验如小鼠腹腔内接种来分离病原体。

恙虫病东方体较易出现遗传基因突变，导致各株间的抗原性有所不同，根据抗原性的差异，可将恙虫病东方体分为 10 个血清型，不同血清型的致病力、病情严重程度和病死率可出现较大的差异，但感染不同血清型后有一定的交叉免疫作用。恙虫病东方体与变形杆菌 OX_K 株有交叉免疫原性，临床上利用变形杆菌 OX_K 与患者的血清进行凝集反应，有助于本病的诊断。

恙虫病东方体免疫力弱，有自然失活、裂解倾向，不易保存，即使在液氮中亦仅存活 1 年左右。对各种消毒方法都很敏感，如在 0.5% 苯酚溶液中或加热至 56℃，10 分钟即死亡。对氯霉素、四环素类和红霉素类均极敏感，但能耐受青霉素类、头孢菌素类及氨基糖苷类抗生素。

二、流行病学

本病主要流行于亚洲太平洋地区，尤以东南亚多见。在日本、朝鲜、缅甸、斯里兰卡、越南、泰国、柬埔寨、菲律宾、马来西亚、印度、澳大利亚及新西兰等国家流行，俄罗斯东南部也有本病发生。在我国，本病流行区包括广东省、福建省、广西壮族自治区、江西省、湖南省、云南省、四川省、贵州省、西藏自治区、安徽省、陕西省、江苏省、浙江省、山东省、海南省和台湾省等地，以东南沿海地区为多发。

（一）传染源

鼠类是主要传染源。此外，兔、猪、猫和鸡等也能感染本病。恙螨被恙虫病东方体感染后，可经卵传给后代,故亦能起到传染源的作用。人患本病后,虽然血液中也有恙虫病东方体,但被恙螨幼虫叮咬的可能性极小,故患者作为传染源的意义不大。

(二)传播途径

恙螨是本病的传播媒介。能传播本病的恙螨有数十种,在我国最主要的是地里纤恙螨和红纤恙螨。恙螨的生活周期包括卵、幼虫、蛹、稚虫和成虫 5 期,其中只有幼虫是寄生性,需吸吮动物或人体的组织液。当幼虫叮咬带有恙虫病东方体的鼠时,则幼虫受感染,经过蛹、稚虫、成虫、卵,到第二代幼虫,仍带有该病原体。如果该幼虫再叮咬鼠类时,又可将病原体传染给鼠。如此在鼠类中不断循环,形成自然疫源性。当人在疫区的草地上工作、活动或坐卧时,被带有病原体的幼虫叮咬而得病。

(三)易感人群

人对本病普遍易感。从事野外劳动、较多接触丛林杂草的青壮年因暴露机会多而发病率较高。病后对同一血清型的病原体有较持久的免疫力。对不同血清型的免疫力较弱,仅能维持数月,故可再次感染发病。

(四)流行特征

本病一般为散发,但也可发生流行。我国南北流行的季节有差异,南方省区多发生于夏、秋季,见于 5~11 月,以 6~8 月为高峰,与此期间降雨集中引起地面恙螨扩散有关。但北方省份多发于秋、冬季,发病以 9~12 月为多,流行高峰出现在 10 月,与恙螨及野鼠的密度增加有关。本病多分布于热带及亚热带的河溪两岸且多见于灌木、杂草丛生的平坦地带。

三、发病机制

病原体从恙螨幼虫叮咬处侵入人体,先在叮咬局部组织细胞内繁殖,引起局部的皮肤损害,继而直接或经淋巴系统进入血流,形成恙虫病东方体血症,血流中的病原体到达身体各器官组织,侵入血管内皮细胞和单核巨噬细胞内生长繁殖。恙虫病东方体死亡后所释放的毒素是引起全身毒血症状和多脏器病变的主要因素。

本病的基本病理变化为全身小血管炎、血管周围炎及单核巨噬细胞增生。被恙螨叮咬的局部皮肤先有充血、水肿,形成小丘疹,继成小水疱,水疱中央坏死、出血,形成圆形或椭圆的黑色痂皮,称为焦痂。痂皮脱落可呈溃疡。焦痂或溃疡附近的淋巴结显著肿大,并可伴全身淋巴结肿大。浆膜腔,如胸腔、腹腔、心包中可见黄绿色渗出液。血管周围可见单核细胞、淋巴细胞、浆细胞浸润,重型患者可见血管内皮细胞水肿及血管壁坏死、破裂。内脏普遍充血,肝、脾因充血及单核巨噬细胞增生而肿大,可出现局灶性或弥散性心肌炎、出血性肺炎、间质性肾炎及淋巴细胞性脑膜炎等。

四、临床表现

潜伏期 4~20 天,常为 10~14 天。一般无前驱症状,起病急骤,体温迅速上升,1~2 天内达39~41℃,多呈弛张热型,亦可呈持续热型或不规则热型,持续 1~3 周。常伴有寒战、剧烈头痛、全身酸痛、疲乏、嗜睡、食欲下降、恶心、呕吐等,体征可有颜面及颈胸部潮红、眼结膜充血、焦痂或溃疡、淋巴结肿大、皮疹、肝脾大等。病程进入第2周后,病情常加重,神经系统的表现可有神情淡漠、重听、烦躁、谵妄,甚至抽搐或昏迷,可出现脑膜刺激征;循环系统可有心率快、心音弱、心律失常等心肌炎表现;呼吸系统可出现咳嗽、气促、胸痛、两肺啰音等肺炎表现。少数患者可有广泛的出血现象,如鼻出血、胃肠道出血等。危重病例呈严重的多器官损害,出现心、肝、肾功能衰竭及循环衰竭,还可发生播散性血管内凝血。第3周后,患者体温渐降至正常,症状减轻至消失,并逐渐康复。但如未及时得到有效的病原治疗,部分患者可病重死亡。

恙虫病具有一些特征性体征,对于诊断有重要价值,分述如下。

(一)焦痂与溃疡

此为本病的特征,对临床诊断最具意义。可见于70%~100%的患者。人被受感染的恙螨幼虫叮咬后,局部随即出现红色丘疹,继成水疱,然后发生坏死和出血,随后结成黑色痂皮,形成焦痂。焦痂呈圆形或椭圆形,大小不等,直径可为2~15mm,多为4~10mm。其边缘突起,如堤围状,周围有红晕,如无继发感染,则不痛不痒,也无渗液。痂皮脱落后即成溃疡,其基底部为淡红色肉芽创面,起初常有血清样渗出液,尔后逐渐减少,形成一个光洁的凹陷面,偶有继发性化脓现象。多数患者仅有1个焦痂或溃疡,偶见2~3个。焦痂可见于体表任何部位,但由于恙螨幼虫喜好叮咬人体湿润、气味较浓以及被压迫的部位,故焦痂多见于腋窝、外生殖器、腹股沟、会阴、肛周和腰背等处。患者发病时通常已有焦痂,因此查体时应细致,以免遗漏。

(二)淋巴结肿大

焦痂附近的局部淋巴结常明显肿大(可因此寻找焦痂),大者如核桃,小者如蚕豆,可移动,常伴疼痛和压痛,不化脓,多见于腹股沟、腋下、耳后等处,消退较慢,在疾病的恢复期仍可扪及。全身表浅淋巴结常轻度肿大。

(三)皮疹

多出现于病程的第4~6天,少数病例可于发病时即出现或迟至第14天才出现。发生率各地报道差别较大(35.34%~100%)。皮疹常为暗红色充血性斑丘疹,少数呈出血性,不痒,大小不一,直径为2~5mm,多散在分布于躯干和四肢,面部很少,手掌和脚底部更少,极少数可融合呈麻疹样皮疹。皮疹持续3~7天后消退,不脱屑,可遗留少许色素沉着。有些患者于病程第7~10天可在口腔软、硬腭及颊部黏膜上发现黏膜疹或出血点。

(四)肝脾大

肝大占10%~30%,脾大占30%~50%,质软,表面平滑,可有轻微触痛。

五、并发症

较常见的并发症是中毒性肝炎、支气管肺炎、心肌炎、脑膜脑炎、消化道出血和急性肾衰竭等。

六、诊断

(一)流行病学资料

发病前3周内是否到过恙虫病流行区,在流行季节有无户外工作、露天野营或在林地草丛上坐、卧等。

（二）临床表现

起病急、高热、颜面潮红、焦痂或溃疡、皮疹、浅表淋巴结肿大、肝脾大。尤以发现焦痂或特异性溃疡最具临床诊断价值。对怀疑患本病的患者应仔细寻找焦痂或溃疡，它多位于肿大、压痛的淋巴结附近。

（三）实验室检查

1.血常规检查

周围血白细胞数多减少或正常，重型患者或有并发症时可增多，分类常有中性粒细胞核左移、淋巴细胞数相对增多。

2.血清学检查

（1）变形杆菌 OX_K 凝集试验。患者血清中的特异性抗体能与变形杆菌 OX_K 抗原起凝集反应，为诊断提供依据。外斐反应最早可于第 4 病日出现阳性，到病程第 1 周末约 30% 阳性，第 2 周末约为 75%，第 3 周可达 90% 左右，效价 1:（160～1 280）。第 4 周阳性率开始下降，至第 8～9 周多转为阴性。效价在 1:160 或以上有诊断意义。若在病程中隔周进行检查，如效价升高 4 倍以上，则诊断意义更大。本试验的特异性较低，其他疾病如钩端螺旋体病也可出现阳性。

（2）补体结合试验。阳性率较高，特异性较强。补体结合抗体在体内的持续时间较长，可达 5 年左右。

（3）免疫荧光试验。用间接免疫荧光试验检测血清中特异性抗体，在病程的第 1 周末开始出现阳性，第 2～3 周末达高峰，2 个月后效价逐渐下降，但可持续数年。

（4）斑点免疫测定。用各种血清型的恙虫病东方体或其蛋白作为抗原，吸附在硝酸纤维膜上，检测患者血清中各血清型的特异性 IgM 或 IgG 抗体，其中特异性 IgM 抗体的检测有早期诊断价值。该法敏感性高，特异性强，可区分各种血清型。

（5）酶联免疫吸附试验（ELISA）与酶免疫分析（EIA）。可做各种血清型恙虫病东方体的特异性 IgM 或 IgG 抗体检测，敏感度和特异性与斑点免疫测定相仿，亦可用于血清分型，但操作更简便。

3.病原学检查

（1）病原体分离。可采用动物实验、鸡胚卵黄囊接种或 Hela 细胞培养等方法分离恙虫病东方体。临床上常用小鼠作病原体分离，取患者全血 0.5mL 接种小鼠腹腔，小鼠多在接种后第 7～9 天发病，解剖濒死的小鼠可发现双肺充血、水肿，肝、脾、淋巴结充血肿胀，出现胸腔积液和腹水。取腹水涂片，腹膜、肠系膜、肝、脾或肾印片，干后用吉姆萨染色镜检，可在单核细胞质内，靠近核旁发现紫蓝色、团状分布的恙虫病东方体。若用特异性抗体作直接免疫荧光试验，在荧光显微镜下可见细胞内有黄绿色的荧光。

（2）分子生物学检查。采用聚合酶链反应（PCR）技术可检测细胞、血液等标本中的恙虫病东方体基因，具有敏感度高、特异性强的特点，对于本病诊断及血清型的鉴定有一定价值。

七、鉴别诊断

（一）钩端螺旋体病

恙虫病流行区亦常有钩端螺旋体病存在。两者均多见于夏、秋季，均有发热、眼结膜充血、淋巴结肿大、多器官损害等,故应注意鉴别。钩端螺旋体病常有腓肠肌痛,而无皮疹、焦痂或溃疡。必要时可做血清学与病原学检查。

(二)斑疹伤寒

多见于冬、春季及寒冷地区,有虱寄生或叮咬史,无焦痂或溃疡。血清变形杆菌凝集反应OX_{19}株为阳性,而对OX_K株则为阴性。

(三)伤寒

起病较缓,有持续高热、神情淡漠、相对缓脉、玫瑰疹,常有消化道症状,无焦痂或溃疡,外周血液嗜酸性粒细胞减少,肥达试验阳性,血培养可获伤寒杆菌。

(四)其他

如流行性感冒、疟疾、败血症、登革热和肾综合征出血热等,均应注意鉴别。

八、预后

若能早期诊断及进行有效的病原治疗,绝大部分患者预后良好。老年人、孕妇、有并发症者预后较差。病死率自应用有效抗生素治疗后已降低至$1\% \sim 5\%$。病死率除与恙虫病东方体的株间毒力强弱差异有关外,还与病程的长短有关。进入病程的第3周后,患者常因心、肾、肺功能衰竭、肺或消化道大出血而死亡。

九、治疗

(一)一般治疗

卧床休息,进食容易消化的食物,加强护理,注意口腔卫生,定时翻身。重症患者应加强观察,及时发现各种并发症和并发症,采取适当的治疗措施。高热可用冰敷、乙醇拭浴等物理降温,酌情使用解热药物,但慎用大量发汗的解热药。烦躁不安时可适量应用镇静药物。

(二)病原治疗

氯霉素、四环素和红霉素对本病有良好疗效,用药后大多在$1 \sim 3$天内退热。氯霉素剂量,成人2g/d,儿童$25 \sim 40$mg/(kg·d),4次分服,口服困难者可静脉滴注给药。热退后剂量减半,再用$7 \sim 10$天,以防复发。四环素的剂量与氯霉素相同,但儿童使用四环素的不良反应较多,宜慎用。红霉素的成人剂量为1g/d。

此外,强力霉素、罗红霉素、阿奇霉素、诺氟沙星、甲氧苄氨嘧啶(TMP)等,对本病亦有疗效。青霉素类、头孢菌素类和氨基糖苷类抗生素对本病无治疗作用。

少数患者可出现复发,用相同的抗生素治疗同样有效。

十、预防

(一)控制传染源

主要是灭鼠。应采取综合措施,用各种捕鼠器与药物灭鼠相结合。常用的灭鼠药物有磷化锌、安妥和敌鼠等。患者不必隔离,接触者不检疫。

(二)切断传播途径

关键是避免恙螨幼虫叮咬。不要在草地上坐卧,在野外工作活动时,必须扎紧衣袖口和裤脚口,并可涂上防虫剂,如邻苯二甲酸二苯酯或苯甲酸苄酯等。此外,应改善环境卫生,除杂草,消除恙螨滋生地或在丛林草地喷洒杀虫剂消灭恙螨。

(三)保护易感人群

目前,恙虫病疫苗尚处于实验研究阶段。

(梁赟磊)

第三节　人粒细胞无形体病

人粒细胞无形体病(HGA)是由嗜巨噬细胞无形体(曾称为人粒细胞埃立克体)侵染人末梢血中性粒细胞引起的,以发热伴白细胞、血小板减少和多脏器功能损害为主要临床表现的蜱传疾病。

一、病原学

嗜巨噬细胞无形体属于立克次体目无形体科无形体属。无形体科是一类主要感染白细胞的专性细胞内寄生革兰阴性小球杆菌。嗜巨噬细胞无形体呈球状多形性,革兰染色阴性,主要寄生在粒细胞的胞质空泡内,以膜包裹的包涵体形式繁殖。用吉姆萨法染色,嗜巨噬细胞无形体包涵体在胞质内染成紫色,呈桑葚状。

嗜巨噬细胞无形体为专性细胞内寄生菌,缺乏经典糖代谢途径,依赖宿主酶系统进行代谢及生长繁殖,主要侵染人中性粒细胞。嗜巨噬细胞无形体早期的形态多为圆形、密度较大的网状体,后期菌体变小且密度增大。嗜巨噬细胞无形体的外膜比查菲埃立克体外膜有更多的皱褶。

二、流行病学

自1994年美国报道首例人粒细胞无形体病病例以来,近年来,美国每年报告的病例为600~800人。2006年,我国在安徽省发现首例人粒细胞无形体病病例,其他部分省份也有疑似病例发生。该病临床症状与某些病毒性疾病相似,容易发生误诊,严重者可导致死亡。

(一)宿主动物与传播媒介

动物宿主持续感染是病原体维持自然循环的基本条件。国外报道,嗜巨噬细胞无形体的储存宿主包括白足鼠等野鼠类以及其他动物。在欧洲,红鹿、牛、山羊均可持续感染嗜巨噬细胞无形体。嗜巨噬细胞无形体的传播媒介主要是硬蜱属的某些种(如肩突硬蜱、篦子硬蜱等)。我国曾在黑龙江、内蒙古及新疆等地的全沟硬蜱中检测到嗜巨噬细胞无形体核酸,但是储存宿主、媒介种类及其分布尚需做进一步调查。

(二)传播途径

(1)主要通过蜱叮咬传播。蜱叮咬携带病原体的宿主动物后,再叮咬人时,病原体可随之进入人体引起发病。

(2)直接接触危重患者或带菌动物的血液等体液,有可能会导致传播,但具体传播机制尚需进一步研究证实。国外曾有屠宰场工人因接触鹿血经伤口感染该病的报道。

（三）易感人群

人对嗜巨噬细胞无形体普遍易感，各年龄组均可感染发病。高危人群主要为接触蜱等传播媒介的人群，如疫源地（主要为森林、丘陵地区）的居民、劳动者及旅游者等。与人粒细胞无形体病危重患者密切接触、直接接触患者血液等体液的医务人员或其陪护者，如不注意防护，也有感染的可能。

（四）流行特征

从美国 11 个州已有的病例报告看，主要集中在东北部，在中西部和西海岸加利福尼亚亦有患者存在。从瑞士 41 例病例分析，男性占 78%，发病多为中青年，一年四季均有发病，高峰在 6～7 月。血清学和 PCR 检测证明，我国的新疆、内蒙古、广东、广西、福建和云南等地均有埃立克体感染。我国安徽省 2006 年有暴发疫情。目前，包括中国在内的许多国家已证实有HGA 的存在。

三、发病机制

（1）经微血管或淋巴道进入血流，寄生在中性粒细胞内。
（2）在巨噬细胞内生长繁殖，可直接引起宿主细胞的裂解。
（3）通过免疫机制攻击宿主细胞，免疫细胞释放的某些细胞因子和其他有关炎性介质可导致机体组织损伤、局灶性坏死等。

四、病理

主要病理改变包括多脏器周围血管淋巴组织炎症浸润、坏死性肝炎、脾及淋巴结单核巨噬细胞系统增生等，主要与免疫损伤有关。嗜巨噬细胞无形体感染中性粒细胞后，可影响宿主细胞基因转录、细胞凋亡，细胞因子产生紊乱、吞噬功能缺陷，进而造成免疫病理损伤。

五、临床表现

潜伏期一般为 7～14 天（平均 9 天）。

临床表现：①急性起病，主要症状为发热（多为持续性高热，可高达 40℃ 以上），同时有寒战、头痛、全身不适、乏力等类流感症状，肌痛常见且较重，多呈弥散性，有时局限于腰背等部位；②有恶心、呕吐、厌食、腹泻等消化道症状，厌食普遍且持续时间长，部分患者有咳嗽和肺炎等呼吸道症状；③重症可有间质性肺炎、肺水肿、急性呼吸窘迫综合征，严重病例可出现心、肺、肝、肾、DIC 等多脏器功能损害；④中枢神经系统损害可表现为剧烈头痛、嗜睡、视物模糊、意识不清、头面部神经麻痹、癫痫样发作、反射亢进、颈项强直或共济失调等；⑤少数严重的血小板减少及凝血异常，导致皮肤、肺、消化道、颅内等出血。

体格检查：①表情淡漠，相对缓脉，少数可有浅表淋巴结肿大；②四肢可出现瘀斑或瘀点样皮疹，多在 1 周后出现；③老年、免疫缺陷患者及激素治疗者，易继发病毒、真菌和结核分枝杆菌感染，病情加重甚至死亡。

六、实验室检查

实验室检查外周血白细胞、血小板降低,异型淋巴细胞增多。合并脏器损害的患者,心、肝、肾功能检测异常。病原学和血清学检查阳性。

(一)血常规检查

白细胞减少,血小板减少,异形淋巴细胞增多,可出现轻度贫血,发病第 1 周即表现,白细胞多在$(1.0～3.0)×10^9/L$,血小板多为$(30～50)×10^9/L$,10～14 天可恢复到正常。

(二)尿常规检查

蛋白尿、血尿、管型尿。

(三)血生化检查

肝肾功能异常,心肌酶谱升高;少数患者出现血、尿淀粉酶、血糖升高。部分患者凝血酶原时间延长,纤维蛋白原降解产物升高。可有血电解质紊乱,如低钠血症、低氯血症、低钙血症等。少数患者还有胆红素及血清蛋白降低。

(四)血清及病原学检测

(1)间接荧光抗体检测无形体 IgM 抗体阳性。

(2)恢复期血清无形体 IgG 抗体滴度较急性期 IgG 抗体滴度有 4 倍及 4 倍以上升高或单份血清 IgG 抗体滴度>1:256。

(3)血样 PCR 检测核酸阳性。

(4)免疫组化染色阳性。

(5)分离到病原体。

七、并发症

如延误治疗,患者可出现机会性感染、败血症、中毒性休克、中毒性心肌炎、急性肾衰竭、呼吸窘迫综合征、弥散性血管内凝血及多脏器功能衰竭等,直接影响病情和预后。

八、诊断

根据流行病学史、临床表现和实验室检测结果等进行诊断。

(一)诊断

1.流行病学史

(1)发病前 2 周内有被蜱叮咬史。

(2)有在蜱活动的丘陵、山区(林区)工作或生活史。

(3)有同类病例密切接触史。

2.临床表现

早期表现类似病毒感染的症状:持续性发热(稽留热型)、头痛、肌痛、全身不适和乏力,部分病例出现胃肠道症状如厌食、腹痛、腹泻等。部分重症病例可出现出血、皮肤瘀斑,伴多脏器损伤、DIC。

3.实验室检查

(1)早期外周血白细胞减少,血小板减少,严重者呈现进行性减少,异淋巴细胞增多。

(2)末梢血涂片镜检查到包涵体。

(3)尿蛋白阳性或隐血试验阳性。

(4)谷丙转氨酶和(或)谷草转氨酶、心肌酶和胰酶升高。

4.血清及病原学检测

(1)间接荧光抗体检测无形体 IgM 抗体阳性。

(2)恢复期血清无形体 IgG 抗体滴度较急性期 IgG 抗体滴度有 4 倍及 4 倍以上升高,或单份血清 IgG 抗体滴度>1:256。

(3)血清 PCR 检测核酸阳性。

(4)免疫组化染色阳性。

(5)分离到病原体。

(二)诊断标准

疑似病例:第 1、2 项和第 3 项中的(1)、(4)或(1)、(3)。

临床诊断病例:疑似病例加第 3 项中的(2)或加单份血清 IgG 抗体阳性。

实验室确诊病例:疑似病例或临床诊断病例加第 4 项中的任一项。

九、鉴别诊断

(一)与其他蜱传疾病、立克次体病的鉴别

人单核细胞埃立克体病(HME)、斑疹伤寒、恙虫病、斑点热及莱姆病等。

(二)与发热、出血及酶学指标升高的感染性疾病的鉴别

主要是病毒性出血性疾病,如流行性出血热、登革热等。

(三)与发热、血白细胞、血小板降低的胃肠道疾病的鉴别

伤寒、急性胃肠炎、病毒性肝炎。

(四)与发热及血白细胞、血小板降低或有出血倾向的内科疾病的鉴别

主要是血液系统疾病,如血小板减少性紫癜,粒细胞减少、骨髓异常增生综合征。可通过骨髓穿刺及相应病原体检测进行鉴别。

(五)与发热伴多项酶学指标升高的内科疾病鉴别

主要是免疫系统疾病,如皮肌炎、系统性红斑狼疮、风湿热。可通过自身抗体等免疫学指标进行鉴别。

(六)其他

如支原体感染、钩端螺旋体病、鼠咬热、药物反应等。

十、治疗

尽早使用抗生素,避免出现并发症。对疑似病例可进行经验性治疗。一般慎用激素类药物,以免加重病情。

（一）病原治疗

1.四环素类抗生素

(1)多西环素。为首选药物,应早期、足量使用。成人口服,每次 0.1g,每天 2 次,必要时首剂可加倍。8 岁以上儿童首剂 4mg/kg,之后,每次 2mg/kg,每天 2 次。一般病例口服即可,重症患者可考虑静脉给药。

(2)四环素。500mg,每天 4 次。口服或静脉使用均可。住院患者主张静脉给药。一般使用后可迅速改善症状,多认为可在 24～48 小时退热。用药疗程一般在退热后应继续服用至少 3 天,或白细胞和血小板计数回升,各种酶学基本恢复正常,症状完全改善后停药。四环素不良反应较多,在孕妇和儿童慎用。

由于无形体病临床表现无特异性,尚缺乏快速的实验室诊断方法,一旦怀疑此病,可尽快进行经验性治疗,而不应等待血清学检测结果(常需要数周),以免延误治疗导致病情加重。

2.其他抗菌药物

(1)利福平。儿童、对多西环素过敏或不宜使用四环素类抗生素者,选用利福平。成人 450～600mg,儿童 10mg/kg,每天 1 次,口服。

(2)喹诺酮类。如左氧氟沙星等。

(3)磺胺类药有促进病原体繁殖作用,应禁用。

（二）一般治疗

(1)患者应卧床休息,高热量、适量维生素、流食或半流食,多饮水,注意口腔卫生,保持皮肤清洁。

(2)对病情较重患者,应补充足够的液体和电解质,以保持水、电解质和酸碱平衡;体弱或营养不良、低蛋白血症者可给予胃肠营养、新鲜血浆、清蛋白、丙种球蛋白等治疗,以改善全身功能状态、提高机体抵抗力。

（三）对症支持治疗

(1)对高热者可物理降温,必要时使用药物退热。

(2)对有明显出血者,可输血小板、血浆。

(3)对合并有弥散性血管内凝血者,可早期使用肝素。

(4)对粒细胞严重低下患者,可用粒细胞集落刺激因子。

(5)对少尿患者,应碱化尿液,注意监测血压和血容量变化。对足量补液后仍少尿者,可用利尿药。如出现急性肾衰竭时,可进行相应处理。

(6)心功能不全者,应绝对卧床休息,可用强心药、利尿药控制心力衰竭。

(7)应慎用激素。国外有文献报道,人粒细胞无形体病患者使用糖皮质激素后可能会加重病情并增强疾病的传染性,故应慎用。对中毒症状明显的重症患者,在使用有效抗生素进行治疗的情况下,可适当使用糖皮质激素。

（四）隔离及防护

对于一般病例,按照虫媒传染病进行常规防护。在治疗或护理危重患者时,尤其患者有出血现象时,医务人员及陪护人员应加强个人防护。做好患者血液、分泌物、排泄物及其污染环境和物品的消毒处理。

（五）预后

据国外报道,病死率低于 1%。如能及时处理,绝大多数患者预后良好。如出现败血症、中毒性休克、中毒性心肌炎、急性肾衰竭、呼吸窘迫综合征、弥散性血管内凝血及多脏器功能衰竭等严重并发症的患者,易导致死亡。

十一、预防

（一）控制传染源

对患者的血液、分泌物、排泄物及被其污染的环境和物品,应进行消毒处理。一般不需要对患者实施隔离。

（二）切断传播途径

应采取灭杀蜱、鼠和环境清理等措施,降低环境中蜱和鼠的密度。

（三）保护易感人群

人对嗜巨噬细胞无形体普遍易感,各年龄组均可感染发病。预防该病的主要策略是指导公众特别是高危人群减少或避免蜱的暴露。有蜱叮咬史或野外活动史者,一旦出现疑似症状或体征,应及早就医,并告知医生相关暴露史。

（梁赟磊）

第三章　细菌感染性疾病

第一节　沙门菌感染

一、伤寒

伤寒是由伤寒沙门菌引起的急性消化道传染病。以持续发热、表情淡漠、相对缓脉、玫瑰疹、肝脾大和白细胞减少等为临床特征,可出现肠出血、肠穿孔等严重并发症。

(一)病原学

伤寒沙门菌又称伤寒杆菌,属沙门菌属 D 群,革兰染色阴性,呈短杆状,周边有鞭毛和菌毛,有活动力,不产生芽孢,无荚膜。在普通培养基上能生长,在含有胆汁的培养基上生长更好。伤寒沙门菌含有菌体(O)抗原、鞭毛(H)抗原和表面(Vi)抗原。应用血清凝集试验检测患者血清中"O"和"H"抗体可辅助临床诊断。Vi 抗体的检测有助于伤寒沙门菌带菌者的筛查。伤寒沙门菌不产生外毒素,其菌体裂解时释放内毒素是致病的主要因素。

伤寒沙门菌在自然界中生命力较强,在水中可存活 2~3 周,在粪便中能存活 1~2 个月,冷冻环境中可存活数月,但对光、热、干燥及消毒剂免疫力弱,60℃加热 15 分钟或煮沸后即可被杀死。

(二)流行病学

1.传染源

患者和带菌者均为传染源。患者整个病程均有传染性,以病程 2~4 周传染性最强。排菌期在 3 个月以内者称为暂时性带菌者,持续排菌 3 个月以上者称为慢性带菌者。慢性带菌者是引起伤寒不断传播或流行的主要传染源。

2.传播途径

通过粪—口途径传播。水源污染是伤寒暴发流行的主要原因。食物污染也可引起本病流行。散发病例以日常生活密切接触、苍蝇和蟑螂等传播多见。

3.易感人群

人群普遍易感,病后可获得持久性免疫,再次发病者极少。伤寒与副伤寒之间无交叉免疫。

4.流行特征

世界各地均有发病,以热带和亚热带地区多见,在发展中国家有流行或暴发流行,在发达国家发病率维持在低水平。伤寒可发生于任何季节,但以夏、秋季多见。发病以儿童和青壮年多见。

(三)发病机制与病理

伤寒的发病与否主要取决于所摄入伤寒沙门菌的数量、毒力以及宿主的免疫力。伤寒沙门菌随污染的水或食物进入消化道后,未被胃酸杀灭的细菌进入回肠下段,穿过肠黏膜上皮屏障,侵入回肠集合淋巴结,在单核巨噬细胞内繁殖形成初发病灶,进一步侵犯肠系膜淋巴结经胸导管进入血液循环,引起第一次菌血症,此阶段患者无症状,临床上处于潜伏期。伤寒沙门菌随血流进入肝、脾、胆囊、肾、骨髓等组织器官内,继续大量繁殖后再次进入血液循环引起第二次菌血症,并释放脂多糖内毒素,激活单核巨噬细胞释放白介素-1和肿瘤坏死因子等细胞因子,引起持续发热、表情淡漠、相对缓脉、白细胞减少等表现。此阶段相当于发病初期和极期(病程第1~3周)。伤寒沙门菌继续随血流播散至全身,并经胆管进入肠道,再次穿过小肠黏膜侵入肠壁淋巴结,使原先致敏的肠道淋巴组织产生严重炎症反应,导致肠壁坏死或溃疡形成,临床上相当于缓解期(病程第3~4周)。在极期和缓解期,坏死或溃疡的病变波及血管可引起肠出血;若侵犯小肠的肌层和浆膜层则可引起肠穿孔。病程第4周开始,机体免疫力逐渐增强,血流和脏器中的伤寒沙门菌逐渐被清除,肠壁溃疡逐渐愈合,不留瘢痕,也不引起肠道狭窄,临床上处于恢复期。

伤寒的主要病理特点是全身单核巨噬细胞系统的增生性反应,以回肠下段集合淋巴结与孤立淋巴滤泡的病变最具有特征性。镜下见淋巴组织内有大量巨噬细胞增生,胞质内常见被巨噬细胞吞噬的伤寒沙门菌、红细胞、淋巴细胞及细胞碎片,称为"伤寒细胞"。伤寒细胞聚集成团,形成小结节,称为"伤寒小结"或"伤寒肉芽肿",具有病理诊断意义。

(四)临床表现

潜伏期2~30天,平均7~14天。

1.典型伤寒

自然病程约4周,可分为4期。

(1)初期。发病第1周。多数起病缓慢,发热是最早出现的症状,体温呈阶梯形上升,5~7天内达39~40℃。发热前可有畏寒,少有寒战,热退时出汗不多。常伴有全身乏力、食欲减退、呕吐、腹痛、腹泻等。

(2)极期。病程第2~3周,出现伤寒特征性表现。

1)持续高热。多呈稽留热型,少数呈弛张热型或不规则热型,一般持续10~14天,长者可达3~4周。

2)消化系统症状。食欲缺乏明显,出现舌尖与舌缘的舌质红,舌苔厚腻,腹部不适,腹胀,可有便秘或腹泻,下腹有轻压痛。

3)神经系统症状。患者可出现表情淡漠、反应迟钝、耳鸣、重听或听力减退。重症患者可有谵妄、抽搐、昏迷、脑膜刺激征(虚性脑膜炎)。

4)相对缓脉。稽留热期间成人常见,儿童或并发心肌炎者相对缓脉不明显。

5)肝脾大。多数患者有脾大、质软、可有触痛。少数患者有肝大。并发中毒性肝炎时,可出现ALT升高或黄疸。

6)玫瑰疹。在病程第 7～14 天,患者皮肤可出现淡红色小斑丘疹,称为玫瑰疹。直径 2～4mm,压之褪色,一般在 10 个以下,主要分布在胸、腹部,偶见肩背部及四肢,2～4 天内消退,可分批出现。

(3)缓解期。病程第 3～4 周,体温开始下降,食欲逐渐好转,腹胀消失,脾开始回缩。但本期仍有可能出现肠出血、肠穿孔等并发症。

(4)恢复期。病程第 5 周左右,体温恢复正常,症状消失,食欲恢复,一般在 1 个月左右完全康复。体弱、原有慢性疾病或出现严重并发症者,病程往往较长。

2.其他临床类型

(1)轻型。发热 38℃左右,全身毒血症状轻,病程短,1～3 周即可恢复。多见于儿童或有伤寒菌苗预防接种及早期应用有效抗菌治疗者。

(2)迁延型。起病与典型伤寒相似,由于机体免疫力低下或合并有胆石症、慢性血吸虫病等基础性疾病,发热可持续 5 周以上至数月之久。

(3)逍遥型。起病初期症状轻,可正常工作与生活,部分患者因肠出血或肠穿孔才被诊断。

(4)暴发型。起病急,全身毒血症状严重,有畏寒、高热、肠麻痹、心肌炎、中毒性脑病、中毒性肝炎或休克等,病死率高。

3.特殊临床背景下伤寒的特点

(1)小儿伤寒。临床表现不典型,年龄越大,其临床表现越类似成人。常急性起病,弛张热多见,呕吐、腹泻等胃肠道症状明显,玫瑰疹少见,多数患儿无相对缓脉,肝、脾肿大明显,外周血白细胞计数可不减少。易并发支气管炎或肺炎,肠出血及肠穿孔少见。

(2)老年伤寒。临床表现不典型,通常体温不高,但易出现虚脱,常合并支气管肺炎和心力衰竭,病程迁延,恢复慢,病死率较高。

(3)复发。复发是指患者热退后 1～3 周再次出现临床症状和体征,血培养可再度呈阳性。原因是机体免疫力降低,病灶内的细菌未被完全清除,再次侵入血流而致。多见于抗菌治疗不彻底的患者。

(4)再燃。再燃是指患者在缓解期体温逐渐下降而未至正常时,又重新升高,持续 5～7 天后退热,此时血培养可再次出现阳性。原因与伤寒沙门菌菌血症未得到完全控制有关,有效和足量的抗菌药物治疗可减少和杜绝再燃。

(五)并发症

1.肠出血

肠出血为较常见的严重并发症,多见于病程第 2～3 周。饮食不当、因便秘而过度用力排便、治疗性灌肠等常为诱因。根据出血量多少可表现为大便隐血阳性、黑便或暗红色血便,大量出血者可出现头晕、面色苍白、冷汗、脉细速、血压下降等休克表现。

2.肠穿孔

肠穿孔为最严重的并发症,多见于病程第 2～3 周,好发于回肠末端。穿孔发生时,突然腹部剧烈疼痛,右下腹为甚,伴有恶心、呕吐、冷汗、脉搏细速、体温和血压下降。随后出现体温再度升高,腹部压痛、反跳痛、腹肌紧张等急性腹膜炎征象,肝浊音界缩小或消失,腹部 X 线检查可见游离气体,外周血白细胞增多并伴核左移。

3.中毒性肝炎

中毒性肝炎多见于病程第1~3周,表现为肝大、压痛,ALT升高或有黄疸,随病情好转肝损害恢复。

4.中毒性心肌炎

中毒性心肌炎多发生于病程第2~3周。有严重毒血症者,表现为心率加快、第一心音低钝、心律失常、血压下降等。心电图呈低电压、ST段下降或平坦、T波改变等异常。

5.支气管炎及肺炎

病程第1周大多由伤寒沙门菌引起,病程极期或后期多为继发其他细菌或病毒感染,极少由伤寒沙门菌引起。

6.溶血性尿毒综合征

一般发生于病程第1~3周,第1周常见。可能为伤寒沙门菌的内毒素诱发肾小球微血管内凝血所致,主要表现为溶血性贫血和急性肾衰竭。

7.其他

其他并发症包括急性胆囊炎、肾盂肾炎、骨髓炎、脑膜炎和血栓性静脉炎等。

(六)实验室检查

1.常规检查

(1)血常规。白细胞计数一般为$(3~5)×10^9/L$,中性粒细胞减少;嗜酸性粒细胞减少或消失,随病情好转而逐渐上升,复发者再度减少,对伤寒的诊断与病情的评估有重要的参考意义。

(2)尿常规。从病程第2周开始可有轻度蛋白尿或偶见少量管型。

(3)粪便常规。在肠出血时大便隐血试验阳性或肉眼血便。

2.细菌学检查

(1)血培养。病程第1~2周阳性率可达80%~90%,第3周下降至50%左右,第4周不易检出,复发和再燃者可再度呈阳性。

(2)骨髓培养。较血培养阳性率高,可达90%以上,阳性持续时间较长,适用于血培养阴性或使用过抗菌药物的疑似患者。

(3)粪便培养。第3~4周阳性率较高,可达75%左右。慢性带菌者可持续阳性1年。

(4)尿培养。早期多为阴性,第3~4周阳性率仅为25%左右。

(5)其他。玫瑰疹刮取物或活检切片也可获阳性培养。

3.肥达试验

肥达试验即伤寒血清凝集试验,是指应用已知的伤寒沙门菌菌体抗原(O)、鞭毛抗原(H)及副伤寒沙门菌甲(A)、乙(B)、丙(C)型的鞭毛抗原与患者血清做凝集反应,检测其相应抗体的效价。肥达试验对伤寒与副伤寒有辅助诊断价值。患者通常在病后第1周开始产生抗体,第2周逐渐增高,第3~4周达高峰,阳性率高达70%~90%,病愈后可维持数月。肥达试验在临床中可出现假阳性或假阴性反应,评价结果应注意以下特点。

(1)O抗体凝集效价在1:80以上,H抗体效价在1:160以上;或者O抗体效价呈4倍以上升高,才有辅助诊断意义。

（2）因伤寒和副伤寒甲、乙、丙沙门菌之间有部分 O 抗原相同，O 抗体升高只能支持沙门菌感染，不能区分伤寒或副伤寒。

（3）接种伤寒疫苗后，H 抗体效价明显上升，并可持续数年。既往感染者及其他发热性疾病出现的回忆反应也可有较高滴度，故仅 H 抗体升高而 O 抗体不升高，对伤寒诊断帮助不大。

（4）某些疾病如风湿病、败血症、结核病、血吸虫病、溃疡性结肠炎等可出现假阳性反应。部分免疫功能低下、早期应用抗菌药物的患者可出现假阴性反应。

（5）Vi 抗体效价在伤寒和副伤寒患者中一般不高；主要用于慢性带菌者的调查，效价在 1∶40 以上有诊断参考价值。

4.其他检查

近年来建立了酶联免疫吸附试验、被动血凝试验、对流免疫电泳、免疫荧光试验等免疫学诊断方法检测伤寒沙门菌的抗原和抗体以及利用 DNA 探针或 PCR 技术等分子生物学技术检测伤寒沙门菌基因组特异性靶序列，提高了敏感性和特异性，有助于早期诊断，有待临床推广应用。

（七）诊断

1.流行病学资料

当地伤寒疫情和流行季节，有不洁饮食史，是否有伤寒既往史、预防接种史以及与患者接触史。

2.临床表现

持续发热 1 周以上，腹胀、腹泻或便秘，表情淡漠、相对缓脉、玫瑰疹、脾大等，并发肠出血或肠穿孔者更有助于诊断。

3.实验室检查

外周血白细胞减少，嗜酸性粒细胞减少或消失，肥达试验阳性有辅助诊断意义。伤寒沙门菌培养阳性为确诊依据。

（八）鉴别诊断

1.病毒感染

呼吸道病毒和肠道病毒感染均可引起发热、头痛及白细胞减少，与伤寒相似，但起病较急，多伴上呼吸道症状，无相对缓脉、玫瑰疹等，病程一般为 1 周左右。

2.疟疾

发热、肝脾大、白细胞减少与伤寒相似，但起病急，体温每天波动大，寒战明显，出汗后体温骤降，热退后一般情况好，红细胞和血红蛋白降低，外周血或骨髓涂片可找到疟原虫。

3.革兰阴性杆菌败血症

患者高热、畏寒、脾大、白细胞计数可不升高与伤寒相似，但常有胆道、泌尿系统或腹腔内感染等原发病灶，寒战明显，弛张热多见，可有皮肤出血点，甚至早期出现中毒性休克，血培养可检出相应致病菌等。

4.恶性组织细胞病

患者长期发热、肝脾大、白细胞减少与伤寒相似。但患者多为不规则高热，进行性贫血，淋巴结肿大，外周血常规全血细胞减少，骨髓检查可见恶性组织细胞。

5.血行播散性结核

患者有长期发热、白细胞减少与伤寒相似,但患者常有结核病史或结核接触史,发热不规则,伴有盗汗,胸部 X 线或 CT 检查可见粟粒性结核病灶等,可与伤寒鉴别。

(九)预后

病死率约 1%。并发肠穿孔、肠出血、心肌炎、严重毒血症表现才,病死率较高。婴幼儿、年老体弱及免疫功能低下者预后较差。

(十)治疗

1.一般治疗与对症处理

(1)休息与隔离。按消化道传染病消毒隔离,发热期患者绝对卧床休息。临床症状消失后每隔 5~7 天送检粪便培养,连续 2 次阴性才可解除隔离。

(2)护理与饮食。给予高热量、高营养、易消化的饮食,供给必要的维生素。发热期间给予流质或细软无渣半流质饮食,少量多餐。退热后,可从软食逐渐过渡,热退 2 周后才能恢复正常饮食。注意观察患者的体温、脉搏、血压及粪便性状等的变化,保持口腔及皮肤清洁,预防压疮和肺病感染。

(3)对症处理。高热者可给予物理降温等,慎用退热药,以免出汗过多,引起虚脱。便秘者可用开塞露入肛或生理盐水低压灌肠,禁用高压灌肠和泻药。腹胀者给予低糖低脂肪饮食,可用松节油腹部涂擦以利于肛管排气,禁用新斯的明等促进肠蠕动药物。中毒症状重者,可在足量有效抗菌药物治疗的同时,选择地塞米松 2~5mg 或者氢化可的松 50~100mg 静脉滴注,每天 1 次,疗程不超过 3 天。有明显鼓肠和腹胀的患者慎用糖皮质激素,以免诱发肠出血和肠穿孔。

2.病原治疗

(1)喹诺酮类药物。是治疗伤寒的首选药物,但因可能影响骨骼发育,孕妇、哺乳期妇女及儿童不宜选用。

1)左旋氧氟沙星。每次 0.2~0.4g,口服,每天 2~3 次,疗程 14 天。

2)环丙沙星。每次 0.5g,口服,每天 2 次,疗程 14 天。

重型或有并发症者,可静脉滴注,症状控制后改为口服,疗程 14 天。

(2)第三代头孢菌素。是孕妇、哺乳期妇女及儿童首选药物,也适用于氯霉素耐药菌所致伤寒。

1)头孢噻肟。每次 2g,儿童每次 50mg/kg,每 8~12 小时静脉滴注 1 次,疗程 14 天。

2)头孢哌酮。每次 2g,儿童每次 50mg/kg,每 12 小时静脉滴注 1 次,疗程 14 天。

3)头孢曲松。每次 1~2g,儿童每次 50mg/kg,每天静脉滴注 1 次,疗程 14 天。

4)头孢他啶。每次 1~2g,儿童每次 50mg/kg,每 12 小时静脉滴注 1 次,疗程 14 天。

3.带菌者的治疗

根据药敏试验选择治疗药物。

(1)氧氟沙星。每次 0.3g,口服,每天 2 次,疗程 4~6 周。

(2)环丙沙星。每次 0.5g,口服,每天 2 次,疗程 4~6 周。

4.并发症的治疗

(1)肠出血。禁食,绝对卧床休息,密切监测血压、脉搏、意识变化及粪便出血量。烦躁不安可予以地西泮或者苯巴比妥镇静;补充血容量及维持水、电解质和酸碱平衡;使用止血药,必要时输血。大量出血经内科积极治疗无效者,应考虑手术治疗。

(2)肠穿孔。局限性穿孔者给予禁食,胃肠减压,选择有效的抗菌药物控制腹膜炎;肠穿孔并发腹膜炎者应及早手术治疗。

(3)中毒性肝炎。在抗病原治疗的基础上给予保肝支持治疗,避免使用损害肝脏的药物。

(4)中毒性心肌炎。绝对卧床休息,应用改善心肌营养的药物,必要时可加用肾上腺皮质激素及应用小剂量洋地黄制剂控制心力衰竭。

(5)溶血性尿毒综合征。有效控制伤寒沙门菌原发感染;输血、补液,碱化尿液;使用糖皮质激素如地塞米松、泼尼松龙等;小剂量肝素和(或)低分子右旋糖酐进行抗凝;必要时行腹膜透析或血液透析,促进肾功能恢复。

(十一)预防

1.控制传染源

及时发现患者及带菌者,及早隔离治疗,患者体温正常后2周或粪便培养连续2次阴性(两次间隔5～7天),可解除隔离。患者大小便等排泄物、便器、餐具、生活用品均需消毒处理。对密切接触者医学观察3周。

2.切断传播途径

这是预防和控制本病的关键。做好水源、饮食、粪便管理和消灭苍蝇等卫生工作,养成良好的个人卫生和饮食习惯。

3.保护易感人群

对易感人群可进行预防接种。口服的伤寒沙门菌 Ty21A 减毒活菌苗,保护率可达50%～96%;注射用伤寒 Vi 多糖疫苗,保护率可达70%左右。有与患者密切接触等,需急性预防用药者,可予复方磺胺甲基异噁唑每次2片,每天2次,口服3～5天。

二、副伤寒

副伤寒是由甲、乙、丙型副伤寒沙门菌引起的一组细菌性传染病。副伤寒的流行病学、发病机制与病理、临床表现、诊断、治疗及预防与伤寒相似,但也有与伤寒不同的临床特点。

(一)副伤寒甲、乙

我国成人副伤寒以副伤寒甲为主,儿童以副伤寒乙常见。潜伏期一般为8～10天;起病常有腹痛、腹泻、呕吐等急性胃肠炎症状,2～3天后出现发热,以弛张热或不规则热多见,稽留热少见,热程较短,2～3周;全身中毒症状轻,相对缓脉少见;玫瑰疹出现较早而多,颜色较深;肠穿孔、肠出血等并发症少见,病死率较低。

(二)副伤寒丙

副伤寒丙的临床表现比较复杂,可表现为败血症型、伤寒型或急性胃肠炎型,以败血症型多见。败血症型患者起病急,体温迅速上升,不规则热型,常伴寒战,可并发肺部、骨及关节的化脓性病灶,偶可并发化脓性脑膜炎、心内膜炎、肾盂肾炎、胆囊炎、皮下脓肿、肝脓肿等。伤寒型与副伤寒甲、乙类同。急性胃肠炎型主要表现为发热、呕吐、腹痛、腹泻,病程短,一般2～5天恢复。

副伤寒甲、乙、丙的治疗与伤寒相同。有化脓性病灶者,脓肿一旦形成,应在有效抗菌治疗的同时进行外科手术处理。

三、其他沙门菌属感染

其他沙门菌属感染是指伤寒、副伤寒以外的其他沙门菌感染,其发病率和死亡率现逐年递增。2 000种以上血清型沙门菌对人类有致病性,除伤寒沙门菌、副伤寒沙门菌外,主要致病菌有鼠伤寒沙门菌、猪霍乱沙门菌、肠炎沙门菌、牛沙门菌及鸭沙门菌,鼠伤寒沙门菌、猪霍乱沙门菌和肠炎沙门菌最常见。

(一)流行病学

1.传染源

主要传染源为感染的家禽,如鸡、鸭、猪、牛、羊等;其次是感染的鼠类及其他野生动物,其感染率为1%～4%或更多;人类带菌者亦可作为传染源,较常见于职业上与沙门菌接触的人,如食品加工或屠宰工人。

2.传播途径

沙门菌通过被污染的食物传染,特别多见于蛋、家禽、冷藏肉、未灭菌乳制品、海产等食品。水源污染可引起暴发。苍蝇和蟑螂可作为沙门菌的机械携带者,引起传播。蛋是引起肠炎沙门菌感染的主要原因。

3.易感人群

人群普遍易感,但与免疫力的强弱相关。婴幼儿、老年人及免疫缺陷者(如血红蛋白病,HIV患者等)对沙门菌易感。病后的免疫力不强,可反复感染,甚至可感染同一血清型细菌而发病。

4.流行特征

本病的流行特征为:①突然发病;②潜伏期短;③发病者仅限于进食污染食物者;④食物常是同一传染源所污染;⑤集体用餐单位常呈暴发流行;⑥热带地区雨季和温带地区气候较暖的时期发病率最高。

(二)临床表现

1.胃肠炎型

其他沙门菌属感染常引起胃肠炎,与其他细菌和病毒所致的胃肠炎难以区别。此型较常见的病原菌为鼠伤寒沙门菌,是最常见的临床类型,约占70%,也称为沙门菌食物中毒。患者在进食污染食物或水后6～48小时,出现恶心、呕吐和腹泻症状,常伴有腹部绞痛和发热(38～39℃)。腹泻主要表现为稀便,无血便,量中。但大量水样便、血便或痢疾症状并不能排除沙门菌属感染。在新生儿、老年人及免疫缺陷者(如HIV感染患者)易引起脱水和病变播散,需要住院治疗和抗生素治疗。沙门菌感染极少引起假阑尾炎或类炎性肠病。

其他沙门菌属感染引起的胃肠炎往往是自限性的。腹泻症状在 3～7 天可自行缓解,发热一般不超过 72 小时。沙门菌感染后 4～5 周,粪培养可持续阳性,持续阳性>1 年的慢性携带者罕见(<1%)。慢性携带者往往不推荐抗生素治疗,一些研究显示抗生素治疗反而延长患者带菌时间。

2.败血症型

小于 5% 的其他沙门菌属感染致胃肠炎患者血培养阳性,其中 5%～10% 患者出现局部感染。败血症最多见,尤其在婴幼儿、老年人和免疫抑制患者(如移植患者、HIV 感染患者)中。沙门菌易引起动脉炎,如果患者血培养(至少 3 次)结果阳性率>50%,要高度考虑并发血管内感染。既往瓣膜性心脏病患者极易引起心内膜炎,而动脉粥样硬化和主动脉瘤患者常伴有动脉炎。老年患者患胃肠炎后,出现迁延性发热伴背部、腹部或胸部疼痛,要怀疑动脉感染。心内膜炎和动脉炎罕见(1%),但常伴有并发症,如心内膜炎常并发心脏瓣膜穿孔或房室隔脓肿,动脉炎常并发真菌性动脉瘤,破裂性动脉瘤或脊椎骨髓炎。

猪霍乱沙门菌和都柏林沙门菌常有迁徙性发热和血培养阳性,无胃肠炎病史,侵袭性强,常出现迁徙性感染。

局部感染常表现为腹腔内感染,中枢神经系统感染,肺部感染,泌尿生殖道感染,骨、关节和软组织感染。

(三)实验室检查

1.血常规检查

胃肠炎者白细胞总数大多正常。有局灶性化脓性病变时明显升高,可达(20～30)×10^9/L。

2.粪便检查

部分患者粪便中有黏液和血,镜下白细胞增多,尤以婴幼儿多见。

3.病原学检查

胃肠炎时易从呕吐物和粪便中分离到病原菌,并与可疑食物中的病原菌相一致。胃肠道外感染时,从血、骨髓、脓液和其他体液如胸腔积液、脑脊液、关节积液等中测得病原菌。反复培养可提高阳性率。

(四)治疗

1.对症治疗

胃肠炎型以维持水、电解质平衡为主,辅以必要的对症处理。轻、中度脱水可予口服葡萄糖或电解质溶液,严重脱水者静脉补液,对年老、年幼或虚弱者应给予支持疗法。中毒症状严重并有循环衰竭应注意维持有效血容量,必要时可使用肾上腺皮质类激素。对呕吐、腹痛明显者,可给予口服颠茄酊,必要时亦可应用山莨菪碱。

2.病原治疗

无并发症的胃肠炎型患者不必应用抗菌药物,严重的胃肠炎或发育不良的婴儿及免疫缺陷者应加用相应抗菌药物。

败血症型其他沙门菌属感染,必须用抗菌药物治疗,氟喹诺酮类药物为首选。氟喹诺酮类药物抗菌谱广,对革兰阴性杆菌活性高且不易产生耐药,但因其影响骨骼发育,孕妇、儿童、哺乳期妇女慎用。局部感染患者一般可用氧氟沙星300mg,每天2次,口服;或200mg,每8~12小时静脉滴注,疗程14天。或环丙沙星500mg,每天2次,口服或每8小时静脉滴注,疗程14天。败血症患者可先静脉给予氧氟沙星治疗1~2周,然后口服氟喹诺酮治疗4周。

第3代头孢菌素、氨苄西林、复方磺胺甲噁唑对沙门菌属感染也有很好的疗效。患者如并发血管内感染或心内膜炎,应予以β-内酰胺类抗生素治疗6周。有骨髓炎、脑膜炎等局灶性感染时应较长期静脉内给药,同时做手术引流。氯霉素治疗成功率低,临床不推荐使用。

新生儿(<3个月),老年人(>50岁),移植患者、淋巴细胞增生症、HIV感染、假关节手术、严重关节疾病以及镰状红细胞病等患者,由于容易出现迁徙性感染,需预防性使用抗菌药物治疗。一般口服或静脉给予抗菌药物治疗2~3天或免疫正常患者治疗至体温正常。严重免疫缺陷患者,根据临床表现,治疗时间延长至7~14天。

(五)预后

本病的预后取决于临床类型、患者的一般情况及感染细菌的种类。胃肠炎预后良好。死亡病例多发生于婴儿、老年人或有严重慢性病者。严重全身感染者病死率较高。沙门菌脑膜炎的病死率可高达80%以上。

(六)预防

1.控制传染源

妥善处理患者和动物的排泄物,保护水源,禁止食用病畜病禽。

2.切断传播途径

注意饮食、饮水卫生和食物加工管理,不喝生水。肉、禽、乳、蛋类的处理、加工、储存均应严防污染,食用时应煮熟煮透。生熟分开,腹泻患者不应接触熟食。

(梁赟磊)

第二节　细菌性食物中毒

细菌性食物中毒系指进食被细菌或细菌毒素污染的食物而引起的急性感染中毒性疾病。其特征为常突然暴发,潜伏期短,多发生于夏、秋季,易集体发病以及发病者均与食入污染食物有明确的关系等。根据临床表现的不同,分为胃肠型和神经型两大类。

一、胃肠型食物中毒

本型临床上最为多见,主要发生于夏、秋季,常为集体发病,以急性胃肠炎为主要表现。

(一)病原学

多种细菌均可引起胃肠型食物中毒。

1.沙门菌属

胃肠型食物中毒的最常见病原菌之一,其中以猪霍乱沙门菌、鼠伤寒沙门菌和肠炎沙门菌等较为多见。该类菌为革兰阴性杆菌,对外界的抵抗力较强。人因进食未煮熟受污染的肉类、内脏、蛋及乳类后引起感染。

2.副溶血性弧菌

副溶血性弧菌为革兰阴性、椭圆形、荚膜球杆菌,嗜盐生长,对酸及热极为敏感。根据其菌体抗原 O 及鞭毛抗原 H 的不同,可分为 25 个血清型,B、E、H 是引起食物中毒的主要血清型。海产品带菌率极高,其他含盐量较高的食物如咸菜、咸肉、咸蛋亦可带菌。

3.大肠埃希菌

革兰阴性短杆菌,在体外的抵抗力较强。本菌为人和动物肠道正常寄居菌,一般不致病,但某些类型的大肠埃希菌可引起腹泻。根据其致病机制不同可分为:①产肠毒素大肠埃希菌,是旅游者及婴幼儿腹泻的重要病原;②致病性大肠埃希菌,主要引起婴幼儿腹泻;③侵袭性大肠埃希菌,通常在较大的儿童和成人中引起腹泻,类似菌痢的表现;④肠出血性大肠埃希菌,表现为出血性肠炎。

4.变形杆菌

变形杆菌属于肠杆菌科的革兰阴性小杆菌,有时可呈丝状或球状。引起食物中毒的主要为普通变形杆菌、奇异变形杆菌和摩根变形杆菌等。本菌广泛存在于水、土壤、腐败的有机物及人和家畜、家禽的肠道中。此菌在食物中能产生肠毒素。摩根变形杆菌并可使蛋白质中的组氨酸脱羧成组胺,从而引起过敏反应。引起中毒的食品以动物性食品为主,尤其以水产类食品更为多见。也见于凉拌菜、剩饭菜和豆制品。

5.金黄色葡萄球菌

只有能产生肠毒素的金黄色葡萄球菌才能引起食物中毒。肠毒素属于一种低分子量可溶性蛋白质,对热的抵抗力很强,经加热煮沸 30 分钟仍能致病。本菌存在于人体皮肤、鼻咽部、指甲及化脓性感染灶中,因而可污染各种食物。

(二)流行病学

1.传染源

被致病菌感染的动物或人。

2.传播途径

通过进食被细菌及其毒素污染的食物而传播。

3.易感人群

人群普遍易感,病后无明显免疫力,可重复感染。

4.流行特征

夏、秋季多发。

(三)发病机制与病理

细菌在被污染的食物中大量繁殖,产生大量毒素(肠毒素或细菌裂解释放的内毒素等)是发生食物中毒的基本条件。根据其发病机制可将细菌性食物中毒分为毒素型、感染型和混合型三类。细菌在食物中繁殖并产生毒素,食入这种食物而引起的中毒,其致病主要是由于毒素的作用,表现为无发热而有急性胃肠炎症状,称为毒素型食物中毒(如金黄色葡萄球菌食物中毒);病原菌污染食物后,在食物中大量繁殖,食入这种含有大量活菌的食物后引起的中毒,表现为发热和急性胃肠炎症状,细菌在肠道繁殖,并向外排菌造成传染,称为感染型食物中毒(如沙门菌食物中毒);由毒素型和感染型两种协同作用所致的食物中毒称为混合型食物中毒。

患者发病与否及病情轻重,与细菌或其毒素污染的程度,进食量的多少,人体的抵抗力强弱等因素有关。

发病后吐泻症状显著,细菌和毒素大多能被迅速排出体外,故较少引起败血症或严重的毒血症,病程较短。重症病例可有胃、小肠充血、糜烂、出血;部分病例有结肠炎症及出血;肝、肾、肺等有中毒性病变。

(四)临床表现

潜伏期短,常于进食后数小时发病,超过 72 小时的病例可基本排除食物中毒。

临床表现以急性胃肠炎为主,如恶心、呕吐、腹痛、腹泻等。金黄色葡萄球菌食物中毒呕吐较明显,呕吐物含胆汁,有时带血和黏液。腹痛以上腹部及脐周多见。腹泻每天数次至数十次,多为黄色稀便和水样便。侵袭性细菌引起的食物中毒,可有发热、腹部阵发性绞痛和黏液脓血便。肠出血性大肠埃希菌和副溶血弧菌食物中毒的部分病例大便呈血水样。变形杆菌还可发生颜面潮红、头痛、荨麻疹等过敏症状。腹泻严重者可导致脱水、酸中毒,甚至休克。病程多在 1～3 天内。

(五)诊断与鉴别诊断

1.诊断

(1)流行病学资料。有可疑饮食史,结合流行季节及饮食卫生条件等。尤其共餐者短期内集体发病,有重要诊断参考价值。

(2)临床表现。潜伏期短,突然发病,主要表现为急性胃肠炎的症状,病程较短,多数在 2～3 天内痊愈。

(3)实验室检查。

1)细菌学及血清学检查。对进食的可疑食物及患者的吐、泻物进行细菌培养,如能获得相同病原菌有利于确诊;留取早期及病后 2 周的双份血清与培养分离所得可疑细菌进行血清凝集试验,双份血清凝集效价递增者有诊断价值。

2)动物实验。怀疑细菌毒素中毒者,可做动物实验,以检测细菌毒素的存在。

2.鉴别诊断

(1)非细菌性食物中毒。包括化学性食物中毒(砷、汞、有机磷农药等)和生物性食物中毒(发芽马铃薯、生鱼胆、苦杏仁、河豚或毒蕈等),这类中毒的潜伏期更短,仅数分钟至数小时。除胃肠炎症状外,常伴有肝肾功能损害和神经系统症状,病死率较高。应详细询问进食毒物史,对可疑食物、排泄物等进行分析鉴定可确定病因。

(2)霍乱。重点结合疾病流行病学线索。多为先泻后吐,腹泻剧烈且常为无痛性,不伴里急后重,吐泻物呈米泔水样。患者常出现不同程度脱水、酸中毒、周围循环障碍。粪便悬滴镜检及培养可找到霍乱弧菌。

(3)急性细菌性痢疾。腹泻为黏液脓血便,量少,伴里急后重,左下腹压痛明显。常有发热等全身感染中毒症状。本病一般呕吐少见。大便镜检有红细胞、脓细胞及巨噬细胞,粪便培养见痢疾杆菌生长。

(4)急性出血性坏死性肠炎。本病起病急骤,突然出现剧烈腹痛,暗红色大便伴坏死组织。全身中毒症状严重,发病早期常易出现休克。重症者可有肠麻痹及腹膜刺激征等。

（六）治疗

1.一般治疗

卧床休息。流食或半流食,宜清淡,多饮盐糖水。沙门菌食物中毒者应床旁隔离。

2.对症治疗

呕吐、腹痛、腹泻严重者可暂禁食,给普鲁本辛 15～30mg 口服或阿托品 0.5mg 肌内注射或山莨菪碱 10mg 肌内注射。高热者用物理降温或药物降温,精神紧张不安时应给镇静剂。积极纠正水与电解质紊乱及酸中毒。脱水严重甚至休克者,积极补充液体及抗休克处理。变形杆菌食物中毒过敏型以抗组胺药物治疗为主,如苯海拉明等,必要时加用肾上腺皮质激素。

3.抗菌治疗

本病多为自限性,一般不用抗菌药物。但病情严重者应及时选用有效的抗菌药物,如喹诺酮类药物、氨基糖苷类药物或根据细菌培养及药物敏感试验选用抗生素。

（七）预防

认真贯彻《食品卫生法》,加强饮食卫生监督及管理。对炊事人员定期进行健康检查。做好饮食卫生的宣传教育,不吃不洁、腐败、变质或未经煮熟的肉类食品。

二、神经型食物中毒

神经型食物中毒又称肉毒中毒,是由于进食含有肉毒杆菌外毒素的食物而引起的中毒性疾病。临床上以恶心、呕吐及中枢神经系统症状如眼肌及咽肌瘫痪为主要表现。如抢救不及时,病死率较高。

（一）病原学

1.特性及抗原结构

肉毒杆菌又称腊肠杆菌,为革兰阳性杆菌,厌氧生长,具有芽孢,有周鞭毛,能运动。本菌按抗原性不同,可分 A、B、Ca、Cb、D、E、F、G 8 种血清型,能引起人类疾病的有 A、B、E、F 型,其中以 A、B 型最为常见。C、D 型主要见于禽畜感染。

2.毒力

肉毒杆菌各型均能产生外毒素。本菌广泛存在于自然界,以芽孢形式存在于土壤或海水中。可存在于牛、羊、猪等粪便中,也可附着于蔬菜、水果上,极易污染食物。火腿、腊肠、罐装或瓶装食物被肉毒杆菌污染后,在厌氧条件下繁殖并产生外毒素。外毒素是一种嗜神经毒素,毒力极强。对人的致死量为 0.01mg 左右。当 pH<4.5 或>9.0、温度低于 15℃ 或高于 55℃ 时,该菌不繁殖,不产生毒素。

3.抵抗力

本菌因有芽孢,对外界抵抗力极强,干热 180℃ 5～15 分钟或煮沸 5 小时以上,高压蒸汽灭菌 121℃ 30 分钟方可杀灭。耐酸,但对碱性溶液和氧化剂敏感。外毒素不耐热,80℃ 30 分钟或煮沸 10 分钟可被灭活。5% 苯酚、20% 甲醛 24 小时才能将其杀灭。毒素对胃酸有抵抗力,毒素在干燥、密封和阴暗的条件下,可保存多年。此毒素的毒性强,无色、无臭、无味,不易察觉。

（二）流行病学

1.传染源

传染源为携带肉毒杆菌的动物,患者不具传染性。

2.传播途径

主要通过进食被肉毒杆菌外毒素污染的食物传播。

3.易感人群

人群高度易感,病后无明显免疫力。

（三）发病机制与病理

1.发病机制

肉毒毒素是一种嗜神经毒素,主要由上消化道吸收。外毒素经口进入消化道后,不被胃酸及消化酶消化,经肠黏膜吸收入血,主要作用于脑神经核,神经肌肉接头处及自主神经末梢,阻断乙酰胆碱的释放,使肌肉收缩运动障碍发生软瘫。

2.病理

脑及脑膜显著充血、水肿,并有广泛的点状出血和血栓形成。镜下可见脑神经核和脊髓前角细胞退行性改变,脑干神经核也可受损。

（四）临床表现

潜伏期一般为12～36小时,可短至2小时或长达10天。潜伏期长短与感染外毒素的数量有关,潜伏期越短,病情越重。

临床症状轻重不一,有的感染者仅轻微不适,重者24小时内死亡。常突然起病,以神经系统症状为主,胃肠道症状较轻。病初全身乏力,头痛、晕眩、恶心、呕吐等,随即出现神经麻痹症状,如复视、斜视、视物模糊、瞳孔散大、对光反射消失、眼球固定、眼睑下垂等眼肌麻痹症状。胆碱能神经的传递作用受损时,可出现便秘、尿潴留及唾液和泪液分泌减少,重者腭、舌、呼吸肌呈对称性迟缓性轻瘫,严重者可出现咽肌麻痹,表现为吞咽、咀嚼、发音困难甚至呼吸困难。四肢肌肉迟缓性瘫痪表现为深、浅反射减弱和消失,但不出现病理反射,肢体瘫痪较少见。

患者体温一般正常,意识清楚,知觉不受影响。胃肠道症状有恶心、便秘、腹胀等,病程长短不一,通常于4～10天后逐渐恢复,但全身乏力,眼肌瘫痪可持续数月。严重者在发病3～10天内因呼吸衰竭、心力衰竭或继发性肺炎等死亡。病死率30％～60％。

4～26周婴儿食入少量肉毒杆菌芽孢,细菌在肠内繁殖,产生神经毒素出现中毒综合征。首发症状为便秘、拒奶、哭声无力,颈软不能抬头及脑神经损害。病程进展迅速,可因呼吸衰竭死亡。

（五）并发症

重症患者抢救不及时多死亡,病死率30％～60％、死亡原因多为延髓麻痹所致呼吸衰竭、心功能不全及吸入性肺炎所致继发感染。

（六）诊断与鉴别诊断

1.诊断

（1）流行病学资料。有进食可疑饮食史,特别是瓶装食物、腊肠、罐头、发酵食物等。同餐者集体发病。

（2）临床表现。有神经症状和体征，如复视，斜视，眼睑下垂，吞咽、发音、呼吸困难等。

（3）实验室检查。确诊可用动物实验检查患者血清及可疑食物中的肉毒毒素，也可用可疑食物进行厌氧菌培养，分离病原菌。

2.鉴别诊断

神经型食物中毒的早期患者可有咽干、咽红、咽痛症状，应注意与咽炎鉴别；呕吐、腹痛、便秘者应注意与肠梗阻鉴别；瞳孔扩大、黏膜干燥应与阿托品或曼陀罗中毒相鉴别；需要与河豚或毒蕈中毒鉴别，因这两种食物中毒后也可产生神经麻痹症状，但河豚中毒可有指端麻木，重者引起四肢瘫痪。明显无力及瘫痪还应与多发性神经炎、重症肌无力、白喉后神经麻痹、脊髓灰质炎等相鉴别。

（七）预后

本病病死率高，A 型为 $60\%\sim700\%$，B 型 $10\%\sim30\%$，E 型 $30\%\sim50\%$。E 型死亡较快。近年来由于早期使用抗毒血清，A 型病死率已降至 $10\%\sim25\%$，B 型为 1.5% 左右。

（八）治疗

1.一般治疗及对症治疗

（1）清除肠内毒素。肉毒杆菌外毒素在碱性液中易破坏，在氧化剂作用下毒性减弱，故确诊或疑似肉毒中毒时，可用 5% 碳酸氢钠或 $1:4\ 000$ 高锰酸钾溶液洗胃，清除摄入的毒素。对没有肠麻痹者，可应用导泻剂和灌肠排除肠内未吸收的毒素，但不宜使用枸橼酸镁和硫酸镁。因镁剂可加重肉毒杆菌毒素引起的神经肌肉阻滞。

（2）对症治疗。加强监护，密切观察病情变化，呼吸道有分泌物不能自行排出者，应定期吸痰，必要时气管切开。一旦发生呼吸衰竭，应尽早使用呼吸器辅助呼吸，对较轻病例可作气管插管。对严重肠梗阻患者应用鼻胃管胃肠减压。有尿潴留者应给予导尿。

（3）补充液体及营养。有吞咽困难者应予鼻饲饮食或者静脉滴注每天必需的液体、电解质及其他营养。

2.抗毒素治疗

早期、足量使用多价抗毒血清可中和体液中的毒素。在毒型鉴定之前应给予多价抗毒素（A、B、E 混合三联抗毒素）5 万～10 万 U，一次肌内注射或静脉注射，6 小时后重复给药。重症病例，减量或停药均不宜过早。当毒素分型明确时，应采用同型抗毒素血清注射。抗毒素血清注射前，应做皮内过敏试验，如为阳性，必须由小剂量开始、逐步加量脱敏注射，直到病情缓解为止。

3.其他治疗

盐酸胍啶有促进周围神经释放乙酰胆碱作用，故认为对神经瘫痪和呼吸功能有改进作用，剂量 $15\sim50mg/(kg\cdot d)$，可经鼻饲给予，不良反应有胃肠反应、麻木感、肌痉挛、心律不齐等。抗生素仅适用于有并发细菌感染者。监护与改善呼吸功能及加强支持治疗是降低病死率的关键。呼吸道的管理是决定治疗成败的重要因素，要防止窒息及吸入性肺炎发生。

（九）预防

1.管理传染源

一旦发生可疑食物中毒，应立即报告防疫部门，及时进行调查、分析，制订防疫措施，以尽早控制疫情。

2.切断传播途径

与胃肠型食物中毒相同。

3.保护易感人群

如所进食物证明被肉毒杆菌及外毒素污染或同进食者已发生肉毒中毒时,应立即注射多价抗毒血清 1 000～2 000U,以防止发病。

(梁赟磊)

第三节　细菌性痢疾

细菌性痢疾简称菌痢,是志贺菌属痢疾杆菌引起的肠道传染病,是我国的常见病、多发病。临床表现主要有畏寒、发热、腹痛、腹泻、里急后重、排黏液脓血样便。中毒性菌痢为危重症患者,可表现为休克、脑病等,病情凶险。抗菌药治疗有效,早期诊断、早期治疗是治愈的关键。

一、病原学

志贺菌又称痢疾杆菌,属肠杆菌科,革兰阴性杆菌,该菌属有菌毛,无鞭毛及荚膜,在普通培养基上即可生长。根据抗原结构分为 4 群 47 型,见表 3-1。

表 3-1　志贺菌的分型临床常用护理技术与常见病护理规程

细菌名称	群别	甘露糖	鸟氨酸脱羧酶	血清型
痢疾志贺菌	A	−	−	1～12
福氏志贺菌	B	＋	−	1a、b、c,2a、b,3a、b、c,4a、b、c,5a、b,6,x,y
鲍氏志贺菌	C	＋	−	1～18
宋内志贺菌	D	＋	＋	1

目前我国以福氏志贺菌的流行占居首位且以 2a 型为多,其次为宋内志贺菌、鲍氏志贺菌。近几年我国少数地区有痢疾志贺菌的流行趋势。

四群志贺菌均可产生内毒素,是引起全身反应如发热、毒血症、休克等的重要因素。痢疾志贺菌还可产生外毒素又称为志贺毒素,有肠毒性、神经毒性和细胞毒性,分别导致相应的临床症状。

志贺菌在体外生存力较强,通常温度越低,生存时间越长。宋内志贺菌抵抗力最强,其次为福氏志贺菌,痢疾志贺菌抵抗力最弱。它们对热和常用的消毒剂均敏感,如 60℃ 10 分钟死亡;阳光直射 30 分钟死亡;室温可存活 10 天;在瓜果、蔬菜及污染物上可生存 11～24 天。人类进食 10 个痢疾志贺菌即可引起发病。

二、流行病学

(一)传染源

传染源为急性、慢性菌痢患者和带菌者。轻型患者、慢性患者及带菌者由于症状不典型且管理困难,故在流行中更具有重要作用。

（二）传播途径

通过消化道传播。志贺菌随粪便排出体外,污染食物、水及手,经口使人感染;苍蝇具有粪、食兼食习性,可通过污染食物引起传播。如食物或饮用水被污染,可引起食物型或水型的暴发流行。

（三）易感人群

人群普遍易感。病后可获得一定的免疫力,但持续时间较短且不同菌群和血清型之间无交叉免疫,但有交叉耐药性,故易于重复感染。

（四）流行特征

菌痢易发生在亚热带及温带地区。全年均有散发病例报告,但有明显夏、秋季流行高峰。菌痢患者的年龄分布有 2 个高峰,第 1 个高峰为学龄前儿童,第 2 个高峰为青壮年期,与他们在日常生活中接触病原菌机会较多有关。

三、发病机制与病理

（一）发病机制

志贺菌进入消化道后,大部分被胃酸杀死,少数进入下消化道的细菌也可因正常菌群的拮抗作用或肠道分泌型 IgA 的阻断作用无法吸附于肠黏膜上皮被排出体外。当人体免疫力下降时,少量细菌可致病。

躲过胃酸作用进入结肠的志贺菌,突破肠黏膜屏障后,黏附在结肠黏膜上皮细胞生长、侵袭,经基底膜进入固有层,并在其中繁殖、释放毒素,引起炎症反应和小血管循环障碍。在这一过程中,炎性介质的释放使志贺菌进一步侵入并加重炎症反应,结果导致肠黏膜炎症、坏死及溃疡。由黏液、细胞碎屑、中性粒细胞、渗出液和血形成黏液脓血便。

志贺菌释放的内毒素入血后,不但可以引起发热和毒血症,还可直接作用于肾上腺髓质、交感神经系统和单核巨噬细胞系统释放各种血管活性物质,引起急性微循环衰竭,进而引起感染性休克、DIC 及重要脏器功能衰竭,临床表现为中毒性菌痢(休克型、脑型或混合型)。休克型主要为感染性休克,而脑型则以脑水肿或脑疝引起的昏迷、抽搐与呼吸衰竭为主要临床表现。

外毒素是由志贺菌志贺毒素基因编码的蛋白,它能不可逆性地抑制蛋白质合成,从而导致上皮细胞损伤,可引起出血性结肠炎和溶血性尿毒综合征(HUS)。

志贺菌进入机体后是否发病,主要取决于细菌数量、致病力和人体免疫力。

福氏志贺菌透过 M 细胞的跨细胞作用穿过上皮细胞屏障,遇到驻留型巨噬细胞。细菌诱导凋亡样细胞死亡而逃避被巨噬细胞降解,这一过程伴随着促炎症反应信号。其余的细菌从基底外侧侵入上皮细胞,通过载体肌动蛋白的聚合作用进入胞质,播散到邻近细胞。巨噬细胞和上皮细胞等的促炎症反应信号进一步活化 NK 细胞和多形核白细胞的自然免疫反应。多形核白细胞的内流使上皮细胞内层瓦解,初期会使得更多细菌更易侵入,从而加重感染和组织损伤。最终,多形核白细胞吞噬并杀死志贺菌,感染得以控制。

（二）病理

菌痢的病理变化主要发生于乙状结肠与直肠,严重者可以波及整个结肠及回肠末端。

急性菌痢的典型病变过程为初期的急性卡他性炎症,随后出现特征性假膜性炎症和溃疡形成,最后愈合。肠黏膜的基本病理变化是弥散性纤维蛋白渗出性炎症。早期黏膜分泌亢进,黏膜充血水肿,中性粒细胞和巨噬细胞浸润,可见点状出血。病变进一步发展,肠黏膜上皮部分损害,形成浅表坏死,表面有大量的黏液脓性渗出物。在渗出物中有大量纤维素,与坏死组织、炎症细胞、红细胞及细菌一起形成特征性的假膜。大约1周,假膜开始脱落,形成大小不等、形状不一的"地图状"溃疡。病变通常局限于固有层,故溃疡多较表浅,肠黏膜穿孔少见。肠道严重感染可引起肠系膜淋巴结肿大,肝、肾等实质脏器损伤。中毒性菌痢肠道病变轻微,多数仅见充血水肿,个别病例结肠有浅表溃疡,突出的病理改变为大脑及脑干水肿、神经细胞变性。部分病例肾上腺充血,肾上腺皮质萎缩。

慢性菌痢肠黏膜水肿和肠壁增厚,肠黏膜溃疡不断形成和修复,导致瘢痕和息肉形成,少数病例甚至出现肠腔狭窄。

四、临床表现

潜伏期一般为1~4天,短者可为数小时,长者可达7天。菌痢患者潜伏期长短和临床症状的轻重取决于患者的年龄、免疫力、感染细菌的数量、毒力及菌型等因素。

根据病程长短和病情轻重,可以分为下列各型。

(一)急性菌痢

根据毒血症及肠道症状轻重,可以分为普通型、轻型、重型菌痢。

1.普通型(典型)菌痢

起病急,有畏寒、发热,体温可达39℃,继之出现腹痛、腹泻和里急后重,大便多先为稀水样便,1~2天后转为黏液脓血便,每天10余次至数十次,量少,常伴肠鸣音亢进。早期治疗,多于1周左右病情逐渐恢复而治愈,少数病程迁延转为慢性。

2.轻型(非典型)菌痢

全身毒血症症状轻微,可无发热或仅低热。表现为急性腹泻,每天腹泻10次以内,稀便有黏液但无脓血。有轻微腹痛及左下腹压痛,无明显里急后重,大便培养有志贺菌生长则可确诊。几天至1周后可自愈,少数转为慢性。

3.重型菌痢

多见于老年、体弱、营养不良患者,急起发热,腹泻每天30次以上,为稀水脓血便,偶尔排出片状假膜,甚至大便失禁,腹痛、里急后重明显。后期可出现严重腹胀及中毒性肠麻痹,常伴呕吐,严重失水可引起外周循环衰竭。部分病例表现为中毒性休克,体温不升,常有酸中毒和水、电解质平衡失调,少数患者可出现心、肾功能不全。

(二)中毒性菌痢

以2~7岁儿童为多见,成人偶有发生。起病急骤,突起畏寒、高热,病势凶险,全身中毒症状严重,可有嗜睡、昏迷及抽搐,迅速发生循环和呼吸衰竭。临床以严重毒血症状、休克和(或)中毒性脑病为主,而局部肠道症状很轻或缺如。开始时可无腹痛及腹泻症状,但发病24小时内可出现痢疾样大便。按临床表现可分为以下3型。

1.休克型(周围循环衰竭型)菌痢

此型较为常见,以感染性休克为主要表现。①面色苍白,口唇或指甲发绀,上肢湿冷,皮肤呈花纹状,皮肤指压阳性(压迫皮肤后再充盈时间>2秒)。②血压下降,通常收缩压<

80mmHg,脉压变小,<20mmHg。③脉搏细数,心率快(>100 次/分),小儿心率可达 150～160 次/分,心音弱。④少尿(<30mL/h)或无尿。⑤出现意识障碍。以上 5 项亦为判断病情是否好转的指标。重症病例休克不易逆转,并发 DIC、肺水肿等,可致外周性呼吸衰竭或多器官功能衰竭而危及生命。

2.脑型(呼吸衰竭型)菌痢

中枢神经系统症状为其主要临床表现。脑血管痉挛,引起脑缺血、缺氧,导致脑水肿、颅内压增高,甚至脑疝。患者可出现剧烈头痛、频繁呕吐、烦躁、惊厥、昏迷、瞳孔不等大、对光反射消失等,严重者可出现中枢性呼吸衰竭等临床表现。此型较为严重,病死率高。

3.混合型菌痢

具有以上两型的表现,病情最为凶险,病死率高达 90% 以上。

(三)慢性菌痢

慢性菌痢指急性菌痢病程迁延超过 2 个月病情未愈者。主要与下列因素有关:原有营养不良、胃肠道慢性疾病、肠道分泌性 IgA 减少导致的免疫力下降或急性期未获有效治疗。另外,福氏志贺菌感染易致慢性感染,耐药性菌株感染易引起慢性化。根据临床表现可以分为3 型。

1.慢性迁延型菌痢

急性菌痢发作后,迁延不愈,时轻时重。长期腹泻可导致营养不良、贫血、乏力等。大便常间歇排菌。

2.急性发作型菌痢

有慢性菌痢史,间隔一段时间又出现急性菌痢的表现,但发热等全身毒血症症状不明显。

3.慢性隐匿型菌痢

有急性菌痢史,无明显临床症状,多在大便培养检出志贺菌或结肠镜检查发现黏膜炎症或溃疡时诊断。

慢性菌痢中以慢性迁延型最为多见,急性发作型次之,慢性隐匿型最少。

五、并发症及后遗症

并发症及后遗症都少见。并发症包括菌血症、溶血性尿毒综合征、关节炎、赖特(Reiter)综合征等。后遗症主要是神经系统后遗症,可产生耳聋、失语及肢体瘫痪等症状。

(一)痢疾杆菌败血症

主要见于营养不良儿童或免疫功能低下患者的早期,临床症状重,病死率高(可达 46%),及时应用有效抗生素可降低病死率。

(二)溶血性尿毒综合征(HUS)

此为严重的一种并发症。原因不明,可能与内毒血症、细胞毒素、免疫复合物沉积等因素有关。常因突然出现血红蛋白尿(尿呈酱油色)而被发现,表现为进行性溶血性贫血、高氮质血症或急性肾衰竭、出血倾向及血小板减少等。糖皮质激素治疗有效。

(三)关节炎

菌痢并发关节炎较少见。主要在病程 2 周左右,累及大关节引起红肿和渗出。关节液培养无菌生长,而志贺菌凝集抗体可为阳性,血清抗"O"值正常,可视为一种变态反应所致,激素治疗可缓解。

六、实验室检查

(一)一般检查

1.血常规检查

急性菌痢白细胞总数可轻至中度增多,以中性粒细胞为主,可达$(10\sim20)\times10^9/L$。慢性菌痢可有贫血表现。

2.大便常规

粪便外观多为黏液脓血便,镜检可见白细胞($\geqslant15$个/高倍视野)、脓细胞和少量红细胞,如有巨噬细胞则有助于诊断。

(二)病原学检查

1.细菌培养

粪便培养出痢疾杆菌即可确诊。在抗菌药物使用前采集新鲜标本,取脓血部分及时送检和早期多次送检均有助于提高细菌培养阳性率。

2.特异性核酸检测

采用核酸杂交或聚合酶链反应(PCR)可直接检查粪便中的痢疾杆菌核酸,具有灵敏度高、特异性强、快速简便、对标本要求低等优点,但临床较少使用。

(三)免疫学检查

采用免疫学方法检测细菌或抗原具有早期、快速的优点,对菌痢的早期诊断有一定帮助,但由于粪便中抗原成分复杂,易出现假阳性,故目前尚未推广应用。

七、诊断

本病多发于夏、秋季,有不洁饮食或与菌痢患者接触史。急性期临床表现为发热、腹痛、腹泻、里急后重及黏液脓血便,左下腹有明显压痛。慢性菌痢患者则有急性痢疾史,病程超过2个月而病情未愈。中毒性菌痢以儿童多见,有高热、惊厥、意识障碍及呼吸、循环衰竭,起病时胃肠道症状轻微,甚至无腹痛、腹泻,常需盐水灌肠或肛拭子取粪便检查方可诊断。粪便镜检有大量白细胞($\geqslant15$个/高倍视野),脓细胞及红细胞即可诊断。确诊有赖于粪便培养出志贺菌。

死亡的危险因素有婴儿和50岁以上的成人,非母乳喂养的儿童,营养不良的儿童和成人,近期患麻疹的儿童,以及有脱水、意识不清、低体温或高热、有抽搐史的患者。

八、鉴别诊断

菌痢应与多种腹泻性疾病相鉴别,中毒性菌痢则应与夏、秋季急性中枢神经系统感染或其他病因所致的感染性休克相鉴别。

(一)急性菌痢

与下列疾病相鉴别。

1.其他细菌性肠道感染

如肠侵袭性大肠埃希菌、空肠弯曲菌及气单胞菌等细菌引起的肠道感染也可出现痢疾样症状。大肠埃希菌鉴别有赖于大便培养检出不同的病原菌。空肠弯曲菌发病季节及年龄与菌痢相似，有发热、腹痛、腹泻或有黏液脓血便，初为水样，后转为黏液、脓样、血样，可有肉眼可见的血便，约 1/4 病例有里急后重，少数人可有家禽或家畜接触史，依靠临床表现和粪便镜检常难鉴别，需要用特殊培养基在微需氧环境中分离病菌。

2.细菌性胃肠型食物中毒

因进食被沙门菌、金黄色葡萄球菌、副溶血弧菌、大肠埃希菌等病原菌或它们产生的毒素污染的食物引起，特别是副溶血弧菌肠道感染可引起血水样便，多见于沿海地区，多有进食被污染的海产品史，腹痛显著，少数有里急后重，症状恢复快，粪便中细菌阴转快，粪便培养在 4% 食盐胨水或 4% 食盐琼脂平板，可获阳性结果，发病常累及群体。有进食同一食物集体发病病史，大便镜检通常白细胞不超过 5 个/高倍视野。确诊有赖于从可疑食物及患者呕吐物、粪便中检出同一细菌或毒素。

3.其他

(1)急性肠套叠。多见于小儿，婴儿肠套叠早期无发热，因腹痛而阵阵啼哭，发病数小时后可排出血黏液便，镜检以红细胞为主，腹部可扪及包块。成人肠套叠大多继发于肠道肿瘤、肉芽肿、多发性息肉、梅克尔憩室等引起。

(2)急性坏死出血性小肠炎。多见于青少年，有发热、腹痛、腹泻及血便。毒血症状重，短期内出现休克。大便镜检以红细胞为主。常有全腹压痛及严重腹胀，便培养无志贺菌生长。

(二)中毒性菌痢

1.休克型菌痢

其他细菌也可引起感染性休克，故需与本型鉴别。由于金黄色葡萄球菌败血症或革兰阴性杆菌败血症引起的中毒性休克，患者常有原发病灶如疖、痈等或胆囊、泌尿系统感染。后期 X 线检查可以发现血源性金黄色葡萄球菌肺炎等，可与中毒性菌痢鉴别。血及大便培养检出不同致病菌有助于鉴别。

2.脑型菌痢

流行性乙型脑炎(乙脑)也多发于夏、秋季，且有高热、惊厥、昏迷，因此需与本型相鉴别。乙脑起病后进展相对缓慢，循环衰竭少见，意识障碍及脑膜刺激征明显，脑脊液可有蛋白水平升高，白细胞增多，乙脑病毒特异性 IgM 抗体阳性可资鉴别。中毒性菌痢的患者盐水灌肠后检查粪便可发现较多脓细胞，而乙脑多无。

(三)慢性菌痢

与下列疾病相鉴别。

1.直肠癌与结肠癌

直肠癌与结肠癌易合并肠道感染，当癌肿患者有继发感染时可出现腹泻及脓血便。遇到慢性腹泻患者，不论年龄，都应常规肛门指诊检查和乙状结肠镜检查，对疑有高位肿瘤应行钡剂 X 线检查或纤维结肠镜检查。

2.慢性血吸虫病

可有腹泻与脓血便。有流行区接触疫水史,常伴有肝大及血中嗜酸性粒细胞增多,粪便孵化与直肠黏膜活检压片可获得阳性结果。

3.非特异性溃疡性结肠炎

这是一种自身免疫病,病程长,有脓血便或伴发热,乙状结肠镜检查黏膜充血、水肿及溃疡形成,黏膜松脆易出血。常伴其他自身免疫性疾病表现,抗痢疾治疗常无效。

九、治 疗

(一)急性菌痢

1.一般治疗

消化道隔离至临床症状消失,大便培养连续 2 次阴性。毒血症状重者必须卧床休息。饮食以流食为主,忌食生冷、油腻及刺激性食物。

2.抗菌治疗

轻型菌痢患者在充分休息、对症处理和医学观察的条件下可不用抗菌药物;严重病例如出血性腹泻等则需应用抗生素,因其既可缩短病程,又可减少带菌时间。但近年来志贺菌对各种药物及抗生素的耐药性逐年增长,并呈多重耐药性,因此,对于抗生素的选择,应根据当地流行菌株药敏试验或大便培养的结果进行选择。抗生素治疗的疗程一般为 3～5 天。

常用药物包括以下几种。

(1)喹诺酮类药物。抗菌谱广,口服吸收好,不良反应小,耐药菌株相对较少,可作为首选药物。首选环丙沙星,其他喹诺酮类如左旋氧氟沙星、加替沙星等也可酌情选用,不能口服者,可静脉滴注。本类药可影响骨骺发育,故儿童、孕妇及哺乳期妇女不宜作为首选。

(2)其他。匹美西林和头孢曲松可应用于任何年龄组,同时对多重耐药菌株有效。阿奇霉素也可用于成人患者治疗。

二线用药只有在志贺菌菌株对环丙沙星耐药时才考虑应用。循证医学证据表明,环丙沙星、匹美西林和头孢曲松可有效减轻菌痢的临床症状,降低死亡率。也有学者报道近年来亚洲地区分离出的志贺菌属对环丙沙星和头孢曲松的耐药性增加,分别高达 10% 和 5%。因此,必须确认药物的有效性。给予抗菌治疗 48 小时内症状(如便次,便血,发热,食欲等)得到明显改善,视为有效,否则提示可能对此抗生素耐药。

(3)小檗碱(黄连素)。因其有减少肠道分泌的作用,故在使用抗生素时可同时使用,每次 0.1～0.3g,每天 3 次,7 天为 1 个疗程。

3.对症治疗

只要有水和电解质丢失,无论有无脱水表现,均应口服补液(ORS),补液量为丢失量加上生理需要量。只有对严重脱水者,才可考虑先静脉补液,然后尽快改为口服补液。高热可物理降温为主,必要时适当使用退热药;毒血症状严重者,在强有力抗菌治疗基础上,可以给予小剂量肾上腺皮质激素。腹痛剧烈者可用颠茄片或阿托品。

（二）中毒性菌痢

应采取综合急救措施,力争早期治疗。

1.对症治疗

（1）降温止惊。高热可引起惊厥而加重脑缺氧及脑水肿,故应积极给予物理降温,必要时给予退热药,将体温降至38.5℃以下;高热伴烦躁、惊厥者,可采用亚冬眠疗法,予氯丙嗪和异丙嗪各1～2mg/kg肌内注射;反复惊厥者可用地西泮、苯巴比妥肌内注射或水合氯醛灌肠。

（2）休克型。①迅速扩充血容量纠正酸中毒,快速给予葡萄糖盐水、5%碳酸氢钠及低分子右旋糖酐等液体,补液量及成分视脱水情况而定,休克好转后则继续静脉输液维持。②改善微循环障碍:本病主要为低排高阻型休克,可予抗胆碱类药物,如山莨菪碱(654-2),成人每次20～60mg,儿童0.5～2mg/kg,每5～15分钟静脉注射1次,直至面色红润、肢体转暖、尿量增多及血压回升,即可减量渐停。如经上述治疗效果不佳,可改用酚妥拉明、多巴胺或间羟胺等,以改善重要脏器血流灌注。③保护重要脏器功能:主要是心、脑、肾等重要脏器的功能。④其他:可使用肾上腺皮质激素,有早期DIC表现者可给予肝素抗凝等治疗。

（3）脑型。可给予20%甘露醇每次1～2g/kg快速静脉滴注,每4～6小时注射1次,以减轻脑水肿。应用血管活性药物以改善脑部微循环,同时给予肾上腺皮质激素有助于改善病情。防止呼吸衰竭,需保持呼吸道通畅、吸氧,如出现呼吸衰竭可使用洛贝林等药物,必要时可应用人工呼吸机。

2.抗菌治疗

药物选择基本与急性菌痢相同,但应先采用静脉给药,可采用环丙沙星、左旋氧氟沙星等喹诺酮类或三代头孢菌素类抗生素。病情好转后改为口服,剂量和疗程同急性菌痢。

（三）慢性菌痢

由于慢性菌痢病因复杂,可采用全身与局部治疗相结合的原则。

1.一般治疗

注意生活规律,进食易消化、吸收的食物,忌食生冷、油腻及刺激性食物,积极治疗可能并存的慢性消化道疾病或肠道寄生虫病。

2.病原治疗

根据病原菌药敏结果选用有效抗菌药物,通常联用2种不同类型药物,疗程需适当延长,必要时可予多个疗程治疗。也可药物保留灌肠,选用0.3%小檗碱(黄连素)液、5%大蒜素液或2%磺胺嘧啶银悬液等灌肠液1种,每次100～200mL,每晚1次,10～14天为1个疗程,灌肠液中添加小剂量肾上腺皮质激素可提高疗效。

3.对症治疗

有肠道功能紊乱者可采用镇静或解痉药物。抗菌药物使用后,菌群失调引起的慢性腹泻可予微生态制剂,包括益生菌和益生元。

十、预防

采用以切断传播途径为主的综合预防措施,同时做好传染源的管理。

（一）管理传染源

应对急、慢性患者和带菌者进行隔离或定期性管理，并给予彻底治疗，直至粪便培养阴性。

（二）切断传播途径

养成良好的卫生习惯，特别注意饮食和饮水卫生。

（三）保护易感人群

WTO报告，目前尚无有效预防志贺菌感染的疫苗获准生产。我国主要采用口服活菌苗，如F2a型"依链"株。活菌苗主要通过刺激肠道产生分泌型IgA及细胞免疫而获得免疫性，免疫期可维持6～12个月。对同型志贺菌保护率约为80%，而对其他型别菌株的流行可能无保护作用。

（梁赟磊）

第四节　细菌感染性腹泻

细菌感染性腹泻是指由各种细菌感染引起的、以腹泻为主要表现的一组常见肠道传染病。该病广泛存在并流行于世界各地，是当今全球重要的公共卫生问题之一。临床表现轻者可自愈，重者可发生严重并发症并危及生命。

一、病原学

细菌感染性腹泻中常见细菌有沙门菌属、志贺菌属、副溶血性弧菌、大肠埃希菌、金黄色葡萄球菌、弯曲菌属、厌氧芽孢梭菌属、耶尔森菌属、芽孢杆菌及其他菌属如变形杆菌、亲水气单胞菌、土拉弗菌等。

（一）大肠埃希菌

大肠埃希菌属于肠杆菌科，为两端圆钝、无芽孢、能运动的革兰染色阴性短杆菌。多数菌株有鞭毛，可运动。体外抵抗力较强，在水和土壤中可存活数月。室内阴凉处可存活1个月，在含余氯0.2mg/L的水中不能存活。对高温和化学消毒剂敏感，加热75℃以上1分钟死亡。可引起感染性腹泻的大肠埃希菌有产肠毒素大肠埃希菌（ETEC）、致病性大肠埃希菌（EPEC）、侵袭性大肠埃希菌（EIEC）、肠出血性大肠埃希菌（EHEC），可分别导致旅行者腹泻及幼儿腹泻、婴儿腹泻、痢疾样腹泻、出血性肠炎等疾病。

（二）耶尔森菌

耶尔森菌属中的小肠结肠炎耶尔森菌是重要的肠道致病菌，该菌为革兰阴性杆菌，可产生耐热肠毒素，是引起侵袭性腹泻及假膜性肠炎的主要因素，并可侵入血流引起败血症。该菌在野生动物、家畜（猪、狗和猫）、牡蛎和水中存在，是能在低温下（4℃）生长繁殖的少数致病菌之一。因此，食品冷藏保存时，应防止被该菌污染。

（三）沙门菌

沙门菌为需氧的革兰阴性肠道杆菌，无芽孢及荚膜。沙门菌在水中不宜繁殖，但可生存

2~3 周,冰箱中可存活 3~4 个月,自然环境的粪便中可存活 1~2 个月。其最适宜繁殖温度为 37℃,不耐热,60℃,15~30 分钟即可被杀灭。此类细菌广泛存在于家畜等动物肠道内,可由粪便排出,污染饮水、食物、餐具等造成感染。

(四)副溶血性弧菌

本菌为革兰阴性椭圆形荚膜球杆菌,嗜盐,广泛存在于海水中,偶见于淡水。带鱼、黄鱼、梭子蟹、乌贼等海产品带菌率极高,被海水污染的食物、某些地区的淡水产品及其他含盐量较高的食物如咸菜、咸肉等亦可带菌。海水中存活可达 47 天以上,淡水中生存 1~2 天。对酸敏感,不耐热,90℃ 1 分钟即可灭活。

二、流行病学

(一)传染源

感染性腹泻的传染源包括患者、隐性感染者、无症状携带者以及可排出病原体的各类动物。他们作为传染源的重要性有所差异:如隐性感染者和无症状携带者因不易被及时发现和隔离,作为传染源的意义高于患者;患者虽排出病原体较多,传染性强,但因易被诊断和隔离,故作为传染源的意义反而较小;慢性携带者因可长期排出病原体作为传染源的意义较急性期患者大。

(二)传播途径

感染性腹泻主要经消化道传播,但中间环节可有多种,也可通过接触等其他途径感染。

1.消化道传播

消化道传播是感染性腹泻最常见、最主要的传播途径。感染性腹泻的病原体都经粪便排出,粪便污染水源或食物或经手等再食入,可形成典型的粪—口传播。水源和食物污染可引起暴发流行。应注意的是,某些病原体及其毒素引起的食物中毒并非由于粪便污染,如副溶血弧菌、霉变食品所致的食物中毒等。

2.接触传播

本质上仍是消化道传播,病原体污染各种用具、衣被,经手等中间环节进入消化道形成感染。在儿科病房、重症监护病房这种传播方式较多见。

3.呼吸道传播

某些细菌可随气溶胶进入上呼吸道,在咽部被咽下或进入下呼吸道后又随痰至咽部被咽下,进而引起消化道感染。"胃肠型感冒"多以此种方式传播。

(三)易感人群

引起感染性腹泻的病原体众多且多数患者痊愈后不能获得持久保护性免疫。因此,人群对感染性腹泻的病原体普遍易感。各种人群对不同病原体的易感性存在差异,如真菌性肠道感染主要见于免疫力低下、糖尿病和(或)长期应用广谱抗菌药物的患者。

(四)流行特征

感染性腹泻因以消化道传播为主,夏、秋季多见,但全年均可发病。感染性腹泻呈世界性流行,不过某些疾病仍具有一定的地域特征。例如,细菌性痢疾和伤寒等在卫生条件较差的农村地区高发;耶尔森菌肠炎是一种自然疫源性疾病,很少引起旅游者腹泻。

三、发病机制

引起感染性腹泻的病原菌到达胃后大部分被胃酸杀死,进入肠道后是否发病取决于病原菌的数量、致病力和人体的免疫力。胃肠道的天然防御屏障在阻断胃肠道感染的过程中具有重要作用。不同病原菌的发病机制及病理改变各不相同。

(一)胃肠道天然防御屏障

1.胃酸

胃酸是由胃壁上的壁细胞分泌的盐酸,使胃内保持在 pH<3 的强酸环境,可杀灭绝大多数病原体,但幽门螺杆菌(Hp)和分枝杆菌可抵抗酸性环境而得以在胃腔长期存在。胃酸缺乏或服用质子泵抑制药、H_2 受体阻滞药等抑制胃酸分泌的药物时,食入少量沙门菌、弧菌或空肠弯曲菌即可引发胃肠道感染甚至全身性疾病。此外,夏季因大量饮水,胃酸受到稀释,是感染性腹泻的重要诱因。

2.正常菌群

胃肠道有正常的细菌定植,这有利于人体健康,而菌群失调时可形成条件、机会性感染。滥用抗生素可削弱肠道正常菌群的保护效应,从而增加病原体感染和二重感染的风险。某些细菌可产生硫化氢或挥发性脂肪酸等毒性物质,可抑制其他微生物生长。许多肠杆菌科细菌可产生肠道菌素,包括自然抗生素和细菌素,从而抑制或杀灭其他微生物。已证实肠球菌可抑制艰难梭菌等潜在病原体的生长。

3.胆盐

胆盐可通过破坏病原菌或病毒外膜达到抑制病原体生长繁殖的作用。小肠上段富含胆盐,肠道下段胆盐被重吸收,其抗菌作用减弱,因而某些病原菌在到达肠道下段时才得以大量增殖并致病。肠杆菌属、肠球菌属及其他肠道正常菌群能耐受胆盐,因而在肠腔或含胆汁的麦康凯培养基中生长良好。

4.肠道分泌性 IgA 及淋巴组织

肠道局部的分泌型 IgA(sIgA)是肠内最主要免疫活性分子,由 IgA 与肠黏膜上皮细胞基底侧多聚免疫球蛋白受体结合而成,通过胞吞转运作用到达肠黏膜表面。sIgA 可与侵入上皮细胞内的病原体抗原结合,将病原体或其成分从胞内带到肠腔,减轻或避免其对黏膜上皮细胞的损害。sIgA 分泌减少易罹患胃肠道慢性感染。此外,肠壁含有丰富的淋巴细胞及肠相关淋巴样组织,也有保护肠道免受感染的作用。

(二)细菌性感染性腹泻的发病机制

细菌性感染性腹泻的发生发展主要与细菌毒力相关。毒力主要包括侵袭力和毒素两部分,不同细菌的具体发病机制有所不同。

侵袭力是细菌突破宿主防御机制,在胃肠道生长繁殖和扩散的能力。目前发现与侵袭力相关的细菌物质主要有:①黏附因子,为细菌定植所必需,革兰阴性菌主要为菌毛和一些外膜蛋白或表面蛋白,革兰阳性菌有膜磷壁酸(LTA)、糖萼、荚膜多糖及其他相关表面成分;②鞭毛,是细菌运动的基础;③荚膜、微荚膜及某些表面抗原(如 Vi 抗原),有抗吞噬和抗溶菌的作用;④侵袭性酶,包括透明质酸酶、IgA 水解酶、凝固酶等,有助于细菌入侵组织细胞。

内毒素(脂多糖)是革兰阴性菌的主要毒力因子,所有革兰阴性菌及少数革兰阳性菌可产生内毒素。内毒素既可刺激局部肠黏膜引起肠道炎性损害,也可入血并刺激单核巨噬细胞等免疫细胞,诱生 TNF-α、IL-1、IL-6 及 IFN-γ 等促炎症细胞因子,引起全身中毒症状。

外毒素是多数革兰阳性菌的主要毒力因子,不同细菌产生的外毒素的种类和活性不同,毒性差异较大。

四、病理

感染性腹泻主要包括侵袭性和分泌性两种。侵袭性腹泻的病变部位主要在直肠、乙状结肠和降结肠,基本病理改变为肠黏膜的化脓性炎症。早期的病理变化为弥散性纤维蛋白渗出性炎症,肠黏膜弥散性充血、水肿,分泌大量渗出物,有中性粒细胞和巨噬细胞浸润,间有微小脓肿,坏死组织脱落形成溃疡,溃疡深浅不一,但一般限于固有层,故肠穿孔和肠出血少见。分泌性腹泻的病变部位多在小肠,其病理变化是肠黏膜上皮细胞过度分泌,因此肠黏膜病变轻微,绒毛顶端黏膜下水肿,隐窝细胞有伪足突起,没有明显的变性坏死。

肠产毒型大肠埃希菌(ETEC)主要借助外毒素引起分泌性腹泻,很少有明显的肠黏膜炎症或组织细胞病变;肠侵袭型大肠埃希菌(EIEC)具有很强侵袭性,可引起肠壁组织细胞的大量破坏和炎症坏死;肠出血型大肠埃希菌(EHEC)O157:H7 能产生细胞毒素(Vero 毒素),引起肠黏膜细胞坏死,黏膜充血、水肿,出现炎性出血性腹泻;Vero 毒素还可进入血流,损伤血管内皮细胞,引起血栓性微血管病和肾损害(溶血—尿毒综合征,HUS),在此基础上又可出现肠壁梗死、出血及中枢神经系统病变。

五、临床表现

感染性腹泻多呈急性经过,免疫力低下和(或)病原学治疗不彻底时可迁延为慢性。主要临床症状如下。

(一)腹泻

腹泻是感染性腹泻的最主要症状,除霍乱弧菌等少数病原体感染引起的腹泻具有相对特征外,多数感染性腹泻并无明确特征。病毒及毒素所致的腹泻为分泌性腹泻,一般为水样便或稀便,每天 10 余次或更多,便量多但粪质少,很少有黏液和脓血,无里急后重。ETEC 可引起水样泻,甚至类霍乱腹泻。侵袭性腹泻主要由志贺菌、EIEC 等引起,病变主要侵及直肠和乙状结肠,表现为左下腹痛,腹泻频繁,以至难以计数,每次便量及粪质均少,甚至仅有黏液脓血,里急后重明显。艰难梭菌感染可出现血水样腹泻,并排出假膜,可伴恶臭。

（二）腹痛

EIEC、EHEC、志贺菌等感染引起的侵袭性腹泻常有明显的左下腹痛,并有便后缓解的特点。金黄色葡萄球菌食物中毒患者常有不同程度中、上腹持续性或阵发性绞痛。空肠弯曲菌肠炎常有脐周或上腹部间歇性绞痛,有时可呈急性阑尾炎样表现。

（三）里急后重

里急后重是由于肛门括约肌受刺激痉挛引起,主要见于直肠、乙状结肠受累为主的侵袭性腹泻患者。

（四）呕吐

部分感染性腹泻患者伴有呕吐,如霍乱患者是"先泻后吐",呕吐可频繁而剧烈,呕吐物为米泔水样。金黄色葡萄球菌和蜡样芽孢杆菌食物中毒时,呕吐剧烈,呕吐物可含胆汁,甚至带有血液。

六、并发症

（一）脱水及电解质紊乱

以分泌性腹泻患者多见,表现为脱水、电解质紊乱、酸中毒,甚至休克及多器官功能障碍。

（二）溶血—尿毒综合征

它主要见于 EHEC、志贺菌等感染,表现为在疾病的高峰期出现急性溶血性贫血、血小板减少及肾衰竭。

（三）吉兰—巴雷综合征

空肠弯曲菌感染后可发生吉兰—巴雷综合征,故认为是吉兰—巴雷综合征的病因之一。其发病原理可能与免疫反应有关:①细菌与神经纤维的鞘磷脂有类属抗原,可发生交叉免疫;②肠毒素与神经节苷脂结合;③细胞介导免疫损伤。

（四）肠道并发症

儿童剧烈腹泻偶可引起肠套叠。

（五）胃肠外感染

胃肠外感染较为少见,偶可引起菌血症、脓毒症和其他脏器感染。

（六）血清病样反应

耶尔森菌引起的胃肠炎常伴有关节炎、结节性红斑等。

七、实验室检查

（一）粪常规检查

分泌性腹泻患者粪便镜检基本正常,可有少量白细胞。侵袭性腹泻患者粪便镜检可有大量脓细胞、红细胞及较多巨噬细胞。EHEC 肠炎虽肉眼可见血水便,但镜下很少见到炎症细胞。

收集粪便时应注意取黏液脓血部分,并应迅速送检,以防粪便干燥或病原体死亡。

（二）血常规检查

细菌感染者外周血白细胞总数及中性粒细胞分类多增高。但伤寒患者外周血白细胞总数常正常或偏低,尤其嗜酸性粒细胞减少或消失具有诊断价值。严重脱水患者因血液浓缩可出现全血细胞计数均增高的表现。

（三）病原菌检查

1.直接涂片镜检

对绝大多数病原菌而言,粪便标本直接涂片染色镜检不具有诊断价值。但疑诊霍乱时,可取新鲜液性粪便做"悬滴试验",若暗视野观察可见穿梭样或鱼群样运动的细菌有助于诊断。分别滴入无交叉反应的 O_1 群和 O_{139} 群抗血清后,细菌运动停止,即为"制动试验"阳性,可判断霍乱弧菌血清群。

2.病原菌培养鉴定

这是感染性腹泻确诊、治愈和指导使用抗菌药物的依据。在做粪便培养时应依据临床表现对可能的病原菌作出判断,有针对性地选择特定培养基,以提高培养阳性率。此外,为提高感染性腹泻的确诊率,应在使用抗菌药物前进行粪便培养;而疗程中培养阴转可指导抗菌药物的使用。此外,还可进行粪便真菌培养。

3.免疫学检查

这是辅助诊断手段,临床应用较少。可用 ELISA 等方法检测粪便或培养物中的不耐热毒素（HLT）、耐热毒素（HST）、Vero 毒素等或用胶体金方法快速检测粪便中病原体抗原等。

4.分子生物学检查

可用 PCR 或基因探针法进行快速病原体鉴定和分型。

（四）其他检查

内镜检查及病变部位肠黏膜活检有助于慢性腹泻的诊断。

八、诊断与鉴别诊断

（一）诊断

夏、秋季,不洁饮食史后数小时或数天出现急性胃肠炎症状,要警惕本病。确诊依赖于病原菌的分离培养和鉴定。

（二）鉴别诊断

1.其他病原体所致感染性腹泻

(1)霍乱。为无痛性泻吐,大便呈米泔水样,易出现脱水,罕有发热,粪便动力和制动试验阳性,培养出霍乱弧菌可确诊。

(2)急性菌痢。常有发热、里急后重,粪便多混有脓血,下腹部及左下腹明显压痛,大便镜检有较多白细胞,可有红细胞,培养出痢疾杆菌可确诊。

(3)病毒性胃肠炎。由多种病毒引起,主要表现有发热、恶心、呕吐、腹胀及腹泻,水样便多见,可检出部分病毒。

2.非感染性腹泻

(1)肠易激综合征。持续或间歇发作,以腹痛、腹泻、腹胀、排便习惯和(或)大便性状改变为临床表现,属于功能性肠病,无器质性病变。

(2)结肠癌。可出现腹痛、腹泻、腹胀、腹部包块,结肠镜检查和病理学检查可确诊。需警惕结肠癌合并感染的可能性。

九、治疗

(一)对症支持治疗

1.补液

适当补液可有效纠正脱水、酸中毒及电解质紊乱。轻度脱水予以口服补液,可选用 ORS(每 1 000mL ORS 含葡萄糖 20g,氯化钠 3.5g,氯化钾 1.5g,碳酸氢钠 2.5g)。口服补液宜坚持至腹泻停止、各种脱水表现恢复正常。中、重度脱水或口服补液难以纠正脱水时,应静脉补液。腹泻时多数情况下宜选择 1/2 生理浓度(0.45%)的氯化钠注射液或 5:4:1 液(0.9%氯化钠注射液 550mL,1.4%碳酸氢钠 300mL,10%氯化钾 10mL,10%葡萄糖注射液 140mL)。

2.止泻

腹泻可使病原体和毒素从肠道清除,因此一般不予止泻治疗。尤其是 HUS 患者更不宜应用止泻药,以防延迟 Vero 毒素自肠道的清除而加重病情。腹泻特别严重者可在积极抗感染和补液的基础上酌量服用蒙脱石散,其能吸附病毒、细菌及多种毒性物质,并随肠蠕动排出体外。

3.止吐

一般情况感染性腹泻患者的呕吐不严重,仅对剧烈呕吐患者适当应用止吐药物以缓解症状,提高口服补液的疗效。可选用异丙嗪、甲氧氯普胺、多潘立酮等。

4.饮食疗法

能进食者鼓励患者进食易消化的流质或半流质。1 岁以内婴幼儿应坚持母乳喂养,母乳 IgA 有助于增强患儿免疫力。频繁吐泻者,宜禁食 8~12 小时后再逐渐恢复饮食。

5.微生态制药

严重腹泻时可出现菌群失调而致病程延长,口服双歧杆菌及乳酸杆菌等肠道正常菌群微生态制剂,有助于恢复肠道正常菌群及功能。但应在停用抗菌药物后使用。

(二)病原学治疗

抗菌治疗可起到改善症状、缩短病程、阻断传播的作用。但并非所有感染性腹泻患者都需使用抗菌药物,如食物中毒、部分大肠埃希菌及空肠弯曲菌感染等不需抗菌治疗。而对疑似 EHEC O157:H7 感染者,是否使用抗菌药物目前仍有争议,研究数据相驳。在对 HUS 的预防或治疗中,抗菌药物的应用首先要把握慎重的原则。有学者认为可考虑在 O157:H7 感染早期,应用小剂量敏感、低肾毒性的抗菌药物(如喹诺酮类),可预防 HUS 的发生。应避免大剂量使用抗生素,以防某些抗生素刺激 VT 产生,增加 HUS 发生风险。

近年来,大肠埃希菌、沙门菌、志贺菌、弯曲菌等对头孢菌素、氯霉素、氨基糖苷类抗生素、四环素类药物、磺胺类药物等耐药严重。目前最常用的喹诺酮类药物,其耐药率也有上升趋势。因此应根据药敏试验选用抗菌药物。

十、预 防

(一)控制传染源

1.隔离患者

设立肠道专科门诊,早期发现患者,并进行隔离与治疗。患者的呕吐物及粪便等排泄物需彻底消毒后方可排放;患者所用物品也应消毒。不同疾病的隔离期不同。

2.食品加工业者的管理

对食品加工业者应进行定期体检,发现无症状病原菌携带者应暂时调离餐饮岗位;呕吐、腹泻、皮肤感染者均应暂时调离。

(二)切断传播途径

1.严格医院感染控制

在进行标准预防的基础上,加强消化道隔离。当医务人员进行可能接触污染物的操作时,必须执行手卫生措施、戴手套,有可能污染其他部位时采取相应的防护措施,以防止交叉感染。

2.加强饮水饮食卫生和粪便管理

各级卫生部门应严格督查食品原料、加工、贮存、流通等各个环节,杜绝污染食品进入市场销售。餐饮行业应严格执行生熟食分开准备和贮存制度。饮用水应及时彻底消毒。对粪便要进行必要的无害化处理。

3.养成良好个人卫生习惯

做到饭前便后洗手,禁食变质、过期、包装破损的食品,不生吃螃蟹等。

4.保持良好的环境卫生

改善托幼机构、敬老院等社会机构的卫生条件。积极灭蝇、灭蟑螂等。

(三)保护易感人群

鼓励母乳喂养,使婴幼儿获得一定的被动免疫。不提倡预防性服用抗生素,以免诱生耐药菌株。已研制成功伤寒沙门菌疫苗、志贺菌疫苗,但保护期仅 1 年。目前新研发的 Dukoral 疫苗是一种霍乱肠毒素抗原疫苗。因 ETEC 的 HLT 与霍乱肠毒素有交叉抗原性,故 Dukoral 对霍乱和 ETEC 引起的旅游者腹泻均有预防作用。此外,应用 K99 等菌毛抗原制作疫苗给新生畜崽接种以防治 ETEC 腹泻已获得成功,基于 EHEC 和 EPEC 紧密黏附素的基因工程疫苗也即将问世。

十一、常见细菌感染性腹泻病

(一)大肠埃希菌肠炎

1.病原学

大肠埃希菌俗称大肠杆菌,大小(1～3)μm×(0.4～0.7)μm,革兰染色阴性。多数菌株有鞭毛、菌毛,肠外感染菌株常有微荚膜。多数菌株能发酵乳糖,产酸、产气。大肠埃希菌有O、H、K 三种主要抗原。O 抗原为脂多糖(LPS)中的特异多糖成分,共有 170 余种,是血清分型的基础,与志贺菌属、沙门菌属、耶尔森菌属等存在较多交叉反应。H 抗原为鞭毛抗原,不少于 58 种。K 抗原为荚膜抗原,有 100 余种,可分为 L、A、B 三型。能引起腹泻的大肠埃希菌有5 种。

(1)肠产毒型大肠埃希菌(ETEC)。ETEC 是婴幼儿和旅行者腹泻的重要病原体。ETEC主要血清型有 O6、O8、O15、O25、O27、O78、O148、O159 等。主要致病物质是菌毛和毒素。能产生毒素但无菌毛的菌株不引起腹泻,ETEC 菌毛的黏附作用具有高度专一性,这类黏附素也称菌毛定植因子抗原(CFA),包括Ⅰ型菌毛、CFA/Ⅰ、CFA/Ⅱ等。Ⅰ型菌毛可介导 ETEC黏附于细胞表面。毒素有不耐热毒素(HLT)和耐热毒素(HST),引起分泌性腹泻。HLT 由1 个 A 亚单位和 5 个 B 亚单位组成。A 亚单位为活性部位,B 亚单位与肠黏膜上皮细胞表面的 GM1 神经节苷脂结合后,A 亚单位穿过细胞膜与腺苷环化酶作用,使胞内 ATP 转化为cAMP,胞内 cAMP 水平增加致过度分泌而出现腹泻。HST 与 HLT 不同,其引起腹泻时通过激活肠黏膜上皮细胞上的鸟苷环化酶,使胞内 cGMP 水平增多所致。ETEC 很少引起肠黏膜炎症或组织细胞明显病变。

(2)肠侵袭型大肠埃希菌(EIEC)。EIEC 主要侵犯较大儿童和成人,腹泻特点似菌痢,故曾称志贺样大肠埃希菌,临床表现和实验室检查均难以与菌痢区分。EIEC 主要血清型有O28ac、O29、O112ac、O124、O136、O143、O144、O152、O164、O167 等。无动力,不发酵乳糖。EIEC 不产生肠毒素,侵袭性强,能在特异性外膜蛋白的介导下侵入小肠和结肠黏膜细胞并繁殖,破坏细胞质中的空泡,继而从空泡中逃逸并入侵邻近细胞,最终导致组织细胞炎症和坏死。这些特点均由其大质粒(120～140MD)编码控制。

(3)肠致病型大肠埃希菌(EPEC)。EPEC 是婴幼儿腹泻的主要病原体,成人少见。主要血清型有 O2、O55、O86、O111、O114、O119、O125-128、O142、O158 等。EPEC 无侵袭力,不产生肠毒素。可呈块状或弥散状黏附于十二指肠、空肠、回肠上段并大量繁殖,引起肠黏膜细胞微绒毛萎缩、刷状缘破坏甚至消失,上皮排列紊乱和功能受损,导致严重腹泻。这种先黏附后致损的病理现象称为"黏附—消失性损害",由细菌染色体致病岛中的肠细胞消失基因座(LEE)所控制。

(4)肠出血型大肠埃希菌(EHEC)。EHEC 可产生 Vero 毒素(VT),故又名 Vero 毒素型大肠埃希菌(VTEC)。主要血清型有 O26、O111、O157 等。EHEC 无侵袭力,致病因子主要是菌毛和毒素。EHEC 进入消化道后,在紧密黏附素的介导下与末端回肠、盲肠、结肠的上皮细胞结合,然后释放 VT,引起腹泻。O157∶H7 可致肠出血及 HUS 等。VT 主要有 VT1 和VT2 两型,VT1 与志贺毒素 ST 相同,VT2 与 ST 有 60% 同源。EHEC 也有类似 EPEC 的"黏附—消失"特性。

(5)肠集聚型大肠埃希菌(EAEC)。EAEC 是婴幼儿慢性腹泻和旅游者腹泻的病原体之一。主要血清型有 O3、O42、O44、O86 等。EAEC 无侵袭性,可产生毒素和黏附素。EAEC 产生两种毒素:一种是肠集聚耐热毒素(EAST),其抗原性与 ETEC 的 HST 相关,可引起肠液大量分泌;另一种毒素似大肠埃希菌α-溶血素。EAEC 有 4 种不同形态的菌毛,是 EAEC 黏附于肠黏膜细胞表面并聚集为砖块状排列的物质基础。EAEC 可引起肠黏膜细胞微绒毛丧失和细胞死亡。

2.流行病学

(1)传染源。患者和无症状带菌者是传染源。O157：H7 的传染源以牛、猪、羊等家畜为主,牛带菌率最高。

(2)传播途径。主要经消化道传播,因摄入被污染的食物和水等而感染,接触被污染的手、用具等也可传播。EHEC 因摄入污染的牛肉、牛奶等食品或水而感染。

(3)易感人群。人群普遍易感,无交叉免疫。

(4)流行特征。全年均可发病,以夏、秋季高发。由于主要经消化道传播,均可引起暴发流行。ETEC、EPEC 和 EAEC 主要引起婴幼儿腹泻和旅行者腹泻,EIEC 主要侵犯年龄较大的儿童和成人,O157：H7 可引起 HUS。因少量摄入 EHEC 即可形成感染,故易在社区、托幼机构、养老院等引起暴发,也可引起医院暴发流行。

3.临床表现

ETEC 肠炎潜伏期 12 小时至 7 天,病程 1～5 天,很少超过 1 周。急性起病,腹泻水样便,每天近 10 次或更多,偶见"霍乱综合征",无里急后重。多无发热或低热。可伴恶心、呕吐、腹痛、头痛、肌痛等。小儿、老年人腹泻相对较重,易发生脱水、电解质紊乱、酸中毒、休克等。

EIEC 肠炎症状似菌痢,有腹痛、腹泻、里急后重、黏液脓血便,伴发热、乏力、头痛、肌痛等毒血症状。临床上与菌痢难以鉴别,需病原学诊断方能确诊。

EPEC 肠炎常见于婴幼儿,起病相对缓慢。轻者无发热,每天腹泻 3～5 次,呈黄色蛋花状,量较多,常被误诊为消化不良;重者可有发热、呕吐、腹痛、腹胀及解黏液脓血便。个别患儿可并发脓毒症、肺炎、脑膜炎以及心、肝、肾功能障碍,可致死。成人 EPEC 肠炎少见,可排痢疾样粪便,需依据粪便培养确诊。

EHEC 肠炎以 O157：H7 引起者较常见,潜伏期 3～4 天。轻者初为水样泻,数天后出现特征性血水便,伴痉挛性腹痛,不发热或有低热,一般 5～10 天可自愈。重者出现高热,剧烈腹痛,血便,少数患者 1～2 周后出现 HUS,表现为急性溶血、血小板减少、少尿、急性肾衰竭。EHEC 暴发流行期间,约 10％患儿可出现 HUS。70％以上的 HUS 患者可康复,病死率为 5％～10％。

EAEC 可引起婴幼儿持续性腹泻,脱水,偶有血便。由于 EAEC 感染表现无特异性,因此对慢性腹泻患儿应强调病原学检查。

(二)弯曲菌肠炎

1.病原学

弯曲菌属包括空肠弯曲菌、结肠弯曲菌、胎儿弯曲菌、幽门弯曲菌、唾液弯曲菌及海鸥弯曲菌等。弯曲菌肠炎主要由空肠弯曲菌和结肠弯曲菌引起,胎儿弯曲菌多引起机会性感染。弯曲菌为革兰染色阴性微需氧杆菌。大小(1.5～5)μm×(0.2～0.5)μm,呈弧形或 S 形,3～5 个呈串或单个排列;有鞭毛,无荚膜。为微嗜氧菌,在 5％氧、10％二氧化碳和 85％氮中于 42℃

生长良好。有 O、H、K 三种抗原,感染后肠道产生局部免疫,血中能产生抗 O 的 IgG、IgM、IgA 抗体,有一定保护力。

2.流行病学

(1)传染源。主要是家禽、家畜和野禽,弯曲菌属广泛散布在各种动物体内,病菌通过其粪便排出体外,污染环境。患者和带菌者也是传染源。卫生条件差的地区,重复感染机会多,可形成免疫带菌,长期排菌。

(2)传播途径。主要经消化道传播,食入被污染的食物、水等感染。母婴间也可通过密切接触传播。

(3)易感人群。人群普遍易感,但以儿童和青少年高发。发展中国家 5 岁以下的儿童发病率最高,发达国家空肠弯曲菌分离率以 10~29 岁年龄最高。

(4)流行特征。全年均可发病,以夏、秋季高发。食物、牛奶及水被污染可造成暴发流行。弯曲菌肠炎是感染性腹泻的主要病原体之一,其发病率在发达国家已超过菌痢。

3.临床表现

潜伏期 3~5 天。临床表现多样,病情轻重不一。典型患者起病急,初期有发热、头痛、肌肉酸痛等前驱症状,随后出现腹痛、腹泻、恶心、呕吐。一般为中等度发热,个别可高热达 40℃。腹泻初为水样稀便,继而呈黏液或脓血黏液便,有的为明显血便。每天腹泻 6~10 次,个别可达 20 余次。病变累及直肠、乙状结肠者,可有里急后重。多数 1 周内自愈。轻者 24 小时即愈,不易和病毒性胃肠炎区别;约 20% 的患者病情迁延,间歇腹泻持续 2~3 周或愈后复发或呈重型。

婴儿弯曲菌肠炎多不典型,表现为:①全身症状轻微,多数无发热和腹痛;②仅有间断性轻度腹泻,持续较久;③少数因慢性腹泻而发育停滞,因此,应重视婴儿慢性腹泻的病因诊断和治疗。

(三)耶尔森菌肠炎

1.病原学

耶尔森菌肠炎由小肠结肠耶氏菌引起。小肠结肠耶氏菌为革兰阴性小杆菌,兼性厌氧,无荚膜,25℃培养有鞭毛,最适培养温度为 20~28℃,但 4℃也能生长。该菌具有侵袭性,还可产生耐热肠毒素(与大肠埃希菌的 HST 相似),两者是致病性的基础。

2.流行病学

传染源主要为患者和健康带菌者,病畜和带菌家畜也可成为传染源。主要是通过污染的饮水和食物经消化道传播。人群普遍易感,15 岁以下儿童多发。多为散发,因该菌高温环境生长不良,故冬、春发病较多见。因为本菌在低温中能生长,所以保存在 4℃冰箱中的食品更具传染性。

3.临床表现

潜伏期 4~10 天。临床表现复杂多样,约 2/3 病例表现为小肠结肠炎,急起发热、腹痛和腹泻,水样稀便可带黏液,偶见脓血。少数有呕吐。病程一般数天,可长达 1~2 周。部分患者病变以末端回肠为主,表现为突然发热,右下腹痛或压痛,可伴有反跳痛,外周血白细胞增多,易误诊为阑尾炎。少数患者可引起脓毒症,部分患者可形成迁徙性脓肿,多见于老年人、糖尿病患者或机体免疫功能低下的患者。部分患者腹泻数日后可并发关节炎等变态反应性病变。

(四)变形杆菌性肠炎

1.病原学

变形杆菌是革兰阴性杆菌,呈多形性,有周身鞭毛,无芽孢,无荚膜,运动活泼。兼性厌氧,在营养琼脂和血琼脂上均可生长,适宜生长温度 $10\sim43℃$。产生肠毒素,可致食物中毒。有 O 和 H 抗原,根据抗原和生化性能的不同,将变形杆菌分为普通变形杆菌、奇异变形杆菌、产黏变形杆菌和潘氏变形杆菌,引起食物中毒者主要为前三种。

2.流行病学

变形杆菌是人和动物肠道内寄居的正常菌群的组成部分。变形杆菌感染者多有解剖和生理缺陷,常发生于老年人、截瘫患者和重症监护病房患者。肠道内变形杆菌可引起自身感染,也可造成院内感染。食品的染菌率在鱼、蟹和肉类中较高,感染率高低与食品新鲜程度、运送时卫生状况密切相关。夏、秋季发病率较高,但近年来,本病发病率有下降趋势。

3.临床表现

变形杆菌主要引起泌尿道感染和食物中毒。变形杆菌食物中毒可能由于食物受污染的菌型不同、数量不同,而出现不同的症状。常见有胃肠炎型和变态型或同一患者两者均有。胃肠炎型的潜伏期 $3\sim20$ 小时,起病急骤,恶心、呕吐、腹痛,腹泻每天数次至 10 余次,为水样便、带黏液、恶臭、无脓血。$1/3\sim1/2$ 患者有发热,约 $38℃$,均发生于胃肠道症状之后,持续数小时后下降。严重者有脱水或休克。变态型的潜伏期仅 $0.5\sim2$ 小时,临床表现为全身充血、颜面潮红、酒醉貌、周身痒感、胃肠症状轻。

(五)艰难梭菌肠炎

1.病原学

艰难梭菌属于革兰阳性专性厌氧菌,有芽孢。可分为Ⅰ、Ⅱ、Ⅲ和Ⅳ 4 个血清型。其中以Ⅰ型菌株毒力最强,从假膜性肠炎患者分离的菌株均为Ⅰ型,Ⅱ、Ⅳ型产毒素少,Ⅲ型不产生毒素。艰难梭菌产生的毒素有 A、B 两种。毒素 A 为肠毒素,兼具细胞毒活性,能趋化中性粒细胞浸润回肠壁,释放淋巴因子,导致液体大量分泌和肠壁出血性坏死。毒素 B 为细胞毒素,能使细胞肌动蛋白解聚,破坏细胞骨架,引起局部肠壁细胞坏死。

2.流行病学

艰难梭菌肠炎是因使用抗生素导致肠道菌群失调,由艰难梭菌在肠道大量繁殖引起的肠炎。严重者粪便排出片状黏膜,曾称假膜性肠炎,本病由于广泛使用抗生素而日益增多,又称抗生素相关性肠炎。许多抗生素均可诱发本病,如青霉素、半合成青霉素、头孢菌素、氯霉素、林可霉素、四环素、氨基糖苷类抗生素等,其中以半合成青霉素、头孢菌素及林可霉素为多。一般情况口服抗生素比注射给药更易诱发本病。

3.临床表现

有 $1/2\sim2/3$ 的患者发生于抗菌药物治疗后 $4\sim10$ 天,病变部位多在乙状结肠和直肠。轻型患者腹泻每天 $3\sim4$ 次,为黄绿色黏液便,可伴发热和左下腹痛。肠镜检查见肠黏膜正常或轻度水肿,有米粒状隆起,擦之即脱落,露出溃疡。停用抗菌药物数天症状即缓解。中型(典型)患者腹泻每天 10 余次,粪便呈蛋花样,有假膜和血便,伴发热和腹痛,腹痛可较剧烈。重型患者腹泻每天 20 余次,粪便量多、奇臭,常有血便;假膜呈大片或管状。发热和毒血症严重,短期内出现低蛋白血症。常因脱水、电解质紊乱、休克、DIC、肠出血或肠穿孔而陷入危重状态,预后较差。

(梁赟磊)

第五节　布鲁菌病

布鲁菌病又称波浪热,是一种动物源性传染病,在我国属于乙类传染病。临床上以长期发热、多汗、乏力、关节疼痛、肝脾大及淋巴结肿大为特点。

一、流行病学

近 10 余年世界各地布鲁菌病疫情发病国家增多,患病数增加,发病率升高,被称为再度肆虐的传染病。

(一)传染源

布鲁菌的储存宿主很多,已知有 60 多种动物(家畜、家禽、野生动物、驯化动物等)。在我国大部分地区主要是病羊,其次是牛和猪,犬、猫、马、禽类等,人与人间的传染可能性极少。家畜染病后早期往往引起流产或死胎,其阴道分泌物的传染性最强。病畜的皮、毛、各组织、乳汁、尿液、胎盘、胎畜等也有传染性。

(二)传播途径

病菌主要通过人的皮肤、黏膜侵入(接羔、屠宰病畜、剥皮、挤奶等接触,食入病畜的乳、乳制品、被污染的肉类及饮用水等)。少数患者因吸入病菌而感染。人—人感染少,仅有几篇母—婴、性接触感染的报道。

(三)易感人群

人群普遍易感,病后可产生一定的免疫力,再次感染发病者并不少见。

(四)流行特征

羊种主要流行在中东、亚洲及南美洲,非洲零星。牛种遍布世界各地。猪种几乎遍布全世界。绵羊附睾种主要在大洋洲(澳大利亚,新西兰等),已证实不感染人。犬种在欧美、亚洲、非洲都有流行,仅犬类敏感,人和其他动物感染性低。

二、病因与病理

(一)致病因素

布鲁菌属革兰阴性短小球杆状细菌,没有鞭毛,不形成芽孢或荚膜,产生的内毒素是致病的主要因素。根据储存宿主、生化、代谢和免疫学的差异,传统的病原菌属分为 6 个种(羊、猪、牛、犬、鼠、绵羊附睾)19 个生物型:羊种致病力最强,可引起暴发流行;猪种次之;牛种最弱,散发,症状轻或无。

(二)病原学研究进展

除国际公认传统分类为 6 个种 19 个生物型外,近来报道有新的菌种出现。新近许多国家报道,从世界上不同海域(南极、北欧、南北美、英国海域)海洋哺乳动物中分离到类似布鲁菌的微生物,各国学者对菌株进行了多方面的鉴定分析,研究者一致认为,这些类似布鲁菌的微生物属于布鲁杆菌属,但不属于 6 个生物种的任何一种,是一个新种,故命名为海洋种布鲁菌(B.maris)。分为 2 个生物型:鲸性(B.maris cetacean)、鳍性(B.maris pinniped),已有报道在实验室接触 B.maris 菌的人员中有 1 人发生感染,并从血液中分离到 B.maris,治疗后痊愈。基于此,报告者们提醒人们,在与这些动物接触时应注意防止 B.maris 的感染。但人类致病菌种主要来自羊、猪、牛、犬。

三、发病机制与病理

布鲁菌自皮肤或黏膜进入人体,随淋巴液到淋巴结后被巨噬细胞吞噬,如巨噬细胞未将细菌杀死,细菌则在巨噬细胞内生长繁殖,形成局部原发灶,临床无特征。细菌在巨噬细胞内大量繁殖而致细胞破裂,释放出内毒素和其他物质,导致毒血症,临床上出现发热、全身中毒症状。血流中的细菌又可到达肝、脾、骨髓、淋巴结等形成新的感染灶,再次进入血液循环。如此反复循环,形成临床典型的波状热型。

布病病理变化广泛,受损的组织不仅包括肝、脾、骨髓、淋巴结,还可累及骨、关节、血管、神经、内分泌及生殖系统。损伤涉及间质细胞和实质细胞,以单核巨噬细胞系统的病变最为显著,病灶中可见由上皮细胞、巨噬细胞及淋巴细胞、浆细胞组成的肉芽肿。倘若未进行积极治疗,随着病情的发展,肉芽肿进一步发生纤维化,最后造成组织器官硬化。布鲁菌主要寄生于巨噬细胞内,机体免疫功能正常时,通过细胞免疫及体液免疫清除病菌而痊愈。若免疫不健全或者细菌量大,毒力强,部分细菌逃逸免疫,又被巨噬细胞吞噬带入各组织器官形成新的感染灶。经过一定时间,感染灶内细菌生长繁殖再次入血,导致疾病复发。如此反复容易成为慢性感染。

四、临床分期

本病临床表现复杂多变,症状各异,轻重不一,呈多器官病变或为局限。根据《布鲁菌病诊断标准》,临床分为急性期、亚急性期、慢性期、残余期。但临床可以出现亚临床感染、局限型感染和复发。

(一)急性期

发病 3 个月以内,有高热、明显症状、体征(包括慢性期急性发作)并出现较高滴度的血清学反应者。

（二）亚急性期

发病 3~6 个月，有低热和其他症状、体征，并出现血清学阳性或皮肤变态反应阳性者。

（三）慢性期

发病 6 个月以上，体温正常，有布鲁菌病的症状、体征，并出现血清学阳性或皮肤变态反应阳性者。

（四）残余期

体温正常，症状、体征较固定，或功能障碍往往因气候变化、劳累过度而加重者。

亚临床感染无症状，常发生在高危人群中，血清学检测阳性。局限型指未经治疗或亚急性、慢性病例引起骨、关节、脾、肝、泌尿生殖器等局部病变。约 10% 的患者在治疗后数月复发，亦有 2 年复发者，需与再感染鉴别。与细菌寄生细胞内逃逸于抗生素和宿主的防御机制有关，与抗菌治疗不当或剂量不足有关。

五、临床表现

（一）发热与多汗

发热与多汗是最常见的表现之一。发热多在午后或晚上开始，热型不一，变化多样，可有典型的波状热，但羊型菌感染多为不规则热和弛张热，持续 2~3 周或更长，患者高热时全身无明显不适，但体温下降时自觉症状加重，伴大汗淋漓，常湿透衣裤，使患者紧张、烦躁，这是布病所特有表现。牛型菌感染低热者多。此外尚存在相对缓脉现象。

（二）关节痛

关节痛常在疾病初期出现，多发大关节，膝、腰、肩、骨关节，可以数个关节同时受累。易误诊为风湿、骨关节病。

（三）神经痛

以腰骶神经根和坐骨神经痛多见。少数患者发生头痛、脑炎、脑膜炎、脊髓炎等。部分患者首诊于骨科或神经内科。易误诊为脊柱病变但治疗效果差。

（四）生殖系统

男性患者中 20%~40% 发生睾丸炎，多发生于单侧，伴有明显压痛；个别患者发生鞘膜积液。女性患者可发生卵巢炎、输卵管炎及子宫内膜炎，偶有流产。很多男性患者发热伴有睾丸肿大往往就诊于泌尿外科，临床经验缺乏者易造成误诊误治。因此，一定要结合流行病资料给予综合判断。

（五）肝、脾、淋巴结肿大

半数患者出现肝大和肝区痛。羊、牛型菌感染可出现非特异性肝炎或肉芽肿，也可发展为肝硬化。猪型菌感染可引起肝化脓性改变，脾多为轻度肿大；淋巴结肿大，无明显疼痛，可自行消散，亦可发生化脓。

慢性感染者症状无特异性，有乏力、出汗、低热、头痛、失眠、精神抑郁等；骨关节有固定性损害，可有强直或挛缩等，此型因无疾病的特异性容易误诊误治。因此，布鲁菌病的早期诊断、彻底的根治尤为重要。

六、辅助检查

(一)血常规检查

外周血白细胞正常或减少,淋巴细胞相对增多,红细胞沉降率快,久病者可有血小板减少和贫血。

(二)病原体分离

急性期患者未用抗生素前,血培养阳性率高,可达80%,慢性期阳性率低。如果系低热或无热期患者,可取骨髓培养,阳性率比血培养高,但培养时间较长,需2～4周。

(三)特异性血清学检查

1.布鲁菌凝集试验

常用平板凝集(PAT)、虎红平板凝集(RBPT)和试管法(SAT)。PAT方法简便,反应迅速,特异性较强,可用于大规模筛查。SAT用于临床诊断,急性期阳性率高达85%。慢性期阳性率30%左右。其滴度1：160以上可诊断布鲁菌病,如果随病程升高更有价值。

2.酶联免疫吸附试验(ELISA)

ELISA具灵敏度高、特异性强及快速的优点,可用于急慢性患者的诊断。

3.其他

荧光抗体检测、补体结合试验、抗人球蛋白试验等都可采用。以上血清学试验可与其他细菌感染有交叉反应,如霍乱弧菌、结核杆菌、土拉伦菌、耶尔森菌等,可出现假阳性。

4.PCR法

用于布鲁菌核酸的检测,需一定设备及技术条件。

5.皮内试验

皮内试验是迟发性过敏反应,阳性表示曾感染或正在感染本病,如果阴性有助于除外本病。

6.其他相关检查

根据临床表现做肝功能、X线、心电图、脑电图等检查。

七、诊断与鉴别诊断

(一)诊断

1.流行病学资料对诊断有重要价值

在疫区居住,有羊牛接触史,皮毛肉奶加工工人、牧民等容易感染。近年来,农区发病率较高。

2.典型的临床特点有利于早期诊断

波浪热型发热最具特征性,多汗是本病的突出症状,常在夜间或凌晨退热时大汗淋漓,70%以上有游走性关节痛。男性有睾丸炎,女性有卵巢炎及子宫内膜炎等,部分患者以腰骶神经根炎、坐骨神经痛为主要症状,同时伴肝、脾、淋巴结肿大。

3.实验室检查为确诊依据

可做血液、骨髓、脓液细菌培养、血清凝集试验、酶标法血清测定以及布鲁菌PCR法检测等,均有助于诊断。

(二)鉴别诊断

1.布鲁菌病的急性期,应与下列疾病鉴别

(1)伤寒与副伤寒。临床特点为持续发热、肝大、全身中毒症状、末梢血白细胞数正常或偏低,与布鲁菌病有相似点。但与布鲁菌病的主要区别点为伤寒与副伤寒以高热、弛张热型多见,典型患者可有表情淡漠、相对缓脉、玫瑰疹,无关节痛和神经痛。早期血培养伤寒菌和副伤寒菌阳性可确诊或发病2周后肥达反应阳性,有助于诊断。值得注意的是肥达反应在临床中可出现假阳性或假阴性反应,应结合临床综合性判断。急性期末梢血嗜酸性粒细胞明显减少或消失,可随病情好转而渐上升,复发者再度减少,对伤寒的诊断与病情的判定有一定参考价值。骨髓培养较血培养阳性率高,可达90%以上,阳性持续时间较长。适用于已采用抗菌治疗或血培养阴性者。粪便培养第3～4周阳性率高(约70%)。尿培养阳性率低,第3～4周25%左右。

伤寒与副伤寒上述常规检测方法,一般实验室均可开展。近年来建立了一些新的免疫学及分子生物学诊断方法,检测相应的抗原、抗体及伤寒杆菌的基因序列,如酶联免疫吸附试验(ELISA)、PCR技术等,尽管这些方法较为特异、敏感,但在临床常规的应用还有许多问题尚要解决,有待标准化。

(2)风湿性疾病。风湿病的病因和发病机制多样,许多疾病的确切病因尚未阐明,至今尚无完善的分类,美国风湿协会将其分为十大类,包括弥散性结缔组织病、与脊柱炎相关的关节炎、退行性关节炎、与感染因素相关的关节炎、伴风湿病表现的代谢和内分泌疾病、肿瘤、神经性病变、伴有关节表现的骨病、非关节性风湿病、其他常伴关节炎的疾病。上述各种病因所致的关节病是风湿性疾病的重要组成部分。与布鲁菌病常有某些共同点,如长期不规则发热、关节痛、多脏器损害等,由于风湿性疾病病种繁多、病因复杂、涉及多系统多脏器,详细询问病史、仔细体检、必要的辅助检查是早期作出诊断的重要依据。

(3)结核病。结核分枝杆菌可导致全身各组织器官的病灶,尤以肺多见。布鲁菌病的持续低热,多汗,身体衰竭,末梢血白细胞数正常或偏低,红细胞沉降率稍快,轻度贫血易误诊为肺结核。但肺结核全身中毒症状明显、消瘦明显、两颊潮红、红细胞沉降率加快、咳嗽、痰中带血、痰内可检到结核分枝杆菌,X线肺部有结核病灶,而关节痛和神经痛不明显。布鲁菌病在临床上由于病情的复杂性、多样性,尤其伴发有腰痛、神经系统症状者,一定要除外腰椎结核的可能性。

(4)败血症。革兰阴性杆菌败血症需与急性伴高热、全身毒血症严重的布鲁菌病相鉴别。近些年,院内感染逐年增多,以胆道、呼吸道、泌尿生殖道、肠道、烧伤创面感染多见,其临床特点为发热以间歇和弛张热多见,亦可双峰热、相对缓脉较多见,部分患者体温可不升,感染性休克发生率可高达40%。血培养、流行病学资料,有助于鉴别诊断。

(5)睾丸炎。睾丸炎是男性常见的泌尿系疾病,睾丸炎可由多种病原体、损伤或化学物所引起,但临床上睾丸炎通常由细菌和病毒引起。睾丸本身很少发生细菌性感染,由于睾丸有丰富的血液和淋巴液供应,对细菌感染的抵抗力较强。细菌性睾丸炎大多数是由于邻近的附睾发炎从血行、淋巴传播而来,也可直接经尿道、精囊、输精管、附睾蔓延波及。常见的致病菌是葡萄球菌、链球菌、大肠埃希菌等。患者常出现睾丸疼痛,并向腹股沟放射,有明显的下坠感觉,并伴有高热、恶心、呕吐、白细胞增多等,同时睾丸肿大、压痛非常明显,阴囊皮肤红肿。未经积极治疗者可睾丸脓肿,扪之有波动感,与布鲁菌病导致的非化脓性睾丸炎有一定的区别。病毒感染导致的睾丸炎最多见于流行性腮腺炎病毒,这种病原体主要侵犯腮腺、颌下腺、舌下腺、睾丸、胰腺等,它是一种系统性、多器官受累的疾病,临床表现形式多样。腮腺炎病毒主要累及成熟睾丸,幼年患者很少出现睾丸炎。睾丸炎常见于腮腺肿大开始消退时患者又出现发热,睾丸明显肿胀和疼痛,可并发附睾炎、鞘膜积液和阴囊水肿。睾丸炎多为单侧,约 1/3 的病例为双侧受累。急性症状持续 3～5 天,10 天内逐渐好转。单纯的睾丸肿大与布鲁菌病导致的睾丸炎难以鉴别,需要从流行病学、临床体征、病原学综合判断。

2.慢性期布鲁菌病应与风湿性关节炎、类风湿关节炎、神经官能症等鉴别

需要仔细询问病史、流行病史,认真进行体格检查及相关的实验室和辅助检查,方可确定诊断。

八、治疗

(一)急性和亚急性感染的治疗

1.一般治疗及对症治疗

卧床休息,注意补充水分及维生素,高热者以物理降温为主,必要时可加用解热镇痛药,严重者在抗菌治疗的同时可短期(3～4 天)应用肾上腺皮质激素。如果感染累及中枢神经系统及长期有睾丸肿痛者,均有应用激素的指征。

2.病原治疗

布鲁菌属于胞内菌,抗菌治疗时应选用具有良好胞内渗透作用的抗菌药物,进行联合治疗。中华医学会传染病临床诊疗指南推荐以下几种治疗方案。

(1)利福平 900mg/d＋多西环素(强力霉素)200mg/d,口服。

(2)利福平 900mg/d(口服)＋链霉素 1g/d(分 2 次肌内注射)。

(3)复方磺胺甲噁唑 2～3 片/次,每天 2 次口服。

(4)四环素 2g/d(分 4 次口服)＋链霉素 1g/d(分 2 次肌内注射)。

(5)喹诺酮类＋多西环素,口服。

以上各方案疗程不低于 3 周,且应交替使用 2～3 个疗程,每次换方案应间隔 5～7 天。

WHO 国际专家推荐:利福平 900mg/d＋多西环素 200mg/d,顿服;每个疗程≥6 周,共用 2 个疗程,可提高疗效,减少复发。

无论采取哪种方案,治疗期间一定要定期复查肝功能。合并布鲁菌脑膜炎、脊髓炎的重症患者须延长 3 个疗程以上。

(二)慢性感染的治疗

对于慢性患者治疗较为复杂,主要包括病原治疗、脱敏治疗和对症治疗。

1.病原治疗

与急性和亚急性感染者治疗相同,必要时可重复治疗几个疗程。

2.菌苗疗法

慢性期患者曾用菌苗治疗,由于药物反应大,疗效较差,现在一般不用。

3.其他

可用水解素及溶菌素治疗,治疗反应较菌苗轻,但疗效不如菌苗,目前也已不用。

九、并发症

急性期的并发症有心内膜炎、心包炎、心肌炎、脑膜脑炎、脑膜炎、脊髓炎、支气管肺炎、胸膜炎、子宫内膜炎等,个别患者可发生失语、瘫痪、听力减退、耳聋、角膜炎、视神经炎等。有些患者也可出现在慢性及恢复期。上述并发症的出现,主要与布鲁菌病的发病机制和病理改变有关。布鲁菌经皮肤和黏膜侵入人体后,在局部淋巴结内大量繁殖,进入血液循环引起菌血症。释放出内毒素和其他物质为主要致病因素,引起毒血症症状。细菌随血液播散至全身,主要是肝、脾、骨髓和肾等,引起细胞变性、坏死。病菌主要在单核细胞内繁殖,抗菌物质和抗体难入细胞内。因此,临床表现复杂,难治。急性期时,细菌和毒素起主要作用,慢性期变态反应起重要作用。

十、预后

预后良好。急性期经正规、足量、足疗程治疗是可以治愈的,患者多数于 3～6 个月康复,仅 10％～15％病程超过 6 个月。未经抗菌治疗的病死率为 2％～3％,主要死因为心内膜炎、严重的中枢神经系统并发症、全血细胞减少等。少数诊断不明确,治疗不及时、不彻底的慢性患者,其治疗更为复杂,可留有关节病变、肢体活动受限。部分患者治疗效果较差。

(魏素霞)

第六节　鼠疫

鼠疫是由鼠疫杆菌引起的啮齿类动物中的自然疫源性疾病。鼠疫在历史上曾多次给人类造成巨大的灾难,死亡达数千万。本病传染性强,病死率高,易酿成大流行。临床上以急性淋巴结炎最常见,其次为败血症、肺炎、脑膜炎和皮肤型鼠疫。未经及时有效治疗的患者病情凶险,病死率为 50％～60％。病程早期进行抗菌治疗可显著降低死亡率。该病属国际检疫传染病,我国将其列为法定甲类传染病之首。

一、病原学

鼠疫杆菌属肠杆菌科的耶尔森菌属,为革兰阴性小杆菌,长 1～1.5μm,宽 0.5～0.7μm,无鞭毛,无芽孢,有荚膜,兼性需氧。在 pH 6.8～7.2 普通培养基上生长良好,产生典型的粗糙型菌落。鼠疫杆菌体内含有内毒素和一些有致病作用的抗原成分,已证实有 19 种抗原。其中主要有 F1、T、V、W 等。Fl 抗原为鼠疫耶尔森菌的荚膜抗原,具有抗原性强、特异性高的特点,可产生保护性抗体;T 抗原中的鼠毒素为可溶性蛋白质,是一种外毒素,对鼠类有剧烈毒性;V

抗原为蛋白质,由质粒介导,仅存在于毒型菌株,保护病菌使之在单核巨噬细胞内繁殖;W 抗原为类脂蛋白,具有较强的抗吞噬作用。所有毒力型菌株都具有 V 和 W 抗原,不具有 V 和 W 的菌株为无毒株。

该菌对外界抵抗力较弱,对干燥、热和一般消毒剂较敏感,阳光直射,湿热 70～80℃ 10 分钟或 100℃ 1 分钟,5％甲酚皂溶液,5％～10％氯氨等均可致其死亡。耐寒冷,在痰和脓液中可存活 10～20 天,在蚤体内可存活 1 个月,在尸体中可存活数周至数个月。

二、流行病学

(一)传染源

鼠疫为典型的自然疫源性疾病,自然感染鼠疫的动物都可作为鼠疫的传染源,主要是鼠类和其他啮齿动物。旱獭属和黄鼠属是主要的储存宿主,是鼠间鼠疫的重要传染源。褐家鼠和黄胸鼠是次要储存宿主,但却是人间鼠疫的主要传染源。其他如猫、羊、兔、骆驼、狼、狐等也可能成为传染源。

各型患者均为传染源,以肺型鼠疫最为重要,是人间鼠疫的重要传染源。败血症型鼠疫早期的血液有传染性。腺鼠疫仅在脓肿破溃后或被蚤叮咬时才起传染源作用。

(二)传播途径

1.经鼠蚤传播

鼠蚤为传播媒介,构成"啮齿动物—鼠蚤—啮齿动物或人"的传播方式。鼠蚤叮咬是主要传播方式,蚤类含病原菌,可通过搔抓受损部位侵入人体。

2.经皮肤传播

可因剥食患病啮齿类动物的皮、血、肉,或直接接触患者的脓血或痰液、经皮肤伤口感染。

3.经呼吸道飞沫传播

肺鼠疫患者痰中的鼠疫耶尔森菌可借飞沫构成"人—人"之间的传播,并可引起人间的大流行。

(三)易感人群

人群对鼠疫耶尔森菌普遍易感,无性别年龄差异,病后可获得持久的免疫力。预防接种可获得一定免疫力,使易感性降低。有一定数量隐性感染存在。

(四)流行特征

世界各地存在许多自然疫源地,野鼠鼠疫长期持续存在。人间鼠疫以非洲、亚洲、美洲发病最多。亚洲主要在越南、尼泊尔、缅甸、印度、俄罗斯和蒙古有流行或病例发生。我国主要发生在云南省和青藏高原。发病最多是云南西部黄胸鼠疫源地和青藏高原喜马拉雅旱獭疫源地。近几十年来人间鼠疫未发生过大流行,但有局部暴发流行报告。人间鼠疫多由野鼠传至家鼠,由家鼠传染与人引起,故人间鼠疫流行均发生于动物间鼠疫之后。偶有因狩猎(捕捉旱獭)、考查、施工、军事活动进入疫区而被感染。人间鼠疫多发生在夏、秋季(6～9 月),这与鼠类活动、繁殖有关。肺鼠疫则多在 10 月以后流行。

三、发病机制与病理

鼠疫耶尔森菌经皮肤侵入后,首先在局部被中性粒细胞和单核巨噬细胞吞噬,迅速经由淋巴管至局部淋巴结繁殖,引起原发性淋巴结炎,此即"腺鼠疫"。鼠疫耶尔森菌的组织破坏性和抗吞噬作用使其易进入血液循环,形成败血症。鼠疫耶尔森菌经血液循环进入肺组织,则引起"继发性肺鼠疫"。由呼吸道排出的鼠疫耶尔森菌通过飞沫传入其他人体内,则可引起"原发性肺鼠疫"。

鼠疫的基本病理改变为淋巴管、血管内皮细胞损害和急性出血坏死性炎症。腺鼠疫表现为淋巴结的出血性炎症和凝固性坏死;肺鼠疫肺部病变以充血、水肿、出血为主,呈支气管或大叶性肺炎,支气管及肺泡有出血性浆液性渗出以及散在细菌栓塞引起的坏死性结节;发生鼠疫败血症时,全身各组织、脏器均可有充血、水肿、出血及坏死改变,多浆膜腔发生血性渗出物。

四、临床表现

潜伏期:腺鼠疫多为2~5天(1~8天),原发性肺鼠疫数小时至3天,曾接受预防接种者,可长达9~12天。根据病理过程,临床上将鼠疫分为腺型、肺型、败血症型及轻型等。鼠疫的主要表现为发病急剧,寒战、高热、体温骤升至39~41℃,呈稽留热。剧烈头痛,有时出现中枢性呕吐、呼吸急促、心动过速、血压下降。重症患者早期即出现血压下降、意识不清、谵妄等。

(一)腺鼠疫

腺鼠疫最常见,占85%~90%。除具有鼠疫的全身表现以外,受侵部位所属淋巴结肿大为其主要特点。好发部位依次为腹股沟淋巴结、腋下、颈部及颌下淋巴结,多为单侧,也可几个部位淋巴结同时受累。淋巴结肿大出现于发热的同时,表现为迅速的弥散性肿胀,典型的表现为淋巴结明显触痛而坚硬,与皮下组织粘连,失去移动性,周围组织显著水肿,可有充血和出血。由于疼痛剧烈,患者常呈被动体位。

(二)肺鼠疫

肺鼠疫较少见,根据传播途径不同,肺鼠疫可分为原发性和继发性两种类型。原发性肺鼠疫起病急骤,寒战高热,在起病24~36小时内可发生剧烈胸痛、咳嗽、咯大量泡沫粉红色或鲜红色血痰,呼吸急促,并迅速呈现呼吸困难和发绀。肺部可闻及散在湿啰音或轻微的胸膜摩擦音,也可无明显的肺部体征。较少的肺部体征与严重的全身症状常极不相称。胸部X线检查呈支气管肺炎改变。继发性肺鼠疫是在腺鼠疫或败血症型鼠疫症状基础上,病情突然加剧,出现原发性肺鼠疫的呼吸系统表现。

(三)败血症型鼠疫

败血症型鼠疫又称暴发型鼠疫,为最凶险的一型,病死率极高。亦可分为原发性和继发性两种类型。多继发于肺鼠疫或腺鼠疫。继发性者病初有肺鼠疫、腺鼠疫或其他类型鼠疫的相应表现而病情进一步加重。主要表现为寒战高热或体温不升,意识不清,谵妄或昏迷,进而发生感染性休克,病情进展迅速,常于1~3天死亡。因皮肤广泛出血、瘀斑、发绀、坏死,故死后尸体呈紫黑色,故有"黑死病"之称。原发败血症型鼠疫较少见。

(四)轻型鼠疫

轻型鼠疫又称小鼠疫,发热轻,局部淋巴结肿大,轻度压痛,偶见化脓。血培养可阳性。多见于流行初期、末期或预防接种者。

(五)其他类型鼠疫

如皮肤鼠疫、肠鼠疫、眼鼠疫、脑膜炎型鼠疫、扁桃体鼠疫等,均少见。多为败血症型鼠疫基础上发生,病程一般1周左右。

五、实验室检查

(一)常规检查

1.血常规检查

白细胞总数明显升高,可达$(20\sim30)\times10^9/L$以上,初为淋巴细胞增多,以后中性粒细胞显著增多。个别病例可呈类白血病反应。红细胞、血红蛋白与血小板减少。

2.尿常规检查

有蛋白尿及血尿,尿沉渣中可见红细胞、白细胞和细胞管型。

3.粪常规检查

粪便隐血可阳性。

4.凝血功能检查

肺鼠疫和败血症型鼠疫患者在短期即可出现弥散性血管内凝血,表现为纤维蛋白原浓度减少(小于200mg/dL),凝血酶原时间和部分凝血活酶时间明显延长,D-二聚体和纤维蛋白降解产物明显增加。

5.脑脊液检查

脑膜炎型病例可表现为压力升高,外观浑浊,白细胞数升高,中性粒细胞为主,蛋白明显增加,葡萄糖和氯化物明显下降,脑脊液鲎试验阳性。

(二)细菌学检查

细菌学检查是确诊本病最重要的依据。

1.涂片检查

用血、尿、粪及脑脊液做涂片或印片,革兰染色,可找到革兰染色阴性的两端浓染的短杆菌,阳性率为$50\%\sim80\%$。

2.细菌培养

根据不同临床类型可取动物的脾、肝等脏器或患者的淋巴结穿刺液、脓、痰、血、脑脊液等,接种于普通琼脂或肉汤培养基可分离出鼠疫耶尔森菌。

(三)血清学检查

以双份血清升高4倍以上为诊断依据。

1.间接血凝法(IHA)

以鼠疫耶尔森菌FI抗原检测血中FI抗体,感染后$5\sim7$天出现阳性,$2\sim4$周达高峰,此后逐渐下降。FI 抗体持续 1～4 年,故常用于回顾性诊断和流行病学调查。

2.荧光抗体法(FA)

用荧光标记的特异性抗血清检测可疑标本,特异性、灵敏性较高,可快速准确诊断。

3.其他

酶联免疫吸附试验(ELISA)、放射免疫沉淀试验(RIP)可测定 FI 抗体,灵敏性高,适合大规模流行病学调查。

(四)分子生物学检测

主要有 DNA 探针和聚合酶链反应(PCR),检测鼠疫的特异性基因。环介导等温扩增技术(LAMP)作为一种新型基因检测方法,具有更简便、快速、特异的优点,为鼠疫耶尔森菌的检测提供了新的检测技术。

六、诊断

诊断依据包括流行病学资料、临床表现,对可疑患者均需病原学检查。对 10 天内曾到过动物鼠疫流行区,与可疑鼠疫动物或患者有接触史,突然发病,高热,白细胞剧增,在未用抗菌药物或仅使用青霉素族抗菌药物情况下,病情迅速恶化,在 48 小时内进入休克或更严重的状态且具有下列临床表现之一者,应作出鼠疫的疑似诊断。

(1)急性淋巴结炎,淋巴结肿胀,剧烈疼痛,出现强迫体位。

(2)伴有严重毒血症的临床表现,休克综合征而无明显淋巴结肿胀。

(3)咳嗽、胸痛、呼吸急促,咳血性痰或咯血。

(4)重症结膜炎伴有严重上下眼睑水肿。

(5)血性腹泻并有重症腹痛、高热及休克综合征。

(6)皮肤出现剧痛性红色丘疹,其后逐渐隆起,形成血性水疱,周边呈灰黑色,基底坚硬。水疱破溃后创面也呈灰黑色。

(7)剧烈头痛、昏睡、颈项强直、谵语妄动、颅内压高、脑脊液浑浊。

(8)未接种过鼠疫疫苗,FI 抗体效价在 1:20 以上者。

对疑似诊断病例在获得明确病原学诊断依据前或该区域有人间鼠疫流行,亦可对继发病例作出疑似鼠疫的诊断。对一切可疑患者均需作细菌学检查,对疑似鼠疫尸体,应争取病解或穿刺取材进行细菌学检查。血清学应以双份血清升高 4 倍以上作为诊断依据。

七、鉴别诊断

(一)腺鼠疫

1.急性淋巴结炎

常继发于其他感染病灶,受累区域的淋巴结肿大、压痛,常有淋巴管炎,一般全身症状较轻。

2.丝虫病

本病急性期,淋巴结炎与淋巴管炎常同时发生,数天后可自行消退,全身症状轻微,夜间血涂片检测可找到微丝蚴。

(二)肺鼠疫

1.大叶性肺炎

临床特点为咳铁锈色痰,肺部可有肺实变体征,痰液培养可获相应病原体诊断。

2.肺型炭疽

发病后多出现低热、疲劳和心前区压迫感等,持续 2 天后突然加重,而肺鼠疫病例则临床表现重,进展快。

(三)败血症型鼠疫

应及时检测疾病的病原或抗体,并根据流行病学、症状体征与其他原因所致的败血症、钩端螺旋体病、肾综合征出血热、流行性脑脊髓膜炎等相鉴别。

八、预后

以往的病死率极高,鼠疫败血症与肺鼠疫几乎无幸存者,腺鼠疫病死率亦达 50%~90%,近年来,由于抗生素的及时应用,病死率降至 5%~10%。

九、治疗

治疗的目的除挽救患者生命外,更重要的是控制该病的流行。因此,患者应严格隔离于隔离病院或隔离病区。凡是确诊或疑似鼠疫患者,均应迅速组织严密的隔离,就地治疗,不宜转送。

(一)一般治疗及护理

1.严密的隔离消毒

病区内必须做到无鼠无蚤。入院时对患者做好卫生处理(更衣、灭蚤及消毒)。病区、室内定期进行消毒,患者排泄物和分泌物应用含氯石灰或甲酚皂液彻底消毒。

2.饮食与补液

急性期应卧床休息,给予流质饮食或葡萄糖和生理盐水静脉滴注,保证热量供应,补给充足的液体,维持水、电解质平衡。

(二)病原治疗

早期应用抗生素治疗是降低病死率的关键。治疗原则是早期、足量、联合、应用敏感的抗菌药物。可选用下列抗生素联合应用。

1.链霉素

对各型鼠疫有效。常用每次 0.5g,每 6 小时 1 次,肌内注射,好转后改为 0.5g,每 12 小时 1 次,疗程 7~10 天。链霉素可与磺胺类或四环素等联合应用,以提高疗效。

2.庆大霉素

每次 8 万 U,每天 3~4 次,肌内注射,亦可静脉滴注,疗程 7~10 天。

3.四环素

每天 2g,分 4 次口服或静脉滴注,好转后减量,疗程 7~10 天。

4.氯霉素

同四环素。对脑膜型鼠疫尤为适宜。

5.磺胺嘧啶

首剂 5g,4 小时后 2g,以后每 4 小时 1g,与等量碳酸氢钠同服,用至体温正常 3 天为止。不能口服者,可静脉注射。磺胺只对腺鼠疫有效,严重病例不宜单独使用。

亦可选用第三代头孢菌素。但应注意青霉素和第一代头孢菌素对鼠疫杆菌无效。

(三)对症治疗

高热者给予冰敷、乙醇擦浴等物理降温措施。体温＞38.5℃或全身酸痛明显者,可使用解热镇痛药。儿童禁用水杨酸类解热镇痛药。烦躁不安及局部疼痛者可给镇静药及止痛药。注意保护重要脏器功能,有心力衰竭、休克及 DIC 者予以积极治疗。中毒症状严重者可适当使用肾上腺皮质激素。

(四)局部治疗

(1)腺鼠疫淋巴结切忌挤压,以防导致败血症发生,可予以湿敷至软化后方可切开引流。亦可用 0.1％雷佛奴尔等外敷。早期在淋巴结周围注射链霉素 0.5～1.0g,亦有一定疗效。

(2)皮肤病灶可涂 0.5％～1％链霉素软膏或四环素软膏。

(3)眼鼠疫可用 0.25％氯霉素滴眼液。

十、预 防

(一)管理传染源

(1)灭鼠、灭蚤,监测和控制鼠间鼠疫。

(2)加强疫情报告。严格隔离患者,患者和疑似患者应分别隔离。腺鼠疫隔离至淋巴结肿大完全消散后再观察 7 天。肺鼠疫隔离至痰培养 6 次阴性。接触者医学观察 9 天,曾接受预防接种者应检疫 12 天。

(3)患者的分泌物与排泄物应彻底消毒或焚烧。死于鼠疫者的尸体应用尸袋严密包扎后焚烧。

(二)切断传播途径

加强国际检疫与交通检疫,加强从流行区到非流行区的检疫工作,对来自疫区的车、船、飞机等运输工具和货物进行严格检疫,并灭鼠灭蚤。对可疑旅客应隔离检疫。

(三)保护易感者

1.加强个人防护

参与治疗或进入疫区的医护人员必须加强个人防护,穿防护服和高筒靴、戴面罩、防护口罩、防护眼镜、橡皮手套等。

2.预防性服药

可口服磺胺嘧啶,每次 1.0g,每天 2 次。也可用四环素,每次 0.5g,每天 4 次,口服,均连用6 天。

3.预防接种

采用鼠疫活菌苗皮下注射。主要对象是疫区及其周围的人群,参加防疫工作人员及进入疫区的医务工作者。非流行区人员应在鼠疫菌苗接种 10 天后方可进入疫区。通常于接种后 10 天产生抗体,1 个月后达高峰,免疫期 1 年,需每年加强接种 1 次。

(魏素霞)

第七节　炭疽

炭疽是炭疽芽孢杆菌引起的动物源性传染性疾病。牛、羊等草食动物感染率最高。人因接触这些病畜及其产品或食用病畜的肉类而被感染。

一、病原学

炭疽杆菌为粗大的革兰染色阳性杆菌,长 5～10μm,宽 1～3μm,无鞭毛,可形成荚膜,镜下形态呈竹节状,在体外环境下形成芽孢,并可在土壤及畜产品中存活数年。炭疽杆菌具有毒力很强的外毒素,可引起组织水肿和出血,亦可导致全身毒血症。本菌在体内形成荚膜后,亦可受保护而不被机体的巨噬细胞吞噬。

二、流行病学

(一)传染源
主要为牛、羊、猪、犬等受染的家畜。人与人间的传播尚未确定。

(二)传播途径
直接接触病畜和污染的皮、毛、肉等畜产品,可感染皮肤炭疽。肺炭疽多在接触皮毛或灰尘时吸入炭疽杆菌的芽孢所致。而进食未充分烹饪的带菌肉食可引起肠炭疽。

(三)易感人群
人群普遍易感。感染后可获较持久的免疫力。

(四)流行特征
人类对炭疽杆菌感染的敏感性较低,故尚未发现本病的流行,而多为散发病例报道。感染多发生于牧民、农民、兽医、屠宰及皮毛加工工人等特定职业人群。

三、发病机制

炭疽杆菌的毒力取决于其产生的外毒素和其形成的具有抗吞噬作用的多聚二谷氨酸荚膜。已克隆出 3 种炭疽杆菌的外毒素,即蛋白抗原、水肿因子、坏死因子。蛋白抗原与水肿因子联合作用可降低中性粒细胞的功能,使人体对炭疽杆菌更加敏感,可造成局部感染和发生水肿。蛋白抗原与坏死因子联合,可迅速引起细胞坏死,但分别单独给予动物则不引起反应。

炭疽杆菌不能侵入完整的皮肤。但炭疽杆菌侵入伤口及破损皮肤后,芽孢即复苏繁殖,产生外毒素和形成抗吞噬的荚膜。外毒素直接引起局部组织水肿、出血、坏死,并可同时引起全身毒血症状。细菌可进而扩散全身,引起各组织器官的炎症,其中最重要的为脑膜炎、血源性肺炎、出血性心包炎及胸膜炎,严重者可并发感染性休克。

炭疽感染的组织病理特征为出血性浸润、坏死和周围水肿,血性渗出物与坏死组织在局部形成特征性的焦痂。肺炭疽的病理改变为出血性小叶性肺炎,肠炭疽的病变多发生于回盲部,肠壁发生出血性炎症,极度水肿,最终形成溃疡。上述病变部位均可查见炭疽杆菌。

四、临床表现与临床类型

炭疽因其感染的途径表现为 3 种主要临床类型,即皮肤炭疽、吸入性炭疽或肺炭疽、消化道炭疽。进一步可发展成炭疽脑膜炎或炭疽败血症。

潜伏期数小时至 12 天,平均 1～6 天。

(一)皮肤炭疽

皮肤炭疽最常见,占炭疽感染 95％的病例。临床上多发生于头、面、颈、肩、手、脚等裸露部位皮肤。初期为感染部位皮肤出现丘疹或斑疹,次日出现水疱,周围呈非凹陷性水肿,第 3～4 天中心区呈现出血性坏死,周围有成群小水疱,第 5～7 天坏死区破溃成小溃疡,血样分泌物结成黑色焦痂,周围组织成非凹陷性水肿。黑色焦痂直径 1～5cm,水肿区直径可达 5～20cm,疼痛不显著、无化脓为其特点。继水肿消退,黑痂于 1～2 周脱落,再经 1～2 周愈合成瘢。

全身症状有发热、全身不适、肌痛、头痛,局部淋巴结肿大。若不治疗约 20％将死亡,及时接受抗菌药物治疗,病死率则＜1％。重症患者可发展为败血症或继发性肺炭疽及炭疽脑膜炎,病死率很高。

(二)吸入性炭疽

吸入性炭疽又称肺炭疽,因吸入含炭疽芽孢的尘埃而感染,也可因皮肤炭疽继发而患病,占炭疽病例的 5％。潜伏期 1～6 天。起病急骤,临床表现为双相,初期表现为高热、寒战、干咳、头痛、全身不适、呕吐等症状,体征和实验室检查亦无特异性。此期持续数小时至数天,部分患者可有短暂的症状减轻。进展至第二期则表现为突然高热、胸痛、咳血性痰、呼吸困难、发绀、血性胸腔积液等,肺部仅闻及少量湿啰音或有胸膜炎体征。体征与病情严重程度不成比例。胸片以纵隔增宽、胸腔积液为特征。全身中毒症状严重并进展快,多于 24～36 小时因休克死亡,病死率高。吸入性炭疽易并发败血症、感染性休克或脑膜炎,即便用抗菌药物治疗病死率也很高。

(三)消化道炭疽

由于进食带菌动物的肉或未煮熟的感染动物及其产品而感染,占炭疽病例的 1％。其临床表现因炭疽感染的部位而表现有所不同。食管炭疽因炭疽芽孢在咽部及食管黏膜定居而引起。在口腔后壁、硬腭、扁桃体及食管,早期为充血和水肿,形成溃疡,可有假膜覆盖溃疡表面。临床表现为高热、颈部水肿、局部淋巴结肿大、严重咽喉痛、吞咽困难,甚至呼吸困难。肠炭疽以腹部表现为主,类似急性胃肠炎或急腹症,表现为高热、恶心、呕吐、食欲消失、腹痛、血水样便等,进展迅速,常发展为急腹症,甚至败血症等。部分患者可因出血性肠系膜淋巴结炎而表现为大量血性腹水。病情进一步发展出现严重毒血症、休克而死亡。早期表现无特异性,诊断困难,病死率很高。

(四)炭疽脑膜炎

任何类型炭疽都可并发脑膜炎。临床表现同其他化脓性脑膜炎,主要表现为剧烈头痛、呕吐、抽搐、明显脑膜刺激征。病情凶险,进展迅速,多于起病2～4天死亡。脑脊液多呈血性,可检出大量有荚膜的革兰阳性粗大杆菌。一旦发生炭疽脑膜炎,尽管用强有力的抗菌药物治疗也难以逆转死亡结局。

(五)败血症炭疽

败血症炭疽多继发于肺炭疽或肠炭疽。表现为高热、头痛、出血、毒血症、感染性休克、DIC等。

五、实验室检查

(一)血常规检查

白细胞增多,达$(10\sim20)\times10^9/L$,甚至可达$(60\sim80)\times10^9/L$。中性粒细胞显著增多。

(二)病原学检查

1.直接涂片镜检

根据炭疽病型采取不同标本涂片行革兰染色或荚膜染色,见呈竹节样排列的革兰染色阳性有荚膜的粗大杆菌。皮肤炭疽取小泡液、焦痂,吸入性炭疽取血液、痰液,炭疽脑膜炎取脑脊液,胃肠炭疽取粪便。也可用孔雀石绿染色芽孢,此外还可用荚膜肿胀试验和荚膜染色法检测。

2.分离培养

将标本接种于普通琼脂平板上或先增菌培养后接种于平板培养基,如有可疑菌落则根据形态特征、青霉素串珠试验、动物实验等进行鉴定。

3.动物试验

将取自患者的标本或培养物接种于实验动物(小白鼠或豚鼠等)皮下,24小时出现典型水肿、出血为阳性。动物多在2～3天因败血症死亡,尸解可见动物脾大,内脏和血液中含有大量有荚膜的炭疽杆菌。

4.免疫学检测

用直接荧光抗体试验检测血中荚膜抗原和细胞壁多聚糖。或间接血凝试验、补体结合试验、ELISA等检测特异性抗体,多用于追溯性或流行病学调查。

5.分子生物学技术检测

用聚合酶链反应(PCR)技术或基因探针技术检测标本中的PXO1、PXO2或16s rRNA等特异性基因序列,其敏感性和特异性很高,有助于短期得到阳性结果。

(三)其他辅助检查

肺炭疽行胸部X线检查可见纵隔增宽、胸腔积液等。此征象与社区获得性肺炎和流感样疾病比较,其诊断吸入性炭疽的特异性和敏感性均较高,有鉴别诊断价值。

六、诊断与鉴别诊断

(一)诊断

1.诊断依据

(1)流行病学资料。生活在炭疽疫区或在发病前15天内到达过该类地区,或从事与毛皮等畜产品密切接触的职业,或接触、食用可疑的病、死动物及肉制品。

(2)临床表现。在面、颈、手或前臂等暴露部位的局部皮肤出现不明原因的红斑、丘疹、水疱.周围组织肿胀及浸润,继而中央坏死形成溃疡性黑色焦痂,周围皮肤红肿,但疼痛不显著。病变部位的回流淋巴结肿大,伴有发热、头痛、关节痛等。

(3)实验室检查。皮肤溃疡的分泌物,痰、呕吐物、排泄物或血液、脑脊液等标本镜检发现大量两端平齐呈竹节样排列的革兰阳性粗大杆菌,细菌培养获炭疽杆菌;或双份血清抗炭疽特异性抗体滴度出现4倍或以上升高。

根据流行病学史、临床症状与体征、实验室检查等进行综合分析,具有细菌学或血清学诊断阳性结果可确诊。

2.诊断原则

(1)疑似病例。有以上流行病学史和相应的临床表现者,考虑为疑似病例。

(2)临床诊断病例。具有流行病学史和典型的临床表现,标本中镜检发现两端平齐呈竹节样排列的革兰阳性粗大杆菌,考虑为临床诊断病例。

(3)确诊病例。符合临床诊断病例,并经细菌培养分离到炭疽杆菌或双份血清特异性抗体4倍以上升高可诊断为确诊病例。

(二)鉴别诊断

1.皮肤炭疽应与化脓性皮炎、蜂窝织炎、恙虫病等相鉴别

(1)化脓性皮炎(脓疱疮)。主要由葡萄球菌或链球菌引起的皮肤化脓性感染,在疾病初期为散在的水疱,后迅速增大,破溃后形成皮肤糜烂面,干燥后形成黄色脓痂。若感染范围小,多无发热等感染中毒症状。脓性分泌物镜检或菌培养可确诊。

(2)蜂窝织炎。为金黄色葡萄球菌或溶血性链球菌引起的皮肤或皮下组织弥散性化脓性炎症。临床表现为感染部位局部皮肤及皮下红、肿、热、痛,严重者可出现全身中毒症状。皮肤破溃可形成溃疡或形成坏疽、脓肿及败血症。脓性分泌物镜检或细菌培养有助于确诊。

(3)恙虫病。临床表现为突起高热、伴头痛及全身痛,充血性斑丘疹,淋巴结肿大。于恙螨虫叮咬处先出现红色斑丘疹,后形成水疱,渐中央坏死形成黑色焦痂,周围略隆起,无痛,无瘙痒,亦无渗出,焦痂脱落后形成溃疡是其重要特征。白细胞正常或稍减少。外斐反应(滴度>1:160)阳性或ELISA检测特异性IgM抗体阳性有助于诊断。恙虫病由立克次体感染所致,鼠类为传染源,经带有立克次体的恙螨虫叮咬而感染。主要流行于我国南方地区。

(4)兔热病。兔热病又称土拉菌病或鹿蝇热,是一种人兽共患的自然疫源性传染病。临床表现主要有发热,淋巴结肿大并疼痛,皮肤溃疡,眼结膜充血、溃疡或伴有呼吸道和消化道炎症及毒血症等。白细胞多数在正常范围,少数可明显升高,红细胞沉降率加快。皮肤试验阳性

（即用稀释的死菌悬液或经提纯抗原制备的土拉菌素，接种0.1mL于前臂皮内，12～24小时后呈现红肿即为阳性反应）。血菌培养可资鉴别。此病曾在青海、新疆、西藏、黑龙江等地有报道，注意鉴别。传染源主要是野兔、田鼠等，主要经直接接触、消化道摄入或蜱叮咬而被感染，人群普遍易感。

2.肠炭疽应与肠道感染如细菌性痢疾、沙门菌感染、肠杆菌科细菌感染性腹泻相鉴别

（1）细菌性痢疾。多发生在夏、秋季，有不洁饮食或饮水史。临床表现特点为起病急，高热伴寒战，腹痛、腹泻、里急后重（肛门刺激征），黏液便或黏液脓血便，每天大便次数10次以上，但便量少。查体左下腹压痛，肠鸣音亢进。白细胞及中性粒细胞明显增多，大便镜检为红细胞、白细胞增多，以及大量脓细胞。大便菌培养检出志贺痢疾杆菌可确诊。

（2）沙门菌感染。鼠伤寒沙门菌、肠炎沙门菌、猪霍乱沙门菌等常为其主要病原菌。多发生在夏、秋季，有不洁饮食或饮水史。胃肠型主要临床症状同急性非典型菌痢相似，但粪便多样化，粪便细菌培养检出沙门菌可确诊。

（3）其他肠杆菌科细菌感染性腹泻。常见的致病菌有大肠埃希菌、耶尔森菌、变形杆菌等。部分病例可表现为腹痛、腹泻、血便等急性胃肠炎表现，大便细菌培养出相应的致病菌可确诊。

3.肺炭疽应与流感重症肺炎、传染性非典型肺炎、社区性肺炎、钩端螺旋体病肺炎、肺鼠疫等相鉴别

（1）流感或禽流感重症肺炎、传染性非典型肺炎等多发生于流感流行的冬、春季，常有与呼吸道患者接触史。表现为发热、咽痛、头痛、全身酸痛、乏力、流涕、咳嗽、咳痰。少数病例病情进展迅速，出现呼吸衰竭、多脏器功能不全或衰竭。外周血白细胞正常或减少。胸片可见肺内片状阴影，与肺炭疽X线胸片表现为纵隔增宽、胸腔积液等特征截然不同。鼻咽部取材培养可分离到相应病原体或用PCR技术检测出病毒核酸可确诊。

（2）社区获得性肺炎。是指在医院外所患肺炎，常见于球菌或杆菌感染。临床表现为突起的发热、咳嗽、咳痰，白色黏液痰、脓痰或铁锈色痰。肺部可闻及干、湿啰音。胸片多为支气管肺炎或渗出性斑片影。白细胞及中性粒细胞增多，痰菌培养可检出革兰染色阳性或阴性的球菌或杆菌。

（3）出血型钩端螺旋体病。肺出血型钩端螺旋体病是钩端螺旋体病的一种严重类型，由致病性钩端螺旋体引起。此病多发生在夏季，接触被钩端螺旋体污染的疫水而感染。临床表现为突起高热、寒战、全身酸痛、眼结膜充血、腓肠肌压痛、全身表浅淋巴结肿大。在此基础上发生咳嗽、血痰或咯血，进一步发展为肺弥散性出血，X线胸片显示为双肺广泛弥散性点片状阴影。白细胞及中性粒细胞明显增多，钩端螺旋体血清学检查或直接镜检找到钩端螺旋体可确诊。与肺炭疽的临床表现有相似之处，痰或呼吸道分泌物可检出炭疽杆菌，可资鉴别。

（4）肺鼠疫。肺鼠疫临床表现与肺炭疽相似，均有突起高热、寒战、咳嗽、咳血痰、呼吸困难，临床表现严重程度与体征不符，常因呼吸、循环衰竭而死亡。但痰菌培养结果可资鉴别。

4.败血症炭疽应与其他败血症相鉴别

其他细菌感染引起的败血症与炭疽败血症的临床表现极为相似，但部分病例可有原发病灶，如肠道、肺部、泌尿生殖系感染灶等。而炭疽败血症多在皮肤炭疽、肠道炭疽或肺炭疽的基

础上发展而来。中毒症状极重,常因感染性休克或 DIC 死亡。血培养检出炭疽杆菌可确诊。

5.炭疽脑膜炎应与化脓性或结核性脑膜炎相鉴别

不论是化脓性或结核性脑膜炎均表现为高热、剧烈头痛、恶心、呕吐为喷射状,脑膜刺激征(颈部抵抗、克尼格征、布鲁津斯基征)阳性。但炭疽脑膜炎多继发于皮肤炭疽、肺炭疽或肠炭疽等,脑脊液为出血性,可检出大量有荚膜的革兰阳性粗大杆菌。而化脓性脑膜炎可继发于胆脂瘤型中耳炎或败血症,脑脊液为脓性,白细胞明显增多,糖和氯化物明显降低,细菌培养可检出相应的细菌。结核性脑膜炎通常起病缓慢,有结核中毒症状或肺结核证据。脑脊液为毛玻璃样,潘迪试验阳性,细胞数略增加,以淋巴细胞为主。从脑脊液中可检出抗酸染色阳性杆菌。

(三)预后

炭疽的预后与感染部位、临床类型和是否及时治疗有关。皮肤炭疽在适当治疗下病死率<1%,若出现严重并发症,病死率明显增高。肺炭疽、肠炭疽因易并发败血症、感染性休克和炭疽脑膜炎,病死率很高,炭疽败血症的病死率高达 90%以上,而炭疽脑膜炎,虽经抗菌治疗也很难挽救生命,几乎全部死亡。

七、治疗

(一)一般治疗

严密隔离,对症和支持治疗。对肺炭疽因呼吸道传播而引起人—人间流行,必须按甲类传染病实施严格隔离措施。对炭疽患者的排泄物和分泌物按芽孢消毒要求进行彻底消毒处理后排放。对严重的皮肤炭疽及肠型炭疽或肺炭疽,中毒症状重者酌情给予糖皮质激素,氢化可的松 100~200mg/d 或地塞米松 10~20mg/d。有循环衰竭者给予抗休克治疗,有呼吸衰竭者可给予呼吸机辅助呼吸。皮肤炭疽忌挤压或切开引流,以免感染扩散。皮肤炭疽局部可用1:2 000高锰酸钾液湿敷或涂以 1%甲紫、2%碘溶液。吸入性炭疽注意吸氧。胃肠型炭疽注意补液。

(二)抗菌药物治疗

对各类型炭疽治疗的关键是尽早应用抗菌药物治疗。体外试验显示,炭疽杆菌对青霉素 G 钠、阿莫西林、多西环素、利福平、氯霉素、克林霉素、红霉素、庆大霉素、链霉素、亚胺培南、头孢唑啉、利奈唑胺、万古霉素以及环丙沙星和左氧氟沙星等药物敏感,但对广谱的先锋霉素、头孢呋辛、头孢他啶、头孢噻肟、氨曲南和复方磺胺甲基异噁唑等药物耐药。

1.青霉素

青霉素目前仍然是我国治疗各型炭疽的首选治疗药物。对于无全身症状的皮肤炭疽,青霉素 160 万~320 万 U/d,分 2~3 次肌内注射,疗程 7~10 天。若病灶在颈部或伴有严重水肿者、吸入性炭疽、胃肠型炭疽、脑膜炎及败血症者,需用大剂量青霉素 1 200 万~3 600 万 U/d,分次静脉滴入且疗程延长至 60 天。同时加用 1~2 种其他抗菌药物如多西环素、环丙沙星、氯霉素、克林霉素、红霉素、庆大霉素、万古霉素等,疗程 2~3 周。若为生物恐怖播散引起的病例,疗程为 60 天。

2.环丙沙星

环丙沙星可作为一线治疗药物。无论成人、孕妇还是免疫功能低下的皮肤炭疽患者口服或静脉滴注环丙沙星 500mg/d。儿童皮肤炭疽患者剂量按 10～15mg/kg,每 12 小时 1 次,最多不超过 1g/d。

3.多西环素(强力霉素)

多西环素可作为一线治疗药物。用量按年龄和体重调整,超过 8 岁或体重＞45kg 按100mg 每 12 小时给药 1 次;若年龄＞8 岁但体重＜45kg,按 2.2mg/kg 每 12 小时给药 1 次;若年龄＜8 岁,则按2.2mg/kg每 12 小时给药 1 次。对颈部皮肤炭疽、吸入性炭疽成人患者用多西环素 100mg/d,分 2 次静脉给药。但多西环素因进入中枢神经系统少而不用于治疗炭疽脑膜炎。

儿童患者除用环丙沙星或多西环素外,应加用 1～2 种其他抗菌药物。

对肺炭疽、消化道炭疽和炭疽脑膜炎及炭疽败血症者需 2～3 种抗菌药物联合治疗。

体外试验研究发现,上述抗菌药物长期应用后均能产生耐药,尤其是对一种氟喹诺酮类药物耐药的菌株可对其他喹诺酮类药物产生交叉耐药,需要在治疗过程中密切监测。目前在自然环境中已分离到有对青霉素和头孢类药物耐药的炭疽菌株存在,但还未发现对喹诺酮类药物耐药的炭疽杆菌菌株,故欧美国家推荐环丙沙星或多西环素作为一线治疗和预防炭疽感染的药物。

(三)抗血清或抗毒素治疗

对严重炭疽患者,除用抗菌药物外,还可联合用抗炭疽血清治疗,第 1 天为 100mL,第 2～3 天为 30～50mL,静脉滴注或肌内注射,治疗前应做皮试。可降低病死率,但现很少用。目前各种炭疽抗毒素正在研制中,动物实验有效,但尚未批准临床应用。

八、预 防

(一)控制传染源

检疫家畜及畜产品,家畜预防接种炭疽疫苗,发现病畜立即隔离杀灭处理。皮肤炭疽患者及可疑者应就地隔离治疗,肺炭疽患者应按甲类传染病严格隔离消毒处理。

(二)切断传播途径

接触可疑兽畜及皮毛,应做好个人防护。对患者用过的物品应严格消毒处理,对用过的医疗废物应焚毁处理,对分泌物或排泄物经消毒处理后方能排放。

(三)保护易感人群

1.疫苗接种

对从事畜牧业和畜产加工业的人员及疫区人群可考虑炭疽菌苗接种,每年 1 次。

2.暴露后预防用药

有可能接触炭疽芽孢的人员,应当给予抗菌药物预防。尤其是经呼吸道接触炭疽芽孢者,为防止患吸入性炭疽,应尽快口服环丙沙星,因为暴露致死量的芽孢后第 1 天就开始服抗菌药物可明显减少死亡。推荐口服环丙沙星或多西环素作为第一线预防用药,对妊娠期或哺乳期妇女、年龄不满 18 岁儿童或不能耐受者可用阿莫西林或其他有效的抗菌药物预防,剂量同治疗方案,疗程 60 天。

(魏素霞)

第八节　霍乱

霍乱是由霍乱弧菌引起的烈性肠道传染病,发病急,传播快,是亚洲、非洲大部分地区腹泻的重要原因,属于国际检疫传染病。在我国属于甲类传染病。典型患者由于剧烈的腹泻和呕吐,可以引起脱水、肌肉痉挛,严重者导致外周循环衰竭和急性肾衰竭。一般以轻症多见,带菌者也较多。但重症及典型患者治疗不及时可致死亡。其病原体为霍乱弧菌,是一种能运动的弯曲呈弧形的革兰阴性菌。患者和带菌者是霍乱的传染源,人群普遍易感,流行季节多为夏、秋季。人体食入霍乱弧菌后是否发病,主要取决于机体的免疫力和食入霍乱弧菌的量。

一、流行病学

(一)流行概况和趋势

霍乱是由 O_1 霍乱弧菌或 O_{139} 霍乱弧菌引起的一种肠道传染病。霍乱自 1817 年以来有过 7 次世界大流行,被看作需要政府干预的主要公共卫生问题,现在仍然是世界许多区域的流行性或地方性疾病。1961 年以来始于印度和孟加拉的第 7 次大流行的持续时间、传播范围、感染人数都超过之前任何一次,并且开始在亚洲以外区域持续存在,尤其南亚和非洲成了该病的疫病区,已波及全世界 5 大洲 140 多个国家和地区,报道 670 万以上病例,死亡 35 万例以上。霍乱弧菌之前被认为是仅有的霍乱病原菌。自印度首次报道 O_{139} 霍乱弧菌之后,孟加拉、泰国、缅甸、马来西亚、中国、越南、美国等国家随后也报道有暴发或输入的 O_{139} 霍乱病例。O_{139} 霍乱弧菌与 O_1 霍乱弧菌所致的严重水样腹泻无法区分。O_1 霍乱弧菌和 O_{13} 霍乱弧菌共存并继续引起印度、孟加拉等区域霍乱的暴发或流行。WHO 预测 O_{139} 霍乱弧菌也能广泛传播并可能成为下一次霍乱大流行的病原菌。

(二)流行环节

1.传染源

患者与带菌者是霍乱的传染源。典型患者的吐泻物含菌量甚多,每毫升粪便可含 $10^7 \sim 10^9$ 弧菌,这对疾病传播起重要作用。轻型患者易被忽略,健康带菌者不易检出,两者皆为危险传染源。潜伏期带菌者尚无吐泻,恢复期带菌者排菌时间一般不长,两者作为传染源的意义居次要地位。海洋甲壳类生物表面可黏附爱尔托弧菌,后者分泌甲壳酶,分解甲壳作为营养而长期存活。在进食污染海产品后可形成霍乱流行。实验观察,爱尔托弧菌被人工饲养的泥鳅、鳝鱼吞食后,可在后者体内生长繁殖,然后排入水中,因此泥鳅、鳝鱼可成为弧菌的保存宿主,散播病原菌,造成霍乱流行。

2.传播途径

霍乱的传播途径包括经食物、水、生活接触和苍蝇媒介。在一起霍乱疫情中,往往会存在多种传播途径,但以一种传播途径为主。食源性暴发的主要表现形式是聚餐,疫情扩散蔓延快,分布范围广。近年海水产品在内陆地区霍乱传播中的作用比较突出。内陆地区聚餐引发的暴发疫情中,加工食用海(水)产品与发病存在明显关联,并多次从海(水)产品中检出霍乱弧菌;在沿海地区,海(水)产品的异地销售可以直接引起异地疫情暴发。根据日常监测和疫情调查的结果分析,流行地区中自然水体(海水、河水、塘水等)普遍检出霍乱弧菌,并被饮用及用于灌溉、洗淘,引起污染进一步扩大。有些地区水体的污染在疫情暴发前就已经广泛存在,水体污染程度与发病人数的分布呈正相关。有些流行地区水体污染呈季节性变化,冬季无检出。饮用水管理不善是水源性暴发的主要原因。

3.易感人群

人群对霍乱弧菌普遍易感。病后两次发生严重感染者少见。实验感染霍乱弧菌的志愿者,对第二次感染具有高度抵抗力,其时间至少可维持3年。古典霍乱弧菌初次感染后产生的免疫力(100%)较爱尔托弧菌(90%)为强。霍乱患者虽然对新感染的保护免疫可达数年,但抗菌抗体和抗肠毒素抗体仅维持数月。

(三)流行特征

1.地区分布

我国霍乱的地区分布以沿海为主,如广东、福建等地。但非沿海地区中,只要当时当地的温度、湿度、雨量、人口密度及卫生条件等适合本病的发生和传播,同样能发生本病流行。如重庆市渝北区在2003年和2004年分别发生两起较为严重的O_{139}血清群霍乱暴发疫情。疫情在我国存在由东向西和由南向北发展的趋势。

2.季节分布

发病没有严格的季节性,但有明显的夏、秋季性发病升高。多以7~10月为高峰。在气候炎热的地区,如我国的广东、福建、海南等省的持续时间则会更长,甚至全年。

3.人群分布

在人群分布上没有年龄、性别、职业、种族等的本质差异,发病率的不同主要取决于暴露概率的多少。在新感染区,成人比儿童易受感染;在地方流行区,儿童发病率较成人为高,后者对感染的抵抗力随着对霍乱弧菌抗体滴度的升高而增加。

4.传染源类型复杂

轻症患者及隐性感染者作为传染源占绝大多数。已证实有4种类型的携带者:潜伏期携带者、恢复期携带者、慢性携带者及健康携带者。携带者作为霍乱传染源作用之大小,主要取决于各自的职业、卫生习惯、文化水平及周围环境的影响。

5.传播途径多样化

水、食物、生活接触和昆虫媒介(特别是苍蝇)均可单一地或交错地传播此病,其中以水和食物的传播最为突出,常可引发水型或食物型暴发及流行,影响面较大。食物传播中由海(水)产品及农村举办婚丧酒宴而引起暴发或流行的事件近年日益增多。

6.流行菌型常呈现阶段性变化

1949 年以前 100 多年的霍乱流行是由古典生物型霍乱弧菌引起的,而 20 世纪 60 年代以后流行的则主要是由爱尔托生物型引起的。流行菌的生物型发生了根本性变化。在血清型方面,20 世纪 60 年代及 70 年代前期多以小川型为优势菌,70 年代中期以后又以稻叶型为主,80 年代以后出现小川(北方)与稻叶(南方)两种血清型并存的局面,90 年代以后又以小川型占绝对优势,于 1993 年出现了由非 O_1 群霍乱弧菌 O_{139} 血清群引起的部分病例。进入 21 世纪后又出现以稻叶型和 O_{139} 群为优势菌的发展趋向。霍乱弧菌在不同阶段出现的上述变化,在一定程度上会影响本病的流行特征并增加其防治难度。

7.疫情出没无常

时而严重流行,时而销声匿迹或仅有个别散发病例。病例高度分散,1 户 1 例或 1 村 1 例的现象普遍存在。

8.具有近程和远程传播的两种扩散方式

前者是疫点或疫区的逐步扩大,实际上是老疫区的依次延伸;后者是沿交通线从一地传到另一地或从一国传到另一国,新老疫区往往互不连接,甚至相距甚远,常使人感到突如其来,以至有"跳跃式"传播的特点。

9.流行形式

霍乱具有暴发型与迁延型两种迥然不同的流行形式。前者疫情发展迅猛,短期内发生大量患者且高度集中,发病曲线升降明显,重症患者多,病死率相对增高,多发生在本病最初侵犯该地区之时,以水型和食物型暴发为主。后者表现为在一个相当长的时期内,每周仅有少数或个别病例出现,发病曲线绵延起伏或呈锯齿状,而且持续时间较长。这两种形式在同一地区中常可并存。一般新疫区以暴发型多见,老疫区则以迁延型多见。迄今为止尚不能证实爱尔托霍乱有周期性发病规律,但不排除形成新的地方性疫源地的可能。

二、病原学

(一)形态染色

霍乱弧菌革兰染色阴性,菌体长 1.5～3.0μm,宽 0.3～0.4μm,弯曲如逗点状,无芽孢和荚膜,有一根极端鞭毛,其长度为菌体的 4～5 倍。该菌运动活泼,在暗视野悬液中可见穿梭运动,粪便可用于直接涂片检查。O_{139} 霍乱弧菌有别于其他霍乱弧菌,其菌体长 2～3μm,宽 0.5μm,菌体外有荚膜。

(二)培养特性

霍乱弧菌在碱性(pH 8.4～8.6)肉汤或蛋白胨水中繁殖迅速,表面形成透明菌膜。弧菌在营养琼脂或肉浸膏琼脂培养过夜后,其菌落大,半透明,带灰色。在选择性培养基中弧菌生长旺盛,可抑制其他细菌生长,常用硫代硫酸盐、枸橼酸盐、胆盐、蔗糖(TCBS)琼脂。

(三)生化反应

O_1 群霍乱弧菌和非典型 O_1 群霍乱弧菌均能发酵蔗糖和甘露糖,不发酵阿拉伯糖。非 O_1 群霍乱弧菌对蔗糖和甘露糖发酵情况各不相同。此外,爱尔托生物型能分解葡萄糖产生乙酰甲基甲醇(即 VP 试验)。O_{139} 型能发酵葡萄糖、麦芽糖、蔗糖和甘露糖,产酸不产气,不发酵肌醇和阿拉伯糖。

(四)抵抗力

霍乱弧菌经干燥 2 小时或加热 55℃ 10 分钟即可死亡,煮沸立即死亡。弧菌接触 1:(2 000～3 000)氯化汞或 1:500 000 高锰酸钾,数分钟即被杀灭,在 0.1% 漂白粉中 10 分钟即死亡。霍乱弧菌在正常胃酸中能生存 4～5 分钟,在未经处理的粪便中存活数天。在 pH 7.6～8.8 的浅水井中,古典霍乱弧菌平均存活 7.5 天,爱尔托霍乱弧菌为 19.3 天。爱尔托弧菌在海水和深水井中存活 10～13 天。氯化钠浓度高于 4% 或蔗糖浓度在 5% 以上的食物、香料、醋、酒等,均不利于弧菌的生存。霍乱弧菌在冰箱内的牛奶、鲜肉和鱼虾水产品存活时间分别为 2～4 周、1 周和 1～3 周;在室温存放的新鲜蔬菜存活 1～5 天。在玻璃、瓷器、塑料和金属上存活时间不超过 2 天。

(五)抗原结构

霍乱弧菌有耐热的菌体(O)抗原和不耐热的鞭毛(H)抗原。H 抗原为霍乱弧菌属所共有;O 抗原有群特异性和型特异性两种抗原,是霍乱弧菌分群和分型的基础。群的特异性抗原可达 200 余种。

(六)分类

WHO 腹泻控制中心将霍乱弧菌分为三群。

1.O_1 群霍乱弧菌

包括古典生物型霍乱弧菌和爱尔托生物型。O_1 群的特异抗原有 A、B、C 三种,其中 A 抗原为 O_1 群所共有,A 抗原与其他 B 与 C 抗原结合则可分为三型,即原型-AC(稻叶型)、异型 AB(小川型)和中间型-ABC(彦岛型)。

2.非 O_1 群霍乱弧菌

本群弧菌鞭毛抗原同 O_1 群,而菌体(O)抗原则不同,不被 O_1 群霍乱弧菌多价血清所凝集,根据 O 抗原的不同,本群可分为 137 个以上的血清型。以往认为本群仅引起散发的胃肠炎型腹泻,一般此类弧菌感染不做霍乱处理,但 1992 年在印度及孟加拉等地发生霍乱暴发流行,后证实流行菌不被 O_1 群和 137 个已知的非 O_1 群霍乱弧菌诊断血清所凝集,乃认定为 O_{139} 霍乱弧菌。

3.不典型 O_1 群霍乱弧菌

可被多价 O_1 群血清所凝集,但该群菌不产生肠毒素,因此无致病性。

三、发病机制

人体存在非特异性免疫,以抵挡霍乱弧菌的侵入。胃酸在其中起主要作用,胃大部切除后、大量饮水、大量进食使胃酸稀释均降低对霍乱弧菌的抵抗。当正常人食入霍乱弧菌量超过 10^8 时,均可发病。

人体的其他屏障如肠道动力、肠腔黏液、酶及胆盐等,霍乱弧菌却可以适应。霍乱弧菌通过鞭毛活动、黏蛋白溶解酶、黏附素以及细菌的化学趋化作用等,使弧菌能成功地黏附于肠黏膜上皮细胞,但不侵入细胞,继续繁殖,继而肠毒素起重要作用。

霍乱肠毒素有 A、B 两种亚单位,具有毒素活性的 A 亚单位又可分为由二硫键连结的 A_1 和 A_2 两个多肽,分子量分别为 $23\sim24kDa$ 和 $5\sim6kDa$。B 亚单位有 5 个部分,每个分子量为 $11.6kDa$,可各自与肠黏膜上皮细胞刷缘细胞膜的受体(GM₁ 神经节苷脂)结合。B 亚单位与肠黏膜细胞结合后,A 亚单位与毒素整个分子脱离,并移行至细胞膜内侧,其 A_1 部分被释放至胞液内,激活腺苷环化酶,后者使腺苷三磷酸变成环磷酸腺苷。大量的环磷酸腺苷积聚在黏膜细胞内,发挥第二信使作用,刺激隐窝细胞分泌氯离子并可能分泌碳酸氢根离子,同时抑制绒毛细胞对氯和钠离子的正常吸收。由于肠黏膜分泌增强,回收减少,因而大量肠液聚集在肠腔内,形成本病特征性的剧烈水样腹泻。

剧烈腹泻和呕吐,导致水和电解质大量丢失,迅速形成严重脱水,因而出现微循环衰竭。钾、钠、钙及氯化物的丧失,可发生肌肉痉挛、低钠血症、低钾血症和低钙血症等。由于胆汁分泌减少,肠液中有大量水、电解质和黏液,所以吐泻物呈米泔水样。碳酸氢盐的丢失,形成代谢性酸中毒。由于循环衰竭造成的肾缺血、低钾血症及毒素对肾脏的直接作用,可引起肾功能减退或衰竭。

霍乱弧菌的内毒素来自弧菌细胞壁,耐热,具有弧菌 O 抗原的特异性,与霍乱发病关系不大。弧菌产生的酶(如黏蛋白酶)、代谢产物或其他毒素(如血管渗透因子、溶血素等)对人体有一定损害作用。

四、临床表现

潜伏期 $1\sim3$ 天,短者数小时,长者 7 天,大多急性起病,少数在发病前 $1\sim2$ 天有头晕、疲劳、腹胀、轻度腹泻等前驱症状。古典生物型与 O_{139} 型霍乱弧菌引起的疾病症状较严重,埃尔托型所致者轻型和无症状者较多。

(一)典型病例的临床分期

1. 泻吐期

绝大多数患者以急剧腹泻开始。腹泻为无痛性,少数患者可因腹直肌痉挛而引起腹痛,不伴里急后重。大便开始尚有粪质,迅速成为米泔水样或无色透明水样,无粪臭,微有淡甜或鱼腥味,含大量片状黏液,少数重症患者有出血,大便呈洗肉水样,出血多时可呈柏油样,以爱尔托型所致者为多。大便量多,每次可超过 $1\,000mL$,每天十余次,甚至难以计数。呕吐多在腹泻后出现,常为喷射性和连续性,呕吐物先为胃内容物,以后为清水样。严重者可为米泔水样,轻者可无呕吐。本期持续数小时至 2 天。

2. 脱水期

由于频繁的腹泻和呕吐,大量水和电解质丧失,患者迅速出现脱水、低钾血症、尿毒症、酸中毒和微循环衰竭。患者意识淡漠、表情呆滞或烦躁不安,儿童可有昏迷。可出现口渴、声音嘶哑、呼吸增快、耳鸣、眼球下陷、面颊深凹、口唇干燥、皮肤凉、弹性消失、手指皱瘪等。肌肉痉挛多见于腓肠肌和腹直肌。腹舟状,有柔韧感。脉细速或不能触及,血压低。体表体温下降,成人肛温正常,儿童肛温多升高。此期一般为数小时至 3 天。

3.恢复期

患者脱水得到及时纠正后,多数症状消失而恢复正常,腹泻次数减少,甚至停止。声音恢复、皮肤湿润,尿量增加。约 1/3 患者有反应性发热,极少数患者,尤其是儿童可有高热。

(二)临床类型

根据临床表现,霍乱可分为轻、中、重三型。另外还有两种特殊类型,即无症状型和暴发型。无症状型患者感染后无任何症状,仅成排菌状态,称为健康带菌者,排菌期一般为 5～10 天,个别可迁延至数月或数年,成为慢性带菌者。暴发型亦称中毒型或"干性霍乱",罕见,起病急骤,不待泻吐出现,即因循环衰竭而死亡。

1.轻型

患者微感不适,每天腹泻数次,大便稀薄,一般无呕吐无脱水表现,血压、脉搏均正常,血浆比重在 1.026～1.030,尿量无明显减少。

2.中型

吐泻次数较多,每天达 10～20 次。大便呈米泔水样,有一定程度的脱水。血压降低(收缩压为 9.31～12kPa),脉搏细速,血浆比重为 1.031～1.040,24 小时尿量在 500mL 以下。

3.重型

吐泻频繁,脱水严重,血压低,甚至不能测出,脉速弱常不能触及,血浆比重＞1.041,尿极少或无尿。

五、辅助检查

(一)血液检查

红细胞增多,血红蛋白水平增高,白细胞计数 10×10^9/L 以上,中性粒细胞及大单核细胞增多。血清钾、钠、氯化物和碳酸氢盐降低,血 pH 下降,尿素氮增加。治疗前由于细胞内钾离子外移,血清钾可在正常范围内,酸中毒纠正后,钾离子移入细胞内而出现低钾血症。

(二)尿检查

少数患者尿中可有蛋白、红白细胞及管型。

(三)常规镜检

可见黏液和少许红细胞、白细胞。

(四)病原菌检查

1.涂片染色

取粪便或早期培养物涂片做革兰染色镜检,可见革兰阴性稍弯曲的弧菌,无芽孢和荚膜。而 O_{139} 霍乱弧菌可产生荚膜。

2.悬滴检查

将新鲜粪便做悬滴或暗视野显微镜检,可见运动活泼呈穿梭状的弧菌。

3.制动试验

取急性期患者的水样粪便或碱性胨水增菌培养 6 小时左右的表层生长物,先做暗视野显微镜检,观察动力。如有穿梭样运动物时,则加入 O_1 群多价血清 1 滴,若是 O_1 群霍乱弧菌,由于抗原抗体作用,则凝集成块,弧菌运动即停止。如加 O_1 群血清后,不能制止运动,应再用 O_{139} 血清重做试验。

4.增菌培养

所有怀疑霍乱患者粪便,除做显微镜检外,均应做增菌培养。粪便留取应在使用抗菌药物之前且应尽快送到实验室做培养。增菌培养基一般用 pH 8.4 的碱性蛋白胨水,36～37℃培养 8 小时后表面能形成菌膜。此时应进一步做分离培养,并进行动力观察和制动试验,这将有助于提高检出率和早期诊断。

5.分离培养

常用庆大霉素琼脂平皿或碱性琼脂平板。前者为强选择性培养基,36～37℃培养 8～10 小时,霍乱弧菌即可长成小菌落。后者则需培养 10～20 小时。选择可疑或典型菌落,应用霍乱弧菌"O_1"抗原的抗血清作玻片凝集试验,若阳性即可出报告。近年来国外亦有应用霍乱毒素基因的 DNA 探针,做菌落杂交,可迅速鉴定出产毒 O_1 群霍乱弧菌。

6.PCR 检测

新近国外应用 PCR 技术来快速诊断霍乱。其中通过识别 PCR 产物中的霍乱弧菌毒素基因亚单位 CtxA 和毒素协同菌毛基因(Tc-pA)来区别霍乱菌株和非霍乱弧菌。然后根据 Tc-pA 基因的不同 DNA 序列来区别古典生物型和爱尔托生物型霍乱弧菌。4 小时内可获结果,据称每毫升碱性蛋白胨水中 10 条以下的霍乱弧菌亦可检出。

7.鉴别试验

古典生物型、爱尔托生物型和 O_{139} 型霍乱弧菌的鉴别。

六、诊断与鉴别诊断

在霍乱流行地区、流行季节,任何腹泻的患者都要考虑患霍乱的可能,均需做排除霍乱的粪便细菌学检查,做到"逢泻必检"。

(一)诊断

具有下列之一者,可诊断为霍乱。

(1)有腹泻症状,粪便培养霍乱弧菌阳性。

(2)霍乱流行期间,在疫区内有典型的霍乱腹泻和呕吐症状,迅速出现严重脱水、循环衰竭和肌肉痉挛者。虽然粪便培养未发现霍乱弧菌,但并无其他原因可查者。如有条件可做双份血清凝集素试验,滴度 4 倍上升者可诊断。

(3)疫原检索中发现粪便培养阳性前 5 天内有腹泻症状者,可诊断为轻型霍乱。

(二)疑似诊断

具有以下之一者。

(1)具有典型霍乱症状的首发病例,病原学检查尚未肯定前。

(2)霍乱流行期间与霍乱患者有明确接触史,并发生泻吐症状,而无其他原因可查者。

疑似患者应进行隔离、消毒,做疑似霍乱的疫情报告,并每天做大便培养,若连续 2 次大便培养阴性,可作出否定诊断,并做疫情订正报告。

（三）鉴别诊断

霍乱需与任何引起急性腹泻的疾病相鉴别。

需与霍乱鉴别的感染性腹泻有：①急性细菌性食物中毒，这些细菌包括沙门菌属、金黄色葡萄球菌、变形杆菌、肉毒杆菌、副溶血弧菌、致病性大肠埃希菌、铜绿假单胞菌、韦氏杆菌（耐热型）、真菌等；②急性细菌性肠道感染，包括急性细菌性痢疾（中毒型）、大肠埃希菌性肠炎、耶氏菌肠炎、空肠弯曲菌肠炎、急性副溶血弧菌性肠炎等；③急性病毒性肠道感染，包括轮状病毒肠炎、肠腺病毒肠炎、诺沃克病毒肠炎等；④急性寄生虫病，包括急性血吸虫病、急性阿米巴肠病、隐孢子虫病等；⑤全身性急性感染性疾病，如败血症、乙型脑炎、急性重型病毒性肝炎、钩端螺旋体病、脊髓灰质炎等；⑥白念珠菌性肠炎。

需与霍乱鉴别的非感染性腹泻有：①急性中毒，包括植物类急性中毒（如"臭米面"中毒、发芽马铃薯中毒、白果中毒、火麻仁中毒、毒蕈中毒等）、动物类急性中毒（如河豚毒中毒、动物肝中毒、鱼胆中毒等）、化学毒剂急性中毒（如急性有机磷农药中毒、急性锌中毒、急性砷中毒等）；②全身性非感染性疾病，如变态反应性胃肠病、尿毒症、甲状腺危象等、过敏性紫癜（出血性毛细血管中毒症）。

典型霍乱的临床表现也可由非 O_1 群弧菌和产生肠毒素的大肠埃希菌（ETEC）引起。前者多数患者的腹泻伴剧烈腹痛和发热；1/4 的患者粪便呈血性。大肠埃希菌引起的腹泻一般病程较短。两者与霍乱的鉴别有赖于病原学检查。

各种细菌性食物中毒通常起病急，同食者常集体发病，常先吐后泻，排便前有阵发性腹痛，粪便常为黄色水样，偶带脓血。

部分霍乱患者的粪便呈洗肉水样或痢疾样，则需与细菌性痢疾鉴别，后者多伴腹痛和里急后重，粪便量少，呈脓血样。

急性砷中毒以急性胃肠炎为主要表现，粪便为黄色或灰白水样，常带血，严重者尿量减少，甚至尿闭及循环衰竭等。检查粪便或呕吐物砷含量可明确诊断。

七、治疗

严格隔离，及时补液，辅助抗菌治疗和对症治疗。重症者加强监测与护理。

（一）严格隔离

霍乱患者或疑似患者须按甲类传染病严格隔离。疑似病例应与确诊病例分别隔离，对吐泻物应彻底消毒。症状消失后，隔天粪便培养连续 3 次阴性可解除隔离。

（二）补液

及时正确补充液体及电解质是治疗关键，可使病死率大大降低。

1.口服补液

对于霍乱病例的治疗，现代医学倡导口服补液，因为其安全、有效、经济、简便。轻度脱水患者以口服补液为主，呕吐并非口服补液禁忌；重度脱水患者、小儿或剧烈呕吐不能口服补液者需立即行静脉补液抢救，待病情稳定或呕吐症状缓解后改为口服补液。只有当休克持续长时间，内脏器官损伤严重时才完全依赖静脉补液，一旦病情好转，需尽快改为口服补液，静脉补液只起辅助作用。

WHO 推荐口服补液盐(ORS)进行口服补液。配方:葡萄糖 20g,氯化钠 3.5g,碳酸氢钠 2.5g,氯化钾 1.5g,溶于 1 000mL 饮用水中。口服补液亦适用于重度脱水者,既能防止静脉补液不足或过多引起的心肺功能紊乱,又能减少重度脱水者静脉补液量,从而减少输液不良反应及医源性电解质紊乱。

2.静脉补液

注意早期、迅速、足量补液,先盐后糖,先快后慢,纠酸补钙,见尿补钾。

补液常选用 541 液:1 000mL 水中加氯化钠 5g、碳酸氢钠 4g、氯化钾 1g,此为等渗液。541 液用时每 100mL 加 50%葡萄糖注射液 20mL,防止低血糖。轻度脱水但因剧烈呕吐难以口服补液者,每天静脉输液 3 000~4 000mL,成人开始 1~2 小时补液速度为 5~10mL/min。儿童 24 小时补液 100~150mL/kg;中度脱水每天静脉输液 4 000~8 000mL,成人开始 2 小时快速静脉输入 2 000~3 000mL,待血压脉搏恢复正常后减慢为 5~10mL/min。入院 8~12 小时内静脉补充入院前累计损失量及入院后继续损失量和每天需要量,随后以排多少补多少为原则行口服补液。儿童 24 小时补液 150~200mL/kg;重度脱水每天输液量 8 000~12 000mL,一般建立多条静脉通道。先按每分钟 40~80mL 速度输液,半小时后改为每分钟 20~30mL,直至休克纠正。随后减慢速度补足入院前后累计损失量。此后按每天生理需要量及排出量补液。儿童 24 小时补液 200~250mL/kg。儿童补液时,开始 15 分钟内 4 岁以上补液速度为 20~30mL/min,4 岁以下 10mL/min。

(三)抗菌治疗

抗菌药物仅作为辅助治疗措施。给霍乱中、重度脱水患者抗菌药物治疗,可缩短腹泻时间,减少吐泻量,缩短病程,但不能替代补液治疗。常用抗菌药物包括:多西环素 300mg,一次口服;诺氟沙星 200mg,每天 3 次;环丙沙星 250~500mg,每天 2 次,用 3 天。阿奇霉素适用于儿童和孕妇,成人 1g,小儿 20mg/kg,一次口服。复方磺胺甲基异噁唑 2 片,每天 2 次,用 3 天。可选择其中一种抗菌药物治疗。已报道有耐药菌株出现且 O$_{139}$血清型霍乱弧菌常对复方磺胺甲基异噁唑及链霉素耐药,也可根据当地药物敏感试验结果选择用药。

八、预防

(一)控制传染源

对患者和疑似者及时隔离治疗,确定好疫情源头,建立肠道传染病门诊,做好疫情报告。对密切接触者做粪培养及预防性治疗:多西环素 200mg 顿服,次日改为 100mg。对患者进行隔离治疗,直至症状消失后 6 天;或隔天粪培养连续 3 次阴性。做好国境检疫工作,一旦发现患者或带菌者,立即进行隔离治疗,并对交通工具进行彻底消毒。

(二)切断传播途径

加强饮水消毒和食品卫生管理,提供安全饮用水是预防霍乱的最有效措施。严格实施粪便排泄物的消毒处理,改善环境卫生。积极杀蛆灭蝇。

（三）提高人群免疫力

目前有减毒口服活疫苗、亚单位、全菌体菌苗、O_{139} 疫苗等。口服菌苗可使肠道产生特异性抗体，并且阻止霍乱弧菌黏附肠壁从而免于发病。主要用于保护地方性流行区的高危人群。O_{139} 疫苗的研究仍处于试验阶段。

（韩红莉）

第九节 白喉

白喉是由白喉杆菌引起的急性呼吸道传染病。其临床特征为咽、喉、鼻部等处黏膜充血，肿胀并有灰白色假膜形成以及细菌外毒素引起的全身重度症状，严重者常合并心肌炎和末梢神经麻痹。

一、流行病学

（一）传染源

患者和带菌者为传染源。潜伏期末即有传染性。健康带菌者占 0.1%～5%，流行期间带菌率可达 10%～20%，恢复期带菌率 10% 左右。白喉主动免疫可保护机体免于患病，但不能清除病原体。因此，隐性感染、轻症、不典型患者（鼻白喉和皮肤白喉）在传播中具有重要意义。

（二）传播途径

以呼吸道飞沫传播为主，亦可经被污染的手、玩具、衣物、用具间接传播或通过污染的牛奶和食物引起暴发流行，偶可经破损的皮肤和黏膜而感染。

（三）易感人群

人群对白喉普遍易感，儿童的易感性最高，但不同年龄组差异较大。6 个月以下婴儿有来自母体的抗体，较少发病。2～10 岁发病率最高，但近年因计划免疫发病年龄推迟，成人发病明显增多。成人因多年来白喉发病甚少，几乎无隐性感染，又缺乏人工免疫机会，故对白喉的免疫水平低，易感染而发病。病后有较持久免疫力，可依锡克试验判定，阴性者有免疫力，阳性者易感。由于该法烦琐，已被灵敏、简便的间接血凝试验及 ELISA 法取代。

（四）流行特征

白喉通常为散发，也可发生流行或暴发。目前世界各地均有白喉发生，主要以温带为多，热带少见。全年均可发病，以冬、春季为常见。20 世纪 30 年代，白喉类毒素主动免疫逐渐开展起来，使白喉的发病率显著下降，1978 年 WHO 开始推行扩大规划免疫，全球白喉发病率进一步下降。目前，有些国家如美国已无白喉病例，但在部分非洲国家还存在白喉病例及暴发、流行。居住拥挤、卫生条件差容易发生流行。

二、病原学

白喉杆菌属棒状杆菌属，长 1～8μm，宽 0.3～0.8μm，无芽孢、荚膜和鞭毛，细长稍弯，棒状，排列不规则，常呈"L""V""X""T"等字形或排成栅栏状。革兰染色阳性；用亚甲蓝（美兰）

液染色菌体着色不均匀,常呈着色深的颗粒;用奈瑟染色菌体染成黄褐色,一端或二端染成蓝色或深蓝色颗粒,称为异染颗粒,是本菌形态特征之一,为形态学诊断的重要依据。白喉杆菌为需氧菌或兼性厌氧菌,最适温度为 37℃,最适 pH 为 7.2～7.8,在含血液、血清或鸡蛋的培养基上生长良好。菌落呈灰白色、光滑、圆形凸起,在含有 0.033％亚碲酸钾血清培养基上生长繁殖能吸收碲盐,并还原为金属碲,使菌落呈黑色,为本属其他棒状杆菌共同特点。且亚碲酸钾能抑制标本中其他细菌的生长,故亚碲酸钾血琼脂平板可作为棒状选择培养基。根据在此培养基上白喉杆菌落的特点及生化反应,可将白喉杆菌区分为重型、中间型和轻型三型,三型白喉杆菌的分布有所不同,常随地区和年份有别,有流行病学意义。

白喉杆菌对热、化学药品抵抗力弱,对干燥、寒冷的抵抗力较强,在日常物品上可存活数日;在干燥的假膜中可生存 3 个月,加热 58℃ 10 分钟或直射阳光下数小时即可灭活。

白喉杆菌的致病物质主要是白喉毒素。白喉毒素是含有两个二硫键的多肽链,分子量为 62 000Da。经蛋白酶水解后,可分为 A 和 B 两个片段,中间仍由二硫键连接。B 片段,无酶活性,但能与宿主易感细胞表面特异性受体结合,并通过易位作用使 A 片段进入细胞。A 片段具有酶活性,能将氧化型烟酰胺腺嘌呤二核苷(NAD＋)水解为烟酰胺及腺嘌呤二磷酸核糖(ADPR)两部分,并催化延伸因子-2(EF-2)与 ADPR 共价结合,使 EF-2 失去转位活性,从而中止肽-tRNA 及 mRNA 在核糖体上由受位转移至供位,肽链不能延长,细胞蛋白质合成受阻,细胞死亡,病变产生。仅携带 β-棒状杆菌噬菌体的溶源性白喉杆菌才能产生外毒素,因为白喉毒素就是 β 棒状杆菌噬体毒素基因(tox＋)编码的蛋白质。tox＋基因的表达与菌体无机铁含量密切相关,铁含量适量时,tox＋基因表达,否则不表达。白喉杆菌尚产生一些侵袭性物质,如类似于结核杆菌的索状因子,能破坏细胞的线粒体膜,导致呼吸和氧化磷酸化作用受到抑制。

三、病因与病理

白喉杆菌侵袭力较弱,侵入上呼吸道黏膜后仅在表层组织内繁殖,常不侵入深部组织和血流,一般不引起菌血症。当局部黏膜受损伤时,可分泌外毒素,使局部和周围组织坏死,黏膜血管扩张充血,纤维蛋白渗出,形成急性假膜性炎症。渗出液富含易凝固的纤维蛋白,将炎症细胞、坏死黏膜组织和白喉杆菌凝固在一起,形成本病的特征性损害——假膜。假膜呈灰白色,有混合感染时呈黄色,伴出血时呈黑色。假膜多见于扁桃体、咽、喉、鼻腔,可下延至气管和支气管,发生在咽部的假膜质地致密,与黏膜下组织紧密粘连,不易剥离,勉强剥离可致出血。假膜如果发生在喉、气管和支气管黏膜上,则与组织连结疏松,假膜脱落亦能使气管、支气管发生梗阻,但毒素吸收少。

白喉外毒素自局部吸收后,经淋巴和血液到达全身各组织并与组织细胞结合,引起全身毒血症状和多脏器病理变化。外毒素吸收量与假膜部位和广泛程度有关。喉及气管黏膜上皮有纤毛,毒素吸收少,全身症状轻;鼻白喉毒素吸收量最大,症状重。病理变化以中毒性心肌炎和白喉性神经炎最显著。其中以心肌、末梢神经最敏感,肾及肾上腺等处病变也较显著。心肌损害是造成死亡的主要原因。心肌早期是浊肿及脂肪变性,继而有多发性灶性坏死、炎症细胞浸润及肌纤维断裂,心肌传导组织亦可受累。末梢神经呈中毒性神经炎改变、神经髓鞘呈脂肪变性,随之神经轴断裂,以眼、腭、咽、喉及心脏等神经受损最常见。肾呈浊肿等间质性肾炎改变,肾上腺浊肿、充血、退行性变,偶可见小出血点。肝可呈脂肪变性及肝细胞坏死。

四、临床分期

(一)潜伏期

潜伏期为 1~7 天,一般为 2~5 天。

(二)临床分型

按其假膜部位不同可分为 4 种临床类型:咽白喉、喉白喉、鼻白喉、其他部位白喉。

五、临床表现

(一)咽白喉

此型最为常见,多见于成人和年长儿童,约占发病人数的 80%。根据假膜大小与毒血症症状可分为 4 型。

1.轻型

有轻微发热及全身症状,局部有轻微咽痛,扁桃体稍红,假膜呈点状及小片状,局限于扁桃体,但白喉杆菌培养阳性。此类患者在白喉流行时多见,易误诊和漏诊。

2.普通型

起病缓慢,有轻至中度发热及全身不适、乏力、食欲下降、恶心、呕吐、头痛、咽痛等毒血症症状。婴幼儿表现为烦躁、爱哭闹、流涎等。咽部充血,扁桃体中度红肿,扁桃体、腭弓及悬雍垂上有乳白色或灰色片状假膜,边缘清楚,不易剥脱,强行擦去有小量出血。常有颌下淋巴结肿大及压痛,无周围软组织肿胀。

3.重型

全身中毒症状严重,有高热、面色苍白、极度无力、恶心呕吐、脉搏增快,严重者有血压下降。局部假膜可迅速扩延到腭弓、上腭、悬雍垂、咽后壁、鼻咽部及喉头,甚至口腔黏膜等处。假膜呈大片状,由薄变厚,呈灰白色,也可为黄色、污秽灰色或黑色。假膜周围黏膜红肿及扁桃体肿大明显,口有腐臭味,颈淋巴结肿大,有压痛,周围组织可有水肿。

4.极重型

起病急,毒血症症状迅速出现,假膜范围广泛,多因出血呈黑色,扁桃体及咽部高度肿胀,可致咽门阻塞,影响呼吸和吞咽,或有坏死、溃疡,口有特殊腐臭味。颈淋巴结肿大,出现淋巴结周围炎,颈部直至锁骨上窝软组织明显水肿,呈现"牛颈"。全身中毒症状极为严重,可有高热或体温不升、烦躁不安、呼吸急促、面色苍白、呕吐频繁、唇指发绀、脉快细弱、血压下降。可出现心脏扩大,心律失常或奔马律等,也可见出血及血小板减少等危重表现。未得到及时治疗者,2 周左右可死亡。

(二)喉白喉

喉白喉占发病人数的 20%,多为咽白喉向下扩散所致,少数为原发性,幼儿多见。原发性者外毒素吸收少,中毒症状轻,但由于喉头、气管等处假膜存在可致不同程度呼吸困难。起病时呈犬吠样咳嗽,声音嘶哑,甚至失音,吸气性呼吸困难,进行性加重,可见鼻翼扇动,三凹征,口唇发绀,烦躁不安。

(三)鼻白喉

继发者多,由咽白喉扩展而来。原发性鼻白喉少见,因病变范围小,外毒素吸收少,故全身症状轻,可有张口呼吸,哺乳困难等。局部表现为鼻塞、流浆液血性鼻涕,鼻孔周围皮肤受浸而发红、糜烂或结痂,鼻前庭处可见假膜。

(四)其他部位白喉

其他部位白喉少见,但偶可发生在眼结膜、耳、口腔、外阴、新生儿脐带、皮肤损伤、食管等处,均有局部炎症、假膜形成,但全身症状轻。

六、并发症

多为白喉杆菌外毒素引起。

(一)中毒性心肌炎

中毒性心肌炎最常见,发病率为 10%～25%,是导致患者死亡的主要原因。心肌炎发病的严重程度与白喉的严重程度密切相关,毒血症越重,心肌炎发生越早越重。早期可发生在第3～5 天,系严重毒血症引起,可于数分钟或数小时内突然死亡;晚期可发生于第 5～14 天,系心肌病变继而影响周围循环,表现为极度苍白后出现发绀,腹痛,多见脉搏细弱、脉率减慢、第一心音不清楚甚至消失,心律可完全不规则,血压下降等。

(二)周围神经麻痹

发生率为 10%～20%,多发于病程 3～4 周,以软腭麻痹最常见,出现鼻音声重、进食呛咳及腭垂反射消失等症状。其次为眼肌、颜面肌、四肢肌及全身任何肌群麻痹。一般在数周内恢复,多无后遗症。

(三)其他

支气管肺炎、其他化脓性感染、中毒性肾病、中毒性脑病等。

七、辅助检查

(一)血常规检查

白细胞总数多为 $(10\sim20)\times10^9/L$,中性粒细胞增加,并有核左移。重症患者可出现血小板减少。

(二)细菌学检查

1.标本采集

用无菌棉拭子吸附新鲜配制的亚碲酸钾、甘油氯化钠溶液保存液,在患者的咽喉部、鼻腔或皮肤的病变部位用棉拭子充分涂抹获取标本。如已发现假膜,应在假膜边缘下于假膜与黏膜交界处取材,取样后迅速放入灭菌试管内送检。临床标本应在 24 小时内进行培养,可直接接种于亚碲酸钾培养基进行筛选鉴定。如果运输时间＞24 小时,拭子应保存于含有干燥剂如硅胶的包装袋内或保存于运输培养基中,4℃储存运输。

2.细菌涂片

可直接涂片染色后镜检,但需与非致病的类白喉杆菌鉴别。用2％亚碲酸钾涂于患者假膜上,10～20分钟后,若假膜变黑或深灰色则为阳性,阳性率可达92％。

3.细菌培养与毒力试验

白喉杆菌的培养条件是37℃、5％ CO_2,培养用的培养基包括亚碲酸钾培养基、哥伦比亚血培养基、吕氏血清斜面及普通血平板。其中亚碲酸钾培养基用于白喉杆菌的筛选鉴别,是目前国际上通用的棒状杆菌筛选鉴别培养基。

检测白喉外毒素的白喉毒力试验是病原菌鉴定的重要试验。白喉毒力试验包括体内试验和体外试验。

体内试验主要指豚鼠皮内接种试验,取体重250g豚鼠2只,其中一只试验前12小时由腹腔注射白喉抗毒素250～500U,供做对照。然后各于皮下注射48小时的菌株培养液2mL,若于2～5天注射抗毒素的豚鼠死亡,而对照豚鼠存活,便证明所试验菌株为有毒白喉杆菌。

体外试验方法包括聚合酶链反应(PCR)扩增白喉外毒素基因以及Elek平板试验等。Elek平板试验将浸有白喉抗毒素的无菌滤纸条贴在含20％马血清的琼脂平板上,然后沿滤纸条垂直方向划线接种待测细菌,同时也接种已知产毒株和不产毒株作为对照。37℃培养48小时后,若待检菌株产生白喉外毒素,则在滤纸条和划线生长的菌苔交界处出现白色沉淀线。

4.白喉毒素试验

用荧光素标记白喉抗毒素染色,荧光显微镜下检出白喉杆菌即可作出诊断,其特异性强,阳性率高,可作为早期诊断手段。

(三)血清学检测方法

确定诊断需急性期和恢复期双份血清,两份血清采集时间间隔2～3周,待检血清应在应用抗毒素治疗前采取,否则会影响检测结果。除此之外,血清学方法包括锡克试验(也称白喉毒素试验)、动物体内中和试验、体外微孔培养物中和试验、间接血细胞凝集试验(IHA)及酶联免疫吸附试验(ELISA)。

锡克试验用于测定人体对白喉有无免疫力,确定是否需要预防接种。方法是在左前臂屈侧皮内注射0.1mL白喉毒素(含1/50的豚鼠最小致死量),同样在右前臂屈侧皮内注射对照毒素(加热80℃经5分钟破坏其毒性)0.1mL,作为对照。阴性反应,两侧注射处都没有出现红晕或浸润,表露机体对白喉有免疫力。阳性反应,左侧注射处24～36小时后,出现圆形微隆起红晕,逐渐形成红肿硬块,至第4天达最高峰,直径达1～2cm,7～15天后反应逐渐消退,而对照侧没有反应,表示对白喉没有免疫力。假阳性反应,表示既有免疫力,又有变态反应。混合反应,表示机体对白喉毒素没有抗毒免疫力,但对毒素蛋白则有变态反应,应注意区别。

八、诊断与鉴别诊断

(一)诊断

根据流行病学资料、临床表现及咽拭子细菌学涂片结果作出临床诊断;确诊则需白喉杆菌培养阳性且证明能产生毒素或检出白喉特异性抗体。

1.流行病学资料

年龄、季节、白喉病史、预防接种史、白喉患者接触史等。

2.临床表现

咽部有光滑的灰白色伪膜不易擦去伴全身中毒症状,应考虑咽白喉。声音嘶哑,犬吠样咳嗽或伴有进行性喉梗阻症状,通过喉镜可见伪膜,提示喉白喉。婴儿有顽固性鼻塞,流浆液性血性分泌物,鼻孔周围糜烂,鼻前庭可见假膜,要警惕鼻白喉。

3.确诊依据

典型临床表现患者同时细菌培养白喉杆菌阳性可确诊。不典型表现,细菌学检查阳性,还应锡克试验与细菌毒力试验均阳性方可确诊。只有毒力试验阳性,才可能为带菌者。

4.诊断标准

(1)流行病学史。白喉流行地区,与确诊白喉患者有直接或间接接触史。

(2)临床症状。发热、咽痛、鼻塞、声音嘶哑、犬吠样咳嗽。鼻、咽、喉部有不易剥落的灰白色假膜,剥时易出血。

(3)实验室诊断。

1)白喉棒状杆菌分离培养阳性并证明能产生外毒素。

2)咽拭子直接涂片镜检可见革兰阳性棒状杆菌,并有异染颗粒。

3)患者双份血清特异性抗体4倍以上增长。

(4)病例分类。

1)疑似病例。具有临床症状者。

2)临床诊断病例。疑似病例加(3)中的2)。

3)确诊病例。疑似病例加(3)中任何一条者。

(二)鉴别诊断

鉴别方法是根据各病的流行病学资料、动态观察临床表现的变化,实验室检查。根据咽、喉、鼻等处假膜形成,伴全身中毒症状进行相应疾病鉴别,对有无报警症状进行分析。

1.咽白喉应与鹅口疮、溃疡膜性咽炎、急性扁桃体炎、奋森咽峡炎、传染性单核细胞增多症时的扁桃体白膜相鉴别

(1)鹅口疮。热度不高,有白色片块状物附着于口腔黏膜,可蔓延至咽部,白膜松,易剥离,中毒症状不明显。

(2)溃疡膜性咽炎。咽部有坏死性溃疡和假膜,常有牙龈炎,易出血,口腔有恶臭,咽拭子涂片可找到梭形杆菌和螺旋体。

(3)传染性单核细胞增多症。扁桃体上有白膜,消退慢,涂片和培养无白喉杆菌,白喉抗毒素治疗无效,周围血中异常淋巴细胞显著增高,嗜异凝集试验阳性。

2.喉白喉应与急性喉炎、变态反应性喉水肿及气管异物相鉴别

(1)急性喉炎。儿童期的急性喉梗阻大多由于急性喉炎、麻疹并发喉炎和喉白喉所引起。麻疹并发喉炎者有麻疹史;急性喉炎起病急,突然呼吸困难。由于原发性喉炎患者的咽部无假膜,故出现喉梗阻时不易确认;如有白膜自气管切口处喷出,则应考虑白喉的诊断。

(2)气管内异物。有异物吸入史,当异物吸入时有剧烈咳嗽,以后咳嗽呈阵发性。无假膜发现,胸透时常可见局限性肺气肿或肺不张。

3.鼻白喉应与下列疾病相鉴别

(1)鼻腔内异物。常为一侧性,检查时可发现鼻腔内有异物而无假膜。

(2)先天性梅毒。常伴有其他梅毒症状,鼻腔内有溃疡而无白膜。血清华康反应阳性。

九、预后

病情轻重及预后与假膜大小、治疗早晚及人体的免疫状态密切相关。病死率为 5%～10%,年龄<5 岁或>40 岁的患者可高达 20%。

十、治疗

(一)治疗原则

病原学治疗(抗毒素和抗生素治疗)为主,能有效地缩短带菌时间,减少并发症发生,使白喉病死率迅速降低。

(二)治疗方法

1.一般治疗

给予呼吸道隔离,卧床休息 3 周以上,重者需 4～6 周或至症状消失为止。合并心肌炎者应绝对卧床,过早活动极易猝死。应给予足够热量,补充维生素 B 和维生素 C,保持水电平衡,注意口腔护理、室内通气,相对湿度 60% 为宜。密切观察病情变化。

2.病原治疗

早期使用抗毒素和抗生素处理是成功的关键。

(1)抗毒素。此为本病特异治疗手段。白喉抗毒素只能中和血清中游离外毒素,对已与细胞结合的外毒素无效,也不能改变外毒素已造成的损害,故应早期应用。用量视假膜范围、部位、中毒症状轻重及治疗早晚而定。轻、中型患者用$(3～5)×10^4$U,重型者$(6～10)×10^4$U。轻型者可半量静脉滴注,半量肌内注射。抗毒素肌内注射后 24 小时达血峰浓度,而静脉注射仅需 30 分钟。常以抗毒素$(1～2)×10^4$U 溶于 5% 葡萄糖注射液 100mL 静脉滴注,每分钟 15滴,无反应可加快滴速。静脉注射后,血清抗毒素水平迅速增高,并中和血中及咽部的外毒素。静脉注射抗毒血清量成人不超过 40mL,小儿不超过 0.8mL/kg,超过此量则抗毒血清中的石炭酸可发生毒害作用。白喉抗毒素为马血清制剂,为防止血清过敏反应,用前应询问过敏史,并做皮肤过敏试验。过敏者需采用脱敏疗法注射。应用抗毒素后 2～3 周可出现血清病。病后 3～5 天为治疗早晚分界,治疗晚者剂量相应加大。喉白喉时剂量适当减少,并应注意抗毒素治疗后假膜很快脱落堵塞气道而窒息的危险。

(2)抗生素。抗生素可抑制白喉杆菌生长,减少细菌分泌外毒素,缩短病程和带菌时间,应与抗毒素同时应用。首选青霉素,80 万～160 万 U,每天 2～4 次,肌内注射,或 600 万～800 万 U/d,分次静脉滴注,用至症状消失和白喉杆菌培养转阴为止。对青霉素过敏者或应用青霉素 1 周后细菌培养仍阳性者,可用红霉素,每天 40～50mg/kg,分 3～4 次口服,也可静脉给药。或根据药敏试验结果选用其他敏感抗生素。

3.对症治疗

中毒症状重或并发心肌炎者可给予肾上腺皮质激素,有烦躁不安者用镇静药,发生心力衰竭者可用强心药。喉白喉有梗阻或应用抗毒素后假膜脱落堵塞气道者,应行气管切开或喉镜取膜。咽肌麻痹者可行鼻饲,必要时可行呼吸机辅助治疗。

十一、预防

(一)管理传染源

呼吸道隔离患者,病愈后两次咽拭子培养阴性方可解除隔离,不得早于治疗后 7 天,接触者进行医学检疫 7 天,带菌者可用青霉素或红霉素隔离治疗 7 天。

(二)切断传播途径

患者的鼻咽分泌物及所用物品必须煮沸 15 分钟或加倍量的 10% 漂白粉乳剂或 5% 石炭酸溶液浸泡 1 小时进行消毒。

(三)保护易感人群

此为最重要的环节,易感人群主要是学龄前儿童,按计划免疫程序,3 月龄、5 月龄、6 月龄注射百白破混合制剂。7 岁以上儿童首次免疫或保护流行时的易感人群时,可用吸附精制白喉和破伤风类毒素。密切接触的易感者可应用抗毒素 1 000～2 000 U,儿童 1 000 U 肌内注射行被动免疫,有效预防期 2～3 周,1 个月后再行类毒素全程免疫。

(魏素霞)

第十节　百日咳

百日咳是由百日咳杆菌引起的急性呼吸道传染病,以阵发性痉挛性咳嗽以及咳嗽终止时伴有鸡鸣样吸气吼声为特征。多发生于儿童,病程较长,咳嗽症状可持续 2～3 个月,故名"百日咳"。

一、病原学

病原体是鲍特菌属的百日咳杆菌,为革兰染色阴性和两端着色较深的短杆菌。根据其菌落形态、毒力和抗原性的强弱以及侵袭力的不同,可分为 4 相:Ⅰ相,菌落光滑,能溶血,有荚膜,毒力强,抗原性亦强;Ⅳ相,菌落大而粗糙,没有荚膜,毒力和抗原性消失,没有致病力;Ⅱ相和Ⅲ相为过渡型。由于不同相的抗原性不同,故只有Ⅰ相菌适于制备百日咳全细胞菌苗。

本菌对理化因素抵抗力弱,56℃ 30 分钟或干燥数小时可死亡。对紫外线和一般消毒剂敏感。

二、流行病学

百日咳在世界范围内均有报道,多见于温带和寒带。一般为散发,也可引起流行。

（一）传染源

该病的传染源为患者,包括非典型患者和轻型患者。潜伏期末已从呼吸道排菌,传染期主要是病初的第1～3周。尤以发病第1周卡他期传染性最强。

（二）传播途径

百日咳杆菌主要通过患者咳嗽时喷出的飞沫传播,家庭内传播较为多见。

（三）易感人群

人群对百日咳普遍易感,但以幼儿易感性最强,病后不能获得终生免疫,目前不少儿童时期的百日咳患者发生第二次感染,但症状较轻。由于母体缺乏足够的保护性抗体传递给胎儿,所以6个月以下婴儿发病率较高。儿童经菌苗接种若超过12年,其发病率仍可达50%以上。近年来国外报告为数不少的成人百日咳患者。

三、发病机制与病理

百日咳杆菌侵入易感者呼吸道后,首先黏附于呼吸道上皮细胞纤毛上,细菌在纤毛上繁殖并产生毒素和毒素性物质,引起上皮细胞纤毛的麻痹和细胞变性坏死以及全身反应,外毒素在致细胞病变中起重要作用。

呼吸道上皮细胞纤毛的麻痹和细胞的破坏,使呼吸道炎症所产生的黏稠分泌物排出障碍,潴留的分泌物不断刺激呼吸道神经末梢,通过咳嗽中枢引起痉挛性咳嗽,直至分泌物排出为止。疾病恢复期或病愈后一段时间内可因哭泣或其他病因引起的上呼吸道感染,诱发百日咳样痉咳。

百日咳杆菌主要引起支气管和细支气管黏膜的损害,但鼻咽部、喉和气管也可看到病变。主要是黏膜上皮细胞基底部有中性粒细胞和单核细胞浸润,并可见细胞坏死。并发脑病者脑组织可有水肿、充血或弥散性出血点、神经细胞变性等。

四、临床表现

潜伏期2～20天,平均7～10天。临床过程可分3期。

（一）卡他期

从起病至阵发性痉咳的出现,一般为7～10天。此期可有低热、咳嗽、喷嚏、流泪和乏力等。2～3天后热退,咳嗽加剧,尤以夜晚为甚。此期传染性最强,若能及时治疗,可有效控制病情进展。

（二）痉咳期

病期2～4周或更长。此期患者体温已恢复正常,但有特征性的阵发性、痉挛性咳嗽。阵咳发作时连续10余声至20～30声短促的咳嗽,继而深长的吸气,吸气时由于声带仍处于紧张状态,空气通过狭窄的声带而发出鸡鸣样吸气声。紧接着又是一连串阵咳,如此反复,直至排出大量黏稠痰液及吐出胃内容物为止。痉咳一般以夜间为多,情绪波动、进食等可诱发。

痉咳频繁者可出现颜面水肿,因毛细血管压力增高破裂可引起球结膜下出血或鼻出血。

由于痉咳时舌向外伸,舌系带与下门齿摩擦而引起系带溃疡。无并发症者肺部无阳性体征。

婴幼儿和新生儿由于声门较小,痉咳后,甚至不发生痉咳就可因声带痉挛使声门完全关闭,加以黏稠分泌物的堵塞而发生窒息,出现深度发绀。亦可因脑部缺氧而发生抽搐,称为窒息性发作。

(三)恢复期

本期持续 2～3 周。阵发性痉咳次数减少,鸡鸣样吸气声消失,咳嗽终止时不伴呕吐。若有并发症,病程相应延长。

五、实验室检查

(一)血常规检查

发病第 1 周末,白细胞计数开始升高,痉咳期白细胞一般为 $(20\sim40)\times10^9/L$,最高可达 $100\times10^9/L$。淋巴细胞分类一般 60% 以上,继发感染者中性粒细胞增多。

(二)血清学检查

ELISA 法检测特异性抗体 IgM,可作为早期诊断。

(三)细菌学检查

目前常用鼻咽拭子培养法,培养越早阳性率越高,卡他期培养阳性率可达 90%,发病第 3～4 周,阳性率仅 50%。

(四)分子杂交与 PCR 检查

应用百日咳杆菌克隆的基因片段或百日咳杆菌部分序列,对百日咳患者的鼻咽吸出物进行分子杂交或 PCR 检查,特异性和敏感性均很高且可作出快速诊断,但有假阳性者,应注意。

六、并发症

(一)支气管肺炎

这是最常见并发症,为继发感染所致。患儿持续高热、呼吸浅而快,肺部出现固定的中细湿啰音。

(二)肺不张

常发生于病情较重者,多见于肺中叶和下叶,诊断主要依靠 X 线检查。

(三)肺气肿

由于支气管或细支气管被黏稠分泌物部分堵塞以及痉咳所致的肺泡内高压,可导致肺气肿。

(四)百日咳脑病

此为最严重的并发症,因痉咳导致脑缺氧或颅内出血所致。表现为惊厥或反复抽搐,也可出现高热、昏迷或脑水肿,处理不及时常危及生命。

七、诊断与鉴别诊断

卡他期应注意询问接触史,若体温下降后咳嗽反而加剧,尤以夜间为甚,且无明显肺部体征者,应考虑为百日咳,结合白细胞计数和淋巴细胞分类明显增高可以作出临床诊断。确诊需靠细菌学或血清检查。痉咳期患者诊断一般无困难,但需与以下疾病进行鉴别。

(一)百日咳综合征
由副百日咳杆菌、腺病毒或呼吸道合胞病毒、沙眼衣原体等感染均可引起类似百日咳的咳嗽,主要依靠病原体分离或血清学进行鉴别。

(二)肺门淋巴结核、胸腺肥大等
压迫气管或支气管引起阵咳,鉴别依靠胸部 X 线检查。

(三)痉挛性支气管炎和喉、气管异物等
可发生阵咳,需注意鉴别。

八、预后

1 岁以下婴儿,特别是 3 个月以下婴儿,以及并发百日咳脑病、支气管肺炎者预后差。

九、治疗

(一)一般治疗和对症治疗
按呼吸道传染病隔离,保持室内安静、空气新鲜和适当温度、湿度。6 个月以下婴儿常突然发生窒息,应有专人守护。窒息时应立即行人工呼吸、吸痰、给氧。痉咳剧烈者可给予镇静药,如苯巴比妥钠、地西泮等。沙丁胺醇亦可减轻咳嗽,可以试用。高效价免疫球蛋白能减少痉咳次数和缩短痉咳期。

(二)抗生素治疗
卡他期应用抗生素治疗可以减轻咳嗽。红霉素,30~50mg/(kg·d),分 3~4 次给药。也可用罗红霉素等其他大环内酯类抗生素,疗程 7~14 天。

(三)肾上腺皮质激素
重症婴幼儿可以应用泼尼松 1~2mg/(kg·d)或地塞米松 0.2~0.4mg/(kg·d),疗程一般为 3~5 天。注意其不良反应。

(四)并发症治疗
并发感染给予抗生素治疗。单纯肺不张可采取体位引流,必要时用纤维支气管镜排出堵塞的分泌物。百日咳脑病发生惊厥时,可应用苯巴比妥钠每次 5mg/kg 肌内注射,或地西泮每次 0.1~0.3mg/kg 静脉注射,出现脑水肿时静脉注射甘露醇每次 1~2g/kg。

十、预防

(一)控制传染源
在流行季节,确诊的患者应立即隔离,至病后 40 天或至痉咳出现后 30 天,对有接触史的易感儿童隔离检疫 21 天,对有接触史的成人医学观察 2 周,若有前驱症状应尽早治疗。

(二)切断传播途径
保持室内通风,对痰液及口鼻分泌物进行消毒处理。流行期间儿童尽量避免到公共场所。

（三）提高人群免疫力

目前常用白喉、百日咳、破伤风三联制剂，按照"国家疫苗使用和管理规范"提供的免疫程序进行基础免疫和加强免疫。基础免疫3月龄、4月龄、5月龄，每月注射1次，共3次。1岁半至2岁接种第4针。疫苗接种后有效免疫期为4～5年，因此对密切接触的曾注射过疫苗的7岁以下儿童，可以加强注射一次疫苗。有百日咳接触史的婴幼儿可口服红霉素或复方磺胺甲基异噁唑7～10天进行药物预防。

（魏素霞）

第十一节　猩红热

猩红热是一种急性呼吸道传染病，在我国属于乙类传染病。临床特征为发热、咽峡炎、全身皮肤弥散性充血性皮疹及疹后明显脱屑，少数患者病后可出现变态反应性心、肾、关节损害。近年来轻症患者较多见。抗菌治疗及对症治疗是本病主要治疗手段。

一、流行病学

（一）传染源

猩红热的传染源主要为猩红热患者和咽部乙型链球菌携带者。其他β溶血性链球菌感染的疾病，如扁桃体炎、咽峡炎、中耳炎或丹毒等患者，也可以成为猩红热的传染源，但其传染性不强。带菌者为重要传染源。猩红热患者自发病前1天至出疹期传染性最强，恢复期传染性消失。

（二）传播途径

猩红热主要通过空气飞沫传播，尤其是在人群密集的家庭、学校、幼儿园更易传播，患者的咽、鼻部和涎液中的细菌，通过谈话、咳嗽和喷嚏等方式传染易感者。少数患者也可通过被污染的水、食物、衣物、玩具、书籍和日用品等经口传染，或通过皮肤伤口及产道引起"外科型"及"产褥型"猩红热。患者后期蜕皮时皮屑无传染性。

（三）易感人群

人群对猩红热都有易感性。感染后可以获得抗菌免疫和抗毒免疫。

1.抗菌免疫力

抗菌免疫力产生缓慢，较弱，持续时间短暂，具有型特异性。因A组乙型链球菌中各型M蛋白的抗原性不同，产生不同的抗体，故只对同型菌株具有免疫力。遇有其他型别菌株，仍可感染，可致咽峡炎、扁桃体炎或皮肤感染。

2.抗毒免疫力

抗毒免疫产生快而持久，婴儿的抗毒免疫来自母体，出生后1年即消失，而感染后的自动抗毒免疫可以持续终生。主要由红疹毒素刺激机体产生抗毒抗体。以往认为不同型链球菌所产生的红疹毒素是相同的，因此认为猩红热很少再患。近年来证明，引起猩红热症状的红疹毒素有5种不同血清型，相互无交叉免疫，故患猩红热后再感染不同型红疹毒素的菌株仍可再患猩红热。近年由于青霉素的早期应用,猩红热的临床表现轻,机体产生的免疫力弱,使猩红热的再感染机会增多。乙型链球菌所产生的其他毒素,如溶血素等,亦能刺激机体产生抗体,检测这些抗体可判明是否为新近乙型链球菌感染。

3.流行特征

(1)流行地区。多流行于温带、热带,寒带较少见。我国北方地区发病较多,南方较少。近年来,似乎本病流行区域有南移趋势。

(2)季节。全年均可发生,冬、春季较多,夏、秋季较少。

(3)年龄。学龄儿童发病率最高。1岁以下、50岁以上少见。

(4)流行菌型和病情变迁。据近年流行病学调查表明,不同年代,不同地区流行菌型不尽相同,病情有日趋缓和的倾向,轻型病例增多,中毒型少见,病死率显著下降。

二、分子生物学

A组乙型溶血性链球菌(GAS)是链球菌中致病性最强的一种,广泛存在于自然界、人及动物粪便和健康人的鼻咽部,引起各种化脓性炎症、猩红热、丹毒、新生儿败血症、脑膜炎、产褥热及链球菌变态反应性疾病等,需要快速有效的治疗以及早根除化脓性伤害,避免带来严重的后遗症。目前,对GAS的一些致病性的菌体成分和分泌的多种蛋白质的研究如下。

(一)具有致病性的菌体成分

1.M蛋白

M蛋白是GAS的重要致病因子,位于细胞壁上,纤丝状结构,氨基端伸出壁外,羧基端黏附于壁上,具有抗吞噬作用,M蛋白抗原的变异是M分型的基础,根据M蛋白抗原特异性可将GAS分为100多个血清型。M蛋白与链球菌致热原,是妨碍吞噬作用的毒力因子,可与很多血浆蛋白结合,诱导交叉反应性自身免疫抗体的形成。野生型GAS的M蛋白分子的分子量大约58kDa,呈螺旋盘绕结构,氨基酸序列与人体心肌的原肌球蛋白和肌凝蛋白有显著的同源性,解释了GAS与人体存在免疫学交叉反应的物质基础。

2.黏附素

细胞壁的脂磷壁酸(LTA)及M蛋白是两种黏附素,介导它们自身黏附于宿主组织的胞外基质(ECM)。LTA是GAS主要抗原,带负电荷的多聚体,介导GAS的黏附。M蛋白可与血纤维蛋白原中的D区结合,每个链球菌有$(8\sim10)\times10^3$个血纤维蛋白原结合位点。化脓性链球菌表面结合血纤维蛋白原后,即可抑制补体的结合,赋予M蛋白的抗吞噬活性。

3.胞壁多糖

A组链球菌胞壁多糖(PS)和牛心瓣膜糖蛋白(VSGP)有交叉抗原存在。A组链球菌壁多糖由4部分组成,分子量分别为15kDa、37kDa、66kDa、150kDa。其中最具抗原性的部分是37kDa,37kDa的多糖部分和牛心瓣膜糖蛋白能同时与风湿性心瓣膜炎的血清发生免疫反应。

4.透明质酸荚膜(HAC)

在体外能保护GAS抵抗巨噬细胞吞噬。研究证明,HAC能调节M蛋白介导的黏附作用。HAC 通常能增强 GAS 的咽部定居,它在附着于角质形成细胞表面的 CD44 中起配体作用。HAC 基因存在于所有的 GAS 株中。

(二)致病性的胞外分泌物

链球菌还能分泌多种链球菌和多种胞外酶,主要包括溶血素 O 和 S、链球菌致热外毒素(Spe)、链激酶、透明质酸酶等。链球菌分泌的这些酶可在人体引起抗体反应,对这些抗体进行检测,是 GSA 感染的证据。

1.链球菌 DNA 酶(DNase)

链球菌 DNA 酶又称链道酶(SDB)或 MF,主要由 A、C、G 群链球菌产生,能降解脓液中具高度黏稠性的 DNA,使脓液稀释,促进病菌扩散。DNase 还可以诱导 TNF-α 的产生。而在 A 族链球菌中,DNsaeB 分布最广,具有较强的抗原性,当机体感染 GAS 后,能产生大量的 DNaseB 抗体。DNaseB 基因包含 813 个核苷酸,其蛋白前体包含 271 个氨基酸,含有 43 肽的前导肽,成熟蛋白 228 个氨基酸,分子量约为 26kDa。无论是核苷酸还是氨基酸序列,DNaseB 序列等同于 SDBⅡ,与 SDBⅠ 相比,少一个 N 端 Arg 与链球菌超抗原 Spe2A、Spe2B、Spe2C 都没有同源性。DNaseB 具有耐热的脱氧核糖核酸酶活性。

2.链球菌溶血素(SL)

GAS 分泌的溶血素有两种,一种是溶血素 O(SLO),另一种是溶血素 S(SLS)。SLO 对氧不稳定,具有巯基活性的溶细胞素(TAC),有较强的抗原性,分子量为(110 000±1 000)Da,由两个(55 000±1 000)Da 的亚基组成,能引起某些变态反应性疾病,如风湿热及急性肾小球肾炎。TAC 毒素与真核细胞膜的胆固醇结合,产生毒素—胆固醇聚合物,通过胶态渗透机制产生细胞溶解。在 SLO 和其他 TAC 毒素间有显著的氨基酸同源性。组织内高浓度 SLO 可破坏巨噬细胞,在感染灶远处,较低浓度 SLO 刺激多形核白细胞(PMN)粘着于内皮细胞,有效阻止粒细胞移入并促进血管损伤。人体一般感染链球菌后的 2～3 周出现抗溶血素"O"抗体,并且维持数周。因此抗溶血素"O"在临床上用于 GAS 感染的实验室诊断。SLS 是小分子多肽,对氧稳定,无抗原性。提纯和鉴定此蛋白较困难,在致病机制中的唯一作用是直接或接触毒性。

3.透明质酸酶(HAase)

透明质酸酶又称扩散因子,能分解细胞间质的透明质酸,利于病菌在组织中扩散。在酸性条件下稳定,在碱性条件下易失活。最适 pH 一般为酸性,在 3.5～6.5。HAase 主要水解透明质酸,促进结缔组织分解,增加组织坏死程度,并有助于毒素的吸收和扩散。

4.链激酶(SK)

链激酶又称链球菌溶纤维蛋白酶,具有激活纤维蛋白酶原导致血栓溶解的活性,能使血液中纤维蛋白酶原变成纤维蛋白酶,可溶解血块或阻止血浆凝固,有利于细菌在组织中扩散。SK 是单链蛋白,由 414 个氨基酸残基组成,分子量约 47kDa,等电点 4.0～6.0。其 N 端 245 个氨基酸残基与丝氨酸蛋白酶具有同源性,但没有丝氨酸蛋白酶活性。只有致病性的 A、C、G 族链球菌染色体上才有 SK 基因。它的存在可能与链球菌的致病性有关。

5.Spe

Spe 是致热源物质,因与猩红热特征性皮疹的形成有关,曾称红疹毒素(ET)。现知这一大类蛋白质属于链球菌超抗原(SAg),是链球菌外毒素。

链球菌表面 M 蛋白也是一种超抗原。从链球菌提取的 M 蛋白肽(PePM)可作为超抗原,可刺激人 T 细胞 Vβ2、Vβ4 和 Vβ8 位点。Spe 和某些 M 蛋白片段的共同特征是其在缺乏有抗原递呈的细胞所加工的初级抗原情况下,能与 T 细胞受体的特定 Vβ 区相互作用,可导致 T 淋巴细胞多克隆繁殖,这是自身抗体产生的基础。

三、病因与病理

病原菌主要通过 M 蛋白、红疹毒素、透明质酸酶、溶血素"O""S"、黏肽等生物致病因子作用于易感者机体,引起 3 种病变,即感染性、中毒性和变态反应性病变。

(一)感染性病变

病原菌侵入咽部或其他部位,由于 A 组菌的 M 蛋白能抵抗机体白细胞的吞噬作用,因而可在局部产生化脓性炎症反应,引起化脓性咽峡炎、扁桃体炎及邻近器官并发症,如中耳炎、乳突炎、颈淋巴结炎等;若细菌侵入血液循环可致败血症。

(二)中毒性病变

病原菌产生的各种生物因子。进入血液循环后,引起发热、头痛、咽痛等毒血症状。红疹毒素使皮肤和黏膜血管弥散性充血、真皮层充血水肿、上皮细胞增生,白细胞浸润以毛囊周围最明显,形成典型的猩红热样皮疹。严重者血液渗出,形成出血性皮疹。恢复期表皮细胞角化、坏死而脱落,形成脱屑和脱皮。肝、脾、淋巴组织等有充血、水肿、变性和单核细胞浸润。并发心、肾疾病时,心肌可有浑浊肿胀及变性,重者可坏死。肾脏常呈间质性炎症。

(三)变态反应性病变

病后 1～3 周,个别患者可出现变态反应性病变。主要表现在心、肾及关节滑膜等部位。病理表现为心肌浊肿和脂肪变性以及心内膜炎、肾小球肾炎及关节滑膜的非化脓性炎症。风湿热患者一般发生于咽部乙链球菌感染;肾小球肾炎大多由 M-12 型乙链菌引起,伴随脓皮病的肾炎则多发生于 M-49 型乙链菌感染。

四、临床表现

(一)潜伏期

猩红热的潜伏期为 1～7 天,大多数为 2～5 天。外科型猩红热潜伏期为 1～2 天。

(二)临床分型

由于细菌毒力的强弱,侵入部位的差异,年龄和机体反应性不同,本病临床表现差异较大。一般可分为以下 5 型。

1.普通型(典型猩红热)

流行期间 90％以上属此型,根据病程可分为 3 期。

(1)前驱期(疹前期)。急性发病,体温骤升,发病第 2 天可在 39℃ 以上。幼儿可有惊厥;年长儿可出现寒战。应用青霉素治疗,体温可在 1 天内降至正常。还可以有头痛、恶心、呕吐和咽部肿痛,出现肠系膜淋巴结炎的可有腹痛。发病 2 天内,舌苔白,舌尖及边缘发红,咽部充血水肿,软腭有细小密集的红疹或细小出血点;颈前淋巴结肿大、有压痛。

(2)出疹期。皮疹一般出现在发病后12~24小时。先见于耳后、颈部、颌下和上胸部,12~24小时遍布全身。典型皮疹是在全身弥散性充血潮红的基础上,散布着针头大小、密集而均匀的点状充血性细小斑疹,并与毛囊一致,隆起突出的"鸡皮疹",少数表现为带小脓头的粟粒疹或出血疹。患者常感瘙痒,手指按压皮肤,红疹可暂时消退,出现苍白指印,数秒后恢复原状,称为贫血性划痕。面颊部充血潮红,但口鼻周围常无充血,形成相对苍白,称为"口周苍白圈"。在肘前、腋部、腹股沟、腘部等易受摩擦的褶缝部位,疹子密而多且可有皮下出血,形成紫红色线条样折痕,称为帕氏线。这些都是猩红热的特征,有重要的诊断价值。患儿咽痛明显,咽部充血,扁桃体充血水肿,可有黄白色点片状渗出物,颈部及颌下淋巴结肿大和压痛。病初舌面披以白苔,舌乳头充血肿胀而突起白苔之外,称为"草莓舌"。至第3、第4病日,白苔开始脱落,显出红肿的乳头,呈杨梅刺状,称为"杨梅舌"。随后乳头肿胀消退,舌面充血平滑,称为"覆盆子舌",也为猩红热的特征之一。

(3)恢复期。皮疹出现后48小时内达高峰,依发疹先后顺序消退,一般在2~5天消失。病程的第1周末或第2周开始脱皮,常为糠屑样脱皮,手掌和足底可见大片脱皮,但近年较为少见。脱皮的程度与发疹的轻重有关,脱皮时间最长者可达6周。

2.轻型

最为多见,发热短,体温不高,中毒症状轻或缺如,皮疹少而色淡,出疹期短,无脱皮或仅呈落屑状脱屑,病程持续2~3天。近年来此型病例增多,易于误诊且后期仍可发生变态反应性并发症,应予以注意。

3.重型

(1)中毒型。此型已不常见。中毒型为严重的红疹毒素引起,病势凶险,发展快。体温在40℃以上,头痛、呕吐严重,烦躁、惊厥,可出现意识不清,并可发生脓毒症休克及中毒性心肌炎,皮疹明显,皮疹多为出血性,色泽暗红。病程短于3天,多数患者死亡。

(2)脓毒型。此型现已少见,多见于营养不良的儿童。主要表现为发热40℃以上,头痛、咽痛、呕吐等中毒症状,皮疹密布,咽部充血明显,扁桃体常形成脓性分泌物,呈大片假膜。常引起附近组织发炎,如化脓性中耳炎、鼻窦炎、颈淋巴结炎、乳突炎、颈部软组织炎。如治疗不及时,可发展成败血症,病死率也较高。

4.成人型

临床表现不典型,易被忽视,发热均呈高热,持续2~5天。皮疹大多数为红色斑丘疹,大小不等,以面部出疹为首发,极少数有杨梅舌、口周苍白圈、帕氏线。伴咳嗽占大多数,咽峡炎占1/2,易与麻疹相混淆。临床上应注意猩红热恢复期疹退脱屑无遗留褐色斑痕,结合流行病史及疹型特点等鉴别。对猩红热发病治疗的早与晚及治疗是否恰当和彻底,对疾病的发展和转归都有很大影响。早期明确诊断尤其重要。

5.外科型

此型系病原菌侵入皮肤和黏膜伤口所致,极为少见。皮疹首先在伤口周围出现而且较为明显,然后波及全身。邻近淋巴结炎症显著。患者常无咽峡炎,一般症状轻,预后较好,不需要隔离。

五、辅助检查

(一)血常规检查

白细胞总数在 $10 \times 10^9/L$ 以上,中性粒细胞超过 80%,细胞质中可有中毒颗粒及空泡,出疹后有 5%~10% 患者嗜酸粒细胞可增多。

(二)分泌物培养和涂片

咽拭子、脓液培养及伤口分泌物可获得 A 组链球菌。用免疫荧光法检查咽拭子涂片可发现乙型链球菌。

(三)尿常规检查

尿常规检查有少量蛋白,并发肾炎时蛋白增加,并有红细胞、白细胞及管型。一般可有少量蛋白,多为一过性。并发肾炎时,蛋白增加,并出现红、白细胞和管型。

(四)抗链球菌溶血素 O 试验

很少出现假阳性。虽然对 A 组链球菌并非特异,但它对链球菌疾病的诊断不失为有价值的辅助手段。早期抗菌治疗可使其反应消失。患风湿热时有很高的滴度,肾炎者反应不一。

六、诊断与鉴别诊断

(一)诊断

根据典型的临床表现,如发热、咽痛、典型皮疹和脱皮、"草莓舌",结合末梢血常规,诊断不难。部分轻型或重型病例,缺乏典型症状、体征,一时难以作出诊断,可详细询问病史和接触史,仔细观察本病特征性表现,有助于诊断。免疫荧光检查、咽拭子涂片可进行快速诊断,此外抗链球菌溶血素(ASL-O)"O"试验。抗链激酶(ASK)试验、抗脱氧核糖核酸酶 B(anti-DNaseB)试验、抗透明质酸酶(AH)试验等血清学检查,可使阳性诊断率提高到 80%~90%。咽拭子培养阳性则可确诊。

(二)鉴别诊断

1.金黄色葡萄球菌感染

金黄色葡萄球菌感染也可产生红疹毒素而引起猩红热样皮疹和咽炎等改变,但皮疹多在起病 3~5 天出现,皮疹持续时间短暂,无皮肤脱屑;全身中毒症状重,皮疹消退后全身症状不减轻,且常有局部或迁徙性病灶。两者鉴别主要依靠细菌培养。

2.风疹

发病 1~2 天先于面部出疹,1 天内波及全身。皮疹初为稀疏的红色斑丘疹,以后在面部和四肢有融合,出疹 1 天后皮疹呈现猩红热样,一般在 3 天内消失。耳后、颈部及枕部淋巴结肿大,白细胞减少,咽培养阴性等可以鉴别。

3.麻疹

麻疹为较大的斑丘疹,有时有融合,但其疹间有健康皮肤,发病 3~5 天才出疹,疹后有色素沉着。前驱期口腔黏膜有麻疹斑,白细胞计数正常或降低。

4.病毒性发疹

传染性单核细胞增多症也有轻度发疹和轻度咽炎,但其周身淋巴结肿大、脾大及白细胞中可见非典型淋巴细胞。有些肠道病毒感染和腺病毒等某些血清型也可有猩红热样皮疹,本病皮疹多在病程 2～6 天出现,皮疹基本形态为"风疹样"斑丘疹,周围血白细胞总数偏低,中性粒细胞不高,咽拭子培养无乙型链球菌生长。必要时做病毒血清学检查和病毒分离以确诊。

5.药物疹

皮疹呈现多形性,出疹无一定顺序,分布不规律,多对称,全身症状轻,有用药史,一般无发热和咽峡炎,停药后皮疹很快消退。

6.川崎病

好发于 4 岁以下儿童,主要表现为急性高热,持续 1～2 周,眼结膜充血,口唇皲裂,猩红热样草莓舌,淋巴结肿大,不化脓,不粘连,手背及指(趾)头末端对称性水肿,皮疹主要为分布于躯干部的猩红热样疹,不痒或有轻度瘙痒,恢复期指趾端片状脱皮,本病常伴有心血管病变、消化道病变、泌尿系统病变。实验室检查周围白细胞及中性粒细胞增多,有时血小板计数增高,红细胞沉降率加快。抗生素治疗无效,阿司匹林治疗有效,静脉注射丙种球蛋白可预防冠状动脉扩张和动脉瘤的发生。

7.类猩红热

在猩红热日趋轻症化的同时,国内在 20 世纪 90 年代江苏无锡地区发生的红热病流行中,分离出新病原——缓症链球菌,属国际首次报道,该菌属绿色链球菌,其临床病情重,特点为:发病以青、中年为主;全身中毒症状重,胃肠道症明显,可引起电解质紊乱且咽峡炎常不明显;常有非典型皮疹,早期以躯干下部、下肢为主或上胸部充血性皮疹,偶见痱子样或风团样皮疹及颈、上胸部潮红或腋窝、肘窝处对称性潮红,少数有软腭针尖大小或片状出血;可出现低血压休克及多脏器损害等。经病原体培养和抗体测定可确诊。

七、治疗

(一)一般治疗

急性出疹期应卧床休息,隔离 6～7 天,供应流质或半流质饮食,摄入量不足或中毒症状严重者,可给予静脉补液。

(二)抗菌治疗

首选青霉素。目前链球菌对青霉素仍大都敏感,很少耐药,约 80% 的患者经青霉素治疗后 24 小时可退热,95% 的患者治疗 24 小时后咽拭子培养可转阴,咽峡炎、皮疹消退也快。临床观察表明,早期应用青霉素可明显缩短病程,减少并发症。用量:儿童 2 万～4 万 U/(kg·d),成人 120 万～240 万 U/d,分 2～3 次肌内注射;疗程为 7～10 天。对青霉素过敏者,可改用红霉素,儿童 20～40mg/(kg·d),成人 1～2g/d,每 8 小时 1 次,与等量碳酸氢钠同服。重症者可静脉滴注。7～10 天为 1 个疗程。亦有用头孢菌素、利福平、羧氧苄青霉素、洁霉素等治疗猩红热,取得满意效果。

(三)对症治疗

中毒症状重,有脱水征候者应及时补充液体;伴脓毒症休克者,除积极足量应用抗生素治疗同时,应按休克处理原则,补充血容量,纠正酸中毒,必要时输注新鲜血等。超高热者亦可点滴少量肾上腺皮质激素。

（四）并发症治疗

化脓性并发症在青霉素治疗前,可加大青霉素剂量,若发生在青霉素治疗后,则应考虑改用其他抗生素,并发风湿热者可行抗风湿治疗。如并发急性肾小球肾炎,按急性肾炎处理。

八、并发症

（一）化脓性并发症

可由 A 组乙型溶血性链球菌本身直接侵袭附近的组织器官引起,亦可由其他细菌感染引起。一般前者多发生在起病 1 周以内,而后者较晚。化脓性并发常见有颈部及颌下化脓性淋巴结炎、化脓性中耳炎、化脓性乳突炎、鼻窦炎、颈部软组织、肺炎等。目前此类并发症已少见。但对婴儿需要特别注意耳道的检查,因为婴儿出现中耳炎时,往往无显著症状(有时有抓挠耳朵的动作,不易被发现),很容易继发乳突炎。

（二）中毒性并发症

常发生在疾病早期,由链球菌毒素引起的非化脓性病变,多见于毒型患者,表现为中毒性关节炎、胃肠炎、肝炎或心肌炎等,此类并发症多为一过性,持续时间较短,预后较好。

（三）变态反应性并发症

1.急性肾小球肾炎

此并发症较多见,多发生在病期的第 3 周左右。与猩红热病情轻重的关系至今看法不一。疾病大多持续 1 个月左右,大部分病情较轻可完全恢复,有少数患者迁延成慢性肾炎。近年来研究证明,这与 A 组链球菌的型别有关,一般 1、4、12、18 和 25 型,尤其 12 型,感染后容易发生肾炎。另外,近年报道除 A 组外,C 组和 G 组链球菌感染后也有发生急性肾小球肾炎者。因此,应注意定时检查尿常规,及时发现,及时治疗。

2.风湿病

一般与链球菌菌型无关,常在病程的 2～3 周,有 2%～4% 的患者可出现风湿性关节炎。大关节均可累及,关节有红肿,关节腔有炎性渗出液。另外,有一部分患者可发生风湿性心肌炎、心瓣膜炎和心包炎,急性期后可出现瓣膜的损害。

九、预后

青霉素问世以来,本病预后大大改观。只要及早发现,及早治疗,绝大多数患者能很快治愈。严重并发症、脓毒败血症等极少见。并发心肌炎者亦不多,并发肾炎似与猩红热轻重无关,与风湿热的关系亦无一定规律。中毒性猩红热虽少,但可危及生命,应予以注意。

十、预防

（一）控制传染源

酌情决定在家或住院隔离治疗 6～7 天,直至临床症状消失,咽培养连续 3 次阴性,无并发症出现,可以解除隔离。与患者有密切接触且咽培养阳性者,可以口服或肌内注射青霉素类药物。对于托儿机构中的流行也可以采取相同的措施,并且进行隔离。同时,向当地疾病预防控制中心报告。

（二）切断传播途径

接触患者时戴口罩，随时消毒患者的分泌物和污染物。流行期间避免到人群密集的公共场所，并随时戴口罩。

（三）保护易感者

在儿童机构有猩红热流行时，可用黄连素（1∶1 000）喷咽部。如出现咽炎或扁桃体炎时，应该隔离患儿，应用青霉素治疗 3～5 天。

（韩红莉）

第十二节　流行性脑脊髓膜炎

流行性脑脊髓膜炎（简称流脑）是由脑膜炎奈瑟菌（又称脑膜炎球菌）引起的一种化脓性脑膜炎。其主要临床表现是突发高热、剧烈头痛、频繁呕吐、皮肤黏膜瘀点或瘀斑及脑膜刺激征，严重者可有败血症休克和脑实质损害，脑脊液呈化脓性改变。冬、春季多见，儿童易患。

一、病原学

脑膜炎奈瑟菌属于奈瑟菌属，为革兰染色阴性双球菌，呈肾形或卵圆形，直径 0.6～1.0 μm，凹面相对成双排列或四联排列，具有多糖荚膜，可自带菌者的鼻咽部及患者血液、脑脊液和皮肤瘀点、瘀斑中检出。脑脊液和瘀点、瘀斑中的细菌多见于中性粒细胞内，仅少数在细胞外。根据脑膜炎奈瑟菌表面荚膜多糖抗原的不同，将本菌分为 A、B、C、D、X、Y、Z、29E、W135、H、I、K 和 L 共 13 个血清群。在不同的血清群中，又可根据细胞外膜抗原的差别而分为不同的血清型。据流行病学调查，引起流行的菌株以 A、B、C 三群最常见，占流行病例的90%以上。A 群引起大流行，B、C 群引起散发和小流行。

细菌裂解可释放内毒素，为其致病的重要因素。该菌抵抗力弱，对干燥、寒（低于 30℃）、热（高于 50℃）及一般消毒剂和常用抗生素极为敏感，也可产生自溶酶，在体外易自溶而死亡；故标本采集后必须立即送检。

二、流行病学

（一）传染源

人是本菌的唯一宿主。带菌者和流脑患者是本病的传染源。本病隐性感染率高，感染后细菌寄生于鼻咽部，不引起症状而成为带菌者。流行期间人群带菌率高达 50%，作为传染源的意义更重要。

（二）传播途径

病原菌主要经咳嗽、打喷嚏借飞沫由呼吸道直接传播。因本菌在外界生活力极弱，故间接传播的机会较少，但密切接触如同睡、怀抱、接吻等对 2 岁以下婴幼儿的发病有重要意义。

（三）易感人群

人群普遍易感，与其免疫水平密切相关。新生儿自母体获得杀菌抗体而很少发病，其后体内抗体水平逐渐降低,在 6 个月至 2 岁时降到最低水平,以后因户外活动增加,因隐性感染而逐渐获得免疫,至 20 岁时达最高峰。故该病以 5 岁以下儿童尤其是 6 个月至 2 岁的婴幼儿的发生率最高。

(四)流行特征

本病全年均可发病,但有明显季节性,多发生于 11 月至次年 5 月,而 3、4 月为高峰。人体感染后可产生特异性抗体,但随着人群免疫力下降和易感者逐渐增加,使本病呈周期性流行,一般每 3～5 年小流行,7～10 年大流行。在易感者中普遍接种特异疫苗,可打破此周期性流行。

三、发病机制与病理

(一)发病机制

脑膜炎奈瑟菌自鼻咽部侵入脑脊髓膜分 3 个步骤:细菌黏附并透过黏膜(上呼吸道感染期)、进入血流(败血症期)、侵犯脑膜(脑膜炎期)。脑膜炎奈瑟菌不同菌株的侵袭力不同,细菌与宿主免疫力之间相互作用最终决定是否发病及疾病的轻重。

细菌释放的内毒素是本病致病的重要因素。内毒素引起全身非特异性细胞免疫反应,即施瓦茨曼反应,产生循环障碍和休克。脑膜炎奈瑟菌的内毒素相比其他内毒素更易激活凝血系统,临床上在休克早期便出现弥散性血管内凝血(DIC)及继发性纤溶亢进,进一步加重微循环障碍、出血和休克,最终造成多器官功能衰竭。

细菌侵犯脑膜,释放内毒素,破坏血脑屏障,并进入蛛网膜下隙,引起脑膜和脊髓膜化脓性炎症及颅内压增高,患者出现惊厥、昏迷等症状,脑水肿严重时形成脑疝而迅速死亡。

(二)病理

败血症期主要病变是血管内皮损害,血管壁炎症、坏死和血栓形成,血管周围出血。皮肤黏膜局灶性出血,肺、心、胃肠道及肾上腺皮质亦可有广泛出血。也常见心肌炎和肺水肿。

脑膜炎期主要病变部位在软脑膜和蛛网膜,表现为血管充血、出血、炎症和水肿,引起颅内高压;大量纤维蛋白、中性粒细胞及血浆外渗,引起脑脊液浑浊。颅底部由于化脓性炎症的直接侵袭和炎症后粘连,可引起视神经、展神经、动眼神经或听神经等脑神经损害,并出现相应的症状。暴发型脑膜脑炎病变主要在脑实质,引起脑组织坏死、充血、出血及水肿。颅内压显著升高,严重者发生脑疝。少数患者由于脑室孔阻塞,造成脑脊液循环障碍,可引起脑积水。

四、临床表现

脑膜炎球菌主要引起隐性感染,据统计,60%～70%为无症状带菌者,约 30%为上呼吸道感染型和出血型,仅约 1%为典型流脑患者。潜伏期为 1～10 天,一般为 2～3 天。

(一)普通型

普通型最常见,占全部病例的 90%以上。

1.前驱期(上呼吸道感染期)

前驱期为 1～2 天,可有低热、咽痛、咳嗽等上呼吸道感染症状。多数患者无此期表现。

2.败血症期

突发或前驱期后,患者突然寒战高热,体温 39～40℃,伴头痛、肌肉酸痛、食欲减退及精神萎靡等毒血症症状。幼儿则有哭闹不安,因皮肤感觉过敏而拒抱以及惊厥等。70%～90%患者有皮肤或黏膜瘀点或瘀斑,直径 1mm 至 2cm,开始为鲜红色,后为紫红色,严重者瘀斑迅速扩大,其中央因血栓形成而坏死。少数患者伴有关节痛、脾大。多数病例于 1～2 天后进入脑膜炎期。

3.脑膜炎期

脑膜炎症状多与败血症期症状同时出现。在前驱期症状基础上出现剧烈头痛、频繁呕吐、狂躁以及脑膜刺激症状,血压可升高而脉搏减慢,重者有谵妄、意识障碍及抽搐。通常在 2～5 天后进入恢复期。

4.恢复期

经治疗后体温逐渐降至正常,皮肤瘀点、瘀斑消失。大瘀斑中央坏死部位可形成溃疡,后结痂而愈;症状逐渐好转,神经系统检查正常,约 10%患者出现口唇疱疹。患者一般在 1～3 周内痊愈。

(二)暴发型

少数患者起病急骤、病情凶险,如得不到及时治疗可在 24 小时内死亡,分型如下。

1.败血症休克型

除普通型败血症期表现外,短期内出现广泛皮肤黏膜瘀点或瘀斑,且迅速扩大融合成大片,伴中央坏死。循环衰竭是本型的特征,表现为面色苍白、四肢末端厥冷、发绀,皮肤呈花斑状,脉搏细速,血压下降。可有呼吸急促,易并发 DIC,但脑膜刺激征大都缺如,脑脊液大多澄清,细胞数正常或轻度升高。

2.脑膜脑炎型

主要以脑实质严重损害为特征。除高热、皮肤瘀斑外,患者意识障碍加深,并迅速进入昏迷;频繁惊厥,锥体束征阳性。血压升高,心率减慢,瞳孔忽大忽小或一大一小,眼底检查见静脉迂曲及视神经盘水肿等脑水肿表现。严重者可发生脑疝,常见的是枕骨大孔疝,系因小脑扁桃体嵌入枕骨大孔压迫延髓,表现为昏迷加深,瞳孔散大,肌张力增高,上肢多呈内旋,下肢强直;并迅速出现呼吸衰竭。少数为天幕裂孔疝,为颞叶海马回或钩回嵌入天幕裂孔,致脑干和动眼神经受压,表现为昏迷,同侧瞳孔散大及对光反射消失,眼球固定或外展,对侧肢体瘫痪,均可因呼吸衰竭而死亡。

3.混合型

兼有上述两型的临床表现,同时或先后出现,病情极为严重,病死率高。

(三)轻型

多见于流脑流行后期,病变轻微,临床表现为低热、轻微头痛及咽痛等上呼吸道症状,皮肤可有少数细小出血点和脑膜刺激征。脑脊液多无明显变化,咽拭子培养可有病原菌。

婴幼儿流脑的特点:临床表现常不典型,除高热、拒食、吐奶、烦躁和啼哭不安外,惊厥、腹泻和咳嗽较成人为多见,而脑膜刺激征可缺如。前囟未闭者大多突出,少数患儿因频繁呕吐、出汗致失水反可出现前囟下陷。

老年人流脑的特点:①老年人免疫功能低下,对内毒素敏感性增加,故暴发型发病率高;

②临床表现上呼吸道感染症状多见,意识障碍明显,皮肤黏膜瘀点或瘀斑发生率高;③病程长,并发症多,预后差,病死率高;④实验室检查白细胞数可能不高,示病情重,机体反应差。

五、实验室检查

(一)血常规检查

白细胞总数明显升高,多在 $20 \times 10^9/L$ 左右,中性粒细胞在 80% 以上。并发 DIC 者血小板减少。

(二)脑脊液检查

脑脊液检查是明确诊断的重要方法,颅内压增高,脑脊液外观浑浊,白细胞数明显升高,在 $1\,000 \times 10^6/L$ 以上,以中性分叶核粒细胞升高为主。蛋白增高,糖及氯化物明显降低。但发病开始 $1 \sim 2$ 天或败血症休克型患者,脑脊液检查除颅压增高外,其他检查均可无明显改变。如临床上表现为脑膜炎,而病程早期脑脊液检查正常,则应于 $12 \sim 24$ 小时后复查,以免漏诊。

对颅内压明显增高者,腰椎穿刺要小心,以防止发生脑疝。先静脉滴注甘露醇降低颅内压后再操作。放脑脊液时不宜将针芯全部拔出,应边拔针芯边观察脑脊液流出量以控制脑脊液流出速度,放液量不宜过多,操作后患者应去枕平卧 $6 \sim 8$ 小时。

(三)细菌学检查

细菌学检查是确定诊断的重要方法。

1.涂片

取瘀斑处组织液涂片染色镜检,简便易行,阳性率高达 80%。脑脊液沉淀后涂片的阳性率为 $60\% \sim 70\%$,脑脊液不宜搁置太久,否则因细菌自溶而影响检出的阳性率。

2.细菌培养

细菌培养是临床诊断的"金标准"。应在使用抗生素前进行,取患者血液或脑脊液培养。若阳性应进行菌株分型和药敏试验。

(四)免疫学检查

免疫学检查可协助诊断,多应用于已使用抗生素而细菌学检查阴性者。

1.特异性抗原检测

用对流免疫电泳法、乳胶凝聚试验、反向间接血凝试验、菌体蛋白协同凝聚试验、ELISA 或免疫荧光法检测患者早期血液和脑脊液中的特异性抗原,可用于早期诊断。方法灵敏、特异、快速。

2.抗体检测

间接血凝法、杀菌抗体试验、ELISA、RIA 和固相放射免疫测定法可进行特异性抗体的检测,但敏感性和特异性均较差且不能作为早期诊断,目前应用日渐减少。

(五)其他

1.核酸检测

可检测早期血清和脑脊液中 A、B、C 群细菌 DNA,脑脊液的阳性率约为 92%,血清的阳性率约为 86%。本方法具有敏感性高、特异性强及快速的特点,且不受抗生素的影响,还可对细菌进行分型。

2.RIA 法检测脑脊液 β_2 微球蛋白

流脑患者脑脊液此蛋白明显升高,并与脑脊液中的蛋白含量及白细胞数平行,甚至早期脑脊液尚正常时即已升高,恢复期降至正常。因此该项检测更敏感,有助于早期诊断、鉴别诊断、病情监测和预后判断。

六、并发症和后遗症

早期应用抗生素治疗,并发症和后遗症均已少见。

(一)并发症

主要是因菌血症或败血症期间细菌播散所致的继发感染,如支气管肺炎、中耳炎、化脓性关节炎、心内膜炎、心包炎、脓胸等。此外,还会出现因脑膜炎本身对脑实质及其周围组织所造成的损害和变态反应性疾病。

(二)后遗症

硬膜下积液、脑积水、动眼神经麻痹、耳聋及失明等,也可有肢体瘫痪、癫痫和精神障碍。

七、诊断与鉴别诊断

(一)诊断

1.疑似病例

发生在冬、春季和流行地区,在发病前 1 周与流脑患者有明显的密切接触史,尤其是儿童突然出现寒战与发热、呕吐和上呼吸道感染症状或意识改变者。

2.临床诊断病例

上述疑似病例出现下列一项及以上表现者:颈项强直;皮肤或黏膜出血点或瘀斑,尤其是在病程中出血点迅速扩大者;脑膜刺激征(克尼格征、布鲁津斯基征、角弓反张);婴儿前囟隆起;脑脊液浑浊。

3.确诊病例

上述疑似病例和临床诊断病例,具有下列一项及以上实验室检查阳性者:患者脑脊液或血液或出血点挤出液培养脑膜炎球菌;患者脑脊液或血清或尿液以胶乳凝集试验检查脑膜炎球菌特异抗原或 PCR 扩增脑膜炎球菌特异的 DNA 片段;ELISA 检查患者急性期和恢复期的血清,恢复期血清中抗脑膜炎球菌的抗体滴度比急性期血清的滴度升高 4 倍或 4 倍以上。

(二)鉴别诊断

1.流行性乙型脑炎

发病多集中于 7～9 月,有明显的季节性。以高热、惊厥、意识障碍等脑实质损害表现为主,无皮肤瘀点,休克罕见。脑脊液外观清,白细胞数多在 $(50\sim500)\times10^6/L$,很少超过 $1\,000\times10^6/L$。初期(2～5 天)中性多核粒细胞占多数,以后淋巴细胞占多数;糖及氯化物正常或稍增加。血液补体结合试验有诊断价值,血液中特异性 IgM 抗体阳性亦可诊断。

2.中毒型细菌性痢疾

主要见于儿童,发病季节主要在夏、秋季。发病更急,短期内有高热、惊厥、昏迷、休克、呼吸衰竭等症状,但无瘀点,脑脊液检查正常。有些患者伴脓血便,如无大便,生理盐水灌肠及排出液或肛拭检查可有坏死黏膜组织,镜检有成堆或大量脓细胞和红细胞。确诊依靠粪便细菌培养。

3.结核性脑膜炎

多有结核病史或密切接触史。起病缓慢,病史较长;有低热、盗汗、消瘦等症状,之后才出现神经系统症状;皮肤黏膜无瘀点瘀斑;可能发现肺部结核病灶,结核菌素试验阳性;脑脊液外观呈毛玻璃样,放置后可有薄膜形成,白细胞多在 $50\times10^6/L$ 以下,以淋巴细胞为主,糖及氯化物降低,蛋白含量高,有时涂片抗酸染色可检出结核菌。

4.其他化脓性脑膜炎

患者身体其他部分可同时存在化脓病灶或出血点,如肺炎球菌脑膜炎多在肺炎、中耳炎等基础病上继发;流感杆菌脑膜炎多发生于婴幼儿。革兰阴性杆菌脑膜炎多发生在颅脑手术后。葡萄球菌脑膜炎多发生在葡萄球菌败血症过程中。大肠埃希菌脑膜炎多发生于新生儿。铜绿假单胞菌脑膜炎常继发于腰椎穿刺、蛛网膜下隙麻醉、造影或手术后。这些化脓性脑膜炎发病无明显季节性,无流行性,脑脊液浑浊或脓性,白细胞数多在 $2\times10^9/L$ 以上,有大量脓细胞,涂片或细菌培养检查可发现致病菌。

5.流行性腮腺炎脑膜脑炎

多有接触腮腺炎患者的病史,多发生在冬、春季,注意检查腮腺是否肿胀。临床上有先发生脑膜脑炎后出现腮腺肿大的,如腮腺肿胀不明显,可做血和尿淀粉酶测定。

6.流行性出血热

每年 11~12 月为流行高峰,但终年均有散发。以成人为主,病前 1 个月内可有疫区野外作业史。病初出血现象较轻,皮肤上有线条状出血点,主要见于腋下。有酒醉貌。结膜有充血水肿。周围血出现异常淋巴细胞。尿常规有大量蛋白尿和红、白细胞。随体温下降,患者病情加重,可进入休克期和少尿期,此时出血现象加重,肾功能明显受损。脑膜刺激征不明显,脑脊液检查阴性。确诊有赖于患者血液中的抗体检查。

7.虚性脑膜炎败血症(继发性脑膜炎)

伤寒、肺炎、恶性疟、斑疹伤寒等严重全身性感染常因有高度毒血症而发生脑膜刺激征,但脑脊液检查除压力增高外,一般正常且以上各病均有其独特的症状、体征和实验室检查,可和流脑相鉴别。

8.其他病原菌导致的感染性休克

如肺炎球菌、金黄色葡萄球菌、铜绿假单胞菌等所致的感染性休克,有时类似暴发性流脑的败血症休克型,但这些疾病无明显的季节性,各年龄段均可发病,有原发化脓感染病灶。

八、治疗

(一)普通型流脑的治疗

1.一般治疗

呼吸道隔离。卧床休息,保持病室安静、空气流通。给予流质饮食,昏迷者宜鼻饲,并补充足量液体,使每天尿量在 1 000mL 以上。密切观察病情。保持口腔、皮肤清洁,防止角膜溃疡形成。经常变换体位以防压疮发生。防止呕吐物吸入。必要时给氧。

2.对症治疗

高热时可用乙醇擦浴,头痛剧烈者可予镇痛或高渗葡萄糖,用脱水药脱水。惊厥时可用10%水合氯醛灌肠,或用氯丙嗪、地西泮等镇静药。

3.病原治疗

根据经验选择对脑膜炎球菌敏感且能透过血脑屏障的抗生素,有条件者最好根据当地脑膜炎双球菌的药物敏感试验结果用药。近年脑膜炎球菌出现耐药趋势。

(1)磺胺。磺胺嘧啶在脑脊液中的浓度可达血液浓度的50%～80%。成人每天4g,儿童每天100～200mg/kg,分4次口服,首剂加倍,与等量碳酸氢钠合用。对于呕吐严重或昏迷者可用20%磺胺嘧啶钠适当稀释后静脉注射或静脉滴注,病情好转后改为口服,静脉注射量为口服量的2/3。儿童量为0.1～0.15g/(kg·d),分次给予。另外,可考虑选用磺胺甲基嘧啶、磺胺二甲基嘧啶或磺胺甲基异噁唑,疗程5天,重症适当延长。停药以临床症状消失为指标,不必重复腰椎穿刺。用磺胺药时应给予足量液体,每天保证尿量在1 200mL以上,注意血尿、粒细胞减少、药物疹及其他毒性反应的发生。如菌株对磺胺敏感,患者于1～2天体温降至正常,意识转为清醒,脑膜刺激征于2～3天减轻而逐渐消失。如用磺胺药后一般情况和脑膜刺激征于1～2天不见好转或加重者,均应考虑是否为耐磺胺药株引起,停用磺胺药,改用其他抗生素,必要时重复腰椎穿刺,再次脑脊液常规培养,做药物敏感试验。

(2)青霉素G。青霉素在脑脊液中的浓度为血液浓度的10%～30%,大剂量注射使脑脊液达到有效杀菌浓度。青霉素G剂量,儿童为15万～20万U/(kg·d),成人1 000万～1 200万U/d,分3次静脉滴注或肌内注射,疗程5～7天,每次剂量不能超过800万U。不宜做鞘内注射。

(3)氯霉素。脑膜炎双球菌对氯霉素很敏感且其在脑脊液中的浓度为血液中浓度的30%～50%,剂量成人50mg/(kg·d),儿童50～75mg/(kg·d),分次口服、肌内注射或静脉滴注。疗程3～5天。使用氯霉素应密切注意其不良反应,尤其对骨髓的抑制,新生儿、老年人慎用。

(4)氨苄西林。对脑膜炎双球菌、流感杆菌和肺炎球菌均有较强的抗菌作用,故适用于病原菌尚未明确的5岁以下患儿。剂量为200mg/(kg·d),分4次口服、肌内注射或静脉推注。

(5)头孢噻肟。肌内注射(静脉滴注),成人2～8g/d,儿童50～200mg/(kg·d),分2～4次给药,或头孢三嗪每天用药1次,成人2～4g加入5%葡萄糖注射液50～100mL静脉滴注。儿童肌内注射15～200mg(平均46mg)/kg。此两种抗生素仅适用于不能应用青霉素和氯霉素的重症患者。

(二)暴发型败血症的治疗

1.抗菌治疗

大剂量青霉素钠盐静脉滴注,剂量为20万～40万U/(kg·d),用法同前。借以迅速控制败血症。亦可应用氯霉素,但不宜应用磺胺。

2.抗休克治疗

(1)扩充血容量。静脉快速滴注低分子右旋糖酐、平衡盐液、生理盐水或葡萄糖注射液以扩充血容量,改善微循环。

(2)纠正酸中毒。休克时常伴有酸中毒,合并高热更为严重。酸中毒可进一步加重血管内皮细胞损害,使心肌收缩力减弱及毛细胞血管扩张,使休克不易纠正。成人患者可首先补充5％碳酸氢钠 200～250mL,小儿每次 5mL/kg,然后根据血气分析结果再酌情补充。

(3)血管活性药物的应用。经扩容和纠酸后,如果休克仍未纠正,可应用血管活性药物。凡患者面色苍灰、肢端发绀、皮肤呈现花纹,眼底动脉痉挛者,应选用舒张血管药物。①山莨菪碱每次 10～20mg 静脉推注。儿童每次 0.5～1mg/kg,每 15～30 分钟 1 次,直至血压上升,面色红润,四肢转暖,眼底动脉痉挛缓解后可延长至 0.5～1 小时 1 次。若血压稳定,病情好转可改为 1～4 小时 1 次。②东莨菪碱儿童每次为 0.01～0.02mg/kg 静脉推注,10～30 分钟 1 次,减量同上。③阿托品每次 0.03～0.05mg/kg(不超过 2mg)以生理盐水稀释静脉推注,每 10～30 分钟 1 次,减量同上,以上药物有抗交感胺、直接舒张血管、稳定神经细胞膜、解除支气管痉挛、减少支气管分泌物等作用,极少引起中枢兴奋症状。不良反应为面红、躁动、心率加快、尿潴留等。同时可辅以冬眠疗法。如上述药物效果不佳时,可改用异丙肾上腺素或多巴胺,或二者联合应用。异丙肾上腺素为 β-受体激动药,可使用周围血管扩张,增强心肌收缩力,增加心排血量,改善微循环,同时扩张肾血管。通常用 0.2mg 加入 100mL 葡萄糖注射液中静脉滴注。使用以上药物治疗后,动脉痉挛有所缓解,但血压仍维持较低水平或不稳定,可考虑应用间羟胺 20～30mg 静脉滴注或与多巴胺联合应用。

(4)强心药。心功能不全亦是休克的原因之一,加上大量快速静脉补液,更加重了心脏的负荷,可快速给予毛地黄类强心药如毛花强心苷 C(西地兰)或毒毛旋花子苷 K 等。

(5)肾上腺皮质激素。激素可增强心肌收缩力,减轻血管外周阻力,稳定细胞内溶酶体膜。以大剂量应用为好,氢化可的松 300～500mg/d,儿童 5～8mg/kg,分次静脉滴注。休克纠正后迅速减量停药。用药不得超过 3 天。早期应用效果更好。

3.抗凝治疗

鉴于本病的休克及出血与血栓形成有关,凡疑有 DIC,不必等待实验室检查结果,可用肝素治疗。成人首剂 1～2mg/kg,加入 10％葡萄糖注射液内推注。根据情况每 4～6 小时重复 1次,多数 1～2 次即可见效,重者 3～4 次。用肝素时应做试管法凝血时间测定,使凝血时间控制在正常 2 倍左右(15～30 分钟)。用肝素后可输新鲜血液以补充被消耗的凝血因子。如果有继发纤溶症状,可试用 6-氨基己酸,剂量为 4～6g 加入 10％葡萄糖注射液 100mL 滴注或氨甲苯酸 0.1～0.2g 加入葡萄糖注射液内静脉滴注或静脉推注。

(三)暴发型脑膜炎的治疗

抗生素的应用同暴发型休克的治疗。此外,应以减轻脑水肿、防止脑疝和呼吸衰竭为重点。

1.脱水药的应用

下列药物可交替或反复应用。①20％甘露醇,每次 1～2g/kg。②25％山梨醇,每次 1～2g/kg。③50％葡萄糖注射液,每次 40～60mL。④30％尿素,每次 0.5～1.0g/kg。以上药物按具体情况每隔 4～6 小时静脉快速滴注或静脉推注 1 次,至血压恢复正常,两侧瞳孔大小相等,呼吸平稳。用脱水药后适当补液,使患者维持轻度脱水状态。肾上腺皮质激素亦可同时应用,以减轻毒血症,降低颅内压。

2.亚冬眠疗法

主要用于高热,频繁惊厥及有明显脑水肿者,以降低脑含水量和耗氧量,保护中枢神经系统。氯丙嗪和异丙嗪各 1～2mg/kg,肌内注射或静脉推注,安静后置冰袋于枕后,颈部、腋下或腹股沟,使体温下降至 36℃ 左右。以后每 4～6 小时再肌内注射 1 次,共 3～4 次。

3.呼吸衰竭的处理

以预防脑水肿为主。如已发生呼吸衰竭,除脱水外则应给予洛贝林、尼可刹米、二甲弗林等中枢神经兴奋药。亦可用氢溴酸东莨菪碱,每次 0.02～0.04mg/kg,每 20～30 分钟静脉注射 1 次,可改善脑循环,有兴奋呼吸和镇静作用。必要时做气管插管,吸出痰液和分泌物,辅以人工辅助呼吸,直至患者恢复自动呼吸。

(四)慢性败血症的治疗

以抗菌治疗为主,可结合药敏试验结果选用或联合应用抗生素治疗。

九、预后

病死率低于 5%。一般死亡病例多为暴发型,短期内死于严重休克或脑疝。以下因素与预后有关:①暴发型患者预后较差;②年龄以 2 岁以下及高龄的患者预后差;③在流行高峰时发病的预后差,末期较佳;④有反复惊厥、持续昏迷者预后差;⑤治疗较晚或治疗不彻底者预后不良,并且易有并发症及后遗症发生。

十、预防

(1)对患者早期发现、及时进行隔离和治疗,应隔离至症状消失后 3 天或不少于病后 7 天。对接触者医学观察 7 天。

(2)流行期间注意环境和个人卫生。勤晒衣服,保持室内空气流通。尽量避免集会,不带儿童到公共场所。外出戴口罩。

(3)对易感人群包括儿童、入伍新兵及免疫缺陷者等进行免疫接种。国内多年来应用脑膜炎球菌 A 群多糖菌苗,近年开始接种 A＋C 结合菌苗。依据我国 2008 年开始实施的《扩大国家免疫规划实施方案》,脑膜炎球菌多糖疫苗(MPV)应接种 4 剂。A 群 MPV 接种 2 剂,接种时间为 6～18 月龄,2 剂间隔时间≥3 个月。第 3、4 剂接种 A＋C 群 MPV,即 3 岁时接种第 3 剂,6 岁时接种第 4 剂,第 4 剂与第 3 剂接种间隔≥3 年。

(4)药物预防。对密切接触者、健康带菌者或疑似患者,可口服 SD,成人 4～6g/d,儿童 0.1g/(kg·d),分两次服用,首剂加倍。连服 3～5 天,均需同时服用等量苏打。亦可口服利福平,成人每 12 小时 600mg,儿童每 12 小时 10mg/kg,服用 2 天。但利福平易产生耐药。

(韩红莉)

第十三节　脓毒症

脓毒症为宿主对感染的免疫反应失调引起的危及生命的器官功能障碍。往往由于病原微生物通过各种途径侵入血流,生长繁殖、释放毒素和代谢产物,引起严重毒血症状的全身性感染。通常起病急骤、主要表现为寒战、高热、白细胞显著增多、休克等全身中毒症状。引起脓毒症的病原菌主要包括细菌或真菌、分枝杆菌等,脓毒症进展快,如果诊断治疗不及时病死率高,危害极大。

按脓毒症严重程度可分脓毒症、严重脓毒症和脓毒性休克。严重脓毒症是指脓毒症伴有器官功能障碍、组织灌注不良或低血压。脓毒性休克是指严重脓毒症给予足量的液体复苏后仍然伴有无法纠正的持续性低血压，也被认为是严重脓毒症的一种特殊类型。

一、病原学

（一）革兰阳性球菌

包括金黄色葡萄球菌、表皮葡萄球菌、肠球菌和链球菌。金黄色葡萄球菌最为常见，尤其是耐甲氧西林金黄色葡萄球菌（MRSA），凝固酶阴性的葡萄球菌（MRCNS）。近年来该菌在医院内感染脓毒症的病原构成中呈上升趋势，来源包括各种切口、伤口感染、留置静脉导管或针头、腔道插管感染等；从 20 世纪 80 年代开始，肠球菌所致感染比例逐年增加，该菌毒力很强，耐药性高，对常用抗生素多已耐药，易引起难治性感染，易并发心内膜炎；乙型溶血性链球菌，可在产妇产道中存在，新生儿分娩时获得感染，可发生严重脓毒症，如果控制不好引起院内感染，后果十分严重；肺炎球菌脓毒症多继发于该菌所致的局部感染，致病力主要与荚膜中所含的多糖类抗原有关，主要为肺炎，多发生于老人、婴幼儿和免疫缺陷者；其他，如炭疽杆菌、李斯特菌、红斑丹毒丝菌、梭状产气荚膜杆菌等也可引起脓毒症，相对少见。

（二）革兰阴性杆菌

以肠杆菌科细菌、非发酵革兰阴性菌、流感嗜血杆菌多见。肠杆菌科细菌主要包括大肠埃希菌、肠杆菌属、克雷伯菌属，非发酵的革兰阴性菌包括，假单胞菌属、不动杆菌属、嗜麦芽窄食单胞菌、产碱杆菌属等。大肠埃希菌是人类肠道常驻菌之一，一般不致病，但在人体正常屏障受损、抵抗力下降等情况下，可入血流引起脓毒症。铜绿假单胞菌在自然界中广泛分布，为医院内感染的革兰阴性杆菌脓毒症常见的致病菌。铜绿假单胞菌脓毒症多见于全身抵抗力下降或有局部损伤的患者，如行化学治疗的肿瘤患者、白细胞减少症患者和大面积烧伤的患者。克雷伯菌属以肺炎克雷伯菌最为重要，常引起呼吸、腹腔、泌尿系统感染和脓毒症，近年来肺炎克雷伯菌在医院内感染脓毒症的常见病原菌中发生率呈增多趋势，并常对多种抗生素耐药；变形杆菌属，本菌属中引起脓毒症的 $75\%\sim90\%$ 为奇异变形杆菌。类杆菌属是各种厌氧菌中感染率最高的细菌，属于条件致病菌，也是引起脓毒症最常见的厌氧菌。常见的类杆菌有脆弱类杆菌、吉氏类杆菌、中间类杆菌、卵性类杆菌、多形类杆菌、普通类杆菌等；肠杆菌属中引起全身感染的为产气杆菌，广泛存在于自然界的水、土壤、垃圾中，人类及动物肠道内亦存在。其他，如一些寄居在肠道内的通常不易致病的革兰阴性杆菌，包括摩拉菌属、产碱杆菌属、沙雷菌属、枸橼酸杆菌属、爱德华菌属、黄色杆菌属、不动杆菌属等，在某些情况下也可引起脓毒症。

（三）厌氧菌

厌氧菌占病原菌血流感染的 $5\%\sim7\%$，包括革兰阴性的类杆菌属、韦荣菌属、梭杆菌属，革兰阳性的丙酸杆菌属、消化链球菌属。近年来随着厌氧菌培养技术的不断进步和广泛应用，厌氧菌感染及其脓毒症的发现率及报告率明显增多。

（四）真菌

真菌以白假丝酵母菌、热带假丝酵母菌、毛霉菌及曲霉菌等最为常见。发生真菌脓毒症的患者多有严重基础疾病，如恶性肿瘤、血液病、糖尿病、肝衰竭、肾衰竭、重度烧伤等或因长期大量应用广谱抗生素、肾上腺皮质激素或细胞毒性药物等使正常菌群失调或抵抗力下降而引起二重感染。器官移植及肿瘤患者可以发生马尔尼非青霉菌脓毒症。

(五)病原菌的变迁

引起脓毒症的病原菌种类繁多,由于抗生素的广泛应用,对不同年代血流感染的病原菌组成产生了重大的影响。20 世纪 80 年代以来,随着第 3 代头孢菌素及氟喹诺酮类的应用,革兰阴性细菌脓毒症减少,革兰阳性细菌脓毒症增加。目前,在城市,革兰阴性杆菌已逐渐成为脓毒症的首要病原菌。在其组成方面,肺炎克雷伯菌、铜绿假单胞菌、阴沟杆菌、不动杆菌、脆弱类杆菌所占的比例正在上升,而大肠埃希菌则相对减少。近年来,随着抗菌药物的广泛运用以及更多的有创操作和特大手术的开展,耐药菌株(如 ESBL、MRSA)脓毒症和条件致病菌(表皮葡萄球菌、克雷伯杆菌、不动杆菌)脓毒症及耐药性很强的肠球菌脓毒症呈上升趋势;厌氧菌脓毒症和真菌脓毒症也呈较快的上升趋势,临床治疗非常棘手。

二、发病机制

病原菌从不同途径侵入血液循环后是否引起脓毒症取决于人体的防御免疫功能和细菌的毒力与数量。

各种病原菌的入侵途径及特点有所不同。包括自然途径,如大肠埃希菌及某些革兰阴性杆菌脓毒症多继发于肠道、胆道或泌尿生殖道炎症。金黄色葡萄球菌脓毒症多源于皮肤化脓性炎症、烧伤创面感染、中耳炎、肺炎、口咽部炎症及女性生殖道炎症。铜绿假单胞菌脓毒症常继发于尿路、呼吸道及皮肤创面感染,也常发生于血液病及恶性肿瘤的病程中。厌氧菌脓毒症常来自肠道、腹腔和女性生殖道炎症。真菌脓毒症多继发于口腔、肠道及呼吸道感染。医源性途径,如各种手术操作及内镜检查、静脉插管、血液透析或腹膜透析、人工瓣膜等装置的放置以及静脉输液、输血等诊疗技术操作的开展,增加了细菌进入血液循环的途径。

(一)人体因素

机体防御免疫功能缺陷或下降是导致脓毒的重要原因。健康者在病原菌入侵后,一般仅表现为短暂的菌血症,细菌可被人体的免疫防御系统迅速消灭,不引起明显症状;但各种免疫防御功能缺陷者(包括局部和全身屏障功能的丧失),均易发生脓毒症;各种原因引起的中性粒细胞缺乏或减少以及各种大手术的开展等都是重要诱因;各种侵袭性操作等都可破坏局部屏障防御功能,有利于病原菌的入侵;存在严重的慢性基础疾病,如糖尿病、肝硬化、结缔组织病、尿毒症等。如患者同时存在两种或两种以上诱因时,发生脓毒的危险性将明显增加。在上述各种诱因中,静脉导管留置引起的葡萄球菌脓毒症,在医院内感染脓毒症中占重要地位;留置导尿管则常是大肠埃希菌脓毒症、铜绿假单胞菌脓毒症的诱因。

(二)细菌因素

革兰阴性杆菌所产生的内毒素能损伤心肌和血管内皮,激活补体系统、激肽系统、凝血与纤溶系统以及交感肾上腺髓质系统、促肾上腺皮质激素、内啡肽系统等,并可激活各种血细胞和内皮细胞。产生多种细胞因子、炎症介质、氧自由基、急性期反应物质、生物活性脂质、心血管调节肽等,导致微循环障碍、感染性休克及 DIC 等。革兰阳性细菌产生大量的外毒素,有助于细菌的生长繁殖,导致严重的脓毒症和脓毒性休克。金黄色葡萄球菌可以产生血浆凝固酶、杀白细胞毒素、α-溶血素、肠毒素、剥脱性毒素和红疹毒素。铜绿假单胞菌可以产生蛋白酶、磷脂酶 C 及外毒素 A。肺炎链球菌自身的荚膜可以抗吞噬,也可以产生溶血素和神经氨酸酶。

(三)免疫功能紊乱

脓毒症免疫障碍特征主要为丧失迟发性过敏反应、不能清除病原体、易感医源性感染。脓毒症免疫功能紊乱的机制:一方面是作为免疫系统的重要调节细胞 T 细胞功能失调,炎症介质向抗炎反应漂移,致炎因子减少,抗炎因子增多;另一方面则表现为免疫麻痹,即细胞凋亡与免疫无反应性,T 细胞对特异性抗原刺激不发生反应性增殖或分泌细胞因子。

三、临床表现

脓毒症临床表现常因病原菌不同、机体的免疫状态各异而各有不同。一般以急性起病,主要临床表现为寒战、高热、白细胞显著增多等全身中毒症状,属全身炎症反应综合征。

(一)共同特点

1.原发感染灶

多数脓毒症患者有轻重不等的原发感染灶,常见的为毛囊炎、痈或脓肿、皮肤创伤、胆道、呼吸道、消化道和泌尿道等的感染。脓毒症也常见于有慢性疾病的患者如糖尿病、慢性阻塞性支气管、白血病、再生障碍性贫血等。表现为所在部位红、肿、热、痛和功能障碍,由于病原菌及毒素入血可引起不同程度的脓毒症表现。

2.全身毒血症状

常见寒战、高热,多为弛张热或间歇热,伴有头痛、肌肉关节酸痛、乏力倦怠、呼吸和心率增快等,少部分病例有恶心、呕吐、腹痛、腹泻等胃肠道症状。严重时可见感染性休克、DIC、中毒性脑病、心肌炎、不同程度肝功异常等症状。

3.皮疹

以瘀点最常见,多分布在躯干、四肢、眼结膜、黏膜及甲床等处,但往往数量不多。球菌感染引起的脓毒症可出现荨麻疹、猩红热样皮疹、脓疱疹、烫伤样皮疹、瘀斑等,铜绿假单胞菌脓毒症可出现中心坏死性皮疹。

4.关节症状

主要出现在某些革兰阳性球菌和产碱杆菌脓毒症,表现为关节红肿、疼痛、活动受限等,关节腔积液、积脓少见。

5.肝脾大及黄疸

所有脓毒患者均有不同程度的肝脾大,尤其存在明显肝脾肿的患者,发生严重的中毒性肝炎时可出现不同程度肝功异常和黄疸。

6.迁徙性感染

迁徙性病灶多见于化脓球菌如金黄色葡萄球菌、厌氧菌所致的脓毒症,是由病原菌经血流播散到全身组织器官所引起的继发性局部感染,表现为化脓性炎症或继发性脓肿。以皮下脓肿、肺脓肿、肝脓肿、关节炎、骨髓炎、心包炎等较为常见,少数患者可出现脑脓肿。金黄色葡萄球菌、肠球菌、溶血性链球菌所致的脓毒症可导致急性或亚急性心内膜炎。

迁徙病灶的多寡与病原菌种类相关,金黄色葡萄球菌易引发多发性化脓性炎症或脓肿,如肌肉脓肿、肺脓肿和肝脓肿等;肺炎球菌常引发化脓性脑膜炎,并容易形成包裹,甚至形成脑脓肿;大肠埃希菌与其他一些革兰阴性杆菌一样,一般不引起迁徙性病灶。

(二)常见脓毒症的临床特点

1.革兰阳性球菌脓毒症

常见的革兰阳性球菌包括金黄色葡萄球菌、肠球菌、表皮葡萄球菌等。金黄色葡萄球菌脓毒症多发生于身体状况较好的人员,多见于严重痈、急性蜂窝织炎、大面积烧伤及骨关节的化脓性感染。急性起病,寒战、高热,多呈稽留热,体温持续在 39～41℃。皮疹为多形性,以出瘀点或脓疱疹多见,关节症状明显,常表现为大关节疼痛、局部红肿和功能障碍。约有半数的患者出现迁徙性感染表现,最常见的是多发性肺部浸润,严重时甚至形成脓肿,约 8% 的病例出现感染性心内膜炎,感染性休克少见。肠球菌脓毒症占医院内感染脓毒症的 10%,其发生率有增多的趋势,感染途径以泌尿生殖道、腹腔较常见,常发生于消化道肿瘤和腹腔感染的患者,容易并发心内膜炎。由于肠球菌通常对多种抗菌药物,包括头孢菌素类耐药,故其临床危害大。表皮葡萄球菌脓毒症从 20 世纪 60 年代才引起重视,占血流感染总数的 10%～15%,尤以医院内感染者为多,见于体内植入异物如人工瓣膜、起搏器和人工关节等,表皮葡萄球菌耐药情况严重,特别是在接受广谱抗生素治疗的患者,其耐药菌株明显增多,治疗困难。

2.革兰阴性杆菌脓毒症

多发生于机体免疫防御功能低下者,医院内感染较多,感染途径主要是泌尿生殖道、呼吸道、肠道或胆道。临床上表现为双峰热、相对缓脉等,部分严重患者体温可不升,约 40% 发生感染性休克,严重时出现多脏器功能衰竭、DIC 等,病死率较高。常见的革兰阴性杆菌有大肠埃希菌、肺炎克雷伯菌、铜绿假单胞菌、阴沟肠杆菌及不动杆菌等。

3.厌氧菌脓毒症

占所有血流感染的 7%～20%,医院内感染为主,近年呈上升趋势,并常引起复数菌脓毒症。入侵途径以胃肠道和女性生殖道多见,压疮、坏疽也是重要的感染途径。致病菌主要为脆弱类杆菌(占 80%～90%),其次为链球菌、产气荚膜杆菌等。常表现为发热,体温高于 38℃,约 30% 可发生感染性休克或 DIC。部分患者可出现黄疸、血栓性静脉炎、迁徙性损害和脓肿等表现。

4.真菌脓毒症

多为严重机会性感染的后果,常见于老年、体弱和多病的患者。以白假丝酵母菌、热带假丝酵母菌多见,其他常见的有曲霉菌、隐球菌等。近年来真菌脓毒症发生率明显增高,主要是医院内感染,多发生在免疫功能低下者,临床上长期接受广谱抗生素、免疫抑制药、肿瘤化学治疗的患者容易发生。常累及肺、脾、心内膜及腹腔等。病情严重但临床表现较细菌性脓毒症为轻,其症状常被原发病的症状所掩盖,容易为临床医生忽略,有的病例死后才确诊。对易感人群应注意局部真菌感染的证据,外周血及清洁中段尿真菌培养阳性,动态检测 G 试验和 GM试验有助诊断。

5.医院获得性脓毒症

近 20 年来,医院获得性脓毒症(HAS)发生率上升,占全部脓毒症的 30%～60% 且其病死率比社区获得性脓毒症高 40% 以上。患者多有严重基础疾病,经手术或有创检查或长期应用免疫抑制剂、广谱抗生素等。病原菌的特点表现为多样性、多源性和多耐药性。以大肠埃希菌、铜绿假单胞菌、克雷伯菌等革兰阴性菌耐药菌为主。耐甲氧西林金黄色葡萄球菌占金黄色葡萄球菌的 35％ 以上，耐甲氧西林凝固酶阴性葡萄球菌已超过 45％。临床表现因基础疾病掩盖而不典型，病情危重，病死率高。

四、实验室检查

(一)一般检查

外周血白细胞总数增多，一般在 $(10\sim30)\times10^9/L$，中性粒细胞百分比多在 80％ 以上，可出现类白血病样反应，并可见明显核左移和中毒颗粒。机体免疫力下降者及某些革兰阴性杆菌感染时，白细胞总数可正常或偏低，但中性粒细胞百分比增高。

(二)病原学检查

1.血培养

在抗菌药物应用前、寒战、高热时采血，多次送检，每次采血量 $5\sim10mL$ 可以提高阳性率。尽可能同时做需氧、厌氧及真菌培养。

2.骨髓培养

骨髓中细菌较多，受抗生素影响小，其阳性率高于血培养。

3.体液及分泌物培养

原发感染灶和迁徙性病灶的脓液或分泌物培养，胸腔积液、腹水、脑脊液等培养有助于判断脓毒症的病原菌。脓毒症患者的培养阳性率只有 40％～60％，分离病原菌后应做药敏试验，以便选择合适的抗菌药物。

(三)其他检查

血清降钙素原(PCT)测定对早期诊断细菌感染有积极的意义，动态监测 PCT 水平变化可以判断疗效以及药物的敏感性。

五、诊断

(1)目前临床上诊断成人脓毒症要求有明确感染或可疑感染加上以下指标。

1)全身情况。发热($>38.3℃$)或低体温($<36.0℃$)；心率增快(>90 次/分)或 $>$年龄正常值之上 2 个标准差；呼吸增快(>30 次/分)；意识改变；明显水肿或液体正平衡$>20mL/kg$，持续时间超过 24 小时；高血糖症(血糖$>7.7mmol/L$)而无糖尿病史。

2)炎症指标。白细胞增多($>12\times10^9/L$)或减少($<4\times10^9/L$)，或白细胞正常但不成熟细胞$>10％$；血浆 C 反应蛋白$>$正常值 2 个标准差；血浆降钙素原$>$正常值 2 个标准差。

3)血流动力学指标。低血压(收缩压$<90mmHg$，平均动脉压$<70mmHg$ 或成人收缩压下降$>40mmHg$ 或低于年龄正常值之下 2 个标准差)；混合静脉血氧饱和度(SvO_2)$>70％$；心脏指数(CI)$>3.5U/(min\cdot m^2)$。

4)器官功能障碍参数。氧合指数(PaO_2/FiO_2)<300；急性少尿，尿量$<0.5mL/(kg\cdot h)$；肌酐增加$\geqslant44.2\mu mol/L$；凝血功能异常(国际标准化比值>1.5 或活化部分凝血活酶时间>60 秒)；肠麻痹；肠鸣音消失；血小板减少($<100\times10^9/L$)；高胆红素血症(总胆红素$>$

70mmol/L)。

5)组织灌注参数。高乳酸血症(＞3mmol/L),毛细血管再充盈时间延长或皮肤出现花斑。

(2)严重脓毒症。合并出现器官功能障碍表现的脓毒症。

(3)脓毒性休克。其他原因不可解释的,以低血压为特征的急性循环衰竭状态,是严重脓毒症的一种特殊类型。

1)收缩压＜90mmHg或收缩压较原基础值减少＞40mmHg至少1小时或依赖输液及药物维持血压,平均动脉压＜60mmHg。

2)毛细血管再充盈时间＞2秒。

3)四肢厥冷或皮肤花斑。

4)高乳酸血症。

5)尿量减少。

六、治疗

(一)病原治疗

1.治疗原则

脓毒症病原治疗应个体化,结合药代动力学、药效动力学的特点,制订安全有效的治疗方案。在未获得病原菌之前,根据经验选择抗菌药物,然后根据药物敏感试验的结果进行调整。严重病例采用降阶梯治疗,必要时联合治疗。

2.脓毒症常见病原治疗

(1)革兰阳性球菌脓毒症。社区获得革兰阳性菌多为不产青霉素酶的金黄色葡萄球菌或A组溶血性链球菌所致,可选用普通青霉素或半合成青霉素或第一代头孢菌素,如头孢唑林。B组溶血性链球菌选用第一代头孢菌素或与氨基糖苷类抗菌药物联合。医院感染脓毒症90％以上为MRSA所致,多数凝固酶阴性,呈多重耐药,治疗可以选择万古霉素、替考拉宁或利奈唑胺或与利福平联合应用。肠球菌脓毒症可选用半合成青霉素联合氨基糖苷类,或万古霉素或半合成青霉素联合链霉素。

(2)革兰阴性杆菌脓毒症。多数革兰阴性菌耐药性高,应以第三、第四代头孢菌素为主或与氨基糖苷类联合治疗。大肠埃希菌、克雷伯菌、肠杆菌可用第三、第四代头孢菌素,如头孢噻肟、头孢曲松、头孢吡肟;铜绿假单胞菌可用头孢哌酮、头孢他啶、环丙沙星或碳青霉烯类药物;不动杆菌可选用氨基糖苷类抗生素加第三代头孢菌素或酶抑制剂;产金属β-内酰胺酶细菌可用替加环素、多黏菌素、磷霉素联合氨基糖苷类等。

(3)厌氧菌脓毒症。可用替硝唑或甲硝唑,半合成头霉素头孢西丁、头孢替坦及碳青霉烯类药物对脆弱类杆菌均敏感。

(4)真菌脓毒症。根据致病菌、患者的肝肾功能状态和药物特点可以选择氟康唑、伏立康唑、伊曲康唑或棘白菌素等。两性霉素B抗真菌作用强、抗菌谱广,但毒性大,在临床使用受限,需要重新评价。

3.剂量与疗程

脓毒症病情重、转化快,抗菌治疗时药物的剂量应该足够,疗程够长。一般用至体温正常和感染症状、体征消失后 5~10 天。如有原发病灶或迁徙性病灶疗程适当延长,合并感染性心内膜炎者疗程可达 4~6 周。

(二)处理原发病灶

引流脓肿或局部感染病灶,清除坏死组织,去除潜在感染装置,导管感染相关的脓毒症应及早拔出或更换导管。胆道、泌尿道梗阻者应手术治疗。

(三)对症治疗

维护心、脑、肾、肺等重要器官的功能。感染性休克者应及时扩容、纠酸、应用血管活性药物或肾上腺皮质激素治疗。维持水、电解质、能量和酸碱平衡,必要时输入新鲜血浆、血清及白蛋白等。有基础疾病的脓毒症应积极治疗原发病。

七、预后

病死率为 30%~40%,随病原种类及基础疾病不同而异。脓毒症病情凶险,病死率高,大约有 9% 的脓毒症患者会发生脓毒性休克和多器官功能不全,重症监护室中一半以上的死亡是由脓毒性休克和多器官功能不全引起的,脓毒症成为重症监护病房内非心脏病患者死亡的主要原因。

八、预防

尽量避免外伤,创伤局部及时消毒处理,积极控制局部感染。避免挤压疖、痈等皮肤感染,减少有创检查及治疗,定期置换静脉导管,避免滥用抗生素,严格执行院内感染控制措施,严格手卫生等,对预防脓毒症有重要意义。

(韩红莉)

第十四节　感染性休克

感染性休克是指病原菌于血液循环内繁殖,其毒素、胞壁产物等激活宿主免疫系统,产生细胞因子和炎症介质,引起全身炎症反应综合征(SIRS),出现危及生命的器官功能障碍的临床综合征(即脓毒症),导致以休克为突出表现的综合征。

一、流行病学

全世界每年报道的脓毒症约有 750 000 例。其中 40% 的感染患者并发感染性休克,31% 的患者最终死亡。老年人感染性休克的发病率很高,占全部感染性休克的 40%,在我国,感染是老年休克的首要原因,老年人感染性休克占老年人休克的 60%。

二、病因

(一)病原菌

引起感染性休克的病原菌有细菌、毒素、真菌、病毒、立克次体、螺旋体及寄生虫等。细菌感染是最常见的原因,其中以革兰阴性菌多见,如脑膜炎双球菌、大肠埃希菌、铜绿假单胞菌、克雷伯菌属、类杆菌属等。一些革兰阳性菌亦可引起感染性休克,如肺炎球菌、金黄色葡萄球菌、链球菌及梭状芽孢杆菌等。病毒、立克次体、螺旋体、真菌、寄生虫则较少引起感染性休克。

(二)宿主因素

原有慢性基础疾病,如肝硬化、糖尿病、恶性肿瘤、白血病、烧伤、器官移植以及长期接受肾上腺皮质激素等免疫抑制药、抗代谢药物、细菌毒类药物和放射治疗或应用留置导尿管或静脉导管者可诱发感染性休克。老年人、婴幼儿、分娩妇女、慢性疾病、长期营养不良、免疫功能缺陷及恶性肿瘤患者或接受大手术的患者更易继发感染性休克。

(三)特殊类型的感染性休克

脓毒症中毒性休克综合征(TSS)是由细菌毒素引起的严重症候群。最初报道的 TSS 是由金黄色葡萄球菌所致,近年来发现类似征群也可由链球菌引起。

金黄色葡萄球菌 TSS 是由非侵袭性金黄色葡萄球菌产生的外毒素引起。首例报道于 1978 年。最初多见于应用阴道塞的经期妇女,目前感染灶以皮肤和皮下组织、伤口感染居多,其次为上呼吸道感染等,无性别、种族和地区特点。从该非侵袭性金黄色葡萄球菌中分离到致热原性外毒素 C(PEC)和肠毒素 F(SEF),统称为脓毒症中毒性休克综合征毒素 1(TSST-1),被认为与 TSS 发病有关。用提纯的 TSST-1 注入动物,可引起拟似人类 TSS 的症状。TSS 的主要临床表现为急起高热、头痛、意识模糊,猩红热皮疹,1～2 周后皮肤脱屑(足底尤著)、严重低血压或直立性晕厥。常有多系统受累现象,包括胃肠道(呕吐、腹泻、弥散性腹痛)、肌肉(肌痛、血 CPK 增高)、黏膜(结膜、咽、阴道)充血、中枢神经系统(头痛、眩晕、定向力障碍、意识改变等)、肝脏(黄疸、肝功能 ALT 和 AST 值增高等)、肾脏(少尿或无尿、蛋白尿,血尿素氮和肌酐增高等)、心脏(可出现心力衰竭、心肌炎、心包炎和房室传导阻滞等)、血液(血小板降低等)。

链球菌 TSS(STSS)又称链球菌 TSS 样综合征(TSLS)。自 1983 年起,北美及欧洲组相继报道 A 组链球菌所致的脓毒症中毒性休克综合征(STSS)。主要致病物质为致热性外毒素 A(SPEA),SPEA 作为超抗原(SAg)刺激单核细胞产生肿瘤坏死因子(TNF-α)和白介素(IL-1),并可直接抑制心肌,引起毛细血管渗漏而导致休克。国内于 1990 年秋至 1991 年春,长江三角洲某些地区(海安、无锡等)发现猩红热样疾病暴发流行,为近数十年来所罕见。起病急骤,有畏寒、发热、头痛、咽痛、咽部充血、呕吐、腹泻。发热第 2 天出现猩红热样皮疹,恢复期脱屑、脱皮。全身中毒症状严重,近半数有不同程度低血压,甚至出现昏迷。少数有多器官功能损害。从多数患者咽拭培养中分离到毒力较强的缓症链球菌。个别病例血中亦可检出相同致病菌,但未分离到乙型溶血性链球菌。从恢复期患者血清中检出相应抗体。将分离到的菌株注入兔或豚鼠皮下可引起局部肿胀及化脓性损害,伴体温升高。经及时抗菌以及抗休克治疗,绝大多数患者恢复。

三、发病机制

感染性休克的发病机制至今尚未完全明确,目前的研究已深入到细胞、亚微结构及分子水平。在感染性休克发生时,体内感染的病原体大量繁殖,毒性产物释放,并与宿主细胞相互作用,导致细胞损伤和死亡,从而引起机体一系列病理生理改变,并引起血流动力学变化,最终导致循环衰竭。这些细菌产物包括革兰阴性菌内毒素、甲酰化肽、各种外毒素、蛋白酶,中毒性休克综合征毒素-1(TSST-1),链球菌致热性外毒素 A(SPEA),各种肠毒素,溶血素、肽聚糖以及脂磷壁酸等,这些有害物质不但可直接损伤组织细胞,还能在体内播散并扰乱正常的宿主反应,并介导释放多种化学介质,如肿瘤坏死因子、白介素、脂肪氧化酶、组胺、缓激肽、血清素、干扰素-2 等,作用于心、肝、肾、肺、脑等器官系统,导致进一步的器官损伤。

(一)各种细菌产物的直接损伤作用

脂多糖(LPS)、磷壁酸、TSST-1、肽聚糖等可通过经典途径和旁路途径激活补体。补体激活产生的 C2b、C4a 具有激肽样作用,使血管通透性增加;此外,过敏毒素可促进肥大细胞、嗜碱性粒细胞释放组胺,也可引起血管通透性增加;中性粒细胞活化、聚集后黏附于血管内皮细胞,促进了血小板凝集,血栓形成。诸多因素造成组织、血管内皮及细胞膜损伤,胞膜磷脂在磷脂酶作用下释放花生四烯酸,后者经环氧化酶或脂氧化酶作用产生前列腺素(PG)、前列环素(PGI$_2$)、血栓素(TXA$_2$)和白三烯(LT)等生物活性物质。这些物质可损伤血管,增加微血管通透性和血小板凝集作用,进而使组织缺血缺氧,氧自由基增加,溶酶体、5-羟色胺、血小板激活因子等释放,导致循环障碍。

LPS、脂磷壁酸、肽聚糖还能直接激活内源性凝血途径或促使内皮细胞、巨噬细胞产生组织因子激活外源性凝血途径,最终导致凝血功能障碍和 DIC 发生。

上述过程可使前激肽酶变成激肽酶,激肽酶裂解激肽原并释放出缓激肽;加上血管内皮细胞及巨噬细胞分别释放的弛缓因子和氧化亚氮;此外,心肌抑制因子(MDF)及内源性阿片类物质共同导致血压下降。

(二)各种化学介质的作用

1.白介素-1(IL-1)

机体各种巨噬细胞吞噬病原体、内毒素、肽聚糖或免疫复合物后,巨噬细胞就会分泌出 IL-1。IL-1 具有多种生物活性,包括:①IL-1 刺激下丘脑血管内皮细胞可释放前列腺素引起发热;②促进血管内皮细胞产生前列环素、前凝血物质、抗纤溶酶原抑制因子、血小板激活因子,从而促进 DIC 的发生;③促使碱性粒细胞释出组胺、中性粒细胞释出溶酶体酶,进一步损伤血管和组织;④兴奋 ACTH/内啡肽中枢释放内啡肽,拮抗儿茶酚胺,使平滑肌松弛,血管渗透性增强,血压下降;⑤促进肿瘤坏死因子(TNF)产生,致血管内皮损伤;⑥促进补体 C3 等的合成,亦可损伤血管内皮。

2.肿瘤坏死因子(TNF)

由单核巨噬细胞系统产生,感染性休克时血中 TNF 水平增高。目前多数研究认为,TNF

在败血症病理损害中起重要作用,直接注射 TNF 会导致心血管、代谢、血液、肺、肾系统功能的异常且和感染性休克时所发生的变化相似。

(三)微循环障碍也是感染性休克发生的机制之一

微生物及毒素以及机体释放的各种生物活性物质、细胞因子相互作用、造成组织细胞损伤、功能失常,微循环功能障碍常是休克发生的中心环节。在休克发生发展的过程中,可分为以下 3 个阶段的变化。

1.休克早期

由于毒素对心肌的作用,心肌收缩开始减弱,但由于外周血管扩张,心排血量减少,所以血管阻力并不增高,呈现高动力型即高排低阻型暖休克。

2.休克中期

组织细胞、血管内皮细胞在以上各种细胞因子和生物活性物质的作用下,血管通透性增加、血液渗出、血浆浓缩、毛细血管外漏,血管在血小板等释放的 5-羟色胺等血管活性物质作用下开始收缩,外周阻力增加。同时心肌抑制因子释放,心肌收缩力进一步减弱,心排血量减少,形成低动力型即低排高阻型冷休克。

3.休克晚期

血液浓缩,加上病原体、毒素及细胞因子对血管内皮的直接损伤作用,血小板的凝集和破坏,激活了内、外源性凝血途径,导致 DIC 和继发性纤溶。由于心搏量和血压进一步降低,受损细胞对钙的摄入与排出受阻,血管张力进一步下降且对各种血管活性药物无反应。为保证心、脑等重要器官的血液供应,组胺大量释放,导致皮肤、肌肉、肾、肺、肝、胃肠道等脏器血液灌注不足。大量血液淤滞于毛细血管,使毛细血管静水压增高,血浆外渗,有效循环量再度减少,这种病理生理过程终致血流动力严重改变,组织器官从功能到形态发生改变,形成多脏器功能衰竭。

四、病 理

在不同情况下以及不同患者中,各脏器在休克过程中的病理生理变化先后、轻重不同。可能当有些脏器的病理变化还在休克早期时,个别脏器已进入休克中期,这与各脏器原先的功能以及发病条件有关。

(一)肺

休克时肺功能减退,主要表现为动脉血氧分压(PaO_2)降低,其原因主要有以下两点。

(1)肺泡微循环灌注不足,肺表面活性物质减少,使大小肺泡不能维持一定张力,从而发生肺萎陷、肺水肿及肺炎。

(2)肺泡灌注障碍,如休克时回心血量减少,肺动脉灌注减少,肺小动脉痉挛或肺部微血栓形成致肺组织淤血、出血,间质水肿,肺泡有透明膜形成,影响了气体交换,同时还发生肺实变。

(二)心

休克时由于细菌毒素的作用,可以发生中毒性心肌炎。此外,休克时心肌纤维变性、坏死或断裂、间质水肿、心肌收缩力减弱,冠状动脉灌注不足,心肌缺血缺氧,加上酸中毒对心肌收缩力的抑制,可引发急性心力衰竭。

(三)肾

休克时为保证心、脑的血供,体循环血液重新分配导致肾小动脉收缩,使肾灌注量减少,因此在休克早期即有少尿甚至间歇性无尿。在严重而持续性休克时,肾脏持续缺血,可造成肾小管坏死,间质水肿,甚至微血栓形成,并进一步造成肾小管坏死而引起肾衰竭。

(四)脑

休克时脑灌注不足,星形细胞发生肿胀而压迫血管,血管内皮细胞也发生肿胀,造成微循环障碍和血流动力学异常而加重脑缺氧,脑组织耗氧量增高,对缺氧敏感,轻度缺氧就可造成患者烦躁不安,缺氧加重,则脑组织易发生充血水肿,患者可发生昏迷抽搐等。

(五)肝

休克时,持久的缺氧使肝脏代谢氨基酸和蛋白质分解功能受损,糖原耗竭。肝小叶中央区出现肝细胞变性、坏死,可导致转氨酶升高。

(六)胃肠道

胃肠道在消化液的作用下,可发生胃肠道应激性溃疡、糜烂、严重时出现胃肠道出血。

五、临床分期

根据血流动力学和微循环变化规律,休克的发展过程一般分为 3 期。

(一)休克早期

休克早期又称缺血性缺氧期。此期实际上是机体的代偿期。微循环受休克动因的刺激使儿茶酚胺、血管紧张素、加压素、血栓素 A_2(TXA$_2$)等体液因子大量释放,导致末梢小动脉、微动脉、毛细血管前括约肌、微静脉持续痉挛,使毛细血管前阻力增加,大量真毛细血管关闭,故循环中港湾流量急剧减少。上述变化使血液重新分布,以保证心、脑、肾等重要脏器的血供,具有代偿意义。

(二)休克中期

休克中期又称淤血缺氧期或失代偿期。此期系小血管持续收缩,组织明显缺氧,经无氧代谢后大量乳酸堆积,毛细血管前括约肌开放,大量血液进入毛细血管网,造成微循环淤血,血管渗透性增加,大量血浆外渗。此外,白细胞在微血管上黏附,微血栓形成,使回心血量明显减少,故血压下降、组织细胞缺氧,器官受损加重。

(三)休克晚期

休克晚期又称 DIC 期,此期指在毛细血管淤血的基础上细胞缺氧更加严重,血管内皮损伤后胶原暴露,血小板聚集,促发内凝及外凝系统在微血管形成广泛的微血栓;细胞经持久缺氧后胞膜损伤,溶酶体释放,细胞坏死自溶,并因凝血因子过度消耗而发生播散性出血。同时因胰腺、肝、肠缺血后分别产生心肌抑制因子(MDF)、血管抑制物质(VDM)及肠因子等有害物质,最终导致重要脏器发生严重损害,功能衰竭,此为休克的不可逆阶段。

六、临床表现

（一）脓毒症的表现

1.不同部位感染与原发感染有关的临床表现

如肺炎患者常有咳嗽、咳痰、呼吸困难,肺部有实变体征;肾盂肾炎者多有腰酸、腰痛和膀胱刺激征;腹腔感染可有腹痛、腹膜刺激征等。

2.全身炎性反应

主要表现为:①发热,常伴有寒战,体温>38℃,但有少数患者,尤其是老年,体弱或免疫功能低下者体温可正常或降低;②心动过速,心率>100次/分;③呼吸频率加快,>20次/分,呼吸急促或呼吸性碱中毒可以是老年患者的唯一表现;④血常规白细胞增多,少数患者白细胞可减少。

（二）感染性休克的临床表现

1.休克早期

机体应激产生大量儿茶酚胺,可引起交感神经兴奋症状,呈现寒战、高热,个别严重患者可有体温不升反降的表现,血压正常或稍偏低,脉压小,面色苍白,唇轻度发绀,皮肤湿冷,眼底检查可见动脉痉挛,意识清楚但时有烦躁不安,呼吸深而快,尿量减少,部分患者初期可表现为暖休克。

2.休克中期

主要表现为低血压和酸中毒。收缩压下降至80mmHg以下者,呼吸浅快,心率快、心音低钝,皮肤湿冷可见大理石纹样,烦躁不安或嗜睡,尿量减少,表浅静脉萎陷。

3.休克晚期

可出现 DIC 和多器官功能衰竭。血压持续偏低或测不出,DIC 时表现为顽固性低血压和广泛出血,常同时出现肺、肾、心、肝、脑等多器官功能衰竭。

（三）感染性休克的并发症

1.呼吸窘迫综合征(ARDS)

休克时患者的肺血管阻力增加,动、静脉短路开放,肺泡毛细血管灌流量减少,毛细血管通透性增加,肺泡内大量渗出,肺泡表面活性物质分泌减少,肺顺应性减低,严重时可引起肺不张。而休克发生时输液过量、高浓度氧吸入、DIC 等均可促发 ARDS。临床上表现为进行性呼吸困难、呼吸增快且节律不齐、发绀等症状且吸氧不能缓解。双肺听诊呼吸音粗或呼吸音减低或闻及湿啰音;胸部 X 线检查显示双肺纹理加重、磨玻璃样改变、散在斑片状阴影至大片状高密度影,而无双肺门向外扩散的蝶翼状阴影;动脉血气分析 PaO_2、$PaCO_2$ 渐进下降,增加吸氧不能改善 PaO_2,可伴不同形式的酸碱失衡;病程晚期呼吸极度困难、昏迷,甚至死亡。

2.脑水肿

休克患者的脑血管内皮细胞与星形细胞因缺氧肿胀引起脑循环障碍,脑组织能量代谢障碍致钠泵功能障碍,引起脑水肿。临床表现为头痛、呕吐、嗜睡、昏迷或反复惊厥、面色苍白或青灰、呼吸频率及心率增快,眼底小动脉痉挛,肌张力增强,双侧瞳孔大小不一致,对光反射迟钝,最后瞳孔散大,眼球固定,行脑室或腰椎穿刺可提示脑脊液压力增高。

3.心功能障碍

当休克发展到一定阶段时,动脉压特别是舒张压明显下降。冠状血管流量不足、缺氧、酸中毒、高血钾、心肌抑制因子等均会影响心肌泵血功能,导致心功能障碍。临床表现为心率增快(严重心力衰竭时可表现为心动过缓),第一心音低钝,心律不齐,肝脏进行性增大,静脉压与中心静脉压升高,呼吸增快、发绀、脉搏细速。X线摄片表现为心脏增大、肺淤血。心电图示各种异常心律,根据程度不同分为轻、重度心功能障碍。

4.肾衰竭

休克早期,机体因应激而产生儿茶酚胺,使肾皮质血管痉挛,产生功能性少尿。如缺血时间延续,则肾小管因缺血缺氧发生坏死、间质水肿,从而发生无尿。最后导致急性肾衰竭。临床上表现为少尿或无尿。尿常规检查可出现不同程度的红、白细胞、蛋白尿及各种管型尿。代谢性酸中毒、高钾血症、氮质血症亦是肾衰竭的表现。

5.弥散性血管内凝血(DIC)

休克时扩张的毛细血管内血流迟缓、血细胞聚集性增加,血液呈酸性,加上病原体及其毒素、抗原抗体复合物以及组织损伤释放的促凝物质均可促成DIC。临床表现为顽固性休克、广泛出血、栓塞、溶血等。

七、辅助检查

(一)血常规检查

白细胞计数大多增高,中性粒细胞增多,有中毒颗粒及核左移现象。血细胞比容与血红蛋白增高为血液浓缩的标志。在休克晚期血小板计数下降,出凝血时间延长,提示DIC的发生。

(二)尿常规检查

尿常规检查可有少量蛋白、红细胞和管型。发生急性肾衰竭时,尿比重由初期的偏高转为低而固定;尿渗透压降低,尿/血渗透压之比值小于1.5;尿血肌酐浓度比<10:1,尿的排泄量正常或偏高。

(三)病原学检查

为明确病因,在应用抗生素前取血、脑脊液、尿、大便及化脓性病灶渗出物进行培养(包括厌氧培养),培养阳性者做药敏试验。

(四)鲎溶解物试验

鲎溶解试验有助于微量内毒素的检测,对于革兰阴性细菌感染有一定的辅助诊断价值。

(五)血气分析

休克早期主要表现为动脉血pH偏高,动脉血氧分压(PaO_2)降低,剩余碱(BE)不变。休克发展至晚期则转为pH偏低,$PaCO_2$降低,BE负值增大。

(六)血生化检查

血钠多偏低,血钾高低不一。休克晚期尿素氮、ALT均升高,甚至出现高胆红素血症,提示肝肾功能受损。

（七）DIC 的检测指标

主要检查血小板计数、凝血酶原时间、纤维蛋白原定量、血浆鱼精蛋白副凝试验、优球蛋白溶解时间和凝血酶凝结时间。如前三项不正常,DIC 诊断成立。有条件时可快速检测纤维蛋白溶解产物(FDP),如超过正常则反映有血管内溶血(继发性纤溶)。

八、诊断

感染性休克的诊断必须具备感染及休克综合征这两个条件。

（一）感染依据

大多数可找到感染病灶,如肺炎、暴发性流脑、中毒型菌痢及重症肝病并发自发性腹膜炎等。个别败血症不易找到明确的病变部位,要与其他原因引起的休克相鉴别。

（二）休克的依据

临床表现血压下降、脉压小、心率加快、呼吸急促、面色苍白、皮肤湿冷或花斑、唇指发绀、尿量减少、烦躁不安、意识障碍时,可以诊断为休克综合征。休克晚期可见皮肤瘀斑、出血不止,甚至抽搐、昏迷等症。在具备患者感染的依据后,如出现下列症状,预示感染性休克发生的可能。

1.体温骤升或骤降

突然高热寒战体温达 39.5～40℃,唇指发绀者或大汗淋漓、体温不升者。

2.意识改变

经过初期的躁动后转为抑郁而淡漠、迟钝或嗜睡,大小便失禁。

3.皮肤与甲襞微循环的改变

皮肤苍白、湿冷、发绀或出现花斑,肢端与躯干皮温差增大。可见甲襞毛细血管祥数减少,往往痉挛、缩短,呈现断线状,血流迟缓失去均匀性。眼底可见小动脉痉挛,提示外周血管收缩,微循环灌流不足。

4.血压变化

血压低于 80/50mmHg,心率快,有心律失常征象。休克早期可能血压正常,仅脉压减小,也有血压下降等症状出现在呼吸衰竭及中毒性脑病之后。对严重感染的老年或儿童要密切观察临床症状的变化,不能仅凭血压是否下降来诊断感染性休克。某些情况下感染性休克的早期症状是尿量减少。休克晚期除临床有瘀斑、出血倾向外,3P 实验等检查有助于 DIC 的诊断。

九、治疗

休克的治疗应是综合性的,应积极治疗原发疾病,同时针对休克的病理生理给予补充血容量,纠正酸中毒,调整血管舒缩功能,消除红细胞凝集,防止微循环淤滞以及维护重要脏器的功能等。

（一）抗感染治疗

感染性休克病情危重,进展速度快,一旦诊断,需要在病原菌未明确前进行积极的经验性治疗以迅速控制感染。经验性使用抗生素的原则是选用强效、抗菌谱广、足量的杀菌药进行治疗,必要时可以联合治疗。待病原菌明确后,则根据药敏试验结果调整用药方案,进行目标性治疗。为减轻中毒症状,在有效抗菌治疗下,短期大量使用肾上腺皮质激素。近来国外提出革兰阴性菌感染性休克,在使用抗生素后,血液和组织中的敏感菌被杀死,释放大量的内毒素循环于血流,加剧了患者的临床表现,从而提出了选择投药时机的重要性。

(二)抗休克治疗

积极建立静脉通道,针对感染性休克所处阶段的血流动力学变化予以补充血容量、纠正酸中毒、恢复血管收缩功能、维护重要脏器功能等综合治疗。

1.早期复苏

一旦临床诊断为感染性休克,应尽快进行积极的液体复苏,在复苏的最初6小时内应达到复苏目标:中心静脉压(CVP)8～12mmHg;平均动脉压(MAP)≥65mmHg;尿量＞0.5mL/(kg·h);中心静脉血氧饱和度(ScvO₂)＞70％或混合静脉血氧饱和度(SvO₂)＞65％。如果感染性休克患者经补液20～40mL/kg后仍呈低血压状态或无论血压水平如何而血乳酸升高＞4mmol/L,即应开始早期目标导向性治疗(EGDT)。EGDT是指在作出感染性休克诊断后最初6小时内达到血流动力学最适化并解决个体组织缺氧,通过纠正前负荷、后负荷、氧含量达到组织氧供需平衡的目标,并提出了"金时银天"的理念,强调这些管理措施应在最初6小时内完成。

2.补充血容量

感染性休克时由于缺氧及毒素的影响,患者血管床容量加大及毛细血管通透性增高,患者均有不同程度的血容量不足。有效循环血容量的不足是感染性休克的突出致病环节,因此,及时补充血容量是治疗抢救休克最基本而重要的手段之一。

(1)胶体液。主要有低分子右旋糖酐、血浆、白蛋白、羟乙基淀粉等。低分子右旋糖酐(分子量2万～4万)的主要作用是:①能防止红细胞、血小板的相互聚集作用,抑制血栓形成和改善血流;②提高血浆胶体渗透压,拮抗血浆外渗,从而达到扩充血容量的目的;③稀释血液,降低血液黏稠度,加快血液流速,防止DIC的发生;其分子量小,易从肾脏排泄且肾小管不重吸收,具有一定的渗透性利尿作用。低分子右旋糖酐每天用量为500～1 500mL,有出血倾向和心、肾功能不全者慎用。使用一定量低分子右旋糖酐后血容量仍不足时,可适量使用血浆、白蛋白,尤其适用于低蛋白血症的患者,如肝硬化、慢性肾病综合征、急性胰腺炎。

(2)晶体液。乳酸钠林格液、碳酸氢钠等平衡盐液所含离子浓度接近于人体生理水平,应用后可以提高功能性细胞外液容量,保证一定容量的循环量,并可纠正酸中毒。

扩充血容量的原则是先晶体后胶体、先快后慢、纠酸与保护心功能并重。血容量已补足的依据为:①组织灌注良好,意识清楚,口唇红润,肢端温暖,发绀消失;②收缩压＞90mmHg,脉压＞30mmHg;③脉率＜100次/分;④尿量＞30mL/h;⑤血红蛋白回降,血液浓缩现象消失。

3.纠正酸中毒

休克时都有酸中毒,合并高热时更严重。纠正酸中毒可以增强心肌收缩力,改善微循环的淤滞(酸中毒有促凝作用)。但纠正酸中毒的同时必须改善微循环的灌注,否则代谢产物不能被运走,无法改善酸中毒。一般采用5％碳酸氢钠,用量为轻度休克400mL/d,重症休克600～900mL/d,可根据血液pH的变化来加以调整用量。三羟甲基氨基甲烷(THAM)易透入细胞内,有利于细胞内酸中毒的纠正,具有不含钠离子和渗透性利尿等作用,适用于需要限钠的患者。

4.防治微循环淤滞

(1)血管活性药物的应用。①多巴胺:是去甲肾上腺素的前身。对心脏的作用是兴奋β受体,增加心肌收缩力,使心排血量增加;对血管的兴奋作用主要是直接兴奋血管的α受体,使血管收缩,但作用弱。小剂量对外周血管有轻度收缩作用,但对内脏血管有扩张作用。大剂量每分钟 $20\mu g/kg$ 则主要兴奋α受体,使全身小血管收缩、多巴胺增加心排血量的效果比去甲肾上腺素强,比异丙基肾上腺素弱;而升高血压的效果比异丙基肾上腺素强,比去甲肾上腺素弱。偶见多巴胺引起心律失常。常用量 $10\sim20mg$ 溶于 200mL 5%葡萄糖注射液内,滴速每分钟 $2\sim5\mu g/kg$,在心、肾功能不全的休克患者,多巴胺的强心作用减弱而加速心率作用增强,故应慎用。②间羟胺(阿拉明):可替代神经末梢贮存的去甲肾上腺素,使去甲肾上腺素释放起作用,因而能间接兴奋α与β受体。间羟胺与去甲肾上腺素相比较,间羟胺的血管收缩作用弱,但作用慢而持久,维持血压平稳。常用剂量 $10\sim20mg$ 溶于 5%葡萄糖注射液 200mL 中静脉滴注。③去甲肾上腺素:对α受体作用较β受体作用强,前者使血管收缩,后者加强心肌收缩力。去甲肾上腺素虽然使血压升高,但缩血管作用强,使重要脏器血流灌注减少,不利于纠正休克,故目前很少用来升压。④异丙基肾上腺素:是一种纯粹的β受体兴奋剂。β受体兴奋可增加心率及增加心肌收缩力,同时可扩张血管,解除微循环的收缩状态。本药通过增加心率和降低外周阻力的机制使心排血量增加,该药可引起心律失常。常用剂量 0.2mg 于 200mL 葡萄糖注射液中静脉滴注。⑤酚妥拉明、苯苄明:属于α肾上腺素能受体阻滞剂,使微循环扩张,改善血液灌注。酚妥拉明作用迅速,但维持时间短。苯苄明作用时间长,扩张微血管改善微循环灌注,对增加肾血液量有一定作用。苯苄明常用剂量 $0.5\sim1mg/kg$ 体重,于 200mL 液体内静脉滴注。

(2)抗胆碱药的应用。抗胆碱药有良好的解除血管痉挛作用,并有兴奋呼吸中枢、解除支气管痉挛以及提高窦性心律等作用。在休克时山莨菪碱用量可以很大,患者耐受量也较大,不良反应小,比阿托品易于掌握。大剂量阿托品可致烦躁不安,东莨菪碱可抑制大脑皮质而引起嗜睡。常用剂量阿托品 $1\sim2mg$,山莨菪碱 $10\sim20mg$,每隔 $15\sim20$ 分钟静脉注射。东莨菪碱 $0.01\sim0.03mg/kg$,每 30 分钟静脉推注 1 次。

(3)防止血小板和红细胞的凝集。①低分子右旋糖酐(用法、剂量同前)。②阿司匹林和双嘧达莫,阿司匹林可抑制体内前列腺素、TXA_2 的生成。TXA_2 有很强的血小板凝集作用且能使血管收缩,也能延长凝血酶原时间。双嘧达莫亦能抑制血小板凝集,防止微血栓形成,剂量为 $150\sim200mg/d$,分次肌内注射或静脉滴注。③丹参可解除红细胞的聚集,改善微循环防止血流淤滞。

(三)维护重要脏器的功能

1.心功能不全的防治

重症休克和休克后期常并发心功能不全,其发生的原因主要是心肌缺血、缺氧、酸中毒、细菌毒素、电解质紊乱、心肌抑制因子等的作用。出现心功能不全征象时,应严格控制输液速度和量。除给予强心剂外,可给多巴胺等血管活性药物,以防血压下降。同时给氧、纠正酸中毒和电解质紊乱以及输注能量合剂纠正细胞代谢的失衡状态。纳洛酮是抗休克的理想药物,它可使心排血量增加,血压上升,并有稳定溶酶体膜、降低心肌抑制因子的作用。

2.肺功能的维护与防治

肺为休克的主要靶器官之一,顽固性休克者常并发肺功能衰竭,同时脑缺氧、脑水肿等亦可导致呼吸衰竭。因而凡休克患者必须立即用鼻导管或面罩给氧,保持呼吸道的通畅,及时清除呼吸道的分泌物,必要时可做气管切开。如有明确的休克肺发生,应行间歇正压呼吸或给予呼气末正压呼吸可获一定疗效。

3.肾功能的维护

休克患者出现少尿、无尿、氮质血症等肾功能不全的表现,其发生原因主要是由于有效循环血容量降低、肾血流量不足所致。肾损害的严重程度与休克发生严重程度、持续时间、抢救措施密切相关。积极采取抗休克综合措施,维持足够的有效循环量,是保护肾功能的关键。

4.脑水肿的防治

脑组织需要约20％总基础耗氧量且对低氧非常敏感,易致肺水肿的发生。脑缺氧临床上可出现意识改变、一过性抽搐和颅内压增高征象,甚至发生脑疝。处理上应及时采取头部降温,使用甘露醇、呋塞米与大剂量的地塞米松(20～40mg)以防脑水肿的发生发展。

5.DIC的治疗

DIC为感染性休克的严重并发症,是难治性休克重要的死亡原因。DIC的诊断一旦确立后,应在去除病灶的基础上积极抗休克、改善微循环以及迅速有效地控制感染并及早给予肝素治疗。肝素剂量为0.5～1.0mg/kg(首次一般用1.0mg),每4～6小时静脉滴注1次,使凝血时间延长至正常2～3倍。根据休克逆转程度及DIC控制与否来决定用药时间。如凝血时间过于延长或出血加重者可用等量的鱼精蛋白对抗。同时可使用双嘧达莫、丹参注射液及抑肽酶作为辅助治疗。

(四)糖皮质激素的应用

感染性休克中激素的应用意见尚不一致。但动物实验提示早期应用激素可预防感染性休克的发生。肾上腺皮质激素的主要作用如下。①结合内毒素,减轻毒素对机体的损害。②稳定溶酶体的作用。溶酶体正常时在细胞质内,休克时缺氧细胞内pH降低,溶酶体膜破裂,释放大量蛋白质溶解酶,引起细胞破坏。激素可以稳定溶酶体膜,防止酶的释出。③大剂量激素有解除血管痉挛,能改善微循环。④增加心排血量。⑤恢复网状内皮系统巨噬细胞的功能。⑥稳定补体系统,抑制中性粒细胞的活化。⑦保护肝脏线粒体的正常氧化磷化过程和肝脏酶系统的功能。关于激素的使用剂量及时间国内外有所差异。国外趋向大剂量短疗程法,国内多采用中等剂量疗法,一般用药1～2天,休克情况好转后迅速撤停。

(五)其他

根据生物活性物质、细胞因子的作用机制,目前已试用抗类脂A单克隆抗体及抗-TNF单抗,在治疗感染性休克中均收到一定效果,但需进一步深入研究。

十、预后

影响感染性休克患者预后的因素：①治疗反应，治疗后患者意识转清醒安静、四肢温暖、发绀消失、尿量增多、血压回升、脉压增宽，则预后良好；②感染的控制是否及时；③休克伴有严重酸中毒，并发 DIC、心肺功能衰竭者预后严重；④原患白血病、淋巴瘤或其他恶性肿瘤者休克多难以逆转，合并其他疾病如糖尿病、肝硬化、心脏病等预后亦差。

（韩红莉）

第十五节　肺结核

肺结核是结核分枝杆菌引起的慢性肺部感染性疾病，占结核病总数的 80%～90%，在我国属于乙类传染病。

一、流行病学

（一）传染源
痰结核分枝杆菌阳性尤其是痰涂片检查结核分枝杆菌阳性的开放性肺结核患者的排菌是结核传播的主要来源。

（二）传播途径
经呼吸道传染是最主要的传播途径。患者咳嗽排出的结核菌悬浮在飞沫核中，被人吸入后即可引起感染。患者随地吐痰，痰液干燥后结核菌随尘埃飞扬，亦可造成吸入感染，但非主要传播方式。

（三）易感人群
生活贫困、居住拥挤、营养不良等是经济落后社会中人群结核病高发的原因。婴幼儿、青春后期和成人早期，尤其是该年龄期的女性以及老年人结核病发病率较高。某些疾病如糖尿病、硅沉着病、胃大部分切除后、麻疹、百日咳、免疫抑制状态包括免疫抑制性疾病和接受免疫抑药剂治疗等常易诱发结核病。

二、病因与发病机制

（一）结核分枝杆菌感染
结核分枝杆菌经呼吸道被吸入抵达近胸膜的远端呼吸性细支气管或肺泡内，能否引起感染取决于吸入结核分枝杆菌的数量、毒力和宿主肺泡巨噬细胞固有的杀菌能力等。结核分枝杆菌如能幸免于机体的防御作用，则可在入侵局部及肺泡巨噬细胞内缓慢繁殖诱导机体产生相应的细胞免疫反应。结核菌素皮肤试验阳性，提示机体已感染结核分枝杆菌。在机体细胞介导免疫反应形成前，结核分枝杆菌可通过淋巴管、肺门、纵隔淋巴结，乃至通过血行，形成早期菌血症，结核分枝杆菌可传播至身体各处。最易受累及的是氧分压较高的脑、长骨骨骺、肾、脊柱椎体、淋巴结和肺上叶。感染局部可愈合形成静止的纤维钙化灶，成为以后再活动的根源。宿主受结核分枝杆菌感染后近期内发病乃至以后发病者占 1% 左右,发病者中近半数在感染后半年至两年内发病,其余则在机体抵抗力低下时发病,而 90% 结核分枝杆菌感染者可保持终生不发病。

(二)原发综合征的发生及发展

被吸入的结核分枝杆菌在肺内沉积,结核分枝杆菌繁殖,在局部形成原发病变的同时,结核分枝杆菌被未活化的肺泡巨噬细胞吞噬,在巨噬细胞内繁殖,并经淋巴管运送至相应的肺门及纵隔淋巴结形成病变。形成包括原发灶、淋巴管、淋巴结病变组成的原发综合征。被感染的肺泡巨噬细胞可释放趋化因子,使更多的肺泡巨噬细胞及循环单核细胞趋化至患处,巨噬细胞内结核分枝杆菌继续繁殖呈对数生长,巨噬细胞死亡破裂释放出更多的结核分枝杆菌和细胞碎片,导致更多的单核细胞浸润。感染结核分枝杆菌 3 周后,宿主的细胞介导免疫反应及迟发超敏反应开始启动,宿主结核菌素皮肤试验阳转。致敏 T 淋巴细胞的细胞因子活化巨噬细胞,使其杀伤细胞内结核分枝杆菌的能力增强,结核分枝杆菌停止对数生长,之后结核结节、肉芽肿形成。在机体迟发超敏反应的影响下,肺内及淋巴结病变进一步进展,干酪样坏死、空洞及淋巴结支气管瘘形成,引起支气管播散,在空洞附近肺部,形成支气管播散灶——卫星灶。也可直接经淋巴、血行播散至全身,甚至发生威胁生命的粟粒性结核病或结核性脑膜炎。原发综合征好发生于婴幼儿和青少年,故称儿童结核病。少数民族及边远地区居民以及免疫功能低下的成年人也可发生,因系初次感染结核分枝杆菌而发病,故又称为原发性肺结核。

(三)继发性肺结核的发生与发展

可发生在初次感染结核分枝杆菌后的任何时期。引起早期菌血症播散形成的潜在病灶由于机体抵抗力低下而活动进展,引起发病。结核分枝杆菌也可再次侵入引起新的感染而导致发病。随着分子生物学技术的发展,尤其 DNA 指纹技术的发展,直接为外源性再染提供了证据。因此,继发性肺结核的发病以内源性复燃为主,但外源性再染的可能性也是存在的。继发性肺结核由于机体已产生了一定的免疫力,故病变常较局限且发展较缓慢,较少发生全身播散,但局部病变易于渗出、干酪样坏死乃至空洞形成。结核分枝杆菌感染发病及发展是一个复杂的过程。

(四)宿主的免疫应答

机体的抗结核免疫反应主要是通过 T 淋巴细胞介导的巨噬细胞的细胞免疫反应。细胞免疫功能低下者为结核病的高危人群,而体液免疫功能低下者如多发性骨髓瘤患者,并不是结核病的易感者,表明 T 淋巴细胞在结核病免疫中起着中心作用,其中 CD^+ T 淋巴细胞在结核病防御方面起着主导作用。T 淋巴细胞介导的免疫反应是由多种细胞参与完成的,免疫细胞间通过细胞因子介导,完成信息的相互传递而发挥作用。巨噬细胞作为抗原递呈细胞和效应细胞起着重要作用。

三、病理

(一)基本病变

1.渗出型病变

表现为组织充血水肿,随之有中性粒细胞、淋巴细胞、单核细胞浸润和纤维蛋白渗出,可有少量类上皮细胞和多核巨细胞,抗酸染色可以发现结核分枝杆菌。渗出常是病变组织内菌量多、致敏淋巴细胞活力高和变态反应强的反映。可以有单核细胞性肺泡炎、多核白细胞肺泡炎、纤维素性肺泡炎等不同组织学类型。其发展演变取决于机体变态反应与免疫力之间的相互平衡,剧烈变态反应可导致病变坏死,进而液化,若免疫力强病变可完全吸收或演变为增生型病变。

2.增生型病变

病灶内菌量少而致敏淋巴细胞数量多,则形成结核病的特征性病变结核结节。中央为巨噬细胞衍生而来的朗格汉斯细胞,胞体大,胞核多为5～50个,呈环形或马蹄形排列于胞体边缘,有时可集中于胞体两极或中央。周围由巨噬细胞转化来的类上皮细胞成层排列包绕。在类上皮细胞外围还有淋巴细胞和浆细胞散在分布和覆盖。单个结节直径约0.1mm,其中结核菌极少而伴纤维化。结节可以互相融合形成融合型结节。增生型病变另一种表现是结核性肉芽肿,是一种弥散性增生型病变,多见于空洞壁、窦道及其周围以及干酪坏死灶周围,由类上皮细胞和新生毛细血管构成,其中散布有朗格汉斯细胞、淋巴细胞及少量中性粒细胞,有时可见类上皮结节。

3.干酪样坏死

此为病变恶化的表现。镜下先是组织浊肿,继则细胞质脂肪变性,细胞核碎裂溶解,直至完全坏死。肉眼观坏死组织呈黄色,似乳酪般半固体或固体密度。坏死区域周围逐渐变为肉芽组织增生,最后成为纤维包裹的纤维干酪性病灶。干酪性坏死病变中结核菌很少,坏死灶可以多年不变,既不吸收亦不液化。倘若局部组织变态反应剧烈,干酪样坏死组织发生液化,经支气管排出即形成空洞,其内壁含有大量代谢活跃、生长旺盛的细胞外结核菌,成为支气管播散的来源。结核病是一种慢性病变,由于机体反应性、免疫状态、局部组织抵抗力的不同,入侵菌量、毒力、类型和感染方式的差别以及治疗措施的影响,上述三种基本病理改变可以互相转化、交错存在,很少单一病变独立存在,而以某一种改变为主。除渗出、增生和干酪样变三种特异性改变外,亦可见非特异性组织反应,多见于神经、内分泌腺、心血管、肝、肾等器官的结核病。

(二)病理演变

1.好转、痊愈

(1)消散吸收。在渗出型病变肺组织结构大体保持完整,血供丰富,机体免疫力提高特别是经有效化疗后,病变可以完全吸收。轻微干酪性坏死或增生型病变也可经治疗吸收、缩小,仅遗留细小的纤维瘢痕。

(2)纤维化。随着病灶炎性成分吸收,结节性病灶中的成纤维细胞和嗜银纤维增生,产生胶原纤维,形成纤维化。类上皮细胞亦可转化为成纤维细胞,间接参与纤维化过程。纤维化多数自病灶周围开始,偶尔也可出现于病灶中心。最终成为非特异性条索状或星状瘢痕。

(3)钙化和骨化。被局限化的干酪性病灶可以逐渐脱水、干燥、钙质沉着于内,形成钙化灶。纤维化和钙化都是机体免疫力增强,病变静止和愈合的反应。但有时多形态病变混合存在,部分纤维化或钙化,而另一部分仍然活动甚至进展。即使完全钙化的病灶并未完全达到生物学痊愈,其中静止的残留菌仍有重新活动的可能性。在儿童结核病钙化灶可以进一步骨化。

(4)空洞的转归。空洞内结核分枝杆菌的消灭和病灶的吸收使空洞壁变薄并逐渐缩小,最后由于纤维组织的向心性收缩,空洞完全闭合,仅见星状瘢痕。在有效化疗作用下,有些空洞不能完全关闭,但结核的特异性病变均告消失,支气管上皮细胞向洞壁内伸展,成为净化空洞,亦是空洞愈合的良好形式。有时空洞引流支气管阻塞,其中坏死物浓缩,空气被吸收,周围逐渐为纤维组织所包绕,形成纤维干酪性病灶或结核球,病灶较前缩小并可以保持稳定,但一旦支气管再通,空洞复又出现,病灶重新活动。

2.恶化进展

(1)干酪样坏死和液化。

(2)扩散。包括局部蔓延以及淋巴结、支气管、淋巴血行播散。多见于严重免疫抑制和结核性空洞久治不愈的患者。儿童肺结核经淋巴管向引流淋巴结扩散。肺门淋巴结进而可以破溃形成淋巴结支气管瘘,引起支气管播散。肺门淋巴结结核逆行扩散可累及胸膜。经气管旁淋巴结可引流入胸导管,进入上腔静脉而引起淋巴血行播散。原发干酪灶直接侵蚀邻近的肺动脉或其分支导致血行播散。在成人支气管播散主要来源于干酪性坏死空洞;偶见血行播散,往往来源于其他部位,如泌尿生殖道或骨关节结核灶破溃侵及体静脉系统而引起。

(3)钙化灶重新活动。钙化或其他形式的非活动性病灶中潜伏的静止期结核分枝杆菌,可以因为机体免疫力严重损害或肺部破坏性病变而使其崩解破溃,引起病变复燃。

四、临床表现

(一)症状

肺结核的临床表现可多种多样,轻重不等,20%患者可无症状或症状轻微而被忽视,其影响因素包括患者的年龄、机体免疫力、营养状况、并存疾病、有无接种过卡介苗、入侵结核分枝杆菌的毒力和菌量、病变的部位及严重程度等。

1.全身症状

典型肺结核的全身毒性症状表现为午后低热、乏力、食欲减退、体重减轻、盗汗等。有些女性患者还会伴有月经不调、易怒、心悸、面颊潮红等表现。发热的特点多为长期低热,易于午后或傍晚开始,次日晨降至正常;有的表现为体温不稳定,可能于轻微活动后或妇女月经前体温略升高;当肺部病灶急剧进展播散时,可出现高热。

2.呼吸系统症状

(1)咳嗽咳痰。多为干咳或只有少量黏液痰。若继发感染,则呈黏液性痰或脓性痰。

(2)咯血。约1/3患者在不同病期有咯血,这是由于结核病灶的炎症使毛细血管通透性增高,导致痰中带血。如病变损伤小血管则血量增加,若空洞壁的肺动脉瘤破裂则引起大咯血。有时硬结钙化的结核病灶可因机械损伤血管或因为结核性支气管扩张而咯血。咯血易引起结核播散,特别是中、大量咯血。咯血后会有持续高热。大咯血可造成失血性休克,还可使血块阻塞大气道导致窒息。

(3)胸痛。当炎症累及壁胸膜时,胸壁局部有固定性针刺样痛,随呼吸和咳嗽而加重,患侧卧位症状减轻。

(4)呼吸困难。慢性重症肺结核时,呼吸功能受损,可出现渐进性呼吸困难。当发生气胸、大量胸腔积液、重症肺结核呼吸功能受损等时,也可出现呼吸困难。

（二）体征

取决于病变性质、部位、范围及程度。早期多无明显体征，若病变范围较大，患侧肺部呼吸运动减弱，叩诊呈浊音，听诊时呼吸音减弱。继发性肺结核好发于上叶尖后段，听诊肩胛间区闻及细湿啰音有很大诊断价值。慢性纤维空洞型肺结核的体征有患侧胸廓塌陷，气管和纵隔移位，叩诊呈浊音，听诊呼吸音降低或有湿啰音，对侧有肺气肿体征。

五、辅助检查

（一）病原学检查

1.痰结核分枝杆菌检查

痰结核分枝杆菌检查是确诊肺结核最特异性的方法。

（1）痰涂片法。涂片抗酸染色镜检快速简便，在我国非典型分枝杆菌尚属少见，抗酸杆菌阳性肺结核诊断基本成立。直接厚涂片阳性率优于薄涂片，为目前普遍采用。镜下检出细菌数与每毫升标本含菌数的对应关系大致是：每 1 000、100、10 和 1 个视野检出 1 条菌时，痰标本含菌数分为 10^2、10^3、10^4 和 10^5，每视野检出 10 和 100 条菌时，则高达 10^6 和 10^7。观察视野数与检查可信程度有关，每张涂片观察视野应当不少于 100，阴性时应继续观察到 300 个视野。由于一些抗酸性染色颗粒难以辨认，当发现 1 条或少数"抗酸菌"时列为可疑，重复检查。集菌法涂片和应用金胺染色荧光镜检可以提高阳性率，但假阳性有所增加。

（2）痰结核分枝杆菌培养。培养虽较费时，但精确可靠，特异性高。除已经化疗的病例偶可出现涂片阳性而培养阴性，在未治疗的肺结核培养的敏感性和特异性均高于涂片检查，涂片阴性或诊断有疑问时培养尤其重要。培养菌株进一步做药物敏感性测定，可为治疗特别是复治提供重要参考。因此涂片和培养均应进行。涂片阳性病例化疗 7～10 天对实验室结核菌生长极少影响，而在涂片阴性仅少量排菌的患者化疗迅速影响培养结果，必须在化疗开始前留取标本培养。在无痰患者和不会咳痰的低龄儿童，清晨抽取胃液检查结核菌仍是值得采用的。无痰病例导痰亦被推荐，必要时还可采用经气管穿刺吸引采样。

2.痰、支气管肺泡灌洗液、胸液结核菌聚合酶链反应及核酸探针检查

由于结核菌生长缓慢，分离培养阳性率不高，需要快速、灵敏和特异的病原学检查和鉴定技术。核酸探针和聚合酶链反应为结核病细菌学基因诊断提供了可能。聚合酶链反应是选用一对特定的寡核苷酸引物介导的结核菌某特定核酸序列的 DNA 体外扩增技术，它可以在短时间使特定的核酸序列拷贝数增加数百万倍，在此基础上进行探针杂交，提高了检出的灵敏度和特异性。研究结果显示痰液聚合酶链反应加核酸探针检测可获得比涂片镜检明显高的阳性率和略高于培养的阳性率且省时快速，成为结核病病原学诊断的重要参考。但经临床广泛研究，仍存在假阴性和假阳性问题，其临床应用价值尚存困惑。

3.药物敏感性测定

主要为临床耐药病例的诊断、制订合理的化疗方案以及流行病学监测提供依据。

4.血清抗结核抗体检查

血清学诊断可成为结核病的快速辅助诊断手段，目前大量报告的酶联免疫吸附试验敏感

性很高,但特异性尚不够满意,需进一步研究。

(二)影像学检查

X线检查是诊断肺结核的必备检查,对确定病变部位、范围、性质,了解其演变及选择治疗具有重要价值。X线影像取决于病变类型和性质。原发性肺结核时,常于一侧中下肺野近胸膜缘显示小片状浸润并伴有同侧肺门、纵隔淋巴结肿大,也可双侧肺门淋巴结肿大。有时肺部原发病灶可吸收仅残留肺门、纵隔淋巴结肿大。肺内原发灶也可中心性坏死空洞形成,肺门纵隔淋巴结明显肿大时,可压迫气管、总支气管、叶、段支气管而引起管腔狭窄进而发生肺不张,有时还可并发胸膜炎、心包炎等。继发性肺结核时,肺部病变好发于一侧或双侧肺尖或上叶后段或下叶尖段,病变可呈条索状、斑点状、斑片状、片絮状阴影乃至空洞、支气管播散灶等多形态混合型病变,还可伴有钙化、邻近胸膜增厚粘连、肺部体积缩小等改变。血行播散型肺结核以儿童、青少年多见,常继发于原发性肺结核。急性血行播散型肺结核常表现为双肺上、中、下野有分布、大小、密度基本一致的"三均匀"的1~3mm的粟粒样的结节阴影,可同时伴有肺门、纵隔淋巴结肿大。粟粒样小结节境界欠清晰,提示有炎性渗出,病变继续发展时可融合成片索状,常以上、中肺野为主。结核分枝杆菌少量多次、间歇性侵入血流而播散者则形成亚急性或慢性血行播散型肺结核,病变分布则欠均匀,常以上中肺野为主。值得警惕的是"隐蔽性粟粒性结核病",是指老年人、AIDS患者、免疫功能低下者发生血行播散性结核病时,患者可无呼吸系统症状,仅有疲乏、体重下降或低热,胸部X线片可正常而呈现肝脾大,淋巴结肿大,白细胞减少,或全血减少或类白血病反应,常易被误诊、漏诊乃至死后才被确诊。但是X线诊断肺结核并非特异性,而且受读片者水平和经验因素的影响,特别是当病变位于好发部位或分布不典型,而又缺乏肺结核特征性形态表现时,定性诊断十分困难。

(三)纤维支气管镜检查

纤维支气管镜检查常应用于支气管结核和淋巴结支气管瘘的诊断,支气管结核表现为黏膜充血、溃疡、糜烂、组织增生、形成瘢痕和支气管狭窄,可以在病灶部位钳取活体组织进行病理学检查。结核分枝杆菌培养:对于肺内结核病灶,可以采集分泌物或冲洗液标本做病原体检查,也可以经支气管肺后获取标本检查。

(四)结核菌素(简称结素)试验

结核菌素是结核分枝杆菌的代谢产物,从液体培养基长出的结核菌提炼而成,主要成分为结核蛋白。目前国内均已采用国产结核菌素纯蛋白衍生物(PPD)。其制剂有50U/mL(每毫升含PPD 1μg)和20U/mL(每毫升含PPD 0.4μg),两种制剂每1U的效价一致。前者供卡介苗接种筛选对象、质量监测及临床辅助诊断用;后者供流行病学调查用。试验方法:我国推广国际通用的皮内注射法。将PPD 5U(0.1mL)注入左前臂内侧上中1/3交界处皮内,使局部形成皮丘。48~96小时(一般为72小时)观察反应,结果判断以局部硬结直径为依据:<5mm为阴性反应,5~9mm为一般阳性反应,10~19mm为中度阳性反应,>20mm或不足20mm但有水疱或坏死为强阳性反应。结核菌素试验的主要用途有:①社区结核菌感染的流行病学调查或接触者的随访;②监测结核菌素试验阳转者,适用于儿童和易感高危对象;③协助诊断。目前所用结核菌素(抗原)并非高度特异,与其他分枝杆菌、诺卡菌和棒状杆菌等有共同的细胞壁抗原。许多因素以非特异性方式影响反应结果而出现阴性,如急性病毒感染或疫苗注射、免疫抑制性疾病或药物、营养不良、结节病、肿瘤、其他难治性感染、老年人迟发变态反应衰退者。尚有少数患者已证明活动性结核病，并无前述因素影响，但结核菌素反应阴性，其机制尚不完全清楚。短期(1~12个月)内重复结核菌素试验可引起复强效应，即第一次注射抗原后使已经减弱的免疫反应重新唤起(回忆反应)，再次注射则引起阳性或强阳性反应。若未感染过则重复试验不会引起阳性反应。尽管结核菌素试验在理论和解释上尚存在困惑，但在流行病学和临床上仍是有价值的。阳性反应表示感染，在3岁以下婴幼儿按活动性结核病论；成人强阳性反应提示活动性结核病可能，应进一步检查；阴性反应特别是较高浓度三期试验仍阴性则可排除结核病；结核分枝杆菌阴性的肺结核诊断除典型X线征象外，必须辅以结核菌素阳性以佐证。

六、诊断与鉴别诊断

(一)诊断

肺结核的诊断主要依据病史与临床表现、胸部X线检查所见及痰结核分枝杆菌检查。但对临床及X线表现不典型、痰菌检查多次阴性者，则需进行分子生物学、结核菌素皮肤试验、血清学诊断、纤维支气管镜检查，必要时还需进行活体组织检查，诊断仍难确立时，必要时可进行诊断性治疗。

1.病史与临床表现

肺结核患者常缺乏特征性症状，且20%患者可无症状或症状轻微而被忽视，有下述情况时应考虑有肺结核可能性，宜进行进一步检查。

(1)咳嗽、咳痰超过3周，亦可伴有咯血、胸痛等症状，一般抗感染治疗无效者。

(2)原因不明的长期低热，伴盗汗、乏力、消瘦、体重减轻，女性患者可月经失调。

(3)曾有结核病接触史。发病前或发病期间有结节性红斑、关节痛、疱疹性角膜结膜炎等症状；PPD皮试阳性或强阳性。

(4)曾有肺外结核病史，如胸膜炎、颈淋巴结肿大、消瘦等。

(5)结核病易感人群，如糖尿病、硅肺、HIV(＋)/AIDS及长期使用免疫抑制药者、肾功能不全、胃大部分切除术后、营养不良、酗酒、肝硬化、甲状腺功能低下、精神病患者等。

2.胸部X线检查

胸部X线检查较易发现肺内异常阴影，但缺乏特异性，还需密切结合临床及实验室诊断，注意与其他肺部疾病鉴别。肺结核病影像特点是病变多发生在上叶的尖后段和下叶的背段，密度不均匀、边缘较清楚和变化较慢，易形成空洞和播散病灶。诊断最常用的摄影方法是胸部X线正、侧位片，常能将心影、肺门、血管、纵隔等遮掩的病变以及中叶和舌叶的病变显示清晰。

CT能提供横断面的图像，减少重叠影像，易发现隐蔽的病变而减少微小病变的漏诊；比普通胸部X线片更早期显示微小的粟粒结节；能清晰显示各型肺结核病变特点和性质，与支气管关系，有无空洞以及进展恶化和吸收好转的变化；能准确显示有无淋巴结肿大。常用于对肺结核的诊断以及与其他胸部疾病的鉴别诊断，也可用于引导穿刺、引流和介入性治疗等。

3.痰结核分枝杆菌检查

此检查对肺结核诊断有确诊意义，但检出率较低。为提高检出率，可收集患者深部的痰液或连续 3～6 次检查或留取 24 小时痰液,采用集菌法查痰。无痰者可用 3％～15％氯化钠雾化以诱痰,支气管肺泡灌洗液、儿童的胃液也适用。上述标本均可进一步采用分子生物学技术检查,以协助诊断。

4.纤维支气管镜检查

此检查是呼吸系统疾病诊疗工作的重要检查手段,对肺结核、支气管结核的诊断也是不可缺少的。

5.PPD 试验

PPD 试验常作为结核感染率的指标,也常用于 BCG 接种后免疫效果的考核,对儿童结核病的诊断有一定的辅助意义,对成人结核病则诊断意义不大,尤其我国是结核病高发国家,城市结核感染率较高,而且又是普种 BCG 的国家。

6.活体组织检查

活体组织检查包括浅表淋巴结、经胸壁或经支气管镜的肺活检、胸膜活检及开胸肺活检,可为诊断不明的病例提供叫靠的组织学证据。

7.试验性治疗

对高度怀疑肺结核但又未获确切依据者,必要时可行抗结核药物试验治疗,根据患者对治疗的反应而协助诊断。但有时也会有假象,应慎用。试验治疗期间应紧密观察病情的动态变化,包括体温、症状、体征及胸片的变化;应注意观察药物的不良反应,包括药物热、肝损害等。

总之,肺结核的诊断是综合性诊断,但应坚持病原学诊断及病理学诊断,要注意其隐蔽性、多样性以及特殊人群的不典型表现,注意与其他疾病鉴别。

(二)结核病分类

为适应我国目前结核病控制和临床工作的实际,中华医学会结核病学分会于 1998 年修改、制定了我国结核病新分类法。在诊断中应同时确定类型并按记录程序正确书写。

1.结核病分类

(1)原发型肺结核(Ⅰ型)。原发型肺结核为原发结核感染所致的临床病症,包括原发综合征及胸内淋巴结结核。

(2)血行播散型肺结核(Ⅱ型)。此型包括急性血行播散型肺结核(急性粟粒型肺结核)及亚急性、慢性血行播散型肺结核。

(3)继发性肺结核(Ⅲ型)。继发性肺结核是肺结核中的一个主要类型,可出现以增殖病变为主、浸润病变为主、干酪病变为主或以空洞为主等多种病理改变。

(4)结核性胸膜炎(Ⅳ型)。为临床上已排除其他原因引起的胸膜炎。在结核性胸膜炎发展的不同阶段,有结核性干性胸膜炎、结核性渗出性胸膜炎、结核性脓胸。

(5)其他肺外结核(Ⅴ型)。其他肺外结核按部位及脏器命名,如骨结核、结核性脑膜炎、肾结核、肠结核等。

2.痰菌检查

痰菌检查是确定传染性和诊断、治疗的主要指标。痰菌检查阳性以(＋)表示,阴性以(－)表示。需注明痰检方法。如涂片、培养等,以涂(＋)、涂(－)、培(＋)、培(－)书写。当患者无痰或未查痰时,则注明(无痰)或(未查)。

3.化疗史分初治与复治

初治:凡既往未用过抗结核药物治疗或用药时间少于 1 个月的新发病例。复治:凡既往应用抗结核药物 1 个月以上的新发病例、复发病例、初治治疗失败病例等。

4.病变范围及部位

肺结核病变范围按左、右侧,每侧以上、中、下肺野记述。上肺野:第 2 前肋下缘内端水平以上;中肺野:上肺野以下,第 4 前肋下缘内端水平以上;下肺野:中肺野以下。

5.记录程序

(1)按病变范围及部位、分类,类型、痰菌情况、化疗史程序书写。例如:右中原发型肺结核,涂(—),初治;双上继发性肺结核,涂(+),复治;左侧结核性胸膜炎,涂(—),培(—),初治。

(2)如认为必要,可在类型后加括弧说明,如血行播散型肺结核可注明急性或慢性;继发性肺结核可注明空洞或干酪性肺炎等。并发症(如自发性气胸、肺不张等)、并存病(如硅沉着病、糖尿病等)及手术(如肺切除术后,胸廓成形术后等)可在化疗史后按并发症、并存病、手术等顺序书写。

(三)鉴别诊断

肺结核临床和 X 线表现可以酷似许多疾病,必须详细搜集临床及实验室和辅助检查资料,综合分析,并根据需要不排除侵袭性诊断措施和允许必要的、有限期的动态观察,得出正确诊断。不同类型和 X 线表现的肺结核需要鉴别的疾病不同。

1.肺炎

主要与继发性肺结核鉴别。各种肺炎因病原体不同而临床特点各异,但大都有发热、咳嗽、咳痰明显。胸片表现密度较淡且较均匀的片状或斑片状阴影,抗菌治疗后体温迅速下降,1~2 周阴影有明显吸收。

2.慢性阻塞性肺疾病

多表现为慢性咳嗽、咳痰,少有咯血。冬季多发,急性加重期可以有发热。肺功能检查为阻塞性通气功能障碍。胸部影像学检查有助于鉴别诊断。

3.支气管扩张

慢性反复咳嗽、咳痰,多有大量脓痰,常反复咯血。轻者 X 线胸片无异常或仅见肺纹理增粗,典型者可见卷发样改变,CT 特别是高分辨 CT 能发现支气管腔扩大,可确诊。

4.肺癌

多有长期吸烟史,表现为刺激性咳嗽,痰中带血、胸痛和消瘦等症状。胸部 X 线表现肺癌肿块常呈分叶状,有毛刺、切迹。癌组织坏死液化后,可以形成偏心厚壁空洞。多次痰脱落细胞和结核分枝杆菌检查和病灶活体组织检查是鉴别的重要方法。

5.肺脓肿

多有高热、咳大量脓臭痰,胸片表现为带有液平面的空洞伴周围浓密的炎性阴影。血白细胞和中性粒细胞增多。

6.纵隔和肺门疾病

原发型肺结核应与纵隔和肺门疾病相鉴别。小儿胸腺在婴幼儿时期多见,胸内甲状腺多发生于右上纵隔,淋巴系统肿瘤多位于中纵隔,多见于青年人,症状多,结核菌素试验可呈阴性或弱阳性。皮样囊肿和畸胎瘤多呈边缘清晰的囊状阴影,多发生于前纵隔。

7.其他疾病

肺结核常有不同类型的发热,需与伤寒、败血症、白血病等发热性疾病鉴别。伤寒有高热、白细胞减少及肝脾大等临床表现,易与急性血行播散型肺结核混淆。但伤寒常呈稽留热,有相对缓脉、皮肤玫瑰疹,血、尿、大便的培养检查和肥达试验可以确诊。败血症起病急,寒战及弛张热型、白细胞及中性粒细胞增多,常有近期感染史,血培养可发现致病菌。急性血行播散型肺结核有发热、肝脾大,偶见类白血病反应或单核细胞异常增多,需与白血病鉴别。后者多有明显出血倾向,骨髓涂片及动态 X 线胸片随访有助于诊断。

七、治疗

(一)化疗

化疗是肺结核病和肺外结核病的基本疗法。正确选择用药,制订合理的化疗方案,遵循化疗原则以及科学的管理是治愈患者、消除传染和控制结核病流行的最有效措施。化疗的目标是治愈疾病,达到杀菌灭菌的目的,中断传播,防止复发,防止耐药性产生。

1.化疗的原则

肺结核化疗的原则是早期、规律、全程、适量、联合。整个治疗方案分强化和巩固两个阶段。

(1)早期。对所有检出和确诊患者均应立即给予化疗。早期化疗有利于迅速发挥早期杀菌作用,促使病变吸收和减少传染性。

(2)规律。严格遵照医嘱要求规律用药,不漏服,不停药,以避免耐药性的产生。

(3)全程。保证完成规定的治疗期是提高治愈率和减少复发率的重要措施。

(4)适量。严格遵照适当的药物剂量用药,药物剂量过低不能达到有效的血浓度,影响疗效和易产生耐药性,剂量过大易发生药物不良反应。

(5)联合。联合用药系指同时采用多种抗结核药物治疗,可提高疗效,同时通过交叉杀菌作用减少或防止耐药性的产生。

2.肺结核的化疗对象

痰结核分枝杆菌阳性的肺结核患者是治疗的主要对象,痰菌阴性活动性肺结核亦应予以治疗。

初治肺结核:①未曾用过抗结核化学治疗,痰菌阳性的肺结核患者;②未接受过抗结核药物治疗或首次接受抗结核药物治疗未能完成疗程者;③痰涂片阴性而培养阳性的肺结核患者;④不规则化疗未满 1 个月的患者。

复治肺结核:①初治失败,痰菌阳性或涂片阴性而培养阳性患者;②完成规则的标准化疗或短程化疗后又复发者;③肺切除手术后,出现新病灶或遗留病灶恶化、复发者;耐药、耐多药肺结核:对 2 种以上至少包括异烟肼、利福平等抗结核药物耐药者。

3.化疗的生物学机制

(1)药物对不同代谢状态和不同部位的结核分枝杆菌群的作用。结核分枝杆菌根据其代谢状态分为 A、B、C、D 4 个菌群。A 菌群:快速繁殖,大量的 A 菌群多位于巨噬细胞外和肺空洞干酪液化部分,占结核分枝杆菌群的绝大部分。由于细菌数量大,易产生耐药变异菌。B 菌群:处于半静止状态,多位于巨噬细胞内酸性环境中和空洞壁坏死组织中。C 菌群:处于半静止状态,可有突然间歇性短暂的生长繁殖,许多生物学特点尚不十分清楚。D 菌群:处于休眠状态,不繁殖,数量很少。抗结核药物对不同菌群的作用各异,对 A 菌群作用强弱依次为异烟肼、链霉素、利福平、乙胺丁醇;对 B 菌群依次为吡嗪酰胺、利福平、异烟肼;对 C 菌群依次为利福平、异烟肼。随着药物治疗作用的发挥和病变变化,各菌群之间也互相变化。通常大多数结核药物可以作用于 A 菌群,异烟肼和利福平具有早期杀菌作用,即在治疗的 48 小时内迅速的杀菌作用,使菌群数量明显减少,传染性减少或消失,痰结核分枝杆菌阴转。这显然对防止获得性耐药的产生有重要作用。B 和 C 菌群由于处于半静止状态,抗结核药物的作用相对较差,有"顽固菌"之称。杀灭 B 和 C 菌群可以防止复发。抗结核药物对 D 菌群无作用。

(2)耐药性。耐药性是基因突变引起的药物对突变菌的效力降低。治疗过程中如单用一种敏感药,菌群中大量敏感菌被杀死,但少量的自然耐药变异菌仍存活,并不断繁殖,最后逐渐完全替代敏感菌而成为优势菌群。结核病变中结核菌群数量越大,则存在的自然耐药变异菌也越多。现代化学治疗多采用联合用药,通过交叉杀菌作用防止耐药性产生。联合用药后中断治疗或不规律用药仍可产生耐药性。其产生机制是各种药物开始早期杀菌作用速度的差异,某些菌群只有一种药物起灭菌作用,而在菌群再生长期间和菌群延缓生长期药物抑菌浓度存在差异所造成的结果。因此,强调在联合用药的条件下,也不能中断治疗,短程疗法最好应用全程督导化疗。

(3)间歇化学治疗。主要理论基础是结核分枝杆菌的延缓生长期。结核分枝杆菌接触不同的抗结核药物后产生不同时间的延缓生长期。如接触异烟肼和利福平 24 小时后分别可有 6～9 天和 2～3 天的延缓生长期。药物使结核分枝杆菌产生延缓生长期,就有间歇用药的可能性,而氨硫脲没有延缓生长期,就不适于间歇应用。

(4)顿服抗结核药物。血中高峰浓度的杀菌作用要优于经常性维持较低药物浓度水平的情况。每天剂量 1 次顿服要比每天 2 次或 3 次分服所产生的高峰血浓度高 3 倍左右。临床研究已经证实顿服的效果优于分次口服。

4.常用抗结核病药物

国家基本药物文本规定抗结核药物(含复合剂)共 11 种。包括异烟肼(H)片剂、注射剂,链霉素(S)注射剂,利福平(R)胶囊剂、注射剂,利福喷汀(L)胶囊剂,乙胺丁醇(E)片剂,对氨基水杨酸钠(PAS-Na,P)注射剂,吡嗪酰胺(Z)片剂,丙硫异烟胺(TH)片剂以及异烟肼利福平吡嗪酰胺、异烟肼利福平和异烟肼对氨基水杨酸钠(Pa)的复合剂。

耐药,耐多药结核病的化疗尚需酌情选择下述药物:阿米卡星(AMK)注射液,氧氟沙星(OFLX)片剂、注射剂,左氧氟沙星(LVFX)片剂,卷曲霉素(CPM)注射剂,环丝氨酸(CS)片剂,利福布汀(RFB,B)胶囊剂,异烟肼对氨基水杨酸盐片剂等。

临床常用的抗结核药物如下。

(1)异烟肼(INH)。INH 是单一抗结核药物中杀菌力,特别是早期杀菌力最强者。INH 对巨噬细胞内外的结核分枝杆菌均具有杀菌作用。口服后迅速吸收,血中药物浓度可达最低抑菌浓度的 20～100 倍。脑脊液中药物浓度也很高。成人剂量每天 300mg，顿服；儿童为每天 5～10mg/kg，最大剂量每天不超过 300mg。结核性脑膜炎和血行播散型肺结核的用药剂量可加大，儿童 20～30mg/kg，成人 10～20mg/kg。偶可发生药物性肝炎，肝功能异常者慎用，需注意观察。如果发生周围神经炎可服用维生素 B_6。

（2）利福平（RFP）。RFP 对巨噬细胞内外的结核分枝杆菌均有快速杀菌作用，特别是对 C 菌群有独特的杀灭菌作用。INH 与 RFP 联用可显著缩短疗程。口服 1～2 小时后达血高峰浓度，半衰期为 3～8 小时，有效血浓度可持续 6～12 小时，药量加大持续时间更长。口服后药物集中在肝脏，主要经胆汁排泄，胆汁药物浓度可达 200μg/mL。未经变化的药物可再经肠吸收，形成肠肝循环，能保持较长时间的高峰血浓度，故推荐早晨空腹或早饭前半小时服用。利福平及其代谢物为橘红色，服后大小便、眼泪等为橘红色。成人剂量为每天 8～10mg/kg，体重在 50kg 及以下者为 450mg，50kg 以上者为 600mg，顿服。儿童每天 10～20mg/kg。间歇用药为 600～900mg，每周 2 次或 3 次。用药后如出现一过性转氨酶上升可继续用药，加保肝治疗观察，如出现黄疸应立即停药。流感样症状、皮肤综合征、血小板减少多在间歇疗法出现。妊娠 3 个月以内者忌用，超过 3 个月者要慎用。

（3）吡嗪酰胺（PZA）。PZA 具有独特的杀灭菌作用，主要是杀灭巨噬细胞内酸性环境中的 B 菌群。对于新发现初治涂阳患者 PZA 仅在头 2 个月使用，因使用 2 个月的效果与使用 4 个月和 6 个月的效果相似。成人用药为 1.5g/d，每周 3 次用药为 1.5～2.0g/d，儿童为每天 30～40mg/kg。常见不良反应为高尿酸血症、肝损害、食欲缺乏、恶心和关节痛。

（4）乙胺丁醇（EMB）。EMB 口服易吸收，成人剂量为 0.75～1.0g/d，每周 3 次用药。不良反应为视神经炎，应在治疗前测定视力与视野，治疗中密切观察，提醒患者视力异常应及时就医。鉴于儿童无症状判断能力，故不用。

（5）链霉素（SM）。SM 对巨噬细胞外碱性环境中的结核分枝杆菌有杀菌作用。肌内注射，每天量为 0.75g，每周 5 次；间歇用药每次为 0.75～1.0g，每周 2～3 次。不良反应主要为耳毒性、前庭功能损害和肾毒性等，严格掌握使用剂量，儿童、老年人、孕妇、听力障碍和肾功能不良等要慎用或不用。

5.统一标准化疗方案

为充分发挥化疗在结核病防治工作中的作用，便于大面积开展化疗，解决滥用抗结核药物、化疗方案不合理和混乱造成的治疗效果差、费用高、治疗期过短或过长、药物供应和资源浪费等实际问题，在全面考虑到化疗方案的疗效、不良反应、治疗费用、患者接受性和药源供应等条件下且经国内外严格对照研究证实的化疗方案，可选择作为统一标准方案。

需依据患者的既往治疗情况（包括初治或复治、抗结核药配伍和应用情况）、排菌情况、耐药情况、病变范围和有否伴发病、并发症等制订或选择化疗方案。任何方案均包括两个不同的治疗阶段：①强化治疗阶段，以 3～4 种药物联用 8～12 周，以期达到尽快杀灭各种菌群、保证治疗成功的目的；②巩固治疗阶段，以 2～3 种或 4 种药物联用，其目的是巩固强化阶段取得的疗效，继续杀灭残余菌群。

用药方式有三种类型：①全程每天用药；②强化期每天用药，巩固期间歇用药；③全程间歇用药。

各类型结核病化疗方案与选择如下所述(在以下方案中,药物名称前数字表示服药月数,右下方数字表示每周用药次数)。

(1)初治菌阳性的肺结核化疗方案。

1)2HRZS(E)/4HR。强化期:异烟肼、利福平、吡嗪酰胺、链霉素(或乙胺丁醇)每天1次,共2个月。巩固期:异烟肼、利福平每天1次,共4个月。

2)2HRZS(E)/4HRE。强化期:异烟肼、利福平、吡嗪酰胺、链霉素(或乙胺丁醇)每天1次,共2个月。巩固期:异烟肼、利福平、乙胺丁醇每天1次,共4个月。

3)2HRZS(E)/4H$_3$R$_3$。强化期:异烟肼、利福平、吡嗪酰胺、链霉素(或乙胺丁醇)每天1次,共2个月。巩固期:异烟肼、利福平隔天1次(即 H$_3$R$_3$ 为隔天1次或每周3次),共4个月。

4)2H$_3$R$_3$Z$_3$S$_3$(E$_3$)/4H$_3$R$_3$。强化期:异烟肼、利福平、吡嗪酰胺、链霉素(或乙胺丁醇)隔天1次,共2个月。巩固期:异烟肼、利福平隔天1次(即 H$_3$R$_3$ 为隔天1次或每周3次)共4个月。

5)2HRZ/4HR。强化期:异烟肼、利福平、吡嗪酰胺复合片每天1次,共2个月。巩固期:异烟肼、利福平复合片每天1次,共4个月。

治疗中如痰菌持续培养阳性,可适当延长疗程。血行播散性结核病需增加疗程至12个月为宜。

(2)复治菌阳性的肺结核化疗方案。

1)2HRZES/6HRE。强化期:异烟肼、利福平、吡嗪酰胺、乙胺丁醇、链霉素每天1次,共2个月。巩固期:异烟肼、利福平、乙胺丁醇每天1次,共6个月。

2)2HRZES/6H$_3$R$_3$E$_3$。强化期:异烟肼、利福平、吡嗪酰胺、乙胺丁醇、链霉素每天1次,共2个月。巩固期:异烟肼、利福平、乙胺丁醇隔天1次(即 H$_3$R$_3$E$_3$ 为隔天1次或每周3次),共6个月。

3)3H$_3$R$_3$Z$_3$E$_3$S$_3$/5H$_3$R$_3$E$_3$。强化期:异烟肼、利福平、吡嗪酰胺、乙胺丁醇、链霉素隔天1次,共3个月。巩固期:异烟肼、利福平、乙胺丁醇隔天1次(即 H$_3$R$_3$E$_3$ 为隔天1次或每周3次),共5个月。

4)3HRZEO/5H$_3$L$_1$O$_3$。强化期:异烟肼、利福平、吡嗪酰胺、乙胺丁醇、氧氟沙星每天1次,共3个月。巩固期:异烟肼、氧氟沙星隔天1次(即 H$_3$O$_3$ 为隔天1次或每周3次),利福喷汀每周1次共5个月。

(3)初治菌阴肺结核化疗方案。

1)2HRZ/4HR。强化期:异烟肼、利福平、吡嗪酰胺每天1次,共2个月。巩固期:异烟肼、利福平每天1次,共4个月。

2)2HRZ/4H$_3$R$_3$。强化期:异烟肼、利福平、吡嗪酰胺每天1次,共2个月。

巩固期:异烟肼、利福平隔天1次(即 H$_3$R$_3$ 为隔天1次或每周3次),共4个月。

3)2H$_3$R$_3$Z$_3$/4H$_3$R$_3$。强化期:异烟肼、利福平、吡嗪酰胺隔天1次,共2个月。巩固期:异烟肼、利福平隔天1次(即 H$_3$R$_3$ 为隔天1次或每周3次),共4个月。

（4）耐药、耐多药结核病。耐药、耐多药结核病的治疗应以药敏试验结果为依据,选择新药、敏感药,增加高水平杀菌药和灭菌药的数量组成化疗方案为准则。方案由含新药或3种敏感药在内的4～5种药物组成。强化期至少3个月,总疗程21个月以上。WHO颁布的"处理耐药结核病的指导原则"中,建议耐药、耐多药结核病治疗方案如下。

1）耐异烟肼者。①2REZ/7RE。强化期:利福平、乙胺丁醇、吡嗪酰胺每天1次,共2个月。巩固期:利福平、乙胺丁醇每天1次,共7个月。②2RES/10RE。强化期:利福平、乙胺丁醇、链霉素每天1次,共2个月。巩固期:利福平、乙胺丁醇每天1次,共10个月。

2）耐异烟肼、链霉素者。2HRZES/1HRZE/6RE。强化期:异烟肼、利福平、吡嗪酰胺、乙胺丁醇、链霉素每天1次,共2个月。继续强化期:异烟肼、利福平、吡嗪酰胺、乙胺丁醇每天1次,共1个月。巩固期:利福平、乙胺丁醇每天1次,共6个月。

3）耐异烟肼、乙胺丁醇或耐链霉素者。3RTH(O)ZS(KM/AK/CPM)/6RTH(O)。强化期:利福平、丙硫异烟胺(或氧氟沙星)、吡嗪酰胺、链霉素(或卡那霉素或阿米卡星或卷曲霉素)每天1次,共3个月。巩固期:利福平、丙硫异烟胺(或氧氟沙星)每天1次,共6个月。

4）耐异烟肼、利福平者。3THOEZAK(SM/KM/CPM)/18THOE(P)。强化期:丙硫异烟胺、氧氟沙星、乙胺丁醇、吡嗪酰胺、阿米卡星(或链霉素或卡那霉素或卷曲霉素)每天1次,共3个月。巩固期:丙硫异烟胺、氧氟沙星、乙胺丁醇(或对氨基水杨酸钠)每天1次,共18个月。

5）耐异烟肼、利福平、乙胺丁醇、链霉素(或)不耐链霉素者。3THOCS(P)ZS(KM/AK/CPM)/18THOCS(P)。强化期:丙硫异烟胺、氧氟沙星、环丝氨酸(或对氨基水杨酸钠)、吡嗪酰胺、链霉素(或卡那霉素或阿米卡星或卷曲霉素)每天1次,共3个月。巩固期:丙硫异烟胺、氧氟沙星、环丝氨酸(或对氨基水杨酸钠)每天1次,共18个月。方案中可用左氧氟沙星(LVFX)替代氧氟沙星(OFLX)。

6）未获药敏试验结果前可参用以下方案。①3THZOS(KM/AK/CPM)/18THO。强化期:丙硫异烟胺、吡嗪酰胺、氧氟沙星、链霉素(或卡那霉素或阿米卡星或卷曲霉素)每天1次,共3个月。巩固期:丙硫异烟胺、氧氟沙星每天1次,共18个月。②3THZOS Z SM(AK/KM/CPM)/18THOE(P)。强化期:丙硫异烟胺、氧氟沙星、乙胺丁醇、吡嗪酰胺、链霉素(或卡那霉素或阿米卡星或卷曲霉素)每天1次,共3个月。巩固期:丙硫异烟胺、氧氟沙星、乙胺丁醇(或对氨基水杨酸钠)每天1次,共18个月。

耐药、耐多药结核病亦可采用综合疗法,如在化学治疗基础上加免疫、中药或采用人工气腹、手术及介入等辅助治疗。

（二）其他治疗

1.对症治疗

肺结核的一般症状在合理化疗下很快减轻或消失,无须特殊处理。咯血是肺结核的常见症状,在活动性和痰涂片阳性肺结核患者中,咯血症状分别占30%和40%。咯血处置要注意镇静、止血,患侧卧位,预防和抢救因咯血所致的窒息并防止肺结核播散。

2.糖皮质激素

糖皮质激素应用于结核病主要是利用其抗炎、抗毒作用。仅用于结核毒性症状严重者。必须确保在有效抗结核药物治疗的情况下使用。使用剂量依病情而定,一般用泼尼松口服,每天 20mg,顿服,1～2 周,以后每周递减 5mg,用药时间为 4～8 周。

3.肺结核的外科手术治疗

当前肺结核外科手术治疗主要的适应证是经合理化学治疗后无效、多重耐药的厚壁洞、大块干酪灶、结核性脓胸、支气管胸膜瘘和大咯血保守治疗无效者。

八、肺结核与相关疾病

(一)HIV/AIDS

在 HIV/AIDS 死亡病例中,至少有 1/3 例是由 HIV/AIDS 与结核的双重感染所致。HIV/AIDS 与结核病双重感染病例的临床表现是症状和体征多,如体重减轻、长期发热和持续性咳嗽等,全身淋巴结肿大,可有压痛,肺部 X 线经常出现肿大的肺门纵隔淋巴结团块,下叶病变多见,胸膜和心包有渗出等,结核菌素试验常为阴性,应多次查痰。治疗过程中常出现药物不良反应,易产生耐药。治疗仍以 6 个月短程化疗方案为主,可适当延长治疗时间,一般预后差。

(二)肝炎

异烟肼、利福平和吡嗪酰胺等均有潜在的肝毒性作用,用药前和用药过程中应定期监测肝功能。严重肝损害的发生率为 1%,但约 20% 患者可出现无症状的轻度转氨酶升高,无须停药,但应注意观察,绝大多数的转氨酶可恢复正常。如有食欲下降、黄疸或肝大,应立即停药,直至肝功能恢复正常。在传染性肝炎流行区,确定肝炎的原因比较困难。如肝炎严重,肺结核又必须治疗,可考虑使用 2SHE/10HE 方案。

(三)糖尿病

糖尿病合并肺结核有逐年增高趋势。两病互相影响,糖尿病对肺结核治疗的不利影响比较显著,必须在控制糖尿病的基础上肺结核的治疗才能奏效。肺结核合并糖尿病的化疗原则与单纯肺结核相同,只是治疗期可适当延长。

(四)硅沉着病

硅沉着病患者是并发肺结核的高危人群。近来,随着硅沉着病合并肺结核的比例不断上升,Ⅲ期硅沉着病患者合并肺结核的比例可高达 50% 以上。硅沉着病合并结核的诊断强调多次查痰,特别是采用培养法。硅沉着病合并结核的治疗与单纯肺结核的治疗相同。Ⅰ期和Ⅱ期硅沉着病合并肺结核的治疗效果与单纯肺结核的治疗相同。药物预防性治疗是防止硅沉着病并发肺结核的有效措施,使用方法为 INH 300mg/d,6～12 个月,可减少发病约 70%。

九、并发症的诊断、治疗和预防

轻度肺结核多不伴有肺组织的破坏、邻近胸膜广泛粘连增厚及健肺的代偿性肺气肿等改变,故常无任何并发症。但重症肺结核肺组织破坏较重且常伴纤维组织增生、大片胸膜增厚,可有下列并发症。

(一)咯血

绝大多数情况表明病情活动、进展,但少数也可在肺结核已好转或稳定时发生。肺结核咯血原因多为渗出和空洞病变存在或支气管结核及局部结核病变引起支气管变形、扭曲和扩张。肺结核患者咯血可引起窒息、失血性休克、肺不张、结核支气管播散和吸入性肺炎等严重并发症。诊断要点如下。①详细询问病史有无上呼吸道病变、溃疡病及肝硬化史,注意与上呼吸道出血及呕血鉴别。②咯血量的界定:一次或 24 小时内咯血量少于 100mL 者为小量咯血;一次咯血量在 100～300mL 或 24 小时内咯血总量少于 500mL 者为中量咯血;一次咯血量超过 300mL 或 24 小时内咯血总量超过 500mL 者为大咯血。③胸部 X 线片及 CT 扫描可协助诊断,对 X 线检查无异常或原因不明的咯血患者可行纤维支气管镜检查。

咯血者应进行抗结核治疗,中、大量咯血应积极止血,保持气道通畅,注意防止窒息和出血性休克发生。一般改善凝血机制的止血药对肺结核大咯血疗效不理想。垂体后叶素仍是治疗肺结核大咯血最有效的止血药,可用 5～10U 加入 25％葡萄糖注射液 40mL 缓慢静脉注射,持续 10～15 分钟。非紧急状态也可用 10～20U 加入 5％葡萄糖注射液 500mL 缓慢静脉滴注。对脑垂体后叶素有禁忌的患者可采用酚妥拉明 10～20mg 加入 25％葡萄糖注射液 40mL 静脉注射,持续 10～15 分钟或 10～20mg 加入 5％葡萄糖注射液 250mL 静脉滴注(注意观察血压)。以中下肺野病变为主、引起大咯血的肺结核、无膈肌粘连者也可采用人工气腹萎陷疗法止血。近年支气管动脉栓塞术介入疗法治疗肺结核大咯血收到了近期良好的效果。

(二)自发性气胸

自发性气胸是指在无外伤或人为因素的情况下,肺组织及其脏层胸膜破裂而引起的胸腔积气及肺组织萎陷,气胸可为单侧或双侧。肺结核为气胸常见病因。多种肺结核病变可引起气胸:胸膜下病灶或空洞破入胸腔;结核病灶纤维化或瘢痕化导致肺气肿或肺大疱破裂;粟粒型肺结核的病变在肺间质也可引起间质性肺气肿性肺大疱破裂。病灶或空洞破入胸腔,胸腔常见渗出液体多,可形成液气胸、脓气胸。

1.诊断

(1)突发胸痛、呼吸困难及刺激性干咳。

(2)X 线检查为确诊手段,可显示肺萎陷程度,有无胸膜粘连、纵隔移位及胸腔积液等。

(3)对疑有自发性气胸而病情危急,不能做 X 线进一步检查者,测压也是诊断气胸的一种手段且利用人工气胸器测定胸膜腔压力有助于判定气胸类型。

2.治疗

(1)对症治疗。卧床休息,止痛、镇咳、通便,密切观察病情变化。肺萎陷在 20％～30％或以下的单纯性气胸多可自行吸收。

(2)穿刺排气。对于观察 1 周以上气体不吸收或肺萎陷在 20％～30％或以上的单纯性气胸以及张力性气胸急救时可予穿刺排气。

（3）测压排气。利用多功能气胸治疗器测定胸膜腔内压力，以明确气胸类型，采取相应治疗措施。测压后可同时排气治疗。

（4）闭式引流排气。开放性气胸、张力性气胸或肺萎陷较多、症状明显的患者，需采取紧急措施，行胸腔闭式引流排气，可采用水封瓶正压持续排气法。部分患者因闭式引流量相对不足，肺复张不顺利，可予持续低负压吸引，以加速肺脏复张。须注意，肺萎陷时间超过 3 天或肺压缩超过 80％者，复张不宜过快，以免引起肺水肿及心源性休克。

（5）胸膜粘连治疗。对于复发性、顽固性或不能接受外科治疗的气胸患者，可行胸膜粘连术，将化学或生物制剂注入胸腔，使胸膜粘连避免气胸再发。

（6）内科保守治疗无效者，可行外科手术治疗。

（三）肺部继发感染

肺结核空洞（尤其纤维空洞）、胸膜肥厚、结核纤维病变引起支气管扩张、肺不张及支气管结核所致气道阻塞，是造成肺结核继发其他细菌感染的病理基础。诊断合并继发感染时，应全面分析体温、局部的呼吸音、痰的性状和数量变化及末梢血象、痰细菌培养结果及其肺部的病理基础，并应与肺结核急性期体温和末梢血象偏高相鉴别。细菌感染常以革兰阴性杆菌为主且复合感染多。

肺结核疗程长，由于长期使用抗生素（如链霉素、阿米卡星、利福平等），部分病例年老、体弱及同时应用免疫抑制药，可以继发真菌感染。常见在空洞、支气管扩张囊腔中有曲菌球寄生，胸部 X 线呈现空腔中的菌球上方气腔呈"新月形"改变，周围有气带且随体位移动，临床表现可有反复大咯血，内科治疗效果不佳。也有少数患者可继发白念珠菌感染。继发感染时应针对病原不同，采用相应抗生素或抗真菌治疗。

（四）结核性支气管扩张

可由于：①肺门、纵隔淋巴结肿大压迫支气管和造成管腔狭窄或阻塞和支气管结核致管腔狭窄或阻塞，导致远端反复感染，管壁破坏；②肺部慢性纤维性空洞导致组织破坏，纤维组织牵拉或邻近增厚胸膜的压迫导致支气管扭曲、变形，引流不畅而反复感染，均可引起支气管扩张。结核性支气管扩张的临床特点：双上肺多见，多发生于肺部、胸膜病变严重部位且常呈柱状支气管扩张，有时常伴有支气管聚拢、移位等改变。

（五）肺不张

多发生于支气管淋巴结结核、支气管结核、大咯血的患者，血块、痰液阻塞也可引起肺不张。因累及的部位不同而发生肺段、叶、全肺的不张。肺不张形成后，若未获得及时处理，去除病因使肺复张，肺不张将成为不可逆病变，由此导致的继发支气管扩张成为反复感染及咯血的根源。

（六）慢性肺源性心脏病

慢性肺源性心脏病是由于肺、胸廓或肺血管疾病造成肺循环阻力增加，肺动脉高压及右心负荷增加，最终心功能不全，重症肺结核不仅有广泛的肺组织破坏、肺不张、支气管扩张、胸膜增厚，还常伴有健侧肺代偿性肺气肿，常由于咯血、肺部继发感染等诱因，使代偿期肺、心功能发展为失代偿期,导致心功能不全、呼吸功能不全。

1.诊断

(1)有慢性重症的肺、胸结核病史及右心功能不全的体征且排除了引起右心室增大的其他心脏病的可能。

(2)血液检查COPD引起的肺心病患者因长期缺氧常有红细胞增多、血红蛋白水平增高,而重症肺结核引起的肺心病由于长期的慢性消耗多有不同程度的贫血表现,合并感染时可有白细胞计数升高,红细胞沉降率一般较快,在心力衰竭期,可有肝肾功能受损,表现为转氨酶、尿素氮和肌酐升高,血气分析可为呼吸衰竭表现。

(3)X线、心电图及超声心动图检查有助于确定诊断。

2.治疗

(1)缓解期治疗。

1)加强营养,适量活动,锻炼呼吸功能,增强机体抵抗力。

2)积极控制活动结核的病变,对呼吸道感染及早预防,积极对症治疗。

3)中医中药扶正固本、活血化瘀、改善肺循环,提高机体抵抗力治疗。

4)改善居住环境,对缓解期中的患者进行家庭病床式的康复治疗,密切观察病情变化、定期随访,可降低急性期的发作。

(2)急性期治疗。

1)控制呼吸道感染。呼吸道感染是发生呼吸衰竭和心力衰竭的常见诱因,故需积极予以控制。可根据临床表现及痰培养药敏结果选用药物,未明确何种致病菌时,早期经验性治疗可联合用药,但应防止真菌感染。由于患者长期罹患结核病,机体营养状况较差,免疫功能低下,可同时辅以免疫增强治疗。

2)改善呼吸功能。清除痰液、解除支气管痉挛、保持呼吸道通畅、持续低流量给氧及应用呼吸兴奋药等。必要时气管插管或气管切开采用机械通气治疗。

(3)控制心力衰竭。

1)利尿药。利尿原则应缓勿急,一般以间歇、小剂量交替使用为宜。因可使血液浓缩、痰液黏稠、加重气道阻塞及电解质紊乱,临床须慎用。

2)强心药。由于缺氧、电解质紊乱、酸中毒等因素影响,易发生洋地黄中毒,宜选用小剂量、作用快、排泄快的制剂,如去乙酰毛花苷(西地兰)0.2~0.4mg加入25%葡萄糖注射液20mL缓慢静脉注射,每天1~2次。

3)血管扩张药的应用。常用酚妥拉明10~20mg加入5%葡萄糖注射液250~500mL中,缓慢静脉滴注,每天1次;或异山梨酯10mg口服,每天2~3次。其他如硝苯地平、多巴胺、多巴酚丁胺等药物均有一定疗效。

4)肾上腺皮质激素的应用。在有效控制感染的情况下,可短期大剂量应用肾上腺皮质激素,对抢救早期呼吸衰竭和心力衰竭有一定作用。通常用地塞米松10~20mg加入5%葡萄糖注射液500mL中静脉滴注,每天1次。病情好转后2~3天停用。须注意观察有无消化道出血征象。

5)酸碱平衡失调及电解质紊乱、消化道出血、休克等的治疗。

(七)呼吸功能衰竭

重症肺结核常伴有广泛肺组织破坏、胸膜增厚,造成限制性肺功能低下,有时还会合并慢性支气管炎,肺气肿等气道阻塞性疾病,因此,在多种诱因影响下可导致Ⅰ型或Ⅱ型呼吸衰竭及电解质紊乱。

1.诊断

(1)有引起呼吸衰竭原发疾病病史。

(2)有低氧血症和高碳酸血症的临床表现。

(3)在标准大气压、静息不吸氧状态下,血气分析示$PaO_2 < 60mmHg(8kPa)$,伴或不伴有$PaCO_2 > 50mmHg(6.6kPa)$。

(4)常见并发症有酸碱失衡及电解质紊乱、右心衰竭、肝肾功能不全及上消化道出血等。

2.治疗

呼吸道感染是呼吸衰竭最常见的诱因,在积极抗结核治疗的同时有效控制感染是呼吸衰竭好转的基础。

十、预后

一般说,肺结核是可治愈的疾病,尤其当前已具有多种抗结核药物和高效、低复发率的短程化疗方案的情况下,结核病的预后一般较好。但是慢性迁延、反复复发、病变广泛、肺组织破坏严重的重症肺结核常伴有不同程度的心肺功能不全,预后差。急性血行播散型肺结核合并结核性脑膜炎、脑结核、肝脾结核,未能早期发现、及时治疗者,尤其合并HIV感染/AIDS者预后差。耐多药结核病治疗效果较差,不仅是慢性传染源,而且预后也不佳,易反复恶化,难于逆转。

(韩红莉)

第十六节　结核性脑膜炎

一、病因与病理

(一)病因

结核性脑膜炎约占全身性结核病的6%,是由结核分枝杆菌感染经血播散后在软脑膜下种植,形成结核结节,结节破溃后大量结核分枝杆菌进入蛛网膜下隙引起的脑膜非化脓性炎症。

(二)病理

结核性脑膜炎早期的脑膜表面有多数散在的以单核细胞及淋巴细胞渗出为主的细小结节。若治疗及时、有效,病变可以完全吸收。反之,病变转至慢性,出现典型结核病理改变,如结核肉芽肿、干酪样坏死等。

脑膜充血、水肿,大量白色或灰黄色渗出物沉积于大脑基底、延脑、脑桥、脚间池、大脑外侧裂、视交叉、环池等处,渗出物可压迫视神经、动眼神经和面神经等。颅底渗出物粘连、增厚和机化,常导致脑脊液通路阻塞和脑积水。

受脑膜病变的波及,脑实质浅层亦出现炎症,严重者可出现结核结节、结核瘤。下丘脑病变常引起自主神经功能紊乱。脑血管受累,产生动脉内膜炎或全动脉炎,若形成血栓则引起脑梗死。中脑动脉最易累及,并导致偏瘫;较小动脉栓塞则引起类似大脑炎的各种症状。脊髓蛛网膜和脊髓实质亦常出现渗出、结节和干酪样坏死。

二、临床表现

(一)一般症状

常为急性或亚急性起病,慢性病程,常缺乏结核接触史。早期表现发热、全身酸痛、乏力、畏光、精神萎靡、食欲减退等。小儿结核性脑膜炎的临床表现多较隐匿,缺少特征性。

(二)神经系统症状、体征

1.脑膜刺激征

多数病例早期即出现,少数可不明显。粟粒型肺结核常规脑脊液检查,有时脑脊液已出现显著改变,但患者并无脑膜刺激征。在婴幼儿和老年人,脑膜刺激征多不典型。

2.颅内压增高

表现为头痛、喷射性呕吐、意识障碍,眼底检查见视神经盘水肿,严重者出现脑疝、枕骨大孔疝,可迅速导致呼吸停止。

3.脑神经损害

多见于面神经,其次为展神经、动眼神经及视神经,可单侧或双侧,多数在疾病典型时才出现,但有时是结核性脑膜炎的首发征象。

4.脑实质损害

表现多变,有瘫痪、去大脑强直、手足震颤与徐动、舞蹈样运动等不同表现,取决于病变损害部位。

5.自主神经受损

表现为皮质—内脏联合损害如呼吸、循环、胃肠和体温调节紊乱等,亦可出现肥胖、尿崩症或抗利尿激素增高综合征。

6.脊髓受损

可出现脊神经受刺激或脊髓压迫、椎管阻塞等症状、体征。

(三)临床类型(典型可分为三期)

1.前驱期(早期)

病程为1~2周。表现为结核中毒症状、头痛、呕吐、性格改变等。

2.脑膜刺激征期(中期)

病程为1~2周。表现为脑膜刺激症状、颅内高压症状、脑神经障碍、脑实质损害、锥体束征、惊厥、脑炎体征等。

3.昏迷期(晚期)

病程为1~3周。以上症状加重,进入昏迷,出现脊髓功能障碍等。

三、辅助检查

（一）脑脊液检查

1.常规及生化检查

可出现以下变化：①压力增高，外观无色透明或微黄，静置后可有薄膜形成；②白细胞（100～500）×10^6/L，60％～95％的病例以淋巴细胞占优势，但疾病早期，4％～17％的患者可以中性粒细胞为主，易误诊为细菌性脑膜炎；③蛋白质含量增高，通常为1～2g/L，脊髓蛛网膜下隙阻塞时可超过5g/L；④糖和氯化物下降。脑脊液典型改变可高度提示诊断。

2.病原学检查

（1）脑脊液沉渣涂片做抗酸染色找结核分枝杆菌，阳性率仅30％。

（2）脑脊液结核分枝杆菌培养可确诊，但需大量脑脊液和数周时间。

（3）聚合酶链反应、现代色谱技术以及计算机的应用为结核分枝杆菌的研究提供了快速、有效的新方法。

（4）抗生素快速药敏试验与耐药基因的检测为耐药结核菌的诊断与治疗提供了有力的工具。

3.免疫学检查

（1）酶联免疫法测定脑脊液抗结核抗体，阳性率70％～80％。

（2）酶联免疫法测定中性粒细胞集落因子的阳性率90％左右，其意义尚待明确。

（3）腺苷脱氨酶与T细胞的分化有关，该酶检测阳性率90％左右。

（4）脑脊液单核细胞中分泌性抗原的鉴定已经取得可喜进展，有望成为新的早期确诊手段。

（二）影像学检查

常规胸部X线平片，可见活动性或陈旧性结核感染证据。CT可显示基底池和皮质脑膜对比增强或脑积水等，还可揭示脑实质粟粒型结节、结核球等。

（三）眼底检查

可发现脉络膜血管附近有圆形或椭圆形苍白色外绕黄圈的结核结节。

（四）结核皮肤试验

结核皮肤试验常用于结核病的诊断，约半数患者结核皮肤试验阳性，但有一定的假阳性与假阴性率。非结核分枝杆菌感染及接种过卡介苗者易出现假阳性。假阴性的原因有：注射方法不当、读取不准确及抗原丢失等；患者因素，如年龄、营养、药物（皮质内固醇、免疫抑制药、抗新生物制剂）、严重结核、伴随疾病如肾衰竭、艾滋病病毒感染、病毒性疾病或接种疫苗、淋巴网状内皮细胞肿瘤、结节病、实体肿瘤、麻风病、干燥综合征、共济失调—毛细血管扩张症、尿毒症、原发性胆汁性肝硬化、系统性红斑狼疮及其他病原菌造成的全身感染等。

四、诊断与鉴别诊断

（一）诊断

根据结核病史或接触史；发病缓慢，出现结核毒血症状，伴头痛、呕吐、脑膜刺激征及其他神经系统症状和体征;结合脑脊液淋巴细胞增多或糖含量降低等特征性改变;脑脊液抗酸涂片、结核分枝杆菌培养和聚合酶链反应检查等可作出诊断。

(二)鉴别诊断

结核性脑膜炎应与以下疾病进行鉴别。

1.病毒性脑膜炎

起病多急骤,高热者可伴肌痛、腹痛等。脑脊液中糖和氯化物不降低,蛋白质在 1 000mg/L 以下。2～3 周可康复。

2.化脓性脑膜炎

急性起病伴高热、寒战。脑脊液白细胞数每微升达数千以上,以中性粒细胞为主,糖降低较结脑更明显,脑脊液涂片、培养可找到致病菌。脑脊液乳酸定量多＞300mg/L;结核性脑膜炎则多小于此值。

3.真菌性脑膜炎

新型隐球菌脑膜炎临床表现和脑脊液改变酷似结核性脑膜炎,诊断有赖于脑脊液墨汁染色、培养及抗原检测。

4.流行性乙型脑炎

常在夏、秋季发病,起病急,高热、惊厥、昏迷。脑脊液糖含量正常或略高,氯化物不减少,蛋白质＜1 000mg/L 等有助于鉴别。

5.颅内占位性病变

如脑脓肿、听神经瘤等,病程进展常较缓,以头痛、呕吐及视神经盘水肿为主要表现,易与结核性脑膜炎混淆,CT 有助于诊断。

五、治疗

治疗原则:早期给药、合理选药、联合用药和系统治疗。只要患者临床症状、体征及实验室检查高度提示本病,即使脑脊液抗酸涂片阴性亦应立即开始抗结核治疗。

(一)化疗

1.异烟肼

异烟肼易透入脑脊液,是治疗的主要药物。儿童剂量 10～20mg/(kg·d),最大剂量不超过 600mg/d,症状好转改为 10mg/(kg·d),疗程 1.5～2 年。成人剂量 15mg/(kg·d),为保持脑脊液中的有效抗菌浓度,应提高用药量,可采用 600～900mg/d,静脉滴注,同时加用维生素 B_6,待症状改善后改为 400～600mg/d,口服,疗程至少 1 年。

2.利福平

儿童剂量 10～20mg/(kg·d),最大剂量不超过 600mg/d。成人剂量 600mg/d,疗程 1 年以上。注意以上两药对肝脏的损害。

3.吡嗪酰胺

该药在脑脊液中的浓度较高,是治疗结核性脑膜炎的主要药物,宜在病程最初 4 个月使用。剂量为每天 1 500～2 000mg,顿服,2 个月后改为隔天 1 次,每次 2 000mg;或每周 2 次,每次 3 000mg。小儿通常不宜应用,必须用时应充分权衡利弊。

4.乙胺丁醇

儿童剂量为每天 10~20mg/kg,顿服或分两次服。成人剂量为每天 750~1 000mg。注意该药对视神经的不良反应。

5.链霉素

儿童剂量为每天 20~30mg/kg,成人剂量为每天 15mg/kg,肌内注射,疗程 3~6 个月。若因不良反应而无法达到总量者,可提前停药。

WHO 建议应至少选择三种药物联合治疗,早、中期应强化治疗 3~4 个月,常用异烟肼、利福平及吡嗪酰胺或上述三联加链霉素或乙胺丁醇。巩固治疗用异烟肼和利福平,总疗程＜12 个月或 CSF 正常后继续治疗 6 个月。

治愈标准:症状消失、脑脊液正常、疗程结束后 2 年无复发。

(二)糖皮质激素治疗

早期应用效果较好,主要用于脑水肿引起的颅内压增高、伴局灶性神经体征和脊髓蛛网膜下隙阻塞的重症患者。常用泼尼松,成人剂量为每天 60~80mg,儿童剂量为每天 1~3mg/kg,口服,3~4 周后待症状及脑脊液检查好转则逐渐减量,2~3 周停药;亦可用地塞米松每天 5mg,静脉滴注。

(三)鞘内注射

重症患者在全身用药同时可鞘内注射地塞米松 5~10mg、异烟肼 100mg、α-糜蛋白酶 4 000U、透明质酸酶 1 500U,每隔 2~3 天 1 次,注药前宜放出与药液等量的脑脊液,注药宜缓慢。症状消失后每周 2 次,体征消失后 1~2 周 1 次,直至脑脊液正常。脑脊液压力增高患者慎用。

(四)对症治疗

主要是降低颅内压,控制癫痫发作。注意补充液体和电解质,退热,保护肾脏。蛛网膜粘连所致脑积水,可行脑脊液分流术。若有结核球,可在化疗保护下行手术切除。

六、预后

预后与年龄、病情、治疗是否及时和是否彻底等有关。发病时昏迷是预后不良的重要指征,临床症状、体征完全消失,脑脊液细胞数、蛋白质、糖和氯化物恢复正常提示预后良好。婴幼儿和 40 岁以上患者的预后较差,即使经过适当的治疗,仍有约 1/3 的结核性脑膜炎患者死亡。

(魏素霞)

第四章　螺旋体感染性疾病

第一节　钩端螺旋体病

钩端螺旋体病是由各种不同型别的致病性钩端螺旋体所致的一种自然疫源性疾病。本病最主要的传染源是鼠类和猪,每年 7～10 月为发病高峰期。临床可表现为突起寒战、高热、头痛、腓肠肌疼痛、眼结膜充血、淋巴结肿大等全身急性感染症状,部分患者可出现肺出血、黄疸、肾损害及脑膜脑炎等脏器损害的表现。实验室检查可发现白细胞总数与中性粒细胞轻度增多。血清学检查和病原学分离是确诊本病的依据。治疗包括有效的抗生素和对症治疗。

一、流行病学

(一)传染源

本病属于自然疫源性疾病。钩端螺旋体广泛存在于多种动物中,包括哺乳动物、爬行动物、节肢动物、软体动物和蠕虫等,其中除鸟类和昆虫外,都可以是传染源,但与人类传播最有关系的是以野鼠、猪、牛和犬为主,并且动物的种类与携带的钩端螺旋体群型可能有一定的关系。鼠类主要携带黄疸出血群,猪和犬分别以携带波摩那群和犬群为主;而钩端螺旋体的群型与临床症状的严重程度可能有关。迄今尚未证实人与人之间的传播,故人作为传染源的可能性很小。

(二)传播途径

钩端螺旋体病传播方式为直接接触传播。人类感染除极个别来自实验室感染外,均来自接触受染动物排出到环境中的钩端螺旋体所致。病鼠将钩端螺旋体的尿液排出污染田水和土壤,农民赤足下田劳作,钩端螺旋体即可侵入手足皮肤细微破损处造成感染。在雨季和洪水季节,由猪粪便外溢广泛污染环境,人群接触疫水后,常引起感染流行。其他传播途径包括渔民捕鱼时接触疫水,涉水游泳,矿工及下水道工人作业等。钩端螺旋体也可以经过胎盘进入胎儿,使胎儿受染并可导致流产。

(三)易感人群

人群对钩端螺旋体普遍易感。感染后可获较持久的同型免疫力,但不同型别间无交叉免疫。新入疫区的人易感性高且易于发展为重型。

(四)流行特征

由于钩端螺旋体在外界存活需适当温度及湿度,其感染的方式需在特定的条件和环境下发生。使本病的流行具有明显的季节性、地区性、流行性和一定的职业性。钩端螺旋体病流行以6～10月为主,发病分布呈单峰型。从职业方面看,主要是直接接触疫水的农民、渔民、因玩水被感染的中小学生及少数与感染动物接触的兽医、屠宰场工作者。年龄以青壮年较多,性别以男性为主。本病在我国主要见于洪涝灾害期间,可呈暴发性流行,其次见于收稻谷季节,平时也可见散发病例,此类患者较易误诊。近年来我国各地区的发病率呈稳步下降趋势。此外,钩端螺旋体在流行中的临床类型亦有明显变化。

二、分子生物学

(一)针对钩端螺旋体 DNA 探针技术

早已应用于临床,用黄疸出血群哥本哈根型 Wijnberg 株 DNA 制备探针,可在硝酸纤维素滤膜上检出 2pg 的同源 DNA。且致病性钩端螺旋体不同血清群 Patoc I 株呈交叉杂交现象。

(二)DNA 基因扩增技术

聚合酶链反应(PCR)的 DNA 扩增技术目前已引入钩端螺旋体病的诊断领域。

(1)flaB PCR 方法,实验证明,其灵敏度及特异性均较高。因 flaB 基因是存在于致病性钩端螺旋体的高度保守性序列,故 flaB PCR 可用来鉴别致病性与非致病性钩端螺旋体。

(2)hapl 基因仅存在于致病性钩端螺旋体中。这种检测方法也能用于鉴别致病性与非致病性钩端螺旋体,但实验样本量少,还需进一步实验验证。

(3)选取 G1、G2 和 B64-I、B64-II 两对引物,即采用多重 PCR 进行检测,结果显示此方法大大提高了检测灵敏度,比较适用于临床的早期筛查。

(4)以仅存在于致病钩端螺旋体中的 Li-pL32 基因为目的基因设计引物,建立了基于 MJ Opticon 荧光检测系统的实时 PCR 检测方法,其与普通 PCR 相比可以进行准确的定量检测,更加灵敏。

三、病因与病理

(一)病原

致病性钩端螺旋体为本病的病原。钩端螺旋体呈细长丝状,圆柱形,螺旋盘绕细致,有12～18个螺旋,规则而紧密,状如未拉开弹簧表带样。钩端螺旋体的一端或两端弯曲成钩状,使菌体呈"C"形或"S"形。钩端螺旋体革兰染色阴性。在暗示野显微镜下较易见到发亮的活动螺旋体。电镜下观察到的钩端螺旋体结构主要为外膜、鞭毛(又称轴丝)和柱形的原生质体(柱形菌体)三部分。钩端螺旋体是需氧菌,营养要求不高,在常用的柯氏培养基中生长良好。孵育温度25～30℃。钩端螺旋体对干燥非常敏感,在干燥环境下数分钟即可死亡,极易被稀盐酸、70%乙醇、漂白粉、甲酚皂液、石炭酸、肥皂水和0.5%氯化汞灭活。钩端螺旋体对理化因素的免疫力较弱,如紫外线、温热50～55℃,30分钟均可被杀灭。

据1986年国际微生物学会统计,全世界已发现的钩端螺旋体共有23个血清群,200个血清型。我国已知有18群70型。我国北方地区宿主带菌较单纯,常以波摩那型占绝对优势。

南方则较为复杂,可有黄疸出血型、犬型、感冒伤寒型、七日热型和波摩那型。钩端螺旋体的型别不同,对人的毒力、致病力也不同。某些致病菌型在体内外,特别在体内可产生钩端螺旋体代谢产物如内毒素样物质,细胞毒性因子、细胞致病作用物质及溶血素等。

目前,研究较多的是以钩端螺旋体 DNA 结构特征为依据的遗传学分类方法。这种方法的优点是能深入揭示钩端螺旋体的遗传本质,因而较传统分类更适于临床。常用的分子学方法有限制性内切酶图谱分析(REA),脉冲场凝胶电泳(PFGE),限制性内切酶片段长度多态性(R 肿)分析,随机引物聚合酶链反应(AP.PCR),串联重复序列拷贝数(VNIR)分析和选择性扩增片段长度多态性(FAFLP)分析等。

(二)发病机制

钩端螺旋体经人体正常或损伤的皮肤,亦可经黏膜进入人体,迅速从淋巴系统和血液到达全身,出现菌血症。再进入各器官、组织、细胞,甚至还可侵入蛛网膜下隙、眼前房等组织。钩端螺旋体病是全身广泛性疾病,早期主要是感染中毒性微血管功能的改变,其特点是病理形态改变轻微而功能改变较为明显。随着病情的进展,钩端螺旋体及其毒物进一步引起肺、肝、肾、心、横纹肌、淋巴结、中枢神经系统等器官的功能和形态损害,出现肺出血、黄疸、肾衰竭、脑炎等器官损害症状。由于钩端螺旋体菌型、毒力以及人体反应的不同,钩端螺旋体病的表现复杂多样,轻重程度不一,临床上往往以某种脏器病变占优势,而出现不同类型。此后特异性免疫反应的出现,在清除血液中的钩端螺旋体的同时,也可使少数患者出现与超敏反应相关的后发热、眼和神经系统后发症等临床表现。

(三)病理

一般情况下,毒力较强的黄疸出血型、秋季型等钩端螺旋体菌型的感染,常引起黄疸、出血和肾衰竭;而伤寒流感型、7 天热型,特别是波摩那型等毒力较弱的感染,则常引起钩端螺旋体病的轻型。然而,病情的轻重可能与人体免疫状态的高低有关。

1.肺

肺的主要病变为出血,以弥散性出血最为显著,是人体对毒力强、数量多的钩端螺旋体所引起的全身性强烈反应,有时类似超敏反应。肺弥散性出血的原发部位是毛细血管,开始呈少量点状出血,后逐渐扩大,融合成片或成团块。组织学检查可见到肺组织毛细血管完整,但极度充血、淤血以致溢血(并未见到明显血管破裂现象)。支气管腔和肺泡充满红细胞,部分肺泡内含有气体,偶见少量浆液渗出。肺水肿极少见。肺出血呈弥散性分布,胸膜下多见。超微结构发现大部分肺泡壁毛细血管微结构清晰,可见少量内皮细胞原质呈支状突起;有的线粒体肿胀,变空及嵴突消失。在变性的内皮细胞内有时可见变性的钩端螺旋体;偶见红细胞从毛细血管内皮细胞间溢出。肺比正常重 1~2 倍,外观呈紫黑色。切面呈暗红色。切开时流出暗红色或泡沫状血性液体,气管或支气管几乎全为血液充满。

当肺内淤积大量血液时,血管壁持久缺氧,如果再合并心肺功能障碍,更促进肺弥散性出血发展。

2.肾

钩端螺旋体病的肾病变主要是肾小管上皮细胞变性、坏死。部分肾小管基底膜破裂,肾小管管腔扩大,管腔内可充满血细胞或透明管型,可使管腔阻塞。对许多钩端螺旋体病的患者肾活检,均发现有肾间质性肾炎,因而可以认为间质性肾小球肾炎是钩端螺旋体病的基本病变。电镜下小球内皮细胞无改变,可见免疫复合物和补体沉积在肾小球基底膜上。肾间质呈现水肿,有大单核细胞、淋巴细胞及少数嗜酸性和中性粒细胞浸润。个别病例有小出血灶。多数肾组织内可找到钩端螺旋体。肾小球病变一般不严重,有时可见内囊出血,上皮细胞浊肿。

3.肝

肝组织损伤轻重不一,病程越长,损害越大。病变轻者外观无明显异常,显微镜下可见轻度间质水肿和血管充血以及散在的灶性坏死。严重病例出现黄疸、出血,甚至肝功能衰竭。镜下可见肝细胞退行性变、脂肪变性、坏死,严重的肝细胞排列紊乱;电镜下可见肝窦或微细胆小管的微绒毛肿胀,管腔闭塞。肝细胞线粒体肿胀,嵴突消失。肝细胞呈分离现象,在分离的间隔中可找到钩端螺旋体。

本病的黄疸可能由于肝脏的炎症、坏死,毛细胆管的阻塞及溶血等多种因素所致。由于上述原因以及由此引起的凝血功能障碍,临床可见严重黄疸、出血,甚者造成急性肝功能衰竭。

4.心脏

心肌损害常常是钩端螺旋体病的重要病变。心包有少数出血点、灶性坏死、间质炎症和水肿。心肌纤维普遍浊肿、部分病例有局灶性心肌坏死及肌纤维溶解。电镜下心肌线粒体肿胀、变空、嵴突消失、肌丝纤维模糊、断裂、润盘消失。心血管的损伤主要表明为全身毛细血管的损伤。

5.其他器官

(1)脑膜及脑实质可出现血管损害和炎性浸润。硬膜下或蛛网膜下常可见到出血,脑动脉炎、脑梗死及脑萎缩。镜下脑及脊髓的白质可见淋巴细胞浸润。

(2)肾上腺病变除出血外,多数病例有皮质类脂质减少或消失。皮质、髓质有灶性或弥散性炎性浸润。

(3)骨骼肌特别是腓肠肌肿胀,横纹消失、出血,并有肌浆空泡、融合,致肌浆仅残留细微粒或肌浆及肌原纤维消失,而仅存肌膜轮廓的溶解性坏死改变。在肌肉间质中可见到出血及钩端螺旋体。电镜下肌微丝结构清晰、线粒体肿胀。

四、临床分型

因受染者免疫水平的差别以及受染菌株的不同,可直接影响其临床表现。本病的发展过程分为3期:①早期(钩端螺旋体血症期),以钩端螺旋体毒血症表现为主;②中期(器官损伤期),以肺出血、黄疸、脑膜炎、呼吸衰竭、心力衰竭等表现为主;③晚期(恢复期或后发症期),多数患者恢复,少数患者表现为后发热、眼葡萄膜炎以及脑动脉闭塞性炎症等症状为主。

五、临床表现

潜伏期2～20天,一般7～12天。

(一)早期(钩端螺旋体血症期)

多在起病后3天内,本期突出的表现如下。

（1）发热，多数患者起病急骤，伴畏寒及寒战。体温短期内可高达 39℃ 左右。常见弛张热，有时也可稽留热，少数间歇热。

（2）头痛较为突出，全身肌痛，尤以腓肠肌或颈肌、腰背肌、大腿肌及胸腹肌等部位常见。

（3）全身乏力，特别是腿软较明显，有时行走困难，不能下床活动。

（4）眼结膜充血，有两个特点：一是无分泌物，疼痛或畏光感；二是充血持续，在退热后仍持续存在。

（5）腓肠肌压痛，双侧偶也可单侧，程度不一。轻者仅感小腿胀，压之轻度痛，重者小腿痛剧烈，不能走路，拒按。

（6）全身表浅淋巴结肿大，发病早期即可出现，多见于腹股沟、腋窝淋巴结。多为黄豆或蚕豆大小，压痛，但无充血发炎，亦不化脓。

本期还可同时出现消化系统症状，如恶心、呕吐、腹泻；呼吸系统症状，如咽痛、咳嗽、咽部充血和扁桃体肿大。部分患者可有肝脾大，出血倾向。极少数患者有中毒性精神症状。

（二）中期（器官损伤期）

在起病后 3～14 天，此期患者经过了早期的感染中毒败血症之后，出现器官损伤表现，如咯血、肺弥散性出血、黄疸、皮肤黏膜广泛出血、蛋白尿、血尿、管型尿和肾功能不全、脑膜脑炎等。

此期的临床表现是划分肺出血型、黄疸出血型、肾型和脑膜炎型等的主要依据。

1.流感伤寒型

多数患者以全身症状为特征。起病急骤，发冷，发热（38～39℃），头痛，眼结膜充血，全身肌痛，尤以腓肠肌为显著，并有鼻塞、咽痛、咳嗽等。临床表现类以流行性感冒、上呼吸道感染或伤寒。无黄疸，也无中枢神经系统症状，脑脊液正常，肺无明显病变。是早期钩端螺旋体血症症状的继续。自然病程 5～10 天。也有少数严重患者，有消化道、皮肤、阴道等处出血；部分严重患者以胃肠道症状为主，如恶心、呕吐、腹泻。可有低血压或休克表现。

2.肺出血型

在钩端螺旋体血症基础上，出现咳嗽、血痰或咯血，根据胸部 X 线片病变的深度和广度以及心肺功能表现，临床上可分肺普通出血型与肺弥散性出血型。

（1）普通肺出血型。临床与钩端螺旋体血症类似，伴有不同程度咯血或血痰，胸部体征不显，X 线片显示轻度肺部病变（肺部纹理增加），如不及时治疗，也可转为肺弥散性出血型。

（2）肺弥散性出血型（肺大出血型）。在钩端螺旋体侵入人体后，经过潜伏期和短暂的感染早期后的 2～3 天，突然出现面色苍白，以后心率和呼吸增快，心悸，烦躁不安，最后进入循环与呼吸功能衰竭。双肺布满湿啰音，咯血进行性加剧，但也可无咯血。主要为广泛的肺内部溢血，是近年来无黄疸型钩端螺旋体病引起死亡的常见原因。X 线片显示双肺广泛弥散性点片状软化阴影。患者在临终时大量鲜血从口鼻涌出，直至死亡。如能及时应用青霉素和氢化可的松治疗，多数患者可获转机，3～5 天自觉症状改善，体征亦迅速缓解，肺部病灶多在 2～4 天可完全消散。有研究认为这是由于机体对病原体及其有毒物质的超敏反应。其理由是：①临床上来势猛，恢复也迅速，肺部病灶消失快，没有血管破裂现象，提示大出血为充血、淤血和溢血的严重后果；②激素治疗有特效；③凝血机制正常，没有 DIC 现象，不需要抗凝治疗。

本型尚可分为以下 3 期,但 3 期并非截然分开。①先兆期:患者面色苍白(个别也可潮红),心慌、烦躁。呼吸、心率进行性加快,肺部逐渐出现啰音,可有血痰或咯血,X 线胸片呈纹理增多,散在点片状阴影或小片融合。②出血期:如未及时治疗,可在短期内面色转极度苍白或青灰,口唇发绀,心悸,烦躁加重,呼吸、心率显著加快,第一心音减弱或呈奔马律,双肺湿啰音逐渐增多,咯血不断,X 线胸片点片状阴影扩大且大片状融合。③垂危期:若未能有效地控制上述症状,患者可在短期内(1~3 小时)病情迅速进展,由烦躁不安转入昏迷。喉有痰鸣,呼吸不整,极度发绀,大口鲜血连续不断地从口鼻涌出(呈泡沫状),心率减慢,最后呼吸停止。

3.黄疸出血型

多由黄疸出血血清型钩端螺旋体引起。临床以黄疸出血为主,病死率较高。本型可分为 3 期,即败血症期、黄疸期和恢复期。于病后 3~7 天出现黄疸,80% 病例伴有不同程度的出血症状,常见有鼻出血,皮肤和黏膜瘀点、瘀斑、咯血、尿血、阴道流血、呕血,严重者消化道出血引起休克而死亡,少数患者在黄疸高峰时同时出现肺大出血,但不知无黄疸型的肺大出血急剧凶险。本型的肝和肾损害是主要的,高胆红素血症,一般总胆红素超过正常 5 倍,而 AST 很少超过 5 倍。70%~80% 的病例累及肾,肾变化轻重不一,轻者为蛋白尿、血尿、少量白细胞及管型。病期 10 天左右即趋正常。严重者发生肾功能不全、少尿或无尿、酸中毒、尿毒症昏迷,甚至死亡。肾衰竭是黄疸出血型常见的死因,占死亡病例的 60%~70%。本型 20%~30% 的病例尚可出现脑膜刺激症状。

4.肾衰竭型

临床症状以肾损害较突出,表现为蛋白尿、血尿、管型尿、少尿、尿闭,出现不同程度的氮质血症、酸中毒。氮质血症一般在病期第 3 天开始,7~9 天达高峰,3 周后恢复正常。本型无黄疸,故易与黄疸出血型的肾衰竭鉴别。严重病例可因肾衰竭而死亡。

5.脑膜脑炎型

在散发型无菌性脑膜炎病例中,钩端螺旋体病脑膜炎型占 5%~13%。临床上以脑炎或脑膜炎症状为特征,剧烈头痛、全身酸痛、呕吐、腓肠肌痛、腹泻、烦躁不安、意识不清、颈项强直和克尼格征阳性等。在免疫期前脑脊液中细胞数可能不高,一般每微升十至几百,偶尔可达 1000/μL;蛋白反应呈弱阳性;糖和氯化物往往正常。临床上类似于无菌性脑膜炎。

(三)恢复期或后发症期

患者热退后各种症状逐渐消退,但也有少数患者退热后经几天到 3 个月,再次发热,出现症状,称为后发症。

1.后发热

在第 1 次发热消退后 1~5 天,发热再现,一般在 38.0~38.5℃,半数患者伴有周围血嗜酸性粒细胞增高,无论用药与否,发热均在 1~3 天消退。极个别患者可出现第 3 次发热(大约起病后 18 天),3~5 天自然退清。

2.眼后发症

多见于北方,可能与波摩拿型有关。常发生病后 1 周至 1 个月,以葡萄膜炎、虹膜睫状体炎、脉络膜炎为常见,巩膜表层炎、球后视神经炎等也有发生。该症可能是超敏反应所致。

3.神经系统后发症

(1)反应性脑膜炎。少数患者在后发热同时伴有脑膜炎症状,但脑脊液检查正常,不治也可自愈。

(2)闭塞性脑动脉炎。又称烟雾病,见于钩端螺旋体波摩那型病例,是钩端螺旋体病神经系统中最常见和最严重并发症之一。1973年明确由钩端螺旋体感染引起。发病率占钩端螺旋体病的0.57%～6.45%。15岁以下儿童占90%,余为青壮年。男女发病率无差别。发病高峰较当地钩端螺旋体病流行迟1个多季度,即10～12月,最长为病后9个月出现症状。表现为偏瘫、失语、多次反复短暂肢体瘫痪。脑血管造影证实颈内动脉床突上段和大脑前中动脉近端有狭窄,多数在基底核有一特异的血管网。尸检脑组织中偶可找到钩端螺旋体,预后较差。

除上述神经系统后发症外,尚有周围神经受损、脊髓损害的报道。其发病机制可能是钩端螺旋体直接损害脑血管或是超敏反应所致。

4.胫前热

极少数患者的两侧胫骨前皮肤于恢复期出现结节样红斑,伴发热,2周左右消退。与免疫反应有关。

六、辅助检查

(一)常规检查与血液生化检查

无黄疸病例的血白细胞总数和中性粒细胞数正常或轻度升高;黄疸病例的白细胞计数大多增高,半数在$(10×20)×10^9/L$,最高达$70×10^9/L$,少数病例可出现类白血病反应。中性粒细胞增多,其百分比多数在81%～95%;出血患者可有贫血、血小板减少,最低达$15×10^9/L$。尿常规检查中70%的患者有轻度蛋白尿、白细胞、红细胞或管型出现。黄疸病例有胆红素增高,2/3的病例低于$342\mu mol/L$,最高达$1111\mu mol/L$。一般在病期第1～2周持续上升,第3周逐渐下降,可持续到1个月以后,血清转氨酶可以升高,但增高的幅度与病情的轻重并不平行,不能以转氨酶增高的幅度作为肝受损的直接指标。约50%的病例有肌酸磷酸激酶(CPK)增高(平均值是正常值的5倍)。

(二)特异性检测

1.病原体分离

钩端螺旋体不易着色,一般显微镜很难观察到,必须采用黑底映光法直接查找钩端螺旋体。在发病10天内可从血液及脑脊液中分离出钩端螺旋体。第2周尿中可检出钩端螺旋体。钩端螺旋体从体液或组织中分离需要特殊的实验室技术和培养基。

最近用超速离心集菌后直接镜检法、荧光抗体染色法、原血片镀银染色法及甲苯蓝染色等方法直接检查病原体,可达到快速诊断目的,阳性率在50%左右,有助于早期诊断。

动物接种是一种分离病原体的可靠方法,将患者的血液或其他体液接种于动物(幼年豚鼠和金黄地鼠)腹腔内,晚期病例可用尿液接种于动物腹部皮下。接种3～5天,用暗视野检查腹腔液,亦可在接种3～6天时取心血检查。动物接种的阳性率较高,但所需时间较长,所需费用大。

2.血清学试验

(1)显微镜凝集试验(MAT)。简称显凝试验,有较高的特异性和敏感性,但需不同型别活菌操作,凝集素一般在病后7～8天出现,逐渐升高,以超过1∶400效价为阳性,可持续数月到数年。间隔2周双份血清,效价增高4倍以上为阳性。

(2)酶联免疫吸附试验(ELISA)。比凝溶试验阳性出现时间更早和更灵敏。显微镜凝集试验与ELISA的总符合率达86.2%。近年来,国外已普遍采用钩端螺旋体IgM抗体技术,有高度特异性。

(3)间接红细胞凝集试验。将从钩端螺旋体菌体中提取的一种抗原成分,将其吸附于人"O"型红细胞表面致敏,遇到同种抗体,即发生红细胞凝集现象,本试验具钩端螺旋体感染的属特异性而无群或型的特异性,较凝溶试验阳性出现早,操作简便,不需特殊设备,适合基层推广应用。

(4)间接红细胞溶解试验。用钩端螺旋体抗原物质将新鲜绵羊红细胞致敏,在补体存在的条件下与含有抗体的血清混合时发生溶血,较间接红细胞凝集试验的灵敏性为高。

(5)间接荧光抗体法。此法是将标准钩端螺旋体菌株做成涂片,然后将检测患者的血清滴在已知菌株的玻片上,经洗涤,如患者血清中具有抗体,抗原抗体结合,再用抗人球蛋白荧光抗体与此复合物结合,发生荧光,即为阳性,此法无型特异法。本法检出抗体时间及阴转时间均较显凝试验抗体为早,具有一定的早期诊断意义。

3.分子生物学检测

(1)钩端螺旋体DNA探针技术。早已应用于临床。

(2)DNA基因扩增技术。聚合酶链反应(PCR)的DNA扩增技术目前已引入钩端螺旋体病的诊断领域。

七、诊断与鉴别诊断

(一)诊断

1.疑似病例

(1)起病前3周内在流行地区与疫水或猪、鼠的排泄物及其污染物有接触史。

(2)起病急骤,畏寒,发热,头痛,腰痛,腓肠肌痛,乏力,结膜明显充血但不痛,全身淋巴结肿大。

2.确诊病例

疑似病例具有下列任何一组症状者。

(1)肺出血。

(2)黄疸及皮肤、黏膜、内脏出血。

(3)脑膜脑炎症状。

(4)肾炎症状(腰痛、蛋白尿)。

(5)胃肠道症状及休克。病原学或血清学检验获阳性结果。

（二）鉴别诊断

1.发热

应与其他急性发热性疾病如伤寒、流感、肾综合征出血热、败血症等进行鉴别。除依靠临床特点外、流行病学病史、蛋白尿以及氮质血症的出现，往往对鉴别诊断提供重要的线索。

（1）伤寒。持续高热、相对缓脉、表情淡漠、玫瑰疹、肝脾大，无腓肠肌疼痛，血常规白细胞总数偏低，嗜酸粒细胞明显减少或缺乏，肥达反应阳性等，可与流感伤寒型钩端螺旋体病相鉴别，血或骨髓培养出伤寒杆菌则可明确诊断。

（2）流感。发生于流感流行季节，可有发热、流涕、鼻塞、打喷嚏等症状，但多无腓肠肌疼痛及全身肌痛且临床经过较为缓和，病程相对局限，除可能出现继发性肺炎外，很少有休克发生，可与流感伤寒型钩端螺旋体病相鉴别。

（3）肾综合征出血热。除有发热外，可有典型的"三红"（颜面、颈部及前胸部皮肤潮红），"三痛"（头痛、眼眶痛及腰痛），渗出出血（眼球结膜及皮肤黏膜充血、水肿及出血），蛋白尿等临床表现，以及临床进展"五期经过"（发热期、低血压休克期、少尿期、多尿期及恢复期），可加以鉴别。

（4）败血症。多有持续发热，全身中毒症状明显，细致的临床检查可发现感染病灶。若为革兰阴性菌感染，易发生感染性休克。血常规多显示白细胞总数明显升高，中性粒细胞百分比明显增加，可有贫血，血或骨髓培养可发现致病菌等可加以鉴别。

2.黄疸

应与黄疸型肝炎鉴别。肝炎是以食欲缺乏等消化道症状为显著，无眼结膜充血和腓肠肌压痛、白细胞计数正常或降低、肝功能 ALT、AST 明显异常、CPK 不增高。流行病学史和血清学试验可资鉴别。

3.肾炎

有肾损害而无黄疸的钩端螺旋体病患者需与肾炎相鉴别。钩端螺旋体病具有急性传染性热性发病过程，有结膜充血、肌痛明显，血压多正常，无水肿。

4.肌痛

应与急性风湿热相鉴别。急性风湿热的疼痛多分游走性的关节疼痛，而钩端螺旋体病的肌痛以腓肠肌为主。

5.出血或咯血

出血可与上消化道出血、血尿、白血病、血小板减少及再生不良性贫血等疾病鉴别，可通过周围血常规及骨髓检查、GI 检查等手段与出血性疾病相鉴别。咯血应与肺结核、支气管扩张、肿瘤等疾病鉴别，通过肺部 X 线摄片或 CT 等检查加以区分。

6.脑膜脑炎

脑膜脑炎型钩端螺旋体病与流行性乙型脑炎都在夏、秋季流行，都无疫水接触史，亦无全身酸痛、腓肠肌压痛、结膜充血及淋巴结肿大等。乙型脑炎病情凶险、抽搐、昏迷等脑部症状比钩端螺旋体病明显，尿常规、肝功能多正常。

八、治疗

(一)对症治疗和支持疗法

早期应卧床休息,给予高热量、B族维生素和维生素C以及容易消化的饮食;并保持水、电解质和酸碱平衡;出血严重者应立即输血并及时应用止血药。肺大出血者,应使患者保持镇静,酌情应用镇静药;肝功能损害者应保肝治疗,避免使用损肝药物。

对各型钩端螺旋体病均应强调早期发现、早期诊断、早期卧床休息和就地治疗,减少搬运过程中出现的意外情况。

(二)抗菌治疗

为了消灭和抑制体内的病原体,强调早期应用有效的抗生素。如治疗过晚,脏器功能受到损害,治疗作用就会减低。

(1)青霉素应早期使用,有提前退热、缩短病期、防止和减轻黄疸及出血的功效,首次剂量为40万U,以后治疗剂量每天120万~160万U,分3~4次肌内注射,避免发生赫氏反应,儿童剂量酌减或与成人基本相同。疗程7天或用药至体温正常后2~4天。重症病例剂量加大至每天160万~240万U,分4次肌内注射,合用肾上腺皮质激素。其他抗生素,如四环素、庆大霉素、链霉素、红霉素、氯霉素、多西环素、氨苄西林等,亦有一定疗效。

(2)近年来国内合成的咪唑酸酯及甲唑醇治疗本病取得满意的效果,两种药物均可口服,不良反应不大。

1)咪唑酸酯的剂量,成人首次1g,以后每次0.5g,每天4次,待体温恢复正常后2~4天停药。重症患者可增至每天3g,分3次口服,待病情好转后改为每天2g,平均疗程5~7天。约8.1%的病例出现赫氏反应,较青霉素的赫氏反应轻,无须特殊处理。本品口服后迅速被消化道吸收分布全身,并通过血脑屏障,可作预防用药,主要的不良反应为消化道症状、皮疹等。

2)甲唑醇的剂量,成人首次口服剂量1g,以后每次0.5g,每天3~4次,疗程5~7天或热退后3天停药。本品治愈率达94.31%,无赫氏反应。仅部分患者有头晕、腹痛、肠鸣,偶有皮疹、口干等反应。

赫氏反应多发生于首剂青霉素G注射后30分钟至4小时内,因大量钩端螺旋体被杀灭后释放毒素所致,其症状为突然寒战、高热、头痛,全身酸痛,心率、呼吸加快,原有的症状加重,并可伴有血压下降、四肢厥冷、休克、体温骤降等,一般持续30~60分钟,偶可导致肺弥散性出血,应立即应用氢化可的松200~300mg静脉滴注或地塞米松5~10mg静脉注射,伴用镇静、降温、抗休克等治疗。

(三)后发症治疗

一般多采取对症治疗,可得到缓解,重症患者可用肾上腺皮质激素加速恢复。

1.葡萄膜炎

扩瞳,用1%阿托品溶液滴眼,每天数次,如虹膜粘连不能使瞳孔充分扩大,可再用10%去氧肾上腺素液滴眼,1%去氧肾上腺素结膜下注射或用强力扩瞳药(1%阿托品、4%可卡因、0.1%肾上腺素各0.1mL)结膜下注射等;使瞳孔扩大至最大限度,尽量使已形成的虹膜后粘连拉开。扩瞳后每天以 1‰阿托品滴眼 1～3 次,至痊愈后 2 周。眼部热敷,每天 2～4 次,每次 20 分钟。局部用可的松滴眼或结膜下注射。重症患者可口服肾上腺皮质激素。其他可用 1‰～2‰乙基吗啉滴眼,内服水杨酸钠;对后部的葡萄膜炎可用烟酸、妥拉唑林、山莨菪碱、碳酸氢钠静脉滴注以及维生素 B_1、维生素 B_2 等。治疗均无效时可用免疫抑制药。

2.脑内闭塞性动脉炎

多采取大剂量青霉素、肾上腺皮质激素等。亦可用血管扩张药,如烟酸、氢溴酸樟柳碱 (AT-3)、氨茶碱,以及理疗及针灸等疗法。争取尽早治疗,否则可能遗留不同程度后遗症。

九、预　防

疫区内灭鼠,管理好猪、犬,以及预防接种是控制钩端螺旋体病流行和减少发病的关键。

(一)控制传染源

1.灭鼠

疫区采取各种有效方法消灭田间和家舍鼠类。

2.猪的管理

开展猪圈积肥,防止猪尿粪直接流入附近的水沟、池塘、稻田;加强检疫;畜用钩端螺旋体疫苗注射等。

3.犬的管理

消灭野犬,拴养家犬,进行检疫。

(二)切断传播途径

1.改造疫源地

兴修水利,防止洪水泛滥;开沟排水,消除死水;收割水稻前,放干田中积水。

2.环境卫生和消毒

牲畜饲养场所、屠宰场等应搞好环境卫生和消毒工作。

3.注意防护

流行地区、流行季节,尽量减少不必要的疫水接触。必须进行稻田、水沟等有水作业时要注意防护,如穿橡皮靴,戴橡皮手套等。

(三)保护易感人群

1.预防接种

在常年流行地区采用多价钩端螺旋体疫苗接种。对易感人群及疫水接触者在钩端螺旋体病流行前 1 个月完成疫苗接种,一般是 4 月底或 5 月初。接种后 1 个月左右产生免疫力并可保持 1 年左右。

2.药物预防

对实验室、流行病学工作者及新进入疫区的劳动者,可口服多西环素 0.2g,每周 1 次;对疑似钩端螺旋体感染但尚无明显症状者,可每天肌内注射青霉素 80 万～120 万 U,连续 2～3 天。

(梁赟磊)

第二节　梅毒

梅毒是由梅毒螺旋体(TP)引起的一种慢性性传播疾病。本病危害性极大,可侵犯全身各组织器官或通过胎盘传播引起死产、流产、早产和胎传梅毒。治疗主要是青霉素抗梅毒治疗。

一、病原学

性病性梅毒由密螺旋体属中的致病亚种苍白密螺旋体苍白亚种引起。其他致病性螺旋体还包括苍白密螺旋体地方亚种,引起地方性梅毒。苍白密螺旋体极细亚种和品他密螺旋体分别引起雅司和品他。梅毒螺旋体结构复杂,不易着色,由8~14个螺旋构成,人工培养困难,通常需接种于家兔睾丸进行保存和传代。电镜下梅毒螺旋体的最外层为外膜,外膜内是胞质膜,两者之间是鞭毛。梅毒螺旋体属厌氧菌,离开人体生存困难。不耐热,对普通的消毒剂敏感,因此,煮沸、干燥、日光、肥皂水、普通消毒剂均可迅速将其杀灭。但其耐寒,4℃可存活3天,-78℃下数年仍可有传染性。

二、流行病学

梅毒是一种古老的疾病,在世界范围内广泛流行。其发生、发展及流行受自然因素和社会因素双重影响,尤以社会环境因素影响最为显著。据世界卫生组织(WHO)估计,全球每年新发的梅毒病例约1 200万,90%发生在发展中国家。在许多发展中国家,先天梅毒是导致死胎、新生儿死亡的主要原因。我国在1949年以后,采取了强有力的综合防控策略,梅毒曾经一度销声匿迹,但近年梅毒的流行再度呈现上升势头。梅毒的防治面临严峻的挑战。同时,梅毒合并HIV感染带来的新问题也日益凸现。

(一)传染源

梅毒患者是本病唯一的传染源,梅毒螺旋体可存在于患者的皮损、血液、精液、乳汁和涎液中。未经治疗的患者在感染后1~2年传染性最强,随后病期越长,传染性越小。

(二)传播途径

(1)性接触传播,是梅毒的主要传播途径,约95%的患者是通过性接触由皮肤、黏膜微小破损受感染。

(2)垂直传播,梅毒感染的孕妇在妊娠4个月后,梅毒螺旋体可通过胎盘及脐静脉由母体传染给胎儿,引起流产、早产、死产或先天梅毒。未经治疗的一期、早期潜伏和晚期潜伏梅毒,梅毒孕妇垂直传播的概率分别为70%~100%、40%、10%。梅毒螺旋体还可经胎膜感染羊水后,再进入胎儿循环而使胎儿受到感染。

(3)梅毒产妇在分娩、哺乳时可使新生儿受到感染。

(4)通过血液途径可传染梅毒,少数也可通过接吻、接触污染物等途径受到感染。

(三)易感人群

人群普遍易感。

三、发病机制与病理

梅毒的致病性可能与其表面的黏多糖酶有关。梅毒螺旋体从完整的黏膜和擦伤的皮肤进入人体后,经数小时侵入附近淋巴结,2~3 天经血液循环播散全身。梅毒侵入人体后,经过 2~3 周潜伏期,即发生皮肤损害。

梅毒的发病与机体的免疫应答密切相关,如机体的免疫功能正常,则在梅毒的整个感染过程中以 Th1 应答为主,一方面,可诱导促炎症细胞因子如 TNF-α、IL-2 等释放,引起炎性病理损伤,另一方面,Th1 应答有利于病原体的清除,可出现早期损害的消退和无症状潜伏期感染。梅毒初期的组织学特征是单核细胞浸润,在感染的第 6 天,即有淋巴细胞浸润,13 天达高峰,随之巨噬细胞出现,病灶中浸润的淋巴细胞以 T 细胞为主,此时,梅毒螺旋体见于硬下疳中的上皮细胞间隙中以及位于上皮细胞的内陷或吞噬体内或成纤维细胞、浆细胞、小的毛细血管内皮细胞之间及淋巴管和局部淋巴结中。由于免疫的作用,使梅毒螺旋体迅速地从病灶中消除,在感染的第 24 天后,免疫荧光检测未发现梅毒螺旋体的存在。螺旋体大部分被杀死,进入无症状的潜伏期,未被杀灭的螺旋体仍在机体内繁殖,经 6~8 周,大量螺旋体进入血液循环,向全身播散,引起皮肤黏膜、骨骼、眼等器官及神经系统受损。

梅毒螺旋体在许多组织中可以见到,如皮疹内、淋巴结、眼球的房水和脑脊液中,随着机体免疫应答反应的建立,产生大量的抗体,螺旋体又绝大部分被杀死,再进入潜伏状态,此时称为二期潜伏梅毒。这时临床虽无症状,但残存的螺旋体可有机会再繁殖,当机体免疫力下降时,螺旋体再次进入血液循环,发生二期复发梅毒。在抗生素问世之前,可以经历一次或多次全身或局部的皮肤黏膜复发,且 90% 的复发是在发病后第 1 年中。以后随着机体免疫的消长,病情活动与潜伏交替。当机体免疫力增强时,螺旋体变为颗粒形或球形。当免疫力下降时,螺旋体又侵犯体内一些部位而复发。如此不断反复,2 年后有 30%~40% 患者进入晚期梅毒。

上述过程在免疫功能异常的患者,特别是合并人免疫缺陷病毒(HIV)感染者,由于 HIV 感染导致机体免疫功能低下,合并 HIV 感染者梅毒的自然病程也随之改变,常出现皮损愈合延迟、神经梅毒发病率升高和早期神经梅毒治疗失败率增加。

四、临床表现

临床上根据传播途径的不同将梅毒分为后天(获得性)梅毒和先天(胎传)梅毒;按照病程的长短又可分为早期梅毒和晚期梅毒。

(一)获得性梅毒

1.一期梅毒

潜伏期平均 3~4 周,典型损害为硬下疳,起初在螺旋体侵入部位出现一红色小丘疹或硬结,以后表现为糜烂,形成浅溃疡,质硬,不痛,呈圆形或椭圆形,边界清楚,边缘整齐,呈堤状隆起,周围绕有暗红色浸润,有特征软骨样硬度,基底平坦,无脓液,表面附有类纤维蛋白薄膜,不易除去,稍加挤捏,可有少量浆液性渗出物,含有大量梅毒螺旋体,为重要传染源。硬下疳大多单发,亦可见有 2～3 个者。以上为典型的硬下疳。但如发生在原有的糜烂、裂伤或已糜烂的疱疹或龟头炎处,则硬下疳即呈现与此种原有损害相同形状,遇有此种情况应进行梅毒螺旋体检查。硬下疳由于性交感染,所以损害多发生在外阴部及性接触部位,男性多在龟头、冠状沟及系带附近,包皮内叶或阴茎、阴茎根部、尿道口或尿道内,后者易被误诊。硬下疳常合并包皮水肿。有的患者可在阴茎背部出现淋巴管炎,呈较硬的线状损害。女性硬下疳多见于大小阴唇、阴蒂、尿道口、阴阜,尤多见于宫颈,易于漏诊。阴部外硬下疳多见于口唇、舌、扁桃体、乳房、眼睑、外耳。近年来,肛门及直肠部硬下疳亦不少见。此种硬下疳常伴有剧烈疼痛,排便困难,易出血。发生于直肠者易误诊为直肠癌。发于阴外部硬下疳常不典型,应进行梅毒螺旋体检查及基因诊断检测。典型硬下疳有下列特点:①损伤常为单个;②软骨样硬度;③不痛;④损伤表面清洁。

硬下疳出现 1～2 周,附近淋巴结肿大,其特点为不痛,皮表不红肿,不与周围组织粘连,不破溃,称为无痛性淋巴结炎。硬下疳如不治疗,经 3～4 周可以自愈。经有效治疗后可迅速愈合,遗留浅在性萎缩瘢痕。硬下疳发生 2～3 周,梅毒血清反应开始呈阳性。一期梅毒除发生硬下疳外,少数患者尚可在大阴唇、包皮或阴囊等处出现硬韧的水肿犹如象皮,称为硬性水肿。如患者同时感染由杜克雷嗜血杆菌引起的软下疳或由性病淋巴肉芽肿引起溃疡,则称为混合下疳。

一期梅毒的诊断依据:①有不洁性交史,潜伏期 3 周;②典型症状,如单个无痛的硬下疳,多发生在外生殖器;③实验室检查,PCR 检测梅毒螺旋体基因阳性或暗视野显微镜检查,硬下疳处取材查到梅毒螺旋体;梅毒血清试验阳性。此三项检查有一项阳性即可。

2.二期梅毒

二期梅毒是梅毒螺旋体经淋巴结进入血行引起全身广泛性损害。除引起皮肤损害外,尚可侵犯内脏及神经系统。为梅毒的泛发期。自硬下疳消失至二期梅毒疹出现前的时期,称为第二潜伏期。18％～32％的患者一、二期共存。

(1)二期梅毒以皮肤黏膜损害最为常见。

1)梅毒疹。一般发生在硬下疳消退后 3～4 周,即感染后 9～12 周。二期梅毒在发疹前可有流感样综合征(头痛,低热,四肢酸痛),持续 3～5 天,皮疹出后即消退。二期梅毒的皮肤损害可分为斑疹、丘疹及脓疱疹,后者已少见。斑疹又称玫瑰疹(蔷薇疹),最多见。占二期梅毒70％～80％。斑疹为淡红色,大小不等,直径为 0.5～1.0cm 的圆形或椭圆形红斑,边界较清晰。压之褪色,各个独立,不相融合,对称发生,多先发于躯干,渐次延及四肢,可在数日内满布全身(一般颈、面发生者少)。发于掌跖者,可呈银屑病样鳞屑,基底呈肉红色,压之不褪色,有特征性。经数日或 2～3 周,皮疹颜色由淡红,逐渐变为褐色、褐黄,最后消退。愈后可遗留色素沉着。应用抗梅毒药物治疗后可迅速消退。复发性斑疹通常发生于感染后 2～4 个月,亦有迟于 6 个月或 1～2 年者。皮损较早期发生者大,数目较少,呈局限性聚集排列,边界明显,多发于肢端如下肢、肩胛、前臂及肛周等处,经过时间较长,如不治疗,则消退后可反复再发,期间可中央消退,边缘发展,形成环(环状玫瑰疹)。梅毒血清反应呈强阳性。PCR 检测梅毒螺旋体 DNA 呈阳性反应。丘疹及斑丘疹,临床亦常见,占二期梅毒的 40％左右。发生时间较斑疹稍迟。大丘疹直径为 0.5~1.0cm,半球形浸润丘疹,表面光滑,暗褐色到铜红色,较久皮疹中心吸收,凹陷或出现脱屑,好发于躯干两侧、腹部、四肢屈侧、阴囊、大小阴唇、肛门、腹股沟等处,可有鳞屑,称为丘疹鳞屑性梅毒疹或银屑病样梅毒疹,有较大的鳞屑斑片,鳞屑呈白色或不易剥离的痂皮,痂下有表浅糜烂,边缘红色晕带,似银屑病样。小丘疹发生较晚,在感染后1~2年发生,持续时间较长呈圆锥状,为坚实的尖顶小丘疹,褐红,群集或苔藓样。脓疱疹可见于营养不良、体质衰弱者。皮疹大者有脓疱疮样,小者呈痘疮样或痤疮样。患者常伴有发热、全身不适等。

2)扁平湿疣。皮损初起时为表面湿润的扁平丘疹,随后扩大或融合成直径 1~3cm 的扁平斑块,基底宽,周围有暗红色浸润,表面糜烂,有少量渗液,常无自觉症状。扁平湿疣的好发部位通常是肛周、外生殖器、会阴、腹股沟及股内侧等部位。

3)黏膜损害。黏膜损害可单发,亦可与其他梅毒疹并发。常见的损害为黏膜白斑,好发于口腔或生殖器黏膜、肛门黏膜。发于肛门黏膜者,排便时疼痛,甚至可有出血。损害为圆形或椭圆形,边界清楚,表面糜烂,略高于黏膜面的灰白色或乳白色斑片,周围有暗红色浸润,大小如指甲盖或稍大,数目不等。可增大或相互融合成花环状或不正形。亦可发展成溃疡,溃疡基底常呈黑色薄膜,不易剥离,剥离后基底不平且易出血。无自觉症,已形成溃疡者则感疼痛。黏膜白斑表面有大量梅毒螺旋体,传染性强。

4)梅毒性脱发。由于毛囊受梅毒性浸润所致,毛发区微细血管阻塞,供血不良引起,约10%二期梅毒患者可出现。表现为梅毒性斑秃或弥散性脱发,常见于颞部、顶部和枕部,眉毛、睫毛、胡须和阴毛亦有脱落现象。秃发局部存在梅毒螺旋体。梅毒性脱发不是永久性脱发,如及时进行治疗,头发可以在 6~8 周再生,甚至不治疗也可以再生。

(2)其他损害。累及骨骼系统,可以引起关节炎、骨膜炎、骨髓炎、腱鞘炎及滑囊炎,其中骨膜炎最常见;累及指甲,出现甲沟炎、甲床炎及其他异常改变;累及眼部,引起虹膜睫状体炎、视网膜炎;如累及神经系统,常无临床症状,称为二期无临床症状神经梅毒。亦可出现梅毒性脑膜炎,脑血管及脑膜血管梅毒,出现头痛及相应的神经系统症状。

二期早发梅毒病程短,易治愈,预后较好;而二期复发梅毒病程较长,疗效及预后均不如早发梅毒。

3.三期梅毒

由于早期梅毒未经抗梅毒治疗或治疗时间不足或治疗不当,最早经过 2 年,最长达 20 年,通常为 3~4 年发生。好发于 40~50 岁。过度饮酒、吸烟,身体衰弱及患者有结核等慢性病者预后不良。

皮肤黏膜损害占晚期良性梅毒发生率的 28.4%,多数在感染后 3~10 年发生。主要为结节性梅毒疹和梅毒性树胶肿。

(1)结节性梅毒疹。多发生于感染后 3~4 年,损害好发于头部、肩部、背部及四肢伸侧。直径为 0.3~1.0cm,呈簇状排列的浸润性结节,铜红色,表面光滑或附有薄鳞屑,质硬,患者无自觉症状,结节可变平吸收,留下小的萎缩斑,长期留有深褐色色素沉着。也可发生中心坏死,形成小脓肿,破溃后形成溃疡,形成结节性溃疡性梅毒疹,愈后留下浅瘢痕。瘢痕周围有色素沉着,萎缩处光滑而薄,在边缘可出现新损害。新旧皮疹此起彼伏,迁延数年。

(2)树胶肿。在三期梅毒中多见,约占三期梅毒的61%,是破坏性最强的皮损。初期较小,逐渐增大,坚硬,触之可活动,数目不定。开始颜色为正常皮色,随结节增大,颜色逐渐加深至紫红。结节容易坏死,可逐渐软化,破溃,流出树胶样分泌物,可形成特异的圆形、椭圆形、马蹄形溃疡,边界清楚,边缘整齐隆起如堤状,周围有褐红或暗红浸润,触之有硬感。常一端愈合,另一端仍蔓延如蛇行状。自觉症状轻微,如侵入骨及骨膜则感疼痛,以夜间为甚。可出现在全身各处,以头面及小腿伸侧多见,病程长,由数月至数年或更久,愈后形成瘢痕,瘢痕绕有色素沉着带。树胶肿可侵及骨及软骨,骨损害多见于长管骨炎,可出现骨、骨膜炎。发生在头部者常破坏颅骨,发于上腭及鼻部者,可破坏硬腭及鼻骨,形成鼻部与上腭贯通。发于大血管附近者可侵蚀大血管,发生大出血。

(3)其他损害。三期梅毒可出现眼损害,如虹膜睫状体炎、视网膜炎、角膜炎等。心血管被累及时,可发生单纯主动脉炎、主动脉瓣闭锁不全、主动脉瘤及冠状动脉心脏病等。亦可侵犯消化、呼吸及泌尿等系统,但无特异症状,可结合病史做相应检查。三期梅毒易侵犯神经系统,除临床上无变化、脑脊液检查有异常改变的无症状神经梅毒外,尚可出现脑膜血管梅毒、脑实质梅毒。三期梅毒也可发生局限性或弥散性脱发、甲沟炎。临床表现与二期梅毒相同。累及黏膜,主要见于口腔、舌等处,可发生结节疹或树胶肿。发于舌者可呈局限性单个树胶肿或弥散性树胶浸润,后者易发展成慢性间质性舌炎,呈深浅不等沟状舌,是一种癌前期病变,应严密观察,并给予足量抗梅毒治疗。有时病变表浅,舌乳头消失,红色光滑。舌损害无自觉症,但吃过热或酸性食物则感疼痛。

(二)先天梅毒

先天梅毒由梅毒孕妇借血行通过胎盘传染于胎儿,故称胎传梅毒。通常约在妊娠4个月经胎盘传染,胎儿可死亡或流产。2岁以内为早期先天梅毒,超过2岁为晚期先天梅毒,特点是不发生硬下疳,早期病变较后天梅毒为重,晚期较轻,心血管受累少,骨骼,感官系统如眼、鼻受累多见。

1.早期先天梅毒

患儿多为早产儿,营养不良,生活力低下,体重轻,体格瘦小,皮肤苍白松弛,面如老人,常伴有轻微发热。

(1)皮肤黏膜损害。皮疹与后天二期梅毒略同,有斑疹、斑丘疹、丘疹、脓疱疹等。斑疹及斑丘疹发于臀部者常融合为暗红色浸润性斑块,表面可有落屑或略显湿润。在口周围者常呈脂溢性,周围有暗红色晕。发于肛围、外阴及四肢屈侧者常呈湿丘疹和扁平湿疣。脓疱疹多见于掌跖,脓疱如豌豆大小,基底呈暗红或铜红色浸润,破溃后呈糜烂面。湿丘疹、扁平湿疣及已破溃脓疱的糜烂面均有大量梅毒螺旋体。少数患者亦可发生松弛性大疱,称为梅毒性天疱疮,疱内有浆液脓性分泌物,基底有暗红色浸润,指甲可发生甲沟炎、甲床炎。亦可见有蛎壳疮或深脓疱疮损害。

(2)梅毒性鼻炎。下鼻甲肿胀,有脓性分泌物及痂皮,可堵塞鼻腔,可使患者呼吸及吮乳困难,为乳儿先天梅毒的特征之一。如继续发展可破坏鼻骨及硬腭,形成鞍鼻及硬腭穿孔。喉头及声带被侵犯,可发生声音嘶哑。

(3)骨损害。骨损害在早期先天梅毒最常发生,梅毒性指炎造成弥散性梭形肿胀,累及一指或数指,有时伴有溃疡。骨髓炎常见,多发于长骨,其他有骨软骨炎、骨膜炎,疼痛,四肢不能活动,似肢体麻痹,故称梅毒性假瘫。

(4)其他损害。可伴发全身淋巴结炎。稍长的幼儿梅毒皮损与后天复发梅毒类似,皮损大而数目多,常呈簇集状,扁平湿疣多见。黏膜亦可被累,少数病儿可发生树胶肿。内脏损害可见肝脾大,肾被侵可出现蛋白尿、管型、血尿、水肿等。此外,尚可见有睾丸炎及附睾炎,常合并阴囊水肿。眼损害有梅毒性脉络网炎、虹膜睫状体炎、视网膜炎、视神经炎等。神经系统亦可被累,可发生脑软化、脑水肿、癫痫样发作,脑脊髓液可出现病理改变。

2.晚期先天梅毒

一般在5～8岁开始发病,到13～14岁才有多种症状相继出现,晚发症状可于20岁左右才发生。晚期先天性梅毒主要侵犯皮肤、骨骼、牙、眼及神经等。

(1)皮肤黏膜梅毒。树胶肿多见,可引起上腭、鼻中隔穿孔,鞍鼻(鼻深塌陷,鼻头肥大翘起如同马鞍)。鞍鼻患者同时可见双眼间距离增宽,鼻孔外翻。鞍鼻一般在7～8岁出现,15～16岁时明显。

(2)骨梅毒。骨膜炎多见。骨膜炎常累及腔管,并常限于此者,可引起骨前面肥厚隆起呈弓形,故称为佩刀胫(胫骨中部肥厚,向前凸出),关节积水,通常为两膝关节积液,轻度强直,不痛,具有特征性。

(3)眼梅毒。约90%为间质性角膜炎,初起为明显的角膜周围炎,继之为特征性的弥散性角膜混浊,反复发作者可导致永久病变而失明。

(4)神经梅毒。常为无症状神经梅毒,发生者约半数。延至青春期发病者多见,以脑神经损害为主,尤其是听神经、视神经损害。少数出现幼年麻痹性痴呆、幼年脊髓结核等。

(5)标志性损害。①半月形门齿,其特点即恒齿的两个中门齿游离缘狭小,中央呈半月形缺陷,患齿短小,前后径增大,齿角钝圆,齿列不整。②桑葚齿,第一臼齿形体较小,齿尖集中于咬合面中部,形如桑葚,称为桑葚齿。③角膜基质炎,晚期先天梅毒有50%可出现此种病变。多为双侧性,也可先发生于一侧,继而发生于另一侧。经过迟缓,病程较长,抗梅毒疗法难控制其进行,预后难定,患儿年龄较小且身体健康较好,治疗充分者预后较好,否则可致盲。④神经性耳聋,系迷路被侵犯引起的迷路炎。多见于15岁以下患者,通常多侵两耳,发病突然,经过中时轻时重,可伴有头晕及耳鸣。抗梅毒治疗常不能抑制其发展,终致听力丧失。⑤胸锁关节增厚,胸骨与锁骨连接处发生骨疣所致。角膜间质炎、神经性耳聋以及半月形门齿三种特征如同时出现,称为哈钦森三联征。

(6)先天潜伏梅毒。无临床症状,梅毒血清反应阳性,为先天潜伏梅毒。

(三)潜伏梅毒

潜伏梅毒是指已被确诊为梅毒患者,在某一时期,皮肤、黏膜以及任何器官系统和脑脊液检查均无异常发现,物理检查,胸部X线均缺乏梅毒临床表现,脑脊液检查正常,而仅梅毒血清反应阳性者或有明确的梅毒感染史,从未发生任何临床表现者,称为潜伏梅毒。既往的梅毒血清试验阴性结果和疾病史或接触史有助于确定潜伏梅毒的持续时间。感染时间2年以内为早期潜伏梅毒,2年以上为晚期潜伏梅毒,另一类则为病期不明确的潜伏梅毒。潜伏梅毒不出现症状是因为机体自身免疫力强或因治疗而使螺旋体暂时被抑制,在潜伏梅毒期间,梅毒螺旋体仍间歇地出现在血液中,潜伏梅毒的孕妇可感染子宫内的胎儿。亦可因输血感染给受血者。

(四)梅毒合并 HIV 感染

近年来,出现了许多梅毒患者合并 HIV 感染的病例,改变了梅毒的临床病程。因为梅毒患者生殖器溃疡是获得及传播 HIV 感染的重要危险因素;而 HIV 可致脑膜病变,使梅毒螺旋体易穿过血脑屏障而引起神经梅毒。

因 HIV 感染,免疫受损,早期梅毒不出现皮肤损害、关节炎、肝炎和骨炎,实质可能正处于活动性梅毒阶段。由于免疫缺陷,梅毒发展很快,可迅速发展到三期梅毒。甚至出现暴发。HIV 感染还可加快梅毒发展成为早期神经梅毒,在神经受累的梅毒病例中,青霉素疗效不佳。在 20 世纪 60 年代和 70 年代,用过青霉素正规治疗后再发生神经梅毒的病例很少见。但近几年来,合并 HIV 感染的梅毒患者可发生急性脑膜炎、脑神经异常及脑血管意外。

五、实验室检查

早期梅毒应做梅毒螺旋体暗视野显微镜检查,以硬性下疳或扁平湿疣上的分泌物,在暗视野显微镜下检查出梅毒螺旋体;梅毒血清反应素试验(如 VDRL、USR 或 RPR 试验),必要时再做螺旋体抗原试验(如 FTA-ABS 或 TPHA 试验)。脑脊液检查,以除外神经梅毒,尤其无症状神经梅毒,早期梅毒即可有神经损害,二期梅毒有 35% 的患者脑脊液异常,因此要检查脑脊液。基因诊断检测,PCR 检测梅毒螺旋体 DNA。

六、诊断

由于梅毒的临床表现复杂多样,必须仔细询问病史、认真进行体格检查和反复实验室检查,方可及早明确诊断。此外,对于患有其他性传播疾病者、6 周前有不洁性接触者、梅毒患者的性伴侣,应常规进行梅毒血清学筛查。

一期梅毒的诊断主要根据接触史、潜伏期、典型临床表现,同时结合实验室检查(发现 TP;梅毒血清试验早期阴性,后期阳性),不可仅凭一次梅毒血清学试验阴性就排除梅毒。

二期梅毒的诊断主要根据接触史、典型临床表现(特别是皮肤黏膜损害),同时结合实验室检查(黏膜损害处发现 TP;梅毒血清试验强阳性)。

晚期梅毒的诊断要根据接触史、典型临床表现,同时结合实验室检查(非 TP 抗原血清试验大多阳性,TP 抗原血清学试验阳性,典型组织病理表现等);神经梅毒的脑脊液检查可见白细胞 $\geq 10 \times 10^6$/L,蛋白量 > 0.5g/L,VDRL 试验阳性。

先天性梅毒的诊断主要根据患儿母亲有无梅毒病史,结合典型临床表现和实验室检查(发现 TP 或梅毒血清试验阳性)。

七、鉴别诊断

(1)一期梅毒硬下疳应与生殖器疱疹、软下疳、固定性药疹、白塞病、下疳样脓皮病和生殖器部位肿瘤进行鉴别。

（2）二期梅毒应与玫瑰糠疹、寻常银屑病、病毒疹、药疹、股癣和皮肤淋巴瘤等鉴别。

（3）三期梅毒应与皮肤结核、麻风和皮肤肿瘤等鉴别。神经梅毒应与其他中枢神经系统疾病或精神性疾病进行鉴别。心血管梅毒应与其他心血管疾病进行鉴别。

八、治疗

（一）常用的抗梅毒药物

1.青霉素类

首选药物,常用苄星青霉素 G、普鲁卡因水剂青霉素 G、水剂青霉素 G。苄星青霉素不用于心血管梅毒。

2.头孢曲松钠

近年来证实,头孢曲松钠为高效抗梅毒药物,青霉素过敏者可用其为优先替代治疗药物。

3.四环素类和红霉素类

疗效较青霉素差,可作为青霉素过敏者的替代治疗药物。

（二）治疗方案

1.早期梅毒（包括一期、二期梅毒及早期潜伏梅毒）

（1）苄星青霉素 G（长效西林）240 万 U,分两侧臀部肌内注射,每周 1 次,共 2～3 次。

（2）普鲁卡因青霉素 G 80 万 U/d,肌内注射,连续 10～15 天,总量 800 万～1 200 万 U。对青霉素过敏者,可选用头孢曲松钠 1.0g/d 静脉滴注,连续 10～14 天;或盐酸四环素 500mg,每天 4 次,口服,连服 15 天。多西环素 100mg,每天 2 次,连服 15 天。

2.晚期梅毒（包括三期皮肤、黏膜、骨骼梅毒、晚期潜伏梅毒）及二期复发梅毒

（1）苄星青霉素 G（长效西林）240 万 U,分两侧臀部肌内注射,每周 1 次,共 3～4 次。

（2）普鲁卡因青霉素 G 80 万 U/d,肌内注射,连续 20 天。对青霉素过敏者可选用头孢曲松钠每天 1.0g 静脉滴注,连续 10～14 天;或盐酸四环素 500mg,每天 4 次,口服,连服 30 天。多西环素 100mg,每天 2 次,连服 30 天。

3.心血管梅毒

应住院治疗,如有心力衰竭,首先治疗心力衰竭,待心功能代偿时,从小剂量开始注射青霉素,先用水剂青霉素 G,首日 10 万 U,每天 1 次,肌内注射。第 2 天 10 万 U,每天 2 次,肌内注射,第 3 天 20 万 U,每天 2 次,肌内注射。自第 4 天起按如下方案治疗（为避免吉海反应,可在青霉素注射前 1 天口服泼尼松 20mg/次,每天 1 次,连续 3 天）:普鲁卡因青霉素 G 80U/d,肌内注射,连续 15 天为 1 个疗程,共 2 个疗程,疗程间休药 2 周。青霉素过敏者用四环素 500mg,每天 4 次,连服 30 天。

4.神经梅毒

应住院治疗,为避免治疗中产生吉海反应,在注射青霉素前一天口服泼尼松,每次 20mg,每天 1 次,连续 3 天。先用水剂青霉素 G,每天 1200 万～2400 万 U,静脉滴注,连续 14 天。继之普鲁卡因青霉素 G,每天 240 万 U,肌内注射,同时口服丙磺舒每次 0.5g,每天 4 次,共 10～14 天。必要时再用苄星青霉素 G 240 万 U,每周 1 次,肌内注射,连续 3 周。

5.妊娠梅毒

普鲁卡因青霉素 G,每天 80 万 U,肌内注射,连续 10 天。妊娠初 3 个月内,注射 1 个疗程,妊娠末 3 个月注射 1 个疗程。对青霉素过敏者,用红霉素治疗,每次 500mg,每天 4 次,早期梅毒连服 15 天,二期复发及晚期梅毒连服 30 天。妊娠初 3 个月与妊娠末 3 个月各进行 1 个疗程(禁用四环素)。但其所生婴儿应用青霉素补治。

6.先天梅毒

(1)早期先天梅毒。2 岁以内脑脊液异常者选用水剂青霉素 G 5 万 U/kg,每天分 2～3 次静脉滴注,共 10～14 天;或普鲁卡因青霉素 G,每天 5 万 U/kg 体重,肌内注射,连续 10～14 天。脑脊液正常者用苄星青霉素 G 5 万 U/kg 体重,一次注射(分两侧臀肌)。如无条件检查脑脊液者,可按脑脊液异常者治疗。

(2)晚期先天梅毒。2 岁以上选用普鲁卡因青霉素 G,每天 5 万 U/kg 体重,肌内注射,连续 10 天为 1 个疗程(不应超过成人剂量);或水剂青霉素 G 5 万 U/kg 体重,每天分 4～6 次静脉点滴,共 10～14 天。先天梅毒对青霉素过敏者可用红霉素治疗,每天 7.5～12.5mg/kg 体重,分 4 次口服,连服 30 天。8 岁以下儿童禁用四环素。

(三)注意事项

(1)梅毒治疗应该注意,梅毒诊断必须明确,治疗越早效果越好,剂量必须足够,疗程必须规则。

(2)应对传染源及性伴侣或性接触者同时进行检查和梅毒治疗。

(3)治疗后要定期随访,进行体格检查、血清学检查及影像学检查,考核疗效。一般应坚持 3 年。第 1 年每 3 个月复查 1 次,第 2 年每半年复查 1 次,第 3 年年末复查 1 次;神经梅毒要同时每 6 个月 1 次进行脑脊液检查;妊娠梅毒在分娩前应每月复查 1 次;梅毒孕妇所生婴儿,应在出生后第 1 个月、2 个月、3 个月、6 个月和 12 个月进行随访。

(4)复发患者的治疗应给予剂量加倍的治疗。

(5)防治吉海反应。梅毒患者在接受高效驱梅药物治疗时,由于梅毒螺旋体被迅速杀灭而释放出大量异种蛋白,引起机体发生的急性超敏反应,称为吉海反应。一般在用药后数小时发生,表现为寒战、发热、头痛、呼吸及心率加快、全身不适以及原发疾病加重,严重时,心血管梅毒患者可发生主动脉破裂。在青霉素治疗前可使用泼尼松预防吉海反应,同时青霉素可从小剂量开始,逐渐增加剂量。

九、预 防

首先应加强卫生宣传教育,洁身自好。同时应采取以下预防措施。①对可疑患者均应进行预防检查,做梅毒血清试验,以便早期发现新患者并及时治疗。②发现梅毒患者必须进行隔离治疗,患者的衣物及用品,如毛巾、衣服、剃刀、餐具、被褥等,要在医务人员指导下进行严格消毒,以杜绝传染源。③追踪患者的性伴侣,包括患者自报及医务人员随访,进行预防检查,追踪观察并进行必要的治疗,未治愈前绝对禁止性生活。④对可疑患梅毒的孕妇,应及时给予预防性治疗,以防止将梅毒感染给胎儿;未婚男女患者,经治愈后才能婚育。

(魏素霞)

第三节 莱姆病

莱姆病是由伯氏疏螺旋体引起的一种自然疫源性疾病,蜱虫为传播媒介,因此又称为蜱媒螺旋体病。因最先发现于美国莱姆镇而命名。临床主要表现为发热及皮肤、神经、关节和心脏等多脏器、多系统受损。早期以慢性游走性红斑为主,中期表现为神经系统及心脏异常,晚期主要是关节炎。

一、病原学

有学者在莱姆病的流行区从蜱和患者的标本中分离出螺旋体,并证实为疏螺旋体,命名为伯氏疏螺旋体。伯氏疏螺旋体属于螺旋体科,疏螺旋体属,革兰染色阴性,瑞特—吉姆萨染色为淡红色或蓝色,Eosin-thiazin 染色呈青紫到浅紫色,镀银或免疫荧光染色显色良好。体长 $10\sim35\mu m$,直径 $0.2\sim0.4\mu m$,有 $3\sim10$ 个或更多的稀疏的不规则螺旋,末端渐成细丝,电镜下可见每端有数条鞭毛。

伯氏疏螺旋体目前分为 10 个基因型,对人有致病力的有 3 种:狭义疏螺旋体、伽氏疏螺旋体和阿弗西尼疏螺旋体。螺旋体的蛋白至少有 30 种,其主要成分为外膜蛋白 A、B、C、D 和 41kDa 蛋白 5 种。41kDa 蛋白为鞭毛抗原,可使人体产生特异性 IgM 抗体,感染后 $6\sim8$ 周达高峰,以后下降,可用于早期诊断。外膜蛋白 A(31kDa)和外膜蛋白 B(34kDa)为两种主要外膜抗原,株间变异较大,可致机体产生特异性 IgG 和 IgA 抗体,感染后 $2\sim3$ 个月出现,持续多年,用于流行病学调查。

伯氏疏螺旋体微需氧,在含有酵母、矿盐和还原剂的培养基中生长良好,在含牛血清或兔血清的培养基培养效果尤佳。$33\sim35℃$ 条件下可缓慢生长,约 12 小时繁殖一代。伯氏疏螺旋体在潮湿、低温环境下抵抗力较强,对常用化学消毒剂如酒精、戊二醛、含氯石灰等敏感,对高温、紫外线等常用物理方法敏感,对青霉素、氨苄西林、四环素、红霉素等抗生素均敏感。

二、流行病学

(一)传染源

目前已查明 30 余种野生哺乳类动物(鼠、鹿、兔、狐、狼等)、49 种鸟类及多种家畜(狗、牛、马等)可作为本病的贮存宿主。所有的传染源中,小鼠直接参与伯氏疏螺旋体生活周期,而且可以耐受高水平螺旋体血症,是本病的主要贮存宿主和主要传染源。我国以黑线姬鼠的感染率最高。患者仅在感染早期血液中存在伯氏疏螺旋体,故作为本病传染源的意义不大。海鸟和候鸟在远距离的传播上起重要作用。

(二)传播途径

莱姆病主要通过蜱叮咬为媒介在宿主动物与宿主动物及人之间造成传播。动物间亦可通过尿液相互感染,甚至可传给密切接触的人,也可因蜱粪中螺旋体污染皮肤伤口而传播。但人之间是否可通过接触被感染体液而传染尚未证实。患者早期血中存在伯氏疏螺旋体,虽经常规处理并置血库 4℃贮存 48 天,仍有感染性,故有输血传播的可能。无论鼠还是莱姆病患者都可经胎盘传播。

(三)易感人群

人对本病普遍易感,无年龄及性别差异。人体感染后可表现为临床上的莱姆病或无症状的隐性感染,两者的比例约为 1∶1。无论显性还是隐性感染,血清均可出现高滴度的特异性 IgM 和 IgG 抗体,当患者痊愈后血清抗体在体内可长期存在,但临床上仍可见重复感染,故认为特异性 IgG 抗体对人体无保护作用。

(四)流行特征

莱姆病为全球性分布,遍及世界五大洲,但疫区相对集中,呈地方性流行,主要集中在有利于蜱生长繁衍的山区、林区、牧区。目前,世界上已有 70 多个国家报告发现该病且发病率呈上升趋势,新的疫源地不断被发现。全世界每年发病人数在 30 万人左右。在美国,莱姆病已成为最常见的虫媒传染病。有研究已证实 18 个省、自治区、直辖市(黑龙江、吉林、辽宁、内蒙古、河北、北京、山东、新疆、江苏、安徽、宁夏、湖南、湖北、四川、重庆、贵州、福建、广东)存在本病的自然疫源地。主要流行地区是东北林区、内蒙古林区和西北林区。林区感染率为 5%～10%,平原地区在 5% 以下。全年均可发病,但具有明显的季节性,多发生于温暖季节,6～10 月呈季节高峰,以 6 月最为明显。这些特征与某些特定的蜱的种类、数量及其活动周期相关。青壮年居多,无明显的性别差异。发病与职业关系密切。室外工作人员患病的危险性较大。

三、分子生物学

伯氏疏螺旋体 DNA 以线形染色体、超螺旋环状质粒和线形质粒 3 种形式存在。其基因组独特之处是仅有 1 个 rRNA 基因操纵子,由单拷贝的 16s 基因和双拷贝的 23s(23sA～23sB)及 5s(5sA～5sB)组成。应用 5sA～23sB 间隔区限制酶谱分析可有效区分不同种的伯氏疏螺旋体。伯氏疏螺旋体含有 100 多种蛋白质,其中所含脂蛋白达 50 种。其中主要成分为外膜蛋白(Osp)A、OspB、OspC、OspD 和 41kDa 的鞭毛蛋白。OspA、B、C、D 的基因位于质粒上,而编码鞭毛抗原的基因位于染色体上。OspA 在蜱的体内表达量较高,但随着蜱的叮咬过程,OspA 被来自宿主体内抗体阻断,不能从蜱的中肠向涎腺移行,其表达量逐渐减少,因此 OspA 抗体具有保护作用。OspC 相对于 OspA 具有高度异质性和较强抗原性,能在感染后引起早期免疫反应。鞭毛蛋白具有强免疫原性,是伯氏疏螺旋体感染人体后最早诱导机体特异性免疫反应的菌体结构蛋白。鞭毛蛋白肽链的中央区域,其氨基酸组成及长度在各菌类之间差异很大,决定了各鞭毛蛋白之间复杂的抗原性差异,为种特异性抗原表达位点,可作为莱姆病早期血清学诊断的抗原标志。中国菌株的主要蛋白在不同地区和生物来源的菌株间存在很大的遗传异质性。中国菌株与美国菌株 B31 比较,不论是生化性质,还是基因组成都有差异。中国菌株基因分类显示:至少有 *Borrelia Burgdorferisensu stricto*(5.81%),*Borreliagarinil*(66.28%)和 *Borrelia afzelil*(23.26%)3 个基因种。基因种与临床表现有密切关系,*Borreliagarinii* 基因种与神经损伤,*Borrelia afzelii* 与皮肤损伤呈密切相关。

四、发病机制与病理

(一)发病机制

莱姆病菌血症期短且血液中菌量少,但可引起多器官损伤。伯氏疏螺旋体由媒介蜱叮咬时,随涎液进入宿主。经 3～32 天,病原体在皮肤中由原发性浸润灶向外周迁移。在淋巴组织(局部淋巴结)中播散或经血液蔓延到各器官(如中枢神经系统、关节、心脏和肝、脾等)或其他部位皮肤。当病原体游走至皮肤表面则引发慢性游走性红斑。螺旋体能与广泛存在于细胞外基质中宿主的整联蛋白受体、玻基结合素、纤溶酶和基质的氨基葡糖多聚糖结合,因此,对皮肤、神经、关节和房室结有特殊的亲和力。病原体在侵入各器官时,因发生菌体附着可直接损害人体各器官细胞。螺旋体脂多酯具有内毒素的许多生物学活性,以非特异性激活单核细胞、巨噬细胞、滑膜纤维细胞、B 细胞和补体,并产生多种细胞因子(IL-1、TNF-α、IL-6 等)。病原体黏附在细胞外基质蛋白、内皮细胞和神经末梢上,并能诱导产生交叉反应抗体,并能活化与大血管闭塞发生有关的特异性 T 和 B 淋巴细胞,引起脑膜炎、脑炎和心脏受损。几乎所有患者都可检出循环免疫复合物,免疫复合物也可能参与组织损伤形成过程。另外 HLA-2、DR3 及 DR4 均与本病发生有关,故免疫遗传因素可能参与本病形成。

(二)病理

1.皮肤病变

早期为非特异性的组织病理改变,可见受损皮肤血管充血,密集的表皮淋巴细胞浸润,还可见浆细胞、巨噬细胞,偶见嗜酸细胞。生发中心的出现有助于诊断。晚期细胞浸润以浆细胞为主,见于表皮和皮下脂肪。皮肤静脉扩张和内皮增生均较明显。

2.神经系统病变

主要为进行性脑脊髓炎,表现为轴索性脱髓鞘病变。关节病变:可见滑膜绒毛肥大,纤维蛋白沉着,单核细胞浸润等。

五、临床分期

临床症状可分 3 期。

第一期:局部皮肤损害期。主要表现为皮肤的慢性游走性红斑。初起常见于被蜱叮咬部位出现红斑或丘疹,逐渐扩大,形成环状,平均直径 15cm,中心稍变硬,外周红色边界不清。病变为一处或多处不等。多见于大腿、腹股沟和腋窝等部位。局部可有灼热及痒感。病初常伴有乏力、畏寒、发热、头痛、恶心、呕吐、关节和肌肉疼痛等症状,亦可出现脑膜刺激征。局部和全身淋巴结可肿大。偶有脾大、肝炎、咽炎、结膜炎、虹膜炎或睾丸肿胀。皮肤病变一般持续 3～8 周。

第二期:播散感染期。发病后数周或数月,约 15% 和 8% 的患者分别出现明显的神经系统症状和心脏受累的征象。神经系统可表现为脑膜炎、脑炎、舞蹈病、小脑共济失调、脑神经炎、运动及感觉性神经根炎以及脊髓炎等多种病变。少数病例在出现皮肤病变后 3～10 周发生不同程度的房室传导阻滞、心肌炎、心包炎及左心室功能障碍等心脏损害。心脏损害一般持续仅数周,但可复发。此外,此期常有关节、肌肉及骨髓的游走性疼痛,但通常无关节肿胀。

第三期:持续感染期。感染后数周至 2 年内,约 80％的患者出现程度不等的关节症状,如关节疼痛、关节炎或慢性侵蚀性滑膜炎。以膝、肘、髋等大关节多发,小关节周围组织亦可受累。主要症状为关节疼痛及肿胀,膝关节可有少量积液。常反复发作,少数患者大关节的病变可变为慢性,伴有软骨和骨组织的破坏。此期少数患者可有慢性神经系统损害及慢性萎缩性肢端皮炎的表现。

六、临床表现

莱姆病是一种全身性慢性传染病,临床表现多样化,侵犯多系统多器官引起损伤。

(一)局部皮肤损害

1.游走性红斑

游走性红斑是莱姆病最重要和最常见的临床征兆,不同年龄和性别的人感染螺旋体后均可出现红斑。成年患者的游走性红斑时常出现在腿部和脚,而儿童患者中,上半身感染频率比成人高。游走性红斑的部位可出现局部症状,如温和的瘙痒、灼烧或疼痛。典型的游走性皮肤红斑可用于莱姆病的临床诊断,而对于非典型的红斑,则须进一步证实在皮肤损伤处有螺旋体的感染。游走性红斑有时会被误诊为真菌感染。

2.莱姆淋巴细胞瘤

莱姆淋巴细胞瘤是一个直径最多几厘米,单个的蓝—红色肿包,由皮肤和皮下组织的密集淋巴细胞浸润组成。这种症状极罕见,一般比游走性红斑出现晚,持续时间长且能自行消退。

3.慢性萎缩性肢端皮炎

慢性萎缩性肢端皮炎是莱姆病晚期的皮肤表现,不能自然消退。它时常出现在手和足的伸肌位点上。主要见于老年妇女。在发病初期很难引起注意,皮肤最终变薄变皱成为紫色,静脉非常明显,皮肤损伤后的愈合能力也被损害。

(二)神经系统症状

莱姆病早期有皮肤受损表现时就可出现轻微的脑膜刺激症状,明显的神经系统症状多在游走性红斑出现后 2～6 周出现,表现有头痛、呕吐、眼球痛、颈项强直及浆液性脑膜炎等,脑脊液细胞数约为 $100×10^6/L$,以淋巴细胞为主,蛋白量升高,糖正常或稍低。约 1/3 患者可出现明显的脑炎症状,表现为兴奋性升高、睡眠障碍、谵妄等,脑电图常显示尖波。

半数患者可发生神经炎,面神经损害最为常见、最早出现,表现为面肌不完全麻痹,病损部位麻木或刺痛,但无明显的感觉障碍。此外,还可使动眼神经、视神经、听神经及周围神经受到损害。面神经损害在青少年多可完全恢复,而中、老年则常留后遗症。

(三)循环系统症状

在病后 5 周或更晚,约 8％患者出现心血管系统症状。急性发病,主要表现为心音低钝、心动过速和房室传导阻滞,严重者可发生完全性房室传导阻滞。听诊闻不到心脏杂音。放射性核素扫描显示左室功能明显不全,偶见心脏肥大。通常持续数天至 6 周,症状缓解、消失。但可反复发作。

(四)关节损害

通常受累的是大关节,如膝、踝和肘关节。表现为关节肿胀、疼痛和活动受限。多数患者表现反复发作的对称性多关节炎。在每次发作时可伴随体温升高和中毒症状等,在受累关节的滑膜中,嗜酸性粒细胞及蛋白含量均升高,并可查出伯氏疏螺旋体。但类风湿因子和抗核抗体为阴性。

七、辅助检查

(一)病原学检查

1.组织学染色

取患者病损皮肤、滑膜、淋巴结及脑脊液等标本,用暗视野显微镜或银染色法检查伯氏疏螺旋体,该法可快速作出病原学诊断,也可取游走性红斑周围皮肤做培养,需 1~2 个月。但由于患者血液中伯氏疏螺旋体数量少,螺旋体生长缓慢,检出率低。

2.PCR 检测

用此法检测血液及其他标本中的伯氏疏螺旋体 DNA,其敏感水平可达 $2×10^{-4}$ pg。此法可替代莱姆病关节炎患者的培养。皮肤和尿标本的检出率高于脑脊液。

(二)血清学检查

1.免疫荧光(IFA)和 ELISA 法

检测血或脑脊液中的特异性抗体。通常特异性 IgM 抗体多在游走红斑发生后 2~4 周出现,6~8 周达高峰,多于 4~6 个月降至正常水平,特异性 IgG 抗体多在病后 6~8 周开始升高,4~6 个月达高峰,持续数年以上。

2.免疫印迹法

其敏感度与特异性均优于上述血清学检查方法,适用于用 ELISA 法筛查结果可疑者。蛋白印迹标准:IgM 阳性(21~24kDa、39kDa、41kDa 3 个蛋白带中有 2 个带呈阳性即可判为阳性)。IgG 阳性(18kDa、21kDa、28kDa、30kDa、39kDa、41kDa、45kDa、58kDa、66kDa、93kDa 10 个蛋白带中有 5 个带呈阳性即可判为阳性)。

八、诊断与鉴别诊断

(一)诊断

莱姆病的诊断有赖于对流行病学资料、临床表现和实验室检查结果的综合分析。①流行病学资料:近数天至数月曾到过疫区或有蜱叮咬史。②临床表现:早期皮损(慢性游走性红斑)有诊断价值。晚期出现神经、心脏和关节等受累。③实验室检查:从感染组织或体液分离到伯氏疏螺旋体或检出特异性抗体。可通过两步血清学诊断方法以提高诊断的特异性:IFA 法或 ELISA 法检出的阳性血清,再经 WB 法确定,如为阳性即可确诊。

（二）鉴别诊断

应与下列疾病鉴别。

1.鼠咬热

有发热、皮疹、多关节炎，并可累及心脏，易与本病混淆。可根据典型的游走性红斑、血培养等鉴别。

2.恙虫病

恙螨叮咬处之皮肤焦痂、溃疡，周围有红晕，并有发热、淋巴结肿大等。鉴别要点为游走性红斑与焦痂、溃疡不同及血清学检测等。

3.风湿病

可有发热、环形红斑、关节炎及心脏受累等，依据抗溶血性链球菌"O"、C反应蛋白、特异性血清学和病原学检查进行鉴别。

4.其他疾病

其他尚需与病毒性脑炎、脑膜炎、神经炎及真菌感染的皮肤病相鉴别。

九、治疗

莱姆病主要治疗目的是彻底清除病原微生物。莱姆病与其他螺旋体病一样，早期对抗生素治疗最敏感。但临床上难以证实病原体是否被彻底清除，而且在治疗后的较长一段时间内，患者常表现为一些症状持续存在。因此，抗生素治疗疗程尚无统一规定。

（一）病原治疗

早期及时给予口服抗生素治疗，即可使典型的游走性红斑迅速消失，也可以防止后期的主要并发症（心肌炎、脑膜炎或复发性关节炎）出现。因此，及时给予抗生素治疗尤为重要。对于伴有游走性红斑而血清学检查阴性者，或无临床症状但血清学检查阳性者，也建议给予抗生素治疗。伯氏疏螺旋体敏感的抗生素有四环素、氨苄西林、头孢曲松、亚胺培南、青霉素G等。

1.第一期

成人：常采用多西环素0.1g，每天口服2次，或红霉素0.25g，每天口服4次。<9岁以下儿童：阿莫西林每天50mg/kg，分4次口服。对青霉素过敏者，用红霉素。疗程均为10～21天。治疗中须注意，6%～15%的患者可发生赫氏反应。

2.第二期

无论是否伴其他神经系统病变，患者出现脑膜炎就应静脉给予青霉素G，每天2 000万U以上，疗程为10天。一般头痛和颈强直在治疗后第2天开始缓解，7～10天消失。

3.第三期

晚期有严重心、神经或关节损害者，可应用青霉素G每天2 000万U静脉滴注，也可应用头孢曲松2g，每天1次。疗程均为14～21天。

（二）对症治疗

患者宜卧床休息。注意补充必要的液体。对于有发热、皮损部位有疼痛者，可适当应用解热止痛药。高热及全身症状重者,可给予类固醇制剂。但对有关节损伤者,应避免关节腔内注射。患者伴有心肌炎,出现完全性房室传导阻滞时,可暂时应用起搏器至症状及心律改善。

十、并发症

莱姆病的并发症主要有神经、心脏及关节并发症。

神经系统受到损害时,可并发脑脊髓膜炎、脑炎、脑神经炎、运动和感觉神经炎,亦可发生舞蹈病、小脑共济失调、脊髓炎。晚期罕见慢性神经病变,还有横贯性脊髓炎、弥散性感觉性轴突神经病和中枢神经系统髓鞘脱失性损害等。

心脏广泛受累时,可出现急性心肌心包炎。

关节有时损害侵蚀软骨和骨,可使关节致残。大关节受累时,有血管翳形成。

部分患者可发生闭塞性动脉内膜炎。

部分患者可发生眼部并发症,包括结膜炎、角膜炎、虹膜睫状体炎及视网膜血管炎等,甚至全眼炎而导致视力丧失。

十一、预后

本病早期发现、及时抗病原治疗,其预后一般良好。能在播散感染期(即第二期)进行治疗,绝大多数能在 1.5 年内获痊愈。若在晚期或持续感染期进行治疗,大多数也能缓解,但偶有关节炎复发;也可能出现莱姆病后综合征,即患者经抗病原治疗后,螺旋体死亡残留细胞引起皮炎及自身免疫反应等表现。对有中枢神经系统严重损害者,少数可能留有后遗症或残疾。

(韩红莉)

第四节　回归热

回归热是由回归热包柔螺旋体引起的急性虫媒传染病。其临床特点是阵发性高热伴全身疼痛,肝脾大,发热期与间歇期交替反复出现,故称回归热。根据媒介昆虫不同,又分为虱传(流行性)回归热及蜱传(地方性)回归热。目前已被列为国际监测传染病。

一、病原学

回归热包柔螺旋体为螺旋体属或称包柔螺旋体属。以虱为传播媒介的仅有一种,即流行性回归热的病原体为回归热包柔体。以蜱为传播媒介的即地方性回归热的病原体有 10 余种。

无论虱还是蜱传包柔体,在形态上难以区分,呈纤细的疏螺旋体,两端尖锐。长 5～20μm,宽 0.2～0.5μm,有 3～10 个粗而不规则的螺旋。在电镜下其由柱形菌体、轴缘和外膜三部分组成。

回归热包柔体在普通培养基上不能生长,须用含有血液、腹水或组织(兔肾)碎片的培养基,微需氧环境,37℃ 2～3 天即可生长繁殖。包柔体长期在人工培养基培养或经动物传代后其毒力减低。回归热包柔体最大的特点是体表抗原极易变异,迄今已有 A～J 10 种抗原变种,人类以 A 及 B 变种最为常见。回归热包柔体对低温抵抗力较强。在离体组织中、0～8℃环境下存活 7 天,在凝血块中 0℃至少可存活 100 天。但对热、干燥和一般消毒剂均敏感。在 56℃时 30 分钟即可杀灭。

二、流行病学

最早报道的回归热流行发生在 1739 年的都柏林。19 世纪以来,全世界各大洲均有虱传回归热流行,尤以战争、饥荒时期多见。随着人类生活条件的改善和诊疗技术的进步,回归热的大流行已经罕见,但在非洲及我国新疆、山东等个别偏僻地域仍有地方性流行,例如,1993年在苏丹、埃塞俄比亚等国的难民中有较广泛流行。

(一)传染源

患者是虱传回归热唯一的传染源。蜱传回归热主要传染源是啮齿类动物,故蜱传回归热属于自然疫源性疾病,而患者作为蜱传回归热传染源意义不大,作为钝缘蜱的供血动物,鼠类、牛、羊等家畜,以及狼、蝙蝠等野生动物均可作为传染源及储存宿主。此外,乳突钝缘蜱可将螺旋体经卵传代且不同个体之间有互相叮咬现象,因此螺旋体可在蜱间垂直和水平传播。东非的杜通螺旋体可寄生于家栖 Moubata 钝缘蜱体内,而使蜱传回归热患者成为传染源。

(二)传播途径

1.虱传回归热

体虱为传播媒介,虱吸患者血液后,经过 4～5 天病原体发育成熟,经消化道进入体腔,而不进入唾腺、卵巢及卵,在体液内可生存 20 余天。此时,体虱咬人并不传染螺旋体,若体虱被压碎,螺旋体由体腔内逸出,即可通过搔抓破损的皮肤或黏膜感染人体。

2.蜱传回归热

钝缘蜱是其传播媒介,蜱叮咬寄生有螺旋体的温血动物后,蜱体内螺旋体可从唾液排出,亦可经卵传代。感染性蜱叮咬人或动物时,将大量螺旋体传入体内,可致此病。此外,蜱被挤碎后,螺旋体溢出,也可经损伤的皮肤黏膜侵入感染人体。在我国新疆地区,蜱传回归热的主要传播媒介为乳突钝缘蜱及特突钝缘蜱。

回归热偶有经输血传染,受血者常在 1 周左右发病。患病孕妇可通过胎盘传染病原体导致胎儿感染。

(三)易感人群

人类对这两种回归热均普遍易感。好发于青壮年,病后免疫短暂,虱传回归热可维持 2～6 个月,而蜱传回归热免疫力可维持 1 年左右。可有 2 次以上发病,某些个体感染痊愈后 17～23 天又发生再次感染。两种回归热无交叉免疫性。外来人口因为无免疫力,在进入疫区时,常可发生暴发流行。

(四)季节性

虱传回归热发病有明显季节性,多在冬、春季,以 3～5 月为著。蜱传回归热发病以春、夏季(4～8 月)为多。由体虱传染者,其唯一传染源是患者。软蜱传染者则以鼠类为主要传染源,故蜱传回归热属于自然疫源性疾病,常于夏季发生。

病原体分布于患者的血液及内脏中。在间歇期间,由于体内产生免疫球蛋白,使螺旋体凝集以至消灭,症状也消失,但仍有小量病原体潜伏在内脏中,逐渐繁殖可引起复发。复发数次后,产生了足够的免疫力,全部螺旋体被杀灭,症状才不再出现。

三、发病机制及病理

回归热的发热和中毒症状由螺旋体血症引起,反复发作及间歇与机体免疫反应和螺旋体体表抗原变异有关。螺旋体侵入皮肤黏膜后进入淋巴及血液循环,可在血液中繁殖,包柔螺旋体可自由通过血管内皮细胞。在无症状的间隔期,螺旋体聚集于肝、脾、骨髓以及中枢神经系统。潜伏期内无症状。免疫系统无法清除眼、脑、脑脊液中的螺旋体,故螺旋体可在这些组织中存在多年。在蜱叮咬处可有红斑、水疱、斑丘疹、硬结等皮损表现。当螺旋体繁殖达到每毫升血液中 $10^6 \sim 10^8$ 个时,引起寒战、高热、头痛等全身中毒症状。此时机体的免疫系统激活,主要是体液免疫,将螺旋体从血液中清除,高热急退,病情进入间歇期。在机体免疫压力下,少数螺旋体发生抗原变异,一般每 $10^3 \sim 10^4$ 个螺旋体会产生一个新的血清型的变异株,潜伏至肝、脾等脏器繁殖到一定数量后,再次入血引起毒血症状,由此反复发作呈一定周期性。直至机体产生的特异性抗体能完全清除病原体时,发作才告结束。在发作期间,由于剧烈的免疫反应,补体系统及凝血系统可被激活,可引发休克甚至弥散性血管内凝血(DIC),可发生出血性皮疹甚至腔道大出血,部分患者出现重要脏器损害,溶血及肝损害出现黄疸及肝功能异常,有的患者甚至出现急性呼吸窘迫综合征(ARDS)。病理变化见于各重要脏器,脾最显著,表现为肿胀、梗死,坏死灶内有巨噬细胞、浆细胞及白细胞浸润,脾髓内单核巨噬细胞增生,形成小脓肿。出现肝细胞变性坏死,肾浊肿,肺脑出血,弥散性心肌炎等。在血液、体液和脏器中可发现螺旋体。

四、临床表现

平均潜伏期 1 周,虱传回归热潜伏期 2~14 天,蜱传回归热 4~9 天。在 1949 年以前常见虱传回归热,一般骤起畏寒、寒战,继而高热,体温高达 39~41℃,常伴有头晕、头痛,全身酸痛。头痛、颈部僵硬和全身肌肉痛是本病的突出症状。此外,常见咳嗽、呕吐、腹痛,甚至意识不清、谵妄及惊厥。体检可见黄疸、出血性皮疹、鼻出血、结膜及咽部充血等。心肌炎者常有心慌、气急、心率增快,神经系统损害者常有脑膜刺激征。脾脏显著增大,肝也常增大,有压痛。虱传回归热与蜱传回归热的临床表现差异不大,一般蜱传者症状相对较轻。回归热患者常持续高热 3~10 天,1 周后,体温会在 24 小时内骤降,继之以一段无热期;热退时可见大汗和衰竭现象,患者常感全身倦怠无力,但毒血症状大多消失,肝脾大亦出现回缩;经过 3~16 天无热期,可再次发作,"回归热"之称故此而得。复发期表现与初发期类似,发热日期常较初次为短,全身毒血症状也相对较轻。有些患者经过几次复发后体内产生足够的特异性抗体即不再发病。

五、并发症

可发生中毒性肝炎,患者可出现乏力、食欲下降、黄疸、肝大等肝炎症状,并伴有丙氨酸氨基转移酶（ALT）升高、胆红素升高等肝功能损害表现。支气管肺炎亦为常见并发症，患者可出现咳嗽、咳痰及呼吸困难症状，严重者可出现 ARDS。有的患者可并发肠出血、低血色素性贫血、面神经麻痹、虹膜睫状体炎、视神经萎缩、急性肾炎、心内膜炎及心力衰竭等。要注意的是，同其他螺旋体感染性疾病一样，部分患者在应用抗菌药物治疗过程中，可发生剧烈的赫氏反应，常发生在抗菌治疗后 4 小时内，突然出现严重畏寒、寒战、剧烈头痛、全身肌肉酸痛、体温升高、血压下降，外周血白细胞及血小板减少，不及时救治常危及生命。

六、实验室检查

（一）血、尿常规检查

白细胞计数可高可低，多数升高，一般在 $(4\sim20)\times10^9/L$，粒细胞偏高，嗜酸性粒细胞减少，血小板降低，但在退热后迅速恢复。蜱传回归热患者白细胞可正常，常伴血小板减少。尿检查常见蛋白质、管型，偶见红细胞。尿胆素大多增加。

（二）凝血检查

大部分患者凝血及出血时间正常，严重肝损害及 DIC 者常有凝血酶原时间及部分凝血活酶时间延长。

（三）肝肾功能

多数患者有 ALT 升高，肾损害者尿中可出现蛋白、红细胞及管型，甚至尿素氮及肌酐升高。

（四）脑脊液检查

有颅内螺旋体感染患者，脑脊液压力可增高，浑浊，呈磨玻璃样，波氏试验（+），糖下降，细胞数增多，多核细胞比例增高。

（五）病原学检查

可取血液、脑脊液或骨髓液行螺旋体检查，发作期检出率相对较高，特别是对高度疑似患者，建议反复行血液检查，有条件者可行浓集、增菌及动物接种试验，以提高检出率。暗视野镜检：取血液及脑脊液在暗视野显微镜下寻找螺旋体；涂片：厚血片查找病原体，薄血片进一步鉴定；浓集厚染色：静脉血 $4\sim5mL$，$3\,000r/min$ 离心 $20\sim30$ 分钟，取沉淀物染色镜检。动物接种：可在小白鼠及豚鼠腹腔注射患者血液 $1\sim3mL$，次日采血查找病原体。

（六）血清学实验

约 10% 的患者可有假阳性梅毒反应，大多数虱传回归热及 30% 蜱传回归热患者可呈现 OX_k 血清反应阳性。此外，蜱传回归热患者与莱姆病有交叉免疫反应。

七、诊断与鉴别诊断

回归热诊断的主要依据为流行病学资料、临床表现及实验室检查。

流行病学史，如发病的特定季节、流行地区旅居史、体虱和蜱叮咬等流行病学资料，有助于判断分析；根据流行病学史，同时反复发作的寒战、高热等毒血症状、出血性皮疹、肝脾大、黄疸等典型临床表现，应高度怀疑本病。在高度疑似本病时，应涂厚薄血片或取脑脊液、骨髓液涂片，以瑞氏染色检查螺旋体，也可用黑底映光法检查活动螺旋体，若螺旋体阳性即可确诊。血清学反应可提供进一步诊断依据。在回归热缓解期，血内查不到螺旋体，但如将患者血液注入小白鼠或豚鼠腹腔，3~5天发病，可从其尾静脉血查见病原体，即可明确诊断。

蜱传者的症状比虱传者为轻，在间歇期亦能查出螺旋体。两类回归热临床表现相似，但蜱传回归热多在春末、秋初季节流行和发病，而虱传回归热多在冬春寒冷季节；蜱传回归热多有蜱叮咬病史，确诊需要病原体鉴定。

本病早期临床表现并不典型，应与斑疹伤寒、钩端螺旋体病、疟疾、伤寒、布鲁菌病、肾综合征出血热、败血症等其他感染性疾病鉴别。

（一）斑疹伤寒

以发热头痛最为突出，8~9天体温最高，多于5天出皮疹。立克次体凝集试验≥1∶40阳性，外斐反应OX19≥1∶160或双份血清效价递增4倍以上有诊断价值。

（二）钩端螺旋体病

多发于夏、秋季，有疫水接触史。高热，常伴有腓肠肌压痛、淋巴结肿大、黄疸、出血等。特异性血清学检测阳性。

（三）疟疾

有疫区居住及蚊子叮咬史，临床以寒战—高热—大汗—热退，规则地反复发作为特征，但恶性疟的临床表现常不典型，呈不规则发热，脾大，临床上易同其他发热疾病相混淆，血液或骨髓中查到疟原虫可资鉴别。

（四）伤寒

常有不洁饮食史，缓慢起病，体温阶梯状上升，热程长，多稽留热，可有玫瑰疹，白细胞减少，尤以嗜酸性粒细胞减少为著。肥达反应阳性，血液或骨髓细菌培养阳性可明确诊断。

（五）肾综合征出血热

以发热、出血、肾损害为特征，起病早期有类白血病反应，早期出现大量蛋白尿，临床以发热、少尿、低血压、多尿、恢复等五期经过为特点，可查血清相应病毒抗体以资鉴别。

（六）败血症

常在原发感染灶基础上，出现寒战、高热，血培养可查见相应细菌。

（七）细菌性心内膜炎

该病细菌侵入心内膜，在瓣膜形成赘生物，细菌可反复侵入血流，引起类似周期性寒战高热表现，新出现心脏杂音，及时反复血培养及心脏彩色超声检查有助诊断。

八、治疗

（一）一般对症支持治疗

患者应严格卧床休息，予以高热量流质或半流质饮食，补充足量液体和维持电解质平衡，高热时物理降温，慎用发汗类药物降温，高热骤退时易发生虚脱及循环衰竭，应注意观察，及时处理。毒血症状严重时可给予肾上腺糖皮质激素。有出血倾向时可用全身止血药物。反复发作并全身状况差者，可予以氨基酸、白蛋白等支持，可酌情应用丙种球蛋白。注意保护肝肾功能，并发肺炎、ARDS者予以持续低流量吸氧，严重者呼吸机辅助治疗。有烦躁等神经系统症状时酌情予以镇静药对症处理。对虱传型回归热患者应采取隔离措施，并彻底灭虱，热退后需继续观察15天。

(二)抗菌药物治疗

本病抗菌药物首选四环素族抗菌药物,近年来国内外多用多西环素,首日 200mg,以后每天 100mg,共治疗 7~10 天,疗效满意而不良反应少见。以往常用四环素,每天 2g,分 2~3 次服用,持续 5 天,然后减半量,疗程 7~10 天。单剂四环素 500mg 或多西环素 100mg 也可获良好疗效。不能口服的患者,可静脉滴注四环素、红霉素、多西环素(每天 100~200mg)。氯霉素、链霉素亦可应用,但疗效不及四环素族。7 岁以下儿童及妊娠妇女禁服四环素,可用红霉素 40mg/(kg·d),分 3~4 次口服,连服 10 天,亦有显效。

青霉素亦曾用于本病治疗,对虱传型有效,蜱传型有耐药株且该药不能杀灭脑内螺旋体且青霉素起效慢、复发率高,目前已少用。青霉素水剂剂量为每次 3 万 U/kg,每天肌内注射 4 次,连续 4 天以上,总量约 60 万 U/kg 或稍多;或肌内注射普鲁卡因青霉素 G 30 万 U,每天 1 次,连用 10 天。

抗生素应从小量开始,慎防因病原体分解过速而引起赫氏反应,该症多在治疗开始后 2 小时内发生,一般不超过 4 小时,发生率为 54%。该反应是由于螺旋体被杀灭后异性蛋白刺激机体产生大量细胞因子释放引起的,主要表现为发热、溶血和低血压。反应持续时间<4 小时,因此抗菌药物治疗后应观察 12~24 小时。国外报道使用四环素治疗后更易出现。如有发生,可用糖皮质激素、强心及升压药物治疗。

除原来体质虚弱或年龄幼小者外,经过适当治疗,一般可缩短病程及防止复发。但严重患儿必须住院观察,特别要避免静脉注药的严重反应。如患儿来院时已属发作晚期,宜先用支持疗法,等待体温下降之后给特异治疗,可以避免严重反应。对高热及黄疸病例,一般在发热末期给特效治疗时,退热更快,此时因体内已渐生抗体,更易退热。退热时出汗过多,应给予补液等对症处理。

九、预防

目前尚无有效的主动免疫方法,预防上主要针对回归热流行病学的几个环节开展。

改善居住卫生条件,灭虱对控制虱传回归热的流行很重要。对虱传回归热患者要严格灭虱,隔离治疗至退热后 15 天(蜱传回归热罕见人群水平传播,因此没有隔离的必要)。灭虱可采用 10%二二三(即 DDT)液体。如发现有体虱,宜速将衣裤换下,沸水中煮 30 分钟,即可将虱和虱卵杀死。对不宜煮沸的衣服,用 10%二二三的滑石粉剂撒于衣裤内面,48 小时可杀死体虱,效力可维持 1 个月左右。或将衣服放入 1%~2%二二三乳剂中浸泡,然后晒干,效力可维持 6 个月。被褥等也应同样处理。这些衣物在穿用前应用热水洗净以避免杀虫剂的毒性作用。敌敌畏(DDV)易使小儿中毒,以不用为好。接触者亦应彻底灭虱,必要时口服多西环素 100mg 预防发病。

在住宅中消灭啮齿类动物、野外宿营时远离动物巢穴,可明显减少蜱传回归热的患病率。应避免居住环境中有松鼠或花狸鼠活动,处理啮齿类动物的尸体时应戴手套。此外,在疫区作业时应注意个人防护,对宿营居住环境定期杀虫灭鼠,防止蜱叮咬,必要时口服多西环素或四环素预防。灭蜱可用 0.5%马拉硫磷或敌敌畏喷洒,灭鼠可用药物毒杀及捕打等方法,2.5%的凯杀灵涂剂或 0.5%的凯杀灵喷剂也有杀蜱作用,还可用 WS-1 型卫生灭蚊涂料涂墙或堵鼠洞杀蜱。

(魏素霞)

第五章　真菌感染性疾病

第一节　隐球菌病

隐球菌病是由隐球菌所致全身感染性疾病,好发于细胞免疫功能低下患者,主要侵犯中枢神经系统和肺,亦可侵犯皮肤、黏膜、骨骼及肝等组织、器官。本病多见于成年人,临床感染常呈亚急性或慢性过程。近年来,由于艾滋病的流行、免疫低下患者的显著增多,隐球菌病的发病率也呈明显上升趋势,在国外已成为艾滋病患者最常见的并发症之一,同时,也是艾滋病患者死亡的主要原因之一,而早期诊断和积极治疗可降低病死率。

一、病原学

隐球菌属有 30 多个种,其中具有致病性的绝大多数为新生隐球菌和格特隐球菌,过去分别称为新生隐球菌新生变种和格特变种,其他种类隐球菌如罗伦特隐球菌、浅白隐球菌等偶有引起人类感染的临床报道,而通常所指隐球菌主要是新生隐球菌。隐球菌呈圆形或椭圆形,直径一般在 $4\sim6\mu m$,大小为红细胞的 $2\sim3$ 倍,个别可达 $20\mu m$。能保留革兰染色,PAS 染色菌体呈红色,菌体为宽厚透明的荚膜所包裹,荚膜可比菌体大 $1\sim3$ 倍,不形成菌丝和孢子,依赖出芽生殖。隐球菌在普通培养基生长良好,生长最适宜温度为 30℃ 左右且能在 37℃ 生长,而非致病性隐球菌在 37℃ 不能生长。能同化 D-葡萄糖、D-半乳糖、蔗糖、麦芽糖等,而不能同化乳糖、蜜二糖。其氮源主要为含氮有机化合物,但不利用缬氨酸,也不能还原硝酸盐。绝大多数隐球菌产生尿素酶,在隐球菌胞内有酚氧化酶,能作用于多巴、单酚或双酚化合物,产生黑色素,保护自身在宿主体内存活,同时又有致病性。

隐球菌荚膜的主要成分荚膜多糖是确定血清型特异性的抗原基础,并与其毒力、致病性以及免疫原性密切相关。根据隐球菌荚膜多糖的生化特性将其分为 2 个种和 4 个血清型:①新生隐球菌,有性阶段为新生线黑粉菌,血清型表现为 A、C 型;②格特隐球菌,有性阶段为棒杆孢线黑粉菌,血清型表现为 B、C 型。两种隐球菌在生化特性、流行病学分布、遗传学以及感染的严重程度等方面各不相同。

二、流行病学

(一)传染源

鸽粪是新生隐球菌的重要传染源,中性、干燥鸽粪易于本菌的生长,鸽子栖息多年的场所如旧房屋、塔楼等易于分离到。鸽子是本菌的携带者,鸽子的嘴喙、双足均可分离到本菌,但鸽子自身却无隐球菌感染。此外,其他禽类如鸡、鹦鹉、云雀等排泄物亦可分离出隐球菌。桉树则是格特隐球菌的主要传染源,澳大利亚的树袋熊是格特隐球菌的携带者,在其爪、粪便中均可分离到本菌。但近年来也有学者从其他树木如杉树、橡树中分离到格特隐球菌,提示桉树并非格特隐球菌的唯一传染源。

(二)传播途径

隐球菌病一般认为主要是从呼吸道吸入环境中的酵母样细胞或担孢子,导致肺部感染。另外,消化道、皮肤也是引起感染的潜在入侵途径。一般认为人与人、人与动物之间并不直接传播。

(三)易感人群

人群普遍易感,但有一定自然免疫能力。很多健康人群可能吸入隐球菌但没有致病或仅为自限性肺炎,而细胞免疫功能低下患者则明显易感,然而仍有近50%患者并未发现潜在的基础疾病。

(四)流行特征

隐球菌病在世界各地均有发生,可发生在任何年龄组,多见于20~50岁,儿童相对少见,男性较女性为多,呈散发性分布,然而,随着艾滋病的流行,隐球菌感染已成为艾滋病患者最常见的4个机会性感染之一。我国自1948年有学者发现隐球菌病以来,全国大部分省、市均陆续有报道且呈逐年增多的趋势。隐球菌血清型分布特点以血清型A、D最为多见,呈全球性分布,B、C型格特隐球菌则较为少见,艾滋病患者也绝大多数为A型,B型主要分布在澳大利亚等热带、亚热带地区,C型主要出现在美国。我国则以A、D血清型为主(绝大多数为A型,D型较少),而少数为血清型B、C型(均为B型)。

三、发病机制

隐球菌的发病机制是多因素的,与病原菌的菌量、毒力以及机体免疫状态等因素密切相关。

(一)病原菌在发病机制中的作用

国内外学者对隐球菌的致病性及其在发病机制中的作用进行了深入的研究。目前认为,隐球菌的荚膜多糖是其最主要的致病因子,其致病的原因可能与其抑制机体免疫及增加免疫耐受性有关。体外研究显示,在补体参与下粒细胞的吞噬和杀菌作用得到加强,但荚膜多糖能抑制补体参与粒细胞的吞噬过程,削弱T细胞特异性抗隐球菌的免疫应答,从而使其能在体内存活,并具致病性。隐球菌合成的黑色素则是隐球菌的又一致病因子,它主要是通过隐球菌的酚氧化酶将体内L-多巴、多巴胺等酚化合物转化而来。黑色素缺乏株致病性明显低下且易被宿主效应细胞所吞噬。产黑色素菌株还能通过其抗氧化作用来清除宿主效应细胞产生毒性自由基,如超氧化物和其他氧化物,以保护隐球菌细胞免受攻击。此外,黑色素尚有抵抗紫外线和降低两性霉素B的抗菌活性。隐球菌能在37℃生长,而其他非致病性隐球菌在此温度下不能生长,亦被认为是其致病因素之一,但其具体致病机制研究尚少。而活性细胞外磷脂新近被认为是另一致病因子。实验表明,大多数临床分离株均分泌具生物活性的细胞外磷脂,且认为它可破坏细胞膜及肺泡结构,使病原菌易于进入肺泡及脑组织中。由此可见,病原菌在发病机制中起着重要的致病作用。

(二)机体免疫性在发病机制中的作用

研究表明,特异性细胞免疫和体液免疫均可发挥抗隐球菌作用,细胞免疫是机体抵抗隐球菌感染最重要的防御机制。近年来艾滋病患者隐球菌病的发病率显著上升,也从另一角度证实细胞免疫所起的重要作用。当隐球菌吸入人体呼吸道后,在补体系统的调理以及 TNF、IL、IFN 等细胞因子的协同作用下,活化的巨噬细胞、中性粒细胞易于使隐球菌局限于肺部并最终被吞噬和清除。人体中枢神经系统的星形胶质细胞是构成血脑屏障、脑—脑脊液屏障的重要组成部分。它在阻止隐球菌进入脑实质过程中起着关键作用,并能产生大量细胞因子和一氧化氮,抑制隐球菌的生长。同时,在脑血管周围的小神经胶质细胞、巨噬细胞在防御中也起着重要作用,能阻止隐球菌播散至脑实质。但是,隐球菌仍然易侵犯中枢神经系统,往往首先累及脑脚间池引起脑膜炎,然后经血管周围间隙扩散至脑实质引起脑膜脑炎;还可产生多发性小囊肿,内含大量酵母菌,称为假性囊肿,并进一步发展形成隐球菌瘤。隐球菌易侵犯中枢神经系统的原因并不十分清楚,可能与脑脊液中缺乏调理素、可溶性抗隐球菌因子、活化补体以及中枢神经系统有大量多巴胺,成为隐球菌产黑色素的底物,使其致病性增加有关。

本病的病理改变主要为胶质性和肉芽肿性病变。胶质性病变是由成堆的隐球菌菌体在组织内发生黏液样变性而形成。肉芽肿性病变主要由组织细胞、淋巴细胞、成纤维细胞及巨噬细胞组成,在肉芽肿中隐球菌较少。细胞免疫功能低下患者,特别是艾滋病患者的炎症反应轻微,仅见巨噬细胞浸润,但以弥散性损害为主;而机体免疫功能正常患者,炎症反应稍明显,可见大量淋巴细胞和活化的巨噬细胞浸润,病变相对较局限。

病变主要侵犯脑(脊)膜及脑(如大脑的各部位、间脑、脑干、小脑等),导致脑组织充血、水肿,以及继发于血管病变所致脑梗死软化灶。此外,还可形成颅内肉芽肿、脑积水。肺部病变可见多数黄白色或灰白色结节,两肺上下叶、肺门及胸膜均可累及。切面呈黏液胶冻状,可见肺泡扩张,中间充满了大量隐球菌。其他如肾脏病变在肾实质的表面可见散在的泡状突起,肾小球可见隐球菌。皮肤隐球菌也可出现胶质性和肉芽肿性皮损。

四、临床表现

(一)中枢神经系统隐球菌病

在中枢神经系统真菌感染中最为常见,多见于成年人,起病常隐匿,表现为慢性或亚急性过程,少数免疫低下患者可急性起病,病死率高。约 12.5% 患者伴有颅外感染,艾滋病患者则高达 50%。97% 的隐球菌脑膜炎患者在病程中出现头痛,通常头痛是最早或唯一的症状,在确诊前 1~20 周(平均 6 周)就开始出现。初起为间歇性,以后持续并进行性加重,后期头痛剧烈,难以忍受;头痛以前额、颞区为显,枕部少见。90% 患者在病程中可出现发热,体温一般在39℃以下,个别患者可出现高热。发热同时也是艾滋病患者并发隐球菌脑膜炎的最早症状之一,据报道,2/3 以上患者均有发热。在病程中、后期,部分患者可出现视物模糊、畏光、视力下降,甚至完全失明,可能与隐球菌直接导致视神经通道受损、视神经炎、视神经萎缩、脉络膜视网膜炎及颅内压增高有关。除视神经受累外,其他感觉、运动神经损害相对少见,约10%患者在后期可出现听力下降、偏瘫、共济失调、腱反射亢进或减弱以及局灶性神经系统的定位体征等。尽管隐球菌脑膜炎以脑膜炎型多见,然而约2/3患者脑膜刺激征缺如或不明显。此外,HIV感染者,常伴有严重颅外播散性感染,包括菌血症、淋巴结受累等。

(二)肺隐球菌病

大多数患者临床表现轻微且无特异性,如咳嗽、咳少量黏痰,偶有咯血,侵犯支气管可致大量黏痰,含大量隐球菌,可伴有低热、胸痛、乏力、体重减轻,但上述症状均不显著。与肺结核相比,鲜有盗汗。个别严重者急性起病,进展迅速,预后不佳。一些无症状者往往通过肺部影像学检查发现,最常见者为单个、中等密度的结节,偶有多发结节、空洞形成。部分患者表现为肺炎或支气管周围炎改变,恶性淋巴瘤、白血病患者继发肺隐球菌病还可表现为粟粒样改变。支气管炎或肺炎患者叩诊呈浊音,呼吸音低下。粟粒样改变者肺尖或肺底部可闻及湿性啰音、胸膜摩擦音。免疫低下患者可播散至肺外。

(三)其他部位感染

隐球菌可通过呼吸系统、血液和淋巴系统或局部侵入等方式感染,因此全身各脏器均可累及,如皮肤、黏膜、肾脏、肾上腺、胃、甲状腺、前列腺、心脏、乳房、肝、脾、骨骼、关节等。各感染部位所引起的临床表现并无特异性,因此,易引起临床误诊或漏诊。

五、实验室检查

(一)常规检查

隐球菌感染患者外周血白细胞数正常或轻度增高,个别患者明显增高且以中性粒细胞增多为主。隐球菌脑膜炎患者脑脊液多有不同程度的异常,呈非化脓性改变。约70%患者的脑脊液压力明显增高,大多数大于200mmH$_2$O。脑脊液外观清澈、透明或微混,细胞数轻至中度增多,以单核细胞增多为主,早期多核细胞占优势。蛋白含量呈轻度或中度增高,个别患者可达4g/L以上。大多数患者糖含量显著下降,甚至为零。然而,艾滋病或严重免疫低下患者并发隐球菌脑膜炎时,往往脑脊液常规、生化检查正常或轻度异常。

(二)真菌学检查

1.直接镜检

脑脊液墨汁涂片镜检测是隐球菌脑膜炎诊断最简便而又迅速的诊断方法。约70%隐球菌脑膜炎患者可获阳性结果,其中90%患者可一次查到隐球菌。一些急性重症感染的患者,外周血涂片及骨髓涂片也可发现隐球菌。此外,活检组织病理切片镜检可获阳性结果。

2.分离培养

培养仍然是确诊的"金标准",需2～5天,脑脊液中隐球菌含量较少,因此,需多次培养以提高阳性率。此外,脑外可疑病灶的标本分离培养也具有重要的临床意义。有学者认为即使没有泌尿系统和呼吸系统的症状和体征,尿和痰液的培养仍是必需的。因为在呼吸道感染的早期,血清隐球菌抗原滴度低,肺部影像学无异常,而此时痰培养可以阳性。同样,尽管没有肾脏的实质改变,尿培养也可以阳性。血培养阳性常发生在大剂量应用糖皮质激素、粒细胞缺乏症以及艾滋病等免疫抑制或缺陷患者身上。此外肺隐球菌病患者支气管肺泡灌洗液检测阳性率略高于经支气管活检且较活检并发症要少。

3.免疫学检测方法

主要是检测隐球菌的荚膜多糖特异性抗原。方法有乳胶凝集试验、ELISA 和胶体金免疫层析法,其中胶体金免疫层析法最为常用。该方法简便、快速,优于墨汁涂片,对怀疑隐球菌感染而涂片、培养均为阴性的患者更具诊断价值。现商用胶体金免疫层析法不仅能检测血清和脑脊液标本,还能检测支气管肺泡灌洗液、肺穿刺吸出物、尿液中的隐球菌抗原。该方法的缺点是可以出现一定的假阳性。

4.分子生物学检测方法

近年来不断发展的分子生物学方法则为隐球菌检测提供了新的诊断方法,可以特异地检出隐球菌,同时还可区别是新生隐球菌还是格特隐球菌,同时也有较好的敏感性,可测出 10pg 隐球菌 DNA 模板及 1.0×10^3 CFU 隐球菌,可用于脑脊液、痰液、支气管肺泡灌洗液及经支气管吸出物检测,具有较好的应用前景。

六、诊断与鉴别诊断

(一)诊断

对于临床上出现中枢神经系统感染的症状、体征,伴脑脊液压力明显增高、脑脊液糖含量明显低下的患者,应高度警惕隐球菌脑膜炎的可能,尤其是免疫功能低下的患者和养鸽或有鸽粪接触史者,更应高度怀疑。然而,隐球菌脑膜炎的确诊仍有赖于实验室的特异性检查,包括脑脊液墨汁涂片、真菌培养及隐球菌荚膜多糖特异性抗原检测。此外,组织活检病理和培养也有助于确诊。

(二)鉴别诊断

临床上,隐球菌脑膜炎很难与结核性脑膜炎、病毒性脑膜炎、不典型化脓性脑膜炎或脑肿瘤相鉴别,故对于脑脊液呈非化脓性改变的脑膜炎患者均建议行常规脑脊液真菌涂片、培养以及隐球菌特异性抗原的检测。肺隐球菌病与原发或转移性肺癌、结节病、肺结核、肺脓肿等在影像学上难以鉴别,可通过经皮肺穿刺或支气管镜活检以及支气管肺泡灌洗液涂片、培养等方法加以明确。皮肤隐球菌病应与粉刺、传染性软疣、皮肤结核、恶性肿瘤相鉴别。皮损处隐球菌较多,通过活检易于诊断。骨、关节隐球菌病需与骨结核、骨其他真菌感染等疾病相鉴别,通过骨活检或穿刺吸出物的墨汁染色涂片、真菌培养来确诊。

七、预后

未经抗真菌药物治疗的隐球菌脑膜炎患者均会死亡,治疗后仍有 10%～40% 的病死率。存活者也有 20%～25% 的复发率。部分患者治愈后留有严重的后遗症,包括视力丧失、脑积水、智力减退等。临床经验表明,急性起病、出现意识障碍、血培养阳性或有严重基础疾病患者预后不佳,病死率高。

八、治疗

(一)抗真菌治疗

抗隐球菌治疗分为诱导治疗、巩固治疗和维持治疗三个阶段。对于非艾滋病患者,诱导治疗方案以两性霉素 B 联合 5-氟胞嘧啶治疗 4 周以上为主,随后可改为氟康唑(400～800mg/d)巩固治疗 8 周,最后以小剂量氟康唑(200mg/d)维持治疗 6～12 个月。艾滋病患者与非艾滋病患者不同,常用方案:两性霉素 B 联合 5-氟胞嘧啶方案诱导治疗 2 周,氟康唑(400mg/d)巩固治疗 8 周,氟康唑(200mg/d)维持治疗需要维持 1 年以上,甚至可能需要维持终生以防止复发。

1.两性霉素 B(AMB)

两性霉素 B 目前仍为治疗隐球菌病的首选药物。该药口服极少吸收,肌内注射局部刺激大,故必须采用缓慢静脉滴注。成人开始剂量为每天 0.5～1.0mg,加入 5%～10%葡萄糖注射液 500mL 内缓慢静脉滴注,滴注时间不少于 6 小时。逐渐加量至治疗量 0.5～1.0mg/(kg·d)。疗程一般需 3 个月以上。该药易氧化,应新鲜配制和避光使用。

主要不良反应包括寒战、发热、头痛、食欲缺乏、恶心、呕吐,静脉炎,低血钾,肾损害,贫血和肝损害等,必须严密监测血清电解质、肾功能和骨髓功能。孕妇禁用。

对中枢神经系统新型隐球菌病经单用静脉滴注治疗无效者或复发患者,可鞘内注射两性霉素 B。首次剂量为 0.05～0.10mg 加地塞米松 1～2mg 与适量脑脊液混匀后缓慢注入。以后逐次增加剂量至每次 1mg 高限。鞘内给药一般可隔天 1 次或每周 2 次,总量以不超过 20mg 为宜。因可能引起化学性脑膜炎、蛛网膜粘连、休克等严重不良反应,临床已经较少使用。

由于两性霉素 B 的不良反应限制其临床使用,近年开发了多种的两性霉素 B 脂质制剂,疗效与普通的两性霉素 B 相似但不良反应相对较轻,可很快达到治疗剂量,可用于原先有贫血、肾功能异常的患者,但价格昂贵。

2.5-氟胞嘧啶(5-FC)

本药口服吸收良好,对隐球菌有抑菌作用。本药单独使用很快产生耐药性,临床上主要用于联合治疗。成人的口服或静脉注射剂量为每天 5～10g,儿童每天 100～200mg/kg,分次给予,疗程 3 个月以上。不良反应有食欲缺乏、恶心;白细胞、血红蛋白及血小板减少;皮疹、嗜睡、精神错乱、肝肾功能损害等。该药有致畸胎作用,孕妇禁用。

3.氟康唑(FCA)

本药口服吸收良好,能够通过血脑屏障进入脑脊液。氟康唑通过抑制新型隐球菌的麦角甾醇合成,从而抑制新型隐球菌的生长及减弱其毒力。成人的口服或静脉注射剂量为每天 200～400mg,一般疗程不少于 6 周。对 16 岁以下儿童,应慎用 FCA,剂量为 3～6mg/(kg·d)。不良反应有恶心、腹痛、腹泻及胃肠胀气,皮疹,肝功能损害等。妊娠期及哺乳期妇女应慎用。FCA 绝大部分(约 80%)以原形从尿排出,所以,当患者有肾功能损害时应调整其剂量。FCA 主要用于不能耐受 AMB 者,或病情太重不适合使用 AMB 者,或维持治疗以防止复发。

4.伏立康唑及伊曲康唑

两药均有一定的抗隐球菌效果。

5.联合抗真菌治疗

抗真菌药物不良反应大,易产生耐药性,所以临床上常采用联合用药治疗,如 AMB＋5-FC 或 FCA＋5-FC。

（二）对症治疗

中枢神经系统新型隐球菌病患者均有显著的颅内高压,能否有效控制颅内高压,直接关系到能否治疗成功及减少后遗症。可使用脱水剂(甘露醇)、利尿剂(呋塞米)和 50％葡萄糖注射液进行对症处理。一般可用 20％甘露醇每次 125～250mL,次数视病情而定。如颅内高压明显,一般脱水治疗效果不佳,可采取频繁腰椎穿刺放脑脊液降低颅内压,但放液应缓慢且每次量不可太多;若反复发生脑疝危象,CT 等检查证实有脑室扩大,可在抗真菌治疗的前提下,考虑脑室—腹腔引流术或侧脑室引流术,但需注意其可能导致颅内细菌感染。

（三）支持疗法

隐球菌病带来的长期消耗,抗真菌药物可导致不可避免的不良反应,故支持疗法也十分重要。患者应进食易消化、营养丰富的食物,并注意保持大便通畅,避免便秘(以防用力排便导致颅内压升高而导致危险)。昏迷者可鼻饲高热量流质。进食不足者,可静脉注射 10％～25％的葡萄糖溶液,适当补充维生素、氨基酸等。治疗过程中必须非常注意水电解质平衡,尤需注意血钾变化(常为低血钾)。必要时使用一些免疫调节剂增强机体免疫功能,如胸腺素(肽)、转移因子等。

（四）手术治疗

对局限性的皮肤隐球菌病、肺隐球菌病、骨隐球菌病及脑部隐球菌肉芽肿等,可采用手术切除,但手术治疗必须结合全身抗真菌治疗,以达到根治的目的。

九、预防

饲养家鸽应妥善管理,减少鸽粪对周围环境的污染。忌食腐烂变质的水果。治疗原发基础疾病,避免长期、大量使用免疫抑制药物等。目前尚未能研制出针对隐球菌的预防疫苗供临床使用。

（梁赟磊）

第二节　念珠菌病

念珠菌病是由各种致病性念珠菌引起的疾病。近年来由于广谱抗菌药物、免疫抑制剂的广泛应用以及恶性肿瘤、器官移植、艾滋病等高危人群的逐年增多,念珠菌病的发病率呈明显上升趋势,为目前最常见的深部真菌病。临床表现各异、轻重不一,其中,念珠菌血症已成为最常见血液感染之一,该病早期诊断、早期治疗,预后较好,延误治疗或播散性感染预后不佳。

一、病原学

念珠菌广泛存在于自然界,为条件致病菌。其中以白念珠菌临床上最为常见,占念珠菌感

染的 $50\%\sim70\%$,毒力也最强。在非白念珠菌中以热带念珠菌、近平滑念珠菌、光滑念珠菌最为常见,在有些骨髓移植、重症监护病房,其比例甚至已超过白念珠菌。其他如克柔滑念珠菌、季也蒙念珠菌、葡萄牙念珠菌、都柏林念珠菌等均具致病性。

念珠菌菌体呈圆形或卵圆形,直径为 $2\sim6\mu m$,在血琼脂及沙氏琼脂上生长均良好,最适温度为 $25\sim37℃$。念珠菌以出芽方式繁殖,又称芽生孢子。多数芽生孢子伸长成芽管,不与母细胞脱离,形成比较大的假菌丝,少数形成厚膜孢子和真菌丝,但光滑念珠菌不形成菌丝。白念珠菌 $30℃$ 培养 $2\sim5$ 天,在培养基表面形成乳酪样菌落。在沙氏琼脂培养基呈酵母样生长,在玉米粉吐温琼脂培养基中可形成大量假菌丝和具有特征性的顶端厚壁孢子。在念珠菌显色培养基上,绝大多数白念珠菌呈绿色或翠绿色,克柔念珠菌、光滑念珠菌、热带念珠菌分别呈粉红色、紫色、蓝色,其他念珠菌均呈白色,有助于临床念珠菌分离株的快速鉴别。

二、流行病学

(一)传染源
念珠菌病患者、带菌者以及被念珠菌污染的食物、水、医院等环境贮源是本病的传染源。

(二)传播途径
1.内源性

较为多见,主要是由于定植体内的念珠菌,在一定的条件下大量增殖并侵袭周围组织引起自身感染,常见部位为消化道。

2.外源性

主要通过直接接触感染,如性传播、母婴垂直传播、亲水性作业等;也可从医院环境获得感染,如通过医护人员的手、医疗器械等间接接触感染;还可通过饮水、食物等方式传播。

(三)易感人群
好发于严重基础疾病及机体免疫低下患者,主要包括以下几种情况。①有严重基础疾病的患者,如糖尿病、肿瘤、艾滋病、系统性红斑狼疮、大面积烧伤、粒细胞减少症、腹腔疾病需大手术治疗等,尤其是年老体弱者及婴幼儿。②应用免疫抑制剂治疗者,如肿瘤化疗、器官移植或大剂量糖皮质激素使用等。③广谱抗菌药物的不合理应用,如长期、大剂量、多种抗菌药物的使用,引起呼吸道、胃肠道菌群失调。④长期留置导管患者,如长期中心静脉导管、气管插管、留置胃管、留置导尿管、介入性治疗等,各种类型的导管是念珠菌感染的主要入侵途径之一。

(四)流行特征
本病遍及全球,全年均可患病。对于免疫正常患者,念珠菌感染常系皮肤黏膜屏障功能受损所致,可发生在各年龄层,但最常见于婴幼儿,以浅表性感染为主,治疗效果好。系统性念珠菌病则多见于细胞免疫低下或缺陷患者。近 20 年来深部念珠菌病的发病率呈明显上升趋势且随着抗真菌药物的广泛应用,临床耐药菌株的产生也日益增多。

三、发病机制

念珠菌是人体的正常菌群,通常寄生于正常人的皮肤、口腔、胃肠道及泌尿生殖道等部位黏膜上,在正常情况下,机体对念珠菌有完善的防御系统,包括完整的黏膜屏障、非特异性免疫(补体 C3a、C3b 的调理趋化作用,中性粒细胞、巨噬细胞的吞噬作用)、特异性细胞免疫(细胞因子、干扰素等)和体液免疫(产生胞质抗体、抗芽管抗体等)。但是,当各种原因引起的正常菌群失调、正常生理屏障破坏以及人体免疫力低下时,念珠菌就会大量生长繁殖,首先形成芽管,并借助于胞壁最外层的黏附素等结构黏附于宿主细胞表面,其中以白念珠菌和热带念珠菌黏附性最强。随后芽管逐渐向芽生菌丝或菌丝相转变,并穿入宿主细胞内,在宿主细胞内菌丝又可直接形成新的菌丝,导致致病菌的进一步扩散而发生感染。念珠菌能产生水解酶、磷脂酶、蛋白酶等多种酶类,促进病原菌的黏附、侵袭作用,造成细胞变性、坏死及血管通透性增强,导致组织器官的损伤。其中以分泌型天冬氨酸蛋白酶(SAP)的研究最多,白念珠菌、热带念珠菌和近平滑念珠菌均分泌 SAP,白念珠菌 SAP 毒力最强。

菌丝侵入机体后产生连锁炎症反应,可激发血清补体的活化、抗原抗体反应的发生,导致炎症介质的大量释放和特异性免疫反应发生,白念珠菌能激活抑制性 T 细胞,可非特异地抑制 IL-1、IL-2 和 IFN-α 的产生,及自然杀伤细胞的分化,而且对细胞毒性 T 细胞的活性也有抑制作用,此外,还能抑制中性粒细胞的趋化、吸附及吞噬作用,因而导致机体防御功能减弱。白念珠菌表面的补体受体(CR3)是白念珠菌的毒力因子,可与补体片段 iC3b 结合,介导其黏附到血管内皮细胞,对念珠菌的黏附性具有重要作用。而 CR3 与巨噬细胞上的整合素,由于在抗原性、结构、功能上的同源性,可抑制补体的调理趋化作用,有利于念珠菌逃避吞噬作用。此外,白念珠菌在宿主体内呈双相型,既可产生酵母相又可产生菌丝相,彼此间可以相互转化。酵母相有利于念珠菌在宿主体内寄生、繁殖,菌丝相则有利于侵袭和躲避宿主的防御功能。

念珠菌侵入血液循环并在血液中生长繁殖后,可进一步播散至全身各器官,引起各器官内播散。其中以肺、肾最为常见,其次是脑、肝、心、消化道、脾、淋巴结等,可引起气管炎、肺炎、尿毒症、脑膜脑炎、肝炎、多发性结肠溃疡、心包炎和心肌炎等。

根据不同器官和发病阶段,组织病理改变可呈炎症性(如皮肤、肺)、化脓性(如肾、肺、脑)或肉芽肿性(如皮肤)。特殊器官和组织还可有特殊表现,如食管和小肠可有黏膜坏死和溃疡形成,严重者伴有管腔狭窄。心脏瓣膜可表现为增殖性改变,而急性播散性病例常形成多灶性微脓肿,内含大量中性粒细胞、假菌丝和芽孢,有时可有纤维蛋白和红细胞。疾病早期或免疫功能严重抑制者的组织病理中可无脓肿。

四、临床表现

急性、亚急性或慢性起病,根据侵犯部位不同,深部念珠菌病可分为以下几种临床类型。

(一)黏膜念珠菌病

1.口腔念珠菌病

本病为最常见的浅表性念珠菌病,包括急性假膜性念珠菌病(鹅口疮)、念珠菌性口角炎、急慢性萎缩性口炎、慢性增生性念珠菌病等临床类型。其中以鹅口疮最为多见,好发于新生儿,成人免疫功能低下者也易感,并常伴有呼吸道、消化道以及播散性念珠菌感染的可能。常见感染部位为颊黏膜、软腭、舌、牙龈,可见灰白色假膜附着于口腔黏膜上,边界清楚,周围有红晕。可无症状或有烧灼感,口腔干燥、味觉减退和吞咽疼痛。剥除白膜,留下湿润的鲜红色糜烂面或轻度出血。严重者黏膜可形成溃疡、坏死。念珠菌性口角炎患者常在双侧口角处皮肤、黏膜发生皲裂,邻近的皮肤与黏膜充血,皲裂处常有糜烂和渗出物或结有薄痂,张口时疼痛或溢血。急性萎缩型念珠菌性口炎多见于成年人,常有味觉异常或味觉丧失,口腔干燥,黏膜灼痛。可有假膜,并伴有口角炎,亦可出现黏膜充血、糜烂及舌背乳头呈团块状萎缩,周围舌苔增厚。老年患者还易出现慢性萎缩型念珠菌性口炎,又称托牙性口炎,常在上颌义齿腭侧面接触之腭、龈处见黏膜红斑或黄白色的条索状或斑点状假膜,放置义齿时病灶处常有疼痛,90%患者斑块或假膜中可发现念珠菌。

2.念珠菌性食管炎

本病好发于艾滋病、长期卧床、贲门失弛缓症、食管狭窄或食管肿瘤等患者。近20%患者早期可无症状,但本病最常见的症状为吞咽疼痛、吞咽困难,吞咽食物时胸骨后疼痛或烧灼感,还常伴有鹅口疮,恶心、呕吐、食欲减退,体重减轻,而全身毒血症状相对较轻。内镜检查多见食管壁下段局部黏膜充血水肿,假性白斑或表浅溃疡。念珠菌性食管炎是引起食管溃疡的主要原因之一,如不及时治疗可致坏死性食管炎。

3.念珠菌性阴道炎

本病较为常见,孕妇好发。外阴部红肿、剧烈瘙痒和烧灼感是本病的突出症状。阴道壁充血、水肿,阴道黏膜上有灰色假膜,形似鹅口疮。阴道分泌物浓稠,黄色或乳酪样,有时杂有豆腐渣样白色小块,但无恶臭。损害形态可多种多样,自红斑、轻度湿疹样反应到脓疱、糜烂和溃疡。皮损可扩展至肛周、外阴和整个会阴部。

(二)系统性念珠菌病

1.呼吸系统念珠菌病

本病好发于免疫低下患者,症状主要有低热、咳嗽、咳少量白色黏稠痰或脓痰,有时痰中带血甚或咯血,严重者伴高热、气促、胸闷。肺部听诊可闻及干、湿啰音,影像学检查示支气管周围致密阴影,双肺多发结节性或间质性改变等,但均无特征性。痰直接镜检及真菌培养阳性有助于诊断,但定植与感染很难界定,肺穿刺或活检有助于确诊。

2.泌尿系统念珠菌病

患者常有尿频、尿急、排尿困难,甚至血尿等膀胱炎症状,少数患者也可出现无症状性菌尿,常继发于尿道管留置后。此外,播散性念珠菌病可经血行播散侵犯肾脏,肾皮质和髓质均可累及,形成脓肿、坏死及导致肾功能损害。临床表现为发热、寒战、腰痛和腹痛,婴儿可有少尿或无尿。尿常规检查可见红细胞、白细胞,直接镜检可发现念珠菌菌丝和芽孢,脓肿穿刺培养可获阳性结果。

3.消化系统念珠菌病

念珠菌性肠炎大多在长期应用广谱抗菌药物、免疫抑制剂过程中出现,主要表现为腹泻,儿童腹泻为持续性黄色水样或豆渣样便,泡沫多。成人则表现为轻度腹泻,初起为泡沫样或黏液样便,偶有便中带血,后期为脓血便。出血多时为暗红色糊状黏液便。多数患者伴有腹胀,累及直肠和肛门可引起肛周不适,腹痛及压痛不明显。病程中患者常有口腔念珠菌感染,腹泻、便秘可交替出现,亦可出现嗜睡、头痛、体重下降等全身不适症状。粪便镜检可见大量菌丝、芽孢,培养有念珠菌生长。

4.念珠菌血症

本病为最常见医院获得性血流感染之一,通常是指血培养一次或数次阳性,白念珠菌最为常见,而非白念珠菌所占比例正逐渐上升。可以有临床症状如发热和皮肤黏膜病变等,严重者可发生多脏器功能障碍或衰竭,但临床表现多无特异性且早期易被原发基础疾病或细菌感染表现所掩盖,甚或无明显症状。易感因素包括大剂量广谱抗菌药物的应用、糖皮质激素的长期应用、中心静脉导管的留置、大型手术(尤其是腹部手术)、完全胃肠外营养等。对于高危患者来说,常常会发生多个系统同时被念珠菌侵犯,形成急性播散性念珠菌病,病死率极高。可累及全身任何组织和器官,其中以肾、脾、肝、视网膜多见。确诊有赖于血培养,但阳性率不到50%。

5.念珠菌性心内膜炎

以白念珠菌和近平滑念珠菌性心内膜炎最为常见,患者常有心脏瓣膜病变、人工瓣膜、静脉药瘾、中央静脉导管、心脏手术或心导管检查术后。临床表现与其他感染性心内膜炎相似,有发热、贫血、心脏杂音及脾大等表现,瓣膜赘生物通常较大,栓子脱落易累及大动脉,如髂动脉、股动脉为其特征,预后差。

6.中枢神经系统念珠菌病

中枢神经系统念珠菌病较少见,主要为血行播散所致,也可感染于颅脑外伤或手术后,预后不佳。常累及脑实质,并有多发性小脓肿形成。临床表现为发热、头痛、谵妄、昏迷,脑膜刺激征阳性,但视神经盘水肿及颅内压增高不明显,脑脊液中细胞数轻度增加,糖含量正常或偏低,蛋白含量明显升高。脑脊液早期检查不易发现真菌,需多次脑脊液真菌培养。

7.慢性播散性念珠菌病(肝脾念珠菌病)

大多发生在血液系统恶性肿瘤伴粒细胞减少患者中性粒细胞计数恢复后,出现高热、右上腹疼痛及恶心、呕吐等症状,碱性磷酸酶水平轻度升高,CT 检查可见肝、脾,甚至双肾多发脓肿。组织病理检查为微小脓肿,并见出芽的念珠菌。

8.其他

尚有念珠菌所致腹膜炎、关节炎、骨髓炎、胆囊炎、心包炎、眼内炎等全身各部位的感染。

五、实验室检查

(一)直接镜检

真菌涂片镜检多使用10%氢氧化钾涂片,标本直接镜检可查到菌丝、芽孢或孢子。一旦发现大量菌丝和成群芽孢有诊断价值,菌丝的存在表示念珠菌处于致病状态。如只见芽孢,特别是在痰或阴道分泌物中,可能属于正常带菌,无诊断价值。

(二)培养

念珠菌为口腔或胃肠道的正常居住菌,因此从痰培养或粪便标本中分离出念珠菌不能作为确诊依据。若采集标本是在无菌条件下获得的,如来自血液、脑脊液、腹水、胸腔积液或活检组织,可认为是深部真菌感染的可靠依据。同一部位多次培养阳性或多个部位同时分离到同一病原菌,也常提示为深部真菌感染。所有怀疑深部念珠菌病的患者均应做血真菌培养,以提高血培养的阳性率。

(三)组织病理检查

感染病灶的组织穿刺、活检对于一些疑难病例的诊断非常重要,如肺组织、肝组织、脑组织等,组织病理切片中找到念珠菌芽孢和假菌丝或真菌丝即可确诊,通常 HE 染色可见,但真菌特殊染色更为特异,如吉姆萨染色、过碘酸希夫(PAS)染色等。

(四)免疫学检测

1.念珠菌抗原检测

采用酶联免疫试验(ELISA)、乳胶凝集试验、免疫印迹法检测特异性抗原,如血清真菌特异性抗原(G 试验),感染早期即获阳性,具有较好的早期诊断价值,尤其是能很好地将念珠菌的定植与感染区分开,初步的临床研究显示有较好的敏感性和特异性。但曲霉菌等致病性真菌感染也可阳性。其他如烯醇酶抗原检测敏感性可达 $75\% \sim 85\%$,感染早期即获阳性,也具有较好的早期诊断价值。

2.念珠菌特异性抗体检测

可采用补体结合试验、酶联免疫吸附试验等方法检出念珠菌的特异性抗体,但由于健康人群可检测到不同滴度的抗体,疾病早期及深部真菌病患者多有免疫低下致抗体滴度低等因素的影响,使其临床应用受到很大的限制。

(五)核酸检测

近年来由于生物学技术的发展,核酸检测技术也已用于念珠菌的检测,如特异性 DNA 探针、聚合酶链反应(PCR)等方法,检测细胞壁羊毛固醇 C14-去甲基酶的特异性基因片段,初步试验结果较好,但目前尚未作为常规应用于临床。

(六)其他

影像学检查如 X 线片、B 超、CT 或 MRI 等尽管无特异性,但对发现肺、肝、肾、脾侵袭性损害有一定帮助。

六、诊断与鉴别诊断

黏膜念珠菌感染的诊断相对较易,都有明显的临床症状,通过涂片和培养即可确诊。呼吸道、肠道、泌尿道以及血流念珠菌感染的临床表现有时难与细菌性感染相鉴别。通常临床毒血症状可被原发病及伴发细菌感染所掩盖,故经抗菌药物治疗感染未能控制且无其他原因可解释时,应考虑真菌感染的可能,确诊有赖于病原学证实。标本在直接镜检下发现大量菌丝和成群的芽孢或血液、脑脊液等无菌体液中培养分离出致病性念珠菌,具有诊断意义。在痰、粪便或消化道分泌物中只见芽孢而无菌丝,可能为定植菌群,不能仅以此作为诊断依据。

消化系统念珠菌病应与食管炎、胃炎、肠炎等鉴别。念珠菌性肺炎、脑膜炎、心内膜炎应与结核性、细菌性及其他真菌性感染鉴别。

七、预后

局部念珠菌感染如黏膜念珠菌病、念珠菌性食管炎、泌尿道念珠菌病等感染较为局限,预后较好。然而,念珠菌在任何部位的出现,均是引起侵袭性念珠菌感染的危险因素。尽管有时念珠菌菌量不多,但如果是 ICU 患者或有中央静脉插管、广谱抗菌药物的长期应用、糖尿病或血液透析等高危因素存在,发生全身性、侵袭性念珠菌病的机会显著增加,一旦发生侵袭性念珠菌病,其归因病死率在成人达 15%～25%,最高可达 47%,新生儿及儿童 10%～15%。

八、治疗

(一)基础治疗

1.去除诱因

如粒细胞减少患者应提高白细胞总数,免疫低下患者应增强机体的免疫力,大面积烧伤患者应促进伤口的愈合等。

2.清除局部感染灶

如果为导管相关性菌血症,应拔出或更换导管,化脓性血栓性静脉炎需行外科手术治疗,如节段性静脉切除术。对于并发念珠菌心内膜炎患者,内科保守治疗效果较差,需行瓣膜置换术。

(二)病原治疗

1.治疗原则

(1)治疗方式。局部用药适用于部分皮肤和黏膜念珠菌病,一般连续使用 1～2 周;全身用药适用于局部用药无效的皮肤黏膜念珠菌病以及部分黏膜、系统性念珠菌病的治疗。

(2)药物选择。由于耐药菌株的不断增加,而且克柔念珠菌对氟康唑天然耐药,光滑念珠菌也对氟康唑不敏感,故应做菌种鉴定及药敏试验,并根据药敏结果选择药物。

(3)治疗周期。对于重症感染如念珠菌菌血症患者,需待症状、体征消失,培养转阴性后 2 周停药;心内膜炎患者应在瓣膜置换术后继续治疗 6 周以上。

(4)预防用药。适用于高危人群,如对于伴粒细胞减少症的危重患者或行肝脏移植术患者,常应用抗真菌药物预防念珠菌的感染。可选用氟康唑 400mg/d 或伊曲康唑口服溶液 2.5mg/kg,每 12 小时 1 次。

2.局部用药

常用药物包括制霉菌素软膏、洗剂或制霉菌素甘油,酮康唑、益康唑、克霉唑、咪康唑等霜剂;制霉菌素、克霉唑、咪康唑等阴道栓剂。

3.全身用药

常用药物如下。①氟康唑:口服吸收完全(95%),对脑脊液和玻璃体穿透良好且尿药浓度高,常作为口咽部、食管、阴道念珠菌病的标准治疗药物,也可用于中枢神经系统及泌尿系统念珠菌病的治疗药物。用于口咽部念珠菌感染,氟康唑 100～200mg/d 顿服,连用 7～15 天;念珠菌性阴道炎,氟康唑局部用药或 150mg 顿服;系统性念珠菌感染,氟康唑 800～400mg/d,疗程视临床治疗反应而定。儿童浅表念珠菌感染 1～2mg/(kg·d),系统性念珠菌感染 3～6mg/(kg·d)。②伏立康唑:口服吸收完全(96%),对脑脊液和玻璃体穿透良好,但尿药浓度低。静脉滴注首日 6mg/kg,每天 2 次,随后 4mg/kg,每天 2 次,或口服,首日 400mg,每天 2

次,随后 200mg,每天 2 次,适用于耐氟康唑的重症或难治性侵袭念珠菌感染。③伊曲康唑:一般用于黏膜念珠菌病的治疗,也作为口咽部和食管念珠菌病的备选治疗药物。口腔和(或)食管念珠菌病,200~400mg/d 顿服,连用 1~2 周。阴道念珠菌病,200mg/d 分 2 次,服用 1 天,或 100mg/d 顿服,连服 3 天。系统性念珠菌病,200mg 每 12 小时 1 次,静脉滴注 2 天,然后 200mg 每天 1 次,静脉滴注 12 天,病情需要可序贯口服液 200mg,每 12 小时 1 次,数周或更长时间。④两性霉素 B:为广谱抗真菌药,对念珠菌具有高效、快速杀菌活性,是中枢神经系统念珠菌病的首选。静脉滴注,每天 0.5~0.7mg/kg,对于出现严重不良反应及肾功能不全者,可考虑使用两性霉素 B 脂质制剂。⑤卡泊芬净:是念珠菌菌血症、心内膜炎等重症感染的治疗首选;但脑脊液、玻璃体穿透性差且自尿排出<2%,不宜用于中枢神经系统及泌尿系统的念珠菌属感染。首剂 70mg,随后每天 50mg,静脉滴注。⑥酮康唑:适用于慢性皮肤黏膜念珠菌病,每天 0.2~0.4g 顿服,连服 1~2 个月,但因其肝毒性,应动态监测肝功能。

九、预防

(1)保护皮肤黏膜完整,尽量减少插管、长期留置导管,并加强对留置的导管护理及定期更换。

(2)保持机体的菌群平衡,合理使用抗生素,尽量避免长期、大剂量使用广谱抗生素。

(3)对于某些存在严重免疫功能障碍,如艾滋病、血液病、恶性肿瘤、器官移植等患者,可使用抗真菌药物预防念珠菌感染,其中以氟康唑应用最广。

(魏素霞)

第三节 曲霉病

曲霉病是由曲霉菌引起的一系列疾病的总称,包括感染性或非感染性两种类型。非感染性曲霉病主要有曲霉抗原引起的变态反应性疾病(哮喘、鼻窦过敏)和曲霉球。侵袭性曲霉感染,亦称作侵袭性曲霉病(IA),是一种严重的感染性疾病,常发生在各种免疫抑制个体,危及患者生命,近年来其发病率呈逐步上升趋势。

一、病原学

曲霉属丝状真菌,是条件致病菌,广泛分布于自然界,喜潮湿、温暖环境,在梅雨季节,谷物和稻草由于储藏不妥而发热、发霉时,曲霉含量甚多;曲霉可耐干燥、高温(如 40℃以上温度)。致病性曲霉有 10 余种,其中以烟曲霉为最主要的致病菌,此外有黄曲霉、黑曲霉、白曲霉、棒曲霉、灰绿曲霉、土曲霉、构巢曲霉、赭曲霉和聚多曲霉等。迄今已从各种曲霉中分离到 100 余种对人、畜代谢有影响的毒素,其中黄曲霉素等有致癌作用。

二、流行病学

本病散发,呈世界性分布,发病与机体免疫力降低,尤其是细胞免疫功能有关。

（一）传染源

曲霉孢子广泛存在于尘埃、土壤、空气、植物、动物及水中。患者不是本病的传染源。

（二）传播途径

曲霉孢子极易脱落,飞散于空气中。主要经呼吸道进入人体,如果免疫力下降时,吸入曲霉孢子即可致病,亦可经受损的皮肤、黏膜侵入致病。人与人之间的传播未见报道。

（三）易感人群

健康人感染后发病者少见。受染后发病主要见于免疫功能低下者,如器官移植、恶性肿瘤、长期大量使用糖皮质激素、免疫抑制剂者、烧伤及慢性疾病患者等。

三、发病机制与病理

曲霉感染的发病情况取决于真菌的致病力和患者的免疫状态。曲霉的致病因子包括曲霉结构物质、毒素及相关代谢产物、抑制免疫的成分等。

曲霉的细胞壁拥有大量的多糖成分,如α-(1-3)葡聚糖、β-(1-3)葡聚糖、甲壳素、半乳甘露聚糖等。半乳甘露聚糖与孢子表面疏水蛋白介导曲霉与上皮的黏附;β-(1-3)葡聚糖能被宿主细胞的 dectin-1 识别,活化激活蛋白 1,触发宿主的炎症反应,如激活补体,引起 TNF-α、白三烯等炎症因子的释放;曲霉孢子产生的色素有利于孢子在外界环境中的生存,色素能帮助曲霉抵御紫外线、氧自由基,而色素缺乏的孢子易被补体结合、巨噬细胞吞噬且对抗真菌药物敏感。

曲霉能产生多种毒素,胶霉毒素是曲霉最主要的、最强大的,也是研究最多的毒素,可非特异地抑制机体的免疫反应,如抑制巨噬细胞的吞噬、杀菌,抑制 T 细胞的激活、增殖等,还可以作用于细胞骨架来抑制中性粒细胞的吞噬功能、抑制细胞活性氧代谢、降低吞噬能力,有利于曲霉的播散。烟曲霉素能有效杀灭小孢子虫和阿米巴原虫,可作用于淋巴细胞的染色体,使淋巴细胞的姐妹染色单体互换、染色体畸变概率明显增加,产生细胞毒作用抑制淋巴细胞,进而抑制细胞免疫。其他毒素尚有烟曲霉素、局限曲霉素、核糖毒素等,也与曲霉的致病有关。

曲霉产生的弹性蛋白酶是一组具有溶解胶原蛋白、弹性蛋白的蛋白酶,与真菌侵入深部组织有关,包括金属蛋白酶(具有溶解基质的作用)、丝氨酸蛋白酶(破坏肌动蛋白,影响细胞骨架)。曲霉活性氧代谢酶可拮抗宿主免疫细胞释放的过氧化氢以及巨噬细胞产生的活性氧产物对菌体的损害。

曲霉的感染过程大致分为对组织的黏附、入侵以及破坏作用。首先机体吸入曲霉的孢子,孢子在上皮细胞内生长成菌丝,菌丝进一步侵袭组织,侵犯血管,引起内皮细胞损伤,血栓形成、组织坏死。

曲霉孢子的吸入和内化孢子的吸入是最主要的感染途径。曲霉孢子为 $2 \sim 5 \mu m$,易在空气中悬浮,极易进入下呼吸道。分生孢子虽然可以被巨噬细胞吞噬,但也可以内化侵入上皮细胞,逃避免疫,进而进入组织。孢子与Ⅱ型肺泡上皮接触,通过上皮细胞微管和微丝的作用形成伪足,并内吞孢子,孢子送至溶酶体,部分孢子在溶酶体内最终可能会出芽生长成菌丝,但转化的速度比在组织中缓慢。孢子的侵袭过程涉及相当多的分子,如曲霉孢子纤连蛋白、层连蛋白等受体,通过对应配体而与组织细胞黏附。曲霉孢子最外层疏水蛋白构成的簇状小体结构,因其疏水性而易与上皮组织结合。人体细胞 Toll 样受体与曲霉的入侵也有一定关系。

孢子为真菌的增殖形式,在营养等环境因素影响下可在上皮内转化为菌丝。菌丝生长迅速,很快破坏上皮细胞,菌丝即进一步侵入皮下,菌丝的致病力比孢子强,这一转换过程受多种基因调节,如烟曲霉 rasB 基因调节孢子出芽、生长和菌丝的分叉,体内试验发现 rasB 突变的烟曲霉毒力较野生型明显减轻。

人体对曲霉感染的免疫体系包括上皮细胞的屏障作用、巨噬细胞和中性粒细胞的吞噬作用以及淋巴细胞所产生的各种细胞因子。曲霉在侵入组织后,由于免疫力不同或基因多态性,常导致患者出现不同的病理表型,如过敏性炎症、化脓性炎症、肉芽肿性改变等,在临床上即为过敏性病变、侵袭性曲霉病等不同表现。侵袭性曲霉病的特征为曲霉菌丝侵袭血管,对血管的侵袭既可从血管外膜向内膜、内皮侵袭,也可以菌丝侵入内皮后(血流感染)再透过外膜进入组织。曲霉对血管侵袭过程导致内皮的损害,并形成局部血栓。曲霉菌丝与内皮细胞接触使内皮细胞表达 E 选择素、血管细胞黏附分子、白介素-8 和肿瘤坏死因子α,利于真菌的黏附、侵袭,同时内皮细胞也表达白细胞黏附分子以聚集白细胞,产生炎症反应。

曲霉可以感染人体许多部位,肺是曲霉最主要的侵害器官,由于人体免疫功能不同,感染曲霉后可以表现为至少三种形式:腐生型曲霉病(曲霉球、坏死组织的侵袭)、过敏(外源过敏性肺泡炎、过敏性支气管肺泡曲霉病、哮喘)、侵袭性曲霉病;各种疾病状态病理表现不同。

曲霉球多发生在空洞性肺病患者,如肺结核、结节病、非脓肿、支气管扩张、肺组织胞质菌病、肺癌、肺梗死等,在原有肺部空洞中,大量曲霉菌丝和坏死组织、炎症反应物质等共同形成的球状物。过敏性支气管肺泡曲霉病主要病变为在扩张的支气管中有大量浓稠的黏液栓,黏液栓主要由真菌与酸性粒细胞构成,支气管壁表现为慢性炎症。

侵袭性曲霉病的病理表现主要为急性坏死性出血性肺炎。炎性浸润、化脓,进而形成肉芽肿。菌丝在肺内增殖和侵入血管,导致坏死性血管炎,造成血栓或菌栓,引起咯血和血行播散,在脑、肝、肾、心脏等脏器产生曲霉感染;假膜性曲霉支气管气管炎是比较少见的侵袭性曲霉病,多发生在肺移植、轻中度免疫抑制状态患者,病理改变主要为局限或广泛的溃疡性气管支气管炎症伴假膜形成,真菌对黏膜浅表的侵袭以及黏膜全层炎症。

四、临床表现

(一)肺曲霉病

1.过敏性肺曲霉病

本病不常见,多发生于过敏性体质患者。表现为吸入曲霉孢子后出现支气管过敏反应(哮喘),大多形成黏液栓子,在支气管内导致肺不张。该病属Ⅰ型和Ⅲ型变态反应,也可能为Ⅳ型,即寄居在支气管树内的曲霉可释放抗原发生免疫反应。最常见的症状有发热、顽固性哮喘、咳嗽、咳痰、不适和消瘦。外周血中嗜酸性粒细胞增多,血清 IgE 升高。在咳出的棕褐色嗜酸性黏液栓中常可检出曲霉菌丝。胸部 X 线检查可见小的、一过性、单侧或双侧边界清楚的浸润,常在上肺叶,肺门或支气管侧淋巴结肿大、慢性硬化和肺叶萎缩。过敏性肺曲霉病临床表现外源性肺泡炎、哮喘、过敏性支气管肺泡曲霉病(ABPA),临床表现稍有差异。ABPA 为非侵袭性,症状有咳嗽、发热和喘鸣,大的黏液栓可能被咳出或被支气管镜检出,可导致肺段或肺叶不张。胸部 X 线检查显示双侧肺下叶广泛浸润,如未治疗,该病可称为侵袭性病变,向上扩展引起气管支气管炎。

2.肺曲霉球

常发生于肺结核、肉样瘤病、支气管扩张、尘肺等病变所遗留的肺空洞内,常见于上肺叶,少数可发生在下肺叶的顶端部分。患者常无症状,但可有慢性咳嗽、不适和消瘦,咯血为最常见的症状(50%~80%),大多数为间歇性小量出血,但可有 25% 患者发生大量的危及生命的咯血。胸部 X 线检查显示特征性的圆形或椭圆形团块,有月牙形气影围绕或带有一透光的光晕,此球影常可随患者体位改变而移动。

3.伪膜性曲霉性气管支气管炎

常见于艾滋病和肺移植患者,肺移植者病变多发生于器官吻合口,初期多无症状,典型者表现为发热、咳嗽、呼吸困难、胸痛和咯血,症状随病程进展而加重。有些患者死于气管和支气管阻塞,而其他病例可发展为播散性曲霉感染。支气管镜检查可发现溃疡损害或坏死性伪膜。

4.慢性坏死性肺曲霉病

属于半侵袭性曲霉病,患者免疫功能部分受损,常见于中老年患者,并伴有基础性肺部病变,如非活动性肺结核、支气管扩张、肉样瘤病、糖尿病、营养不良等轻度的免疫功能受损或长期接受小剂量的类固醇皮质激素治疗者。临床表现类似于肺曲霉球,因此,有时难以区分这两种临床类型且本病常合并肺曲霉球。常见表现为发热、咳嗽、咳痰与体重下降,症状可持续数月。胸片最早的改变是慢性上肺叶的浸润并伴胸膜增厚,常有空洞,约 50% 的患者在坏死的肺空洞内有单个或多个曲霉球形成。

5.急性侵袭性肺曲霉病

包括原发性与继发性两类。原发性侵袭性曲霉病少见,发生于免疫功能正常个体;而继发性急性侵袭性肺曲霉病发生于免疫受损个体,可危及生命,高危人群包括中性粒细胞缺乏性肿瘤、器官移植、艾滋病及儿童慢性肉芽肿病。此型感染可分为局限型和播散型,前者预后较好。临床主要表现为慢性感染,发热、咳嗽、咽痛、呼吸困难、咯血、体重下降、消瘦等,黏液性痰中常混有绿色或灰绿色颗粒,其咯血有两种:曲霉菌侵犯血管引起出血性梗死和真菌性动脉瘤的形成,后者可导致致命性大咯血。典型病例为粒细胞缺乏或接受广谱抗生素、免疫抑制剂和激素过程中出现不能解释的发热,胸部症状以干咳、胸痛最常见,可有上腹痛。随病变进展,可出现肺部湿啰音和肺浸润。当肺内病变广泛时则出现气急、甚至呼吸衰竭,部分病例可出现气胸。曲霉菌还可经胸膜内侧侵及肋间肌、心内膜,导致心包积液。曲霉菌可侵犯血管,形成栓塞和肺内出血,并可经血液播散到其他器官,主要见于血流丰富的器官,如胃肠道、大脑、肝和甲状腺,偶见于心脏、膈、睾丸和皮肤,与患者白细胞数量和功能异常程度有关。胸部 CT 扫描常能检出胸部 X 线表现正常的患者的肺部损害。在中性粒细胞缺乏的患者,其局限性曲霉感染最具特征的影像为有空洞的小结节样损害并向外周扩大。通常可见到一独特的低透光带围绕着结节损害;在空洞损害内可见特征性的新月形气影。但肺的播散性曲霉感染较局灶性感染缺少特征。如果 CT 扫描或胸部 X 线检查发现局限性病灶,应做经皮肺组织活检供微生物学和组织病理学检查。但 CT 扫描或胸部 X 线检查发现播散性病变时,支气管镜检查必不可少。

（二）鼻窦曲霉感染

1.过敏性曲霉性鼻窦炎

患者常有过敏性体质，表现为间断性单侧或双侧鼻塞，伴头痛、面部疼痛和不适，可有鼻息肉和鼻窦浑浊，常与 ABPA 合并存在。

2.急性侵袭性鼻窦炎

常见于免疫受损患者。临床表现类似于鼻脑毛霉病，症状包括发热、鼻涕、头痛及面部疼痛，由于感染鼻窦不同，临床表现有所不同，上颌窦感染者硬腭和鼻甲可有坏死性损害，并可出现面部组织的毁形性破坏，感染可侵及眶和脑部，引起血栓形成和梗死，蝶窦感染者可引起静脉窦炎。

3.慢性坏死性鼻窦炎

可发生于正常个体，但更多见于应用激素或糖尿病患者，酗酒是另一危险因素。临床表现为长期鼻窦炎史，窦腔引流不畅，黏液分泌增多。一般侵及单侧，症状为疼痛、鼻塞及头痛等。CT 扫描可见致密的圆形浑浊区，有时内含钙化灶。外科窦道引流术可见到似奶酪样褐色或绿色团块，易碎。

4.鼻侧曲霉性肉芽肿

多见于热带干燥地区，如印度、苏丹和沙特阿拉伯等。患者有顽固的鼻塞、单侧面部不适或不甚明显的眼球突出。如果不治疗，将侵及鼻窦、眼眶及脑部。

（三）脑曲霉病

曲霉感染的严重类型，病死率高达 90% 以上，由肺部感染血行播散而导致脑曲霉病的发生要比鼻窦直接侵入更多见，播散性曲霉病中有 10%～20% 脑部受累。骨髓移植患者脑部脓肿的常见病因为曲霉感染。脑曲霉病起病缓慢，若中性粒细胞减少患者出现精神错乱、迟钝或嗜睡等应怀疑本病。脑动脉血栓形成导致多发性脑梗死损害，常引起灶性神经病学症状和体征较脑部念珠菌病多见。脑曲霉肉芽肿损害可出现在脑室或脑实质内，位于脑实质内者，其症状与脑瘤相似。一般病程发展缓慢，CT 扫描表现脑占位性病变。

（四）眼曲霉病

1.曲霉性角膜炎

由外伤或手术感染直接引起，表现为角膜深溃疡或表浅结节。有局部疼痛、畏光、流泪等角膜刺激症状以及视力障碍，60% 有前房积脓。也可由鼻腔或鼻窦曲霉感染侵袭眼眶所致，如不及时治疗，可致失明。

2.曲霉性内眼炎

本病并不多见，但对视力与眼为毁灭性感染，可发生于吸毒者、心内膜炎和器官移植患者，也继发于眼外伤、眼部手术或血行播散，后者更多见于免疫受损患者。症状有眼痛和视力受损，大多数患者有虹膜睫状体炎或玻璃体炎，可见视网膜出血或脓肿，也可有眼前房积脓，通过房水培养确诊。

3.眼眶曲霉病

由鼻窦感染扩散而致，症状有眼眶痛、眼球突出或视力丧失。约 25% 的病例感染可侵入脑部并导致死亡。

（五）曲霉性心内膜炎、心肌炎

曲霉性心内膜炎多见于接受开放性心脏手术的患者和静脉药瘾者,感染最好发部位是主动脉瓣和二尖瓣,常形成大且脆的赘生物和大的栓子,具有诊断价值。临床表现类似于细菌性心内膜炎,起病可突然或隐袭,常有发热、消瘦、疲劳和食欲缺乏。50%~90%的患者可有心脏杂音,30%有脾大,约80%的患者出现栓子栓塞主要动脉,特别是脑动脉。曲霉性心内膜炎也是静脉药瘾者的一个并发症。伴有脓肿形成或心室壁赘生物形成的心肌感染可由血行播散而来,可导致非特异性的心电图异常或充血性心力衰竭。

曲霉性心肌炎多发生在播散性曲霉感染者,表现为心肌梗死、心律不齐等;曲霉心包炎可由血源播散、肺部曲霉感染扩散以及心肌曲霉播散而致,表现为心脏压塞症状。

（六）曲霉性骨髓炎

本病不多见,儿童慢性肉芽肿病患者易感。曲霉感染多由邻近的肺部损害侵袭而来,肋骨、脊柱是最多见的受累部位。在免疫受损成人患者,脊柱也很易受累,更多见于病原菌的血行播散,也可发生于外科手术中病原菌接种所致。椎骨曲霉感染的临床和放射学特征类似于结核病,大多数患者主诉有发热、疼痛和受累部位触痛。也可侵及周围软组织,伴胸膜感染和脊柱旁脓肿,关节受累少见。曲霉骨髓炎可经血流感染、骨髓炎播散或外伤手术直接感染而致。

（七）皮肤曲霉病

经血流播散而来或直接感染,后者主要见于烧伤患者或婴儿敷料的污染。皮肤曲霉病皮损初为红色至紫色、硬结性斑块,随后进展为覆盖有黑色焦痂的坏死性溃疡。皮损呈单发或多发的边界清楚的斑丘疹,后变为脓疱,以后进展为表面覆盖有黑色焦痂边界清楚的溃疡,皮损可增大并融合成片。

（八）耳曲霉病

多为曲霉腐生性感染,多表现为外耳道瘙痒、疼痛、听力下降和外耳道流液等。耳镜检查显示耳道水肿及红斑,并覆以结痂。在中性粒细胞减少的患者,可引起坏死性的外耳道炎。外耳道曲霉感染一般不引起耳膜穿孔,但糖尿病、慢性湿疹、低丙种球蛋白患者、HIV感染者以及糖皮质激素使用者容易发生耳曲霉感染,免疫低下持续存在者,感染可以波及乳突。

（九）播散性曲霉病

除上述各种特殊部位曲霉感染外,免疫功能低下者可发生播散性曲霉感染,其中40%~50%的死亡病例中检出有胃肠道感染,食管最常受累,肠道溃疡亦有发生并常导致出血或穿孔。约30%感染肝和(或)脾,症状包括肝触痛、腹痛和黄疸,但多数患者可无症状。CT扫描可发现多数小的透光性损害散布于肝内。约30%有肾损害,症状较少且罕见肾功能受损。

五、辅助检查

（一）实验室检查

1.病原学检查

（1）涂片镜检。痰涂片的直接镜检常有助于过敏性曲霉病的诊断,可见到大量的分隔菌丝,其上有特征性的 45°分叉结构。对疑似侵袭性曲霉病患者,痰的镜检帮助极小,推荐支气管灌洗液标本的检查。从皮损或鼻窦冲洗液中可检出典型的菌丝,但需结合培养确定诊断。

(2)培养。曲霉病的确诊要根据培养分离出致病菌。由于空气中常有曲霉存在,故对分离的结果的解释要慎重。如果在一个平板上分离出多个菌落或不止一次培养出同一真菌,则此时痰培养结果才更可信。从支气管灌洗液、胸腔积液以及活组织检查标本中分离出曲霉常提示有感染。很少能从血液、尿液或脑脊液标本中分离出曲霉。从鼻窦的冲洗液或鼻、腭部坏死性损害的活检材料中常可分离出曲霉。

2.组织病理学检查

组织病理学检查对曲霉病的诊断具有重要意义。曲霉病组织反应有非特异性炎症改变、肉芽肿改变、坏死性改变和化脓性改变。曲霉在组织中仅生长菌丝,有时可见到分生孢子头或有性阶段。菌丝分隔、双叉分支、成 45°,直径 $7\sim10\mu m$,典型的排列成放射状多见于脓疡或曲霉球。很少分支、直的平行排列的菌丝见于早期肉芽肿病变。不规则菌丝和"孢子样"结构多见于晚期纤维化比较多的病变。曲霉头见于与空气沟通、氧气供应充足的脓疡或空腔内。

3.曲霉菌素皮肤试验

用曲霉抗原做皮肤试验有助于过敏性曲霉病的诊断。肺曲霉球、过敏性曲霉病患者皮试常为阳性。严重的曲霉病患者伴免疫功能受损,皮试可阴性。

4.血清学试验

半乳甘露聚糖(GM)是曲霉的细胞壁成分,在感染患者的血清和尿样标本中能检测到这种物质,是侵袭性曲霉病的特征性标志,该物质具有抗原性,可以通过乳胶颗粒凝集反应(LPA)和酶链免疫吸附试验(ELISA)进行检测,后者比前者更敏感,能早期检测,并在较长时间内保持阳性。

ELISA 测定只能半定量,GM 的测试结果以 GM 指数(GMI)表示,即求出样本的吸光度(A)值与参考品的 A 值之比,各国 GMI 阳性判断折点不尽相同,美国为 GMI>0.5,而欧洲则为 GMI>1.5。目前,我国临床上阳性的判断折点定为 0.8 或 2 次>0.5。

影响 GM 检测结果的因素较多,患者应用抗菌药物,尤其是 β-内酰胺类抗菌药物,如哌拉西林/三唑巴坦、阿莫西林及阿莫西林/克拉维酸等,会出现假阳性而严重影响检测结果;同样,皮炎芽生菌、黑孢霉菌、分枝孢菌、组织胞质菌、地丝菌属感染也可能出现阳性结果。

由于判定折点的问题尚难以求得共识,有学者建议对肺曲霉感染高危患者实施 GM 抗原血症动态监测,每周检测 $2\sim3$ 次。异体造血干细胞移植患者最好实施每天检测,若发热持续 3 天以上,而投入的抗菌药物又无明确疗效时,结合高分辨率的计算机断层扫描,可以大大提高 IPA 的早期诊断率。

GM 抗原的监测还有助于预测疾病的疗效与转归。国外研究发现,如果在侵袭性曲霉病治疗期间,GM 抗原血症持续保持较高水平者,其预后较差;相反,GM 抗原血症清除早且明显者,其预后则较理想。

5.分子生物学检查

核酸探针技术及 PCR 技术诊断准确、敏感快速,为曲霉病的早期诊断开辟了新的领域。

（二）影像学检查

曲霉病发生的部位不同，影像学检查结果各异。

侵袭性肺曲霉病多为不同形态的肺浸润，以支气管肺炎最常见。早期可出现局限性或双肺多发性浸润，常分布在周围肺野。部分出现结节状阴影，病灶常迅速扩大，融合成实变或坏死形成空洞，其中亦可形成急性曲霉球或突然发生大的、楔形的、底边向胸膜的阴影，类似于"温和的"肺梗死，少数出现胸腔积液。CT 扫描可见比 X 线检查改变更广泛的损害，并可见新月形的空洞样损害和结节样团块状阴影，如患者发热、粒细胞减少、肺部浸润，同时有新月形的空洞样损害，应高度怀疑侵袭性肺曲霉病。X 线检查发现免疫抑制患者出现肺部"牛眼征"与"新月征"对侵袭性曲霉有重要诊断价值，但并非其所独有特点，其他能破坏血管的病原菌感染也有类似表现，如结合菌、镰刀霉以及铜绿假单胞菌和奴卡菌感染等。

肺曲霉菌球由曲菌丝和纤维黏液混合而成，寄生在肺空洞内或囊状扩张的支气管内，呈圆形、椭圆形，曲菌球与囊腔之间形成半月形或新月形的透亮区，为曲菌感染的典型 X 线表现。ABPA X 线平片表现为指状、均一的支气管影，多累及肺上叶肺段中央支气管，这主要与黏液栓形成有关，但黏液栓清除后，留下支气管扩张和气管壁增厚的改变；CT 表现为中央支气管扩张。

鼻窦侵袭性曲霉病 X 线检查多表现为组织肿胀、鼻窦气液平，以及模糊改变；椎体曲霉病可表现为椎骨与椎间盘破坏。

六、诊断与鉴别诊断

（一）诊断

由于曲霉病感染形式多样，感染部位众多，临床诊断缺乏统一标准，特殊部位曲霉病诊断需要病理组织学结合微生物学与临床表现进行诊断，如神经系统曲霉病、鼻窦曲霉病、骨髓炎等，对于肺部曲霉病主要采用分级诊断标准，组织学检查、高分辨 CT 检查以及肺泡灌洗液真菌检查具有重要诊断价值。

ABPA 的诊断标准：①反复哮喘发作；②外周血嗜酸性粒细胞增多（$\geqslant 1 \times 10^9$/L）；③曲霉抗原皮肤划痕试验在（15 ± 5）min 内出现即刻反应；④抗曲霉抗原的沉淀抗体阳性；⑤血清总 IgE 升高（$\geqslant 1\,000\,\mu g$/L）；⑥胸部 X 线检查有肺部浸润（病变呈一过性或固定不变）；⑦中央性（向心性）支气管扩张。符合前 6 项者拟诊 ABPA，符合所有 7 项标准可确诊。

肺曲霉球患者一般无症状，主要症状是咯血，少数患者发生危及生命的大咯血，偶有发热、咳嗽等症状。胸部 X 线检查具有诊断价值，典型表现为肺部原有空洞内形成球状的固体团块，水样密度，可移动，团块与窄洞壁之间有气腔分隔。

侵袭性肺曲霉病是肺曲霉病中最严重的类型，但诊断困难，治疗棘手，确诊需要从病肺组织同时获取病理学和微生物学的证据。为避免临床造成多数患者失去治疗机会，从临床实际和客观需要出发，建立了分级诊断标准，分别给予相应处理，以避免和减少漏诊，使需要治疗的患者及时得到治疗，又防止过度诊断和抗曲霉药物的滥用。根据侵袭性曲霉病发病危险因素、临床特征、微生物检查和组织病理学检查，其诊断分为 3 级，相应的感染治疗也分为先发治疗、经验治疗、目标治疗。

具有诊断价值的各种条件如下。

1.发病危险因素

(1)外周血白细胞<0.5×10⁹/L,中性粒细胞减少或缺乏,持续>10 天。

(2)体温>38℃或<36℃,并伴有下列情况之一:①此前 60 天内出现过持续的中性粒细胞减少(≥10 天);②此前 30 天内曾接受或正在接受免疫抑制剂治疗;③有侵袭性真菌感染病史;④患有获得性免疫缺陷综合征;⑤存在移植物抗宿主病;⑥持续应用糖皮质激素 3 周以上;⑦有慢性基础疾病;⑧创伤、大手术、长期住 ICU、长时间使用机械通气、体内留置导管、全胃肠外营养和长期使用广谱抗菌药物等。

2.临床特征

(1)持续发热>96 小时,经积极的抗菌药物治疗无效。

(2)咳嗽、咳痰、咯血、胸痛和呼吸困难等胸部症状以及肺部啰音或胸膜摩擦音等体征。

(3)影像学检查早期显示胸膜下单发或多发结节状或斑片状阴影,数天后病灶周围出现晕轮征,10~15 天肺实变区周围坏死、液化出现"新月征"或空洞。

3.微生物学和组织病理学检查结果

(1)合格的深部咳痰标本培养连续 2 次分离到曲霉。

(2)气管内吸引物、支气管肺泡灌洗液或胸腔积液分离到曲霉。

(3)支气管肺泡灌洗液和(或)血液 GM 连续 2 次阳性。

(4)肺组织标本病理学检查,在肉芽肿病变中见粗细较均匀、成 45°分叉、放射状分布的典型曲霉菌丝和(或)组织,研碎培养分离到曲霉。

确诊侵袭性肺曲霉病需要符合宿主发病危险因素≥1 项、全身或胸部症状体征、影像学特征,并有肺组织病理学和(或)微生物学证据。临床诊断需要符合宿主发病危险因素≥1 项、全身或胸部症状体征、影像学特征以及上述三项微生物检查中任何一项。拟诊需要符合宿主发病危险因素≥1 项、全身或胸部症状体征以及影像学特征。

(二)鉴别诊断

曲霉病表现形式多样,临床缺乏特异综合征,不同部位曲霉病需要与原发病以及各种感染、结核病、肿瘤甚至自身免疫性疾病相鉴别。

七、治疗

(一)抗真菌治疗药物

近年来,抗真菌药物研究与开发取得了长足进展,可用于治疗曲霉病的药物包括两性霉素 B、三唑类和棘白霉素类。

1.两性霉素 B 去氧胆酸盐及其脂类制剂

两性霉素 B 属于多烯类抗真菌药物,通过破坏细胞膜的完整性发挥抗真菌作用,对细胞成分的超氧化也可能与抗菌作用有关;抗菌谱广,对土曲霉和皮肤癣菌以外真菌都有抗菌活性;口服不吸收,需要静脉滴注给药,血浆蛋白结合率高,组织渗透性差。主要经肾缓慢排出,初始消除半衰期约为 24 小时,最终半衰期为 15 天。本品长期应用于侵袭性真菌感染治疗,但不良反应发生率高且较为严重,影响临床应用;近年来开发的两性霉素 B 脂制剂,临床疗效与其相当,但不良反应明显减少。

两性霉素 B 脂制剂包括两性霉素 B 脂质复合体(ABLC)、两性霉素 B 胶质分散体(ABCD)、两性霉素 B 脂质体(L-AmB)。该类制剂特点为:①药物易分布于网状内皮组织、肝、脾和肺组织中,减少肾组织浓度,低血钾少见,肾毒性均低于常规制剂;②临床可应用较高剂量,一般 3~6mg/(kg·d),滴速相对快;③长程用于艾滋病患者,对曲霉菌、隐球菌、念珠菌的耐受性好;④脂类制剂的剂量为常规制剂的 3~5 倍时,治疗念珠菌菌血症和隐球菌脑膜炎的疗效与常规制剂相仿。

2.三唑类抗真菌药物

此类药物包括氟康唑、伊曲康唑、伏立康唑、泊沙康唑等,其中氟康唑没有抗曲霉活性。

(1)伊曲康唑。对深部真菌与浅表真菌都有抗菌作用,对皮肤癣菌、酵母菌、曲霉菌属、组织胞质菌属、巴西副球孢子菌、申克孢子丝菌、着色真菌属、枝孢霉属、皮炎芽生菌以及各种其他的酵母菌和真菌感染有效。

有胶囊、口服液和静脉注射三种剂型。胶囊吸收较差,以羟丙基环糊精为助溶剂的口服液,生物利用度可达 55%。胶囊在餐后服用或与酸性食物同时服用,可提高生物利用度。口服液需要空腹给药。口服后 3~4 小时后血药浓度达峰值,终末半衰期为 1~1.5 天。长期给药时 1~2 周达稳态。血浆蛋白结合率为 99.8%。皮肤中的浓度比血浆浓度高 4 倍,连续用药4 周后停药,皮肤中药物仍可保持治疗浓度达 2~4 周。脂溶性强,在肺、肾、肝、骨骼、胃、脾和肌肉中的药物浓度比血浆浓度高 2~3 倍。主要在肝中代谢,主要代谢产物为有活性的羟基伊曲康唑。静脉注射后,97% 的患者的血药浓度迅速达到有效的稳态浓度,主要分布在各种体液,包括脑脊液、泪液以及各种组织中,炎症时脑脊液中浓度可达同期血浓度的 50%~90%。单剂量静脉输注 200mg 伊曲康唑后,其表观分布容积为(796±185)L,平均终末半衰期为 33小时,血浆清除率为 312mL/min。

系统性真菌感染,口服胶囊 400mg/d,每天 1 次,口服液 2.5mg/kg,每天 2 次;伊曲康唑注射液初始为 200mg,每天 2 次,2 天;再改为 200mg,每天 1 次,共 5 天;以后可改口服液或胶囊,200mg,每天 1~2 次,或 200mg,每天 1 次,共 28 天。常见不良反应为胃肠道不适,如厌食、恶心、腹痛和便秘。较少见的不良反应包括头痛、可逆性肝酶升高、月经紊乱、头晕和过敏反应(如瘙痒、红斑、风团和血管性水肿)。本品为肝 CYP3A4 的代谢底物和抑制剂,与需要该酶代谢的药物间相互作用明显,临床需加以注意;另外,伊曲康唑对心肌具有负性肌力作用,心功能不良患者避免使用。静脉注射制剂含有糊精,肾功能不良患者用药需要注意。

(2)伏立康唑。是氟康唑衍生出来的三唑类抗真菌药,即用氟嘧啶基取代了氟康唑中的三唑环部分,并增加了一个 α 甲基。抗菌谱广、抗菌作用强。对念珠菌属(包括耐氟康唑的克柔念珠菌,光滑念珠菌和白念珠菌耐药株)、新型隐球菌和毛孢子菌均有良好的抑制活性;对一些真菌,如曲霉、尖端赛多孢霉、镰刀菌、皮炎芽生菌以及荚膜组织胞质菌等都有抑制作用,对足放线病菌属、镰刀菌属也具有抗菌活性,仅对克柔念珠菌少数菌株及一些接合菌则无抑制活性。其抗新型隐球菌的活性比氟康唑强 16 倍,比伊曲康唑强 2 倍。

本品有片剂与注射液两种制剂,注射液含有磺丁基醚-β-环糊精。片剂口服后迅速吸收,血浆达峰时间为 1～2 小时,生物利用度高达 96%,蛋白结合率 58%,食物可影响本品的吸收,因此应在进食后 1～2 小时服用。给予负荷剂量后,24 小时内其血药浓度接近稳态浓度。在组织内分布广泛,组织内药物浓度高于血浓度,分布容积 4.6L/kg,可通过血脑屏障分布到中枢神经系统。本品消除半衰期为 6 小时,可在肝内广泛代谢,80%～90% 的药物以无活性的代谢产物从尿液排出,尿中原形药物低于 5%。

本品是肝药物代谢酶 CYP2C19、CYP2C9 和 CYP3A4 的底物和抑制剂,同时由于人群中这些代谢酶基因多态性差异,用药后血药浓度个体差异性较大,建议进行血药浓度监测,同时需要注意药物间相互作用。

无论是静脉滴注还是口服给药,首次给药第 1 天均应给予首次负荷剂量,静脉注射第 1 天 6mg/kg(或 400mg),每 12 小时 1 次;第 2 天起静脉注射 4mg/kg,每 12 小时 1 次。口服给药负荷剂量体重＞40kg 者 400mg,＜40kg 者 200mg,均为每 12 小时 1 次;维持用量:体重＞40kg 者 200mg,＜40kg 者 100mg,均为每 12 小时 1 次。

常见的不良反应为可逆性视觉障碍(12%～30%),如视觉改变、视觉增强、视物模糊、色觉改变或畏光等,也见发热、皮疹(6%)、恶心、呕吐、腹泻、头痛、腹痛、外周水肿、转氨酶升高(13.4%)等。使用时应注意监测视觉功能、监测肝肾功能。静脉注射制剂含有糊精,肾功能不良患者用药需要注意。

(3)拉夫康唑。化学结构与氟康唑及伏立康唑相似,对多种致病真菌具有广谱、强效活性。

本品对念珠菌包括克柔念珠菌、热带念珠菌以及新型隐球菌、曲霉、尖端赛多孢霉、暗色真菌等均有良好的抑制作用,对镰刀菌、接合菌等也有中度抑制作用。对念珠菌的活性高于氟康唑和伊曲康唑,且对氟康唑耐药的白念珠菌、克柔念珠菌等具有较高活性;对烟曲霉菌的活性与两性霉素 B 相当,但强于伊曲康唑,目前还没有发现对拉夫康唑耐受的烟曲霉菌株。镰刀菌属、孢子丝菌属对其耐药。本品生物利用度高,半衰期长(达 83～157 小时),抗菌谱广而且可以口服。多剂量给药可致药物 10 倍量的蓄积,与其长半衰期一致。在最高剂量下,从服药后 1 小时到第 14 天,血药浓度即超过白念珠菌的 MIC90;从服药后第 4 天到第 31 天,血药浓度即超过曲霉菌属的 MIC90。

临床用于治疗曲霉菌病、念珠菌病和隐球菌病,包括耐氟康唑的白念珠菌所致肺念珠菌病。不良反应与其他三唑类抗真菌药相似,头痛是最常见的不良反应。

(4)泊沙康唑。是伊曲康唑衍生物,只有口服液制剂。

本品抗菌谱广,对曲霉菌、荚膜组织胞质菌、接合菌、镰刀菌以及常见的酵母类致病真菌如各种念珠菌、新型隐球菌等都有较强的抗菌作用。泊沙康唑对大多数真菌的活性要高于氟康唑、伊曲康唑和酮康唑。泊沙康唑对曲霉菌的活性与两性霉素 B 相当,对两性霉素 B 耐药曲霉菌菌株的活性优于伊曲康唑。但对光滑念珠菌、克柔念珠菌及耐氟康唑和伊曲康唑的念珠菌作用较差。与伊曲康唑相比,泊沙康唑另一个显著优点是它能较好透过脑脊液屏障,在脑中具有较高的药物度。本品具有线性药代动力学与吸收饱和特性,随餐口服本品 50～400mg/d,7 天达到稳态浓度;其群体药动学符合一级吸收与消除的一室模型,平均清除率为 31.3L/h。本品也是 CYP3A4 的抑制剂。

临床用于曲霉病预防和难治性或对其他疗法不能耐受的患者。预防用药 200mg,每天 3 次,挽救性治疗每天总量为 800mg,分 2 次或 4 次服用。不良反应与其他三唑类抗真菌药相似,如恶心、腹泻、乏力、肠胃气胀、眼痛等。

3.棘白霉素类药物

一类半合成抗真菌药物。通过非竞争性抑制 β-(1,3)-D-糖苷合成酶,破坏真菌细胞壁糖苷的合成发挥抗菌作用,属于杀菌剂,对包括曲霉和念珠菌属在内的真菌均有良好的抗菌作用,对肺孢子菌也有抗菌作用,对新型隐球菌不具有抗菌作用。

(1)卡泊芬净。对白念珠菌具有良好的抗真菌活性,对其他念珠菌,如热带念珠菌、光滑念珠菌、克柔念珠菌等的最低抑菌浓度(MIC)也多数在 1mg/L 以下,作用明显优于吡咯类抗真菌药和氟胞嘧啶,与两性霉素 B 相似;对烟曲霉、黄曲霉、土曲霉和黑曲霉等曲霉属也具有良好的抗真菌活性。由于新型隐球菌不含 β-(1,3)-D 糖苷合成酶,故对卡泊芬净天然耐药。联合药敏试验结果显示,卡泊芬净能增强两性霉素 B 或氟康唑的抗真菌活性。

口服不吸收。单剂静脉滴注卡泊芬净 70mg 后,平均血药浓度为 12.4mg/L,24 小时后为 1.42mg/L,消除半衰期 9.29 小时。以首日 70mg 继以 50mg/d 静脉滴注卡泊芬净共 14 天,稳态血药浓度 9.94mg/L,稳态时药时曲线下面积(AUC)为 100.47mg/(h·mL)。肝、肾和大肠组织的药物浓度明显比血浆高,肝中的浓度甚至达到血浆中的 16 倍。小肠、肺和脾的浓度与血浆相似,而心、脑和大腿的浓度低于血浆浓度。静脉滴注卡泊芬净 27 天后,35% 的药物与代谢物从粪便中排出,41% 从尿液排出。其中约 1.4% 的剂量以原形从尿液中排出。

临床可用于:①念珠菌菌血症及其他念珠菌引起的深部真菌感染,如腹腔内脓肿、腹膜炎、胸膜感染等;②食管念珠菌病;③经其他抗真菌药治疗无效或不能耐受的侵袭性曲霉病。不良反应包括发热、恶心、呕吐以及与静脉注射相关的并发症、蛋白尿、嗜酸性粒细胞增多、转氨酶升高等。

(2)米卡芬净。抗菌活性强于卡泊芬净,对所有实验菌株的 MIC 均在 0.015~1.000μg/mL;各种真菌对本品的敏感性顺序为:白念珠菌>平滑念珠菌>热带念珠菌>葡萄牙念珠菌>克柔念珠菌>近平滑念珠菌。与两性霉素 B 联合给药,可以显著增加药物对新型隐球菌的抗菌活性。同时,与单独用药相对比,联合用药在保护小鼠抵抗新型隐球菌引起的全身感染方面显示出更好的疗效,还可以使两性霉素 B 的抗菌谱增宽。本品对新型隐球菌、丝孢酵母属无抑菌活性。

临床可单独或与其他全身性抗真菌药物合并,用于对目前临床常用抗真菌药不能耐受或已产生耐药菌的患者的治疗,以及造血干细胞移植患者的预防用药。不良反应包括发热、恶心、呕吐、嗜酸性粒细胞增多、转氨酶升高等。

(3)阿尼芬净。本品具有较宽的抗真菌谱,包括近平滑念珠菌、烟曲霉菌、皮炎芽生菌和荚膜组织胞浆菌等,对卡氏肺囊虫也具有活性。单剂量本品 50mg、70mg 或 100mg 静脉滴注耐受性良好,Cmax 和 AUC 均随剂量成比例地线性增加;系统清除率低,0.0126L/(h·kg),而药物分布体积(Vss)值 0.54L/kg 显示本品的血管外分布。

临床用于念珠菌感染与其他药物联合治疗曲霉菌病。该药的高剂量(260mg 负荷剂量及 130mg/d 维持剂量,持续 10 天)具有很好的耐受性,可给患者高剂量使用本品,将能更有效地清除即使是最难清除的念珠菌和曲霉菌株。不良反应包括发热、恶心、呕吐以及与静脉注射相关的并发症、蛋白尿、嗜酸性粒细胞增多、转氨酶升高等。

（二）各种曲霉病的治疗

1.过敏性肺曲霉病

脱离过敏原，轻症患者无须治疗。泼尼松仅用在急性期，慢性期慎用激素。同时应用雾化吸入 0.125%～0.250% 两性霉素 B 溶液或多聚醛制霉菌素液 5 万 U/mL，每天 2 次，每次 10～15 分钟。支气管扩张药物和体位引流有助于防止黏液栓塞。伊曲康唑治疗有利于疾病恢复。

2.肺曲霉球

如发生大量或反复咯血是外科手术切除的指征，通常应切除肺叶以确保完全清除病损。如有手术禁忌证，可用两性霉素 B 支气管内滴注，用两性霉素 B 10～20mg 加 10～20mL 蒸馏水，每周滴注 2 或 3 次，共 6 周。较大剂量 40～50mg 可用经皮插管滴注入肺空洞内。轻至中度出血或无症状者，观察而不干涉是最好的处理方法。

3.慢性坏死性肺曲霉病

抗真菌药物治疗，加手术切除肺部坏死病灶及周围浸润组织可根治本病。但对伴有其他肺部疾患，预后不佳的老年人可采用药物治疗，可用药物包括伊曲康唑、伏立康唑和泊沙康唑。

4.急性侵袭性肺曲霉病

高度怀疑侵袭性肺曲霉病的患者，均应在进行诊断检查的同时及早进行抗真菌治疗。由于伏立康唑初始治疗患者的存活率和有效率明显优于两性霉素 B 去氧胆酸盐，故初始治疗首选伏立康唑静脉滴注或口服；初始治疗备选药物为两性霉素 B 脂制剂。对治疗失败者的补救治疗药物有两性霉素 B 脂制剂、泊沙康唑、伊曲康唑、卡泊芬净或米卡芬净。因作用机制相同可能交叉耐药，伏立康唑初治失败的患者不推荐伊曲康唑作为补救治疗，且伊曲康唑的生物利用度不稳定且有毒性。由于缺乏严格的前瞻性对照试验，不推荐常规初始联合治疗，但在补救治疗时可加用其他抗真菌药或联合应用其他类型的抗真菌药。应用三唑类药物进行预防或抑菌治疗的患者如发生侵袭性曲霉病，建议改用其他类型的抗真菌药。

侵袭性肺曲霉病的抗真菌疗程最短为 6～12 周；对免疫缺陷患者，应持续治疗直至病灶消散。对病情稳定的患者，可口服伏立康唑治疗。侵袭性曲霉病患者治愈后，如预期将发生免疫抑制，可再次应用抗真菌药以预防再发。侵袭性肺曲霉病的治疗监测包括临床评价（症状和体征）、影像学评价（定期肺部 CT 检查）。肺部 CT 检查的频率视肺部炎症浸润速度而定。在治疗的最初 7～10 天，尤其是在粒细胞恢复的情况下，肺部炎性渗出的范围有可能增大。此外，血清 GM 测定在治疗监测有一定价值。

纠正免疫缺陷状态（如减少糖皮质激素剂量）或恢复粒细胞对侵袭性肺曲霉病治疗成功至关重要。外科切除曲霉感染组织对部分患者可能有益。粒细胞集落刺激因子以及粒细胞输注对侵袭性肺曲霉病治疗具有一定价值。

5.气管支气管曲霉病

初始治疗选用伏立康唑，应用卡泊芬净或其他棘白菌素类缺乏研究，如应用多烯类则宜选用两性霉素 B 脂制剂，以免发生肾毒性。免疫抑制剂减量是提高疗效的重要举措。两性霉素 B 气雾剂有利于药物在感染部位（通常是吻合口）形成高浓度，但有待进一步研究。

6.曲霉性鼻窦炎

过敏性曲霉性鼻窦炎可用泼尼松治疗,剂量 20～30mg/d,一旦症状缓解即减量。免疫受损伴发急性侵袭性窦炎,早期诊断、全身性应用抗真菌药物和外科处理甚为重要。两性霉素 B 首选,伊曲康唑、伏立康唑或泊沙康唑也可应用。明确为曲霉所致,则初始治疗宜选伏立康唑。三唑类药物对接合菌无抗菌活性,所以在未获病原学依据或组织病理学检查结果之前,初始治疗宜选两性霉素 B,以覆盖可能存在的接合菌。大部分侵袭性鼻窦曲霉病患者需要全身性抗真菌治疗。虽然外科切除病灶在治疗中占重要地位,在某些情况下可以治愈感染,但在粒缺患者中行大范围切除或反复切除可增加病死率。在外科切除感染病灶后,可采用两性霉素 B 局部冲洗。

鼻窦的慢性坏死性曲霉病的治疗包括去除所有坏死组织的外科清创术,然后给予长疗程的伊曲康唑 400～600mg/d,共 6 个月疗程。清创术也用于窦内曲霉性真菌球的治疗。对某些鼻侧曲霉性肉芽肿,手术清除感染灶,加引流和通气,术后用伊曲康唑 200～400mg/d,至少 6 周,也可用泊沙康唑。

7.眼曲霉病

需迅速进行眼科手术和药物治疗,以保存和恢复视力。对于曲霉眼内炎,在诊断性玻璃体穿刺后,静脉应用和玻璃体内注射两性霉素 B,部分玻璃体切割术可挽救视力。备选治疗为伏立康唑玻璃体内注射或全身应用。曲霉角膜炎需要急诊进行眼科处理,应用两性霉素 B、伏立康唑或伊曲康唑进行局部和全身性抗真菌治疗。对有角膜穿孔可能或药物治疗下仍有进展的患者应进行眼外科治疗。局部治疗可用 5% 那他霉素溶液、0.15% 两性霉素 B 溶液或 1% 咪康唑溶液。

8.曲霉性心内膜炎

需要积极的药物和外科治疗,一旦确诊即应用两性霉素 B 治疗,治疗开始后 1～2 周可进行受累瓣膜的替换术。由于感染瓣膜置换术后存在感染复发的可能,推荐口服伏立康唑或泊沙康唑终生抗真菌治疗。

9.曲霉性骨髓炎

首选两性霉素 B 或伏立康唑治疗,常需要积极外科手术清除坏死组织。对某些病例,长疗程的伊曲康唑 400mg/d 积极治疗有效。

10.皮肤曲霉病

两性霉素 B 为慢性皮肤曲霉病治疗的首选药物,应配合外科清创术。其他备选药物包括泊沙康唑、伊曲康唑或棘白霉素。

11.耳曲霉病

去除外耳道碎屑,清洁外耳道,并结合抗真菌药物的应用,早晚局部外用那他霉素或制霉菌素,疗程 2～3 周;局部外用咪唑类霜剂。还可将浸有两性霉素 B、那他霉素或咪康唑的纱布块放入外耳道内,并经常更换,疗程为 1 周。

八、预后

过敏性曲霉病预后良好,多数在数天内恢复。腐生型支气管肺曲菌病,疗程常较长,可迁延数年至十余年,预后较好。肺曲霉球简单型手术效果好,复杂型死亡率较高。急性侵袭性肺曲霉病常危及生命。播散性曲霉病预后差。

九、预 防

(1)曲霉主要通过空气传播,因此在粉尘多的地方工作或接触有曲霉污染的场所时,应戴防护口罩。清理有曲霉生长的日常用品时,宜用湿布擦拭。脱粒时稻谷飞入眼内,切忌用力擦眼,应及时用生理盐水冲洗。对眼和皮肤等外伤应及时处理。

(2)加强对高危感染人群的保护,医院应安装空气过滤装置,设立屏障,除去花盆栽的植物;手术器械严格消毒。对于肺结核、慢性支气管炎、支气管哮喘、支气管扩张等原发病应积极治疗。对有较严重的原发病需要应用广谱抗菌药物、激素及免疫抑制患者,可定期做鼻拭子、痰等多途径的真菌学检查,一旦发现,即给予两性霉素 B 雾化吸入及其他适当的抗真菌药治疗。

(3)用甲醛溶液或过氧乙酸溶液喷洒有明显曲霉生长的物品和场所。

(韩红莉)

第六章　寄生虫感染性疾病

第一节　阿米巴病

阿米巴病主要是由溶组织阿米巴原虫侵入人体引起的一种人类寄生虫病。根据临床表现及病变部位的不同可分为肠阿米巴病和肠外阿米巴病。临床上最常见的是肠阿米巴病，主要病变部位在结肠，典型临床表现为果酱样大便等痢疾症状，易复发转变为慢性。而肠外阿米巴病多由虫体侵入相应脏器所致，最常见的是阿米巴肝脓肿，临床表现的轻重与脓肿的位置、大小及是否继发细菌感染有关。阿米巴病的病原体溶组织内阿米巴是一种原虫，在生活周期内有滋养体和包囊两种形态。慢性患者、恢复期患者及无症状排包囊者是本病的传染源。经口传播是本病最主要的传播途径，人群普遍易感，营养不良、免疫力低下的人群发病机会较多且病情较重。本病分布遍布全球，多见于热带及亚热带地区。

一、病原学

阿米巴原虫属肉足鞭毛门、叶足纲、阿米巴目。由于生活环境不同可分为内阿米巴和自由生活阿米巴。前者寄生于人和动物，主要有 4 个属，即内阿米巴属、内蜒属、嗜碘阿米巴属和脆双核阿米巴属；后者生活在水和泥土中，偶尔侵入动物机体，主要有 5 个属，即耐格里属、棘阿米巴属、哈曼属、Vabkampfia 属和 Sappinia 属。内阿米巴属的溶组织内阿米巴会引发阿米巴痢疾和肝脓肿，耐格里属和棘阿米巴属主要引起脑膜脑炎、角膜炎、口腔感染和皮肤损伤等；棘阿米巴属主要引起角膜炎、亚急性阿米巴脑膜脑炎。

（一）溶组织内阿米巴

包括侵袭性溶组织内阿米巴和无侵袭性迪斯帕内阿米巴，二者形态相似，而生物学、免疫学特点不同，后者不引起宿主体液免疫反应。溶组织内阿米巴生活史可分滋养体和包囊两期。滋养体直径 20～40μm，形态不规则，其细胞质分内外层，外浆层透明；内浆层呈颗粒状，有细胞核和吞食的红细胞。由外浆层伸出伪足，内浆随即涌进，而使足体向前，新鲜状态下活动频繁，在电镜下外浆层富含肌动蛋白的丝状突起，参与侵袭宿主肠壁，可在患者稀便及肠组织中查见。溶组织内阿米巴滋养体靠吞噬组织碎片、红细胞及细菌进行糖酵解而获取营养，当肠道环境不利于生存时，即分裂演变为小滋养体，直径缩小一半，内外浆层分解不清，伪足短小，运动频率下降，以吞噬细菌及肠道内容物获取营养，在一定情况下可侵入肠壁组织，演变为大滋养体。大滋养体有侵袭性而引起组织损伤及病变，故称为组织型滋养体，小滋养体在肠腔生活而致病性弱,又称肠腔型滋养体。大滋养体对外界生存能力弱,常规消毒剂可迅速灭活且极易被胃酸灭活,误食后很少发生感染,如果小滋养体不能侵入肠组织,随着肠内容物的下移水分吸收减少,小滋养体则在表膜之外逐渐形成囊壁,形成单核包囊,进而逐渐演变成四核包囊,即成熟包囊,随粪便排出体外。阿米巴包囊为 3.5~20.0μm,可含有 1~4 个核,核的构造同滋养体。包囊对外界环境抵抗力较强,在一般温度中能生存 2~4 周或更长时间,体外不增殖,常规消毒剂难以将其杀灭。宿主食入被包囊污染的食物和水,而胃酸又未能将其灭活,直至小肠下段由于胰蛋白酶的消化作用,囊壁变薄,成熟包囊在肠腔内可分裂成 4 个小滋养体,进而发育成大滋养体,继续分裂繁殖,可侵入肠壁组织致病。因此,溶组织内阿米巴的生活史的基本过程是包囊→小滋养体→包囊。

(二)福氏耐格里阿米巴

这是原发性阿米巴脑膜炎的病原体,是一种营自生活的阿米巴原虫,广泛存在于淡水水体、淤泥、尘土和腐败植物中。福氏耐格里阿米巴有滋养体和包囊 2 个生活阶段,滋养体又有阿米巴型和双鞭毛体型两种,致病形态为阿米巴型滋养体。滋养体长椭圆形,平均为 22μm× 7μm,从一端伸出奔放式伪足,运动快速。胞质颗粒状,内含数个水泡和伸缩泡。染色可见一大核,核仁大,核仁与核膜间呈一透明圈。滋养体在 36℃ 蒸馏水中几小时,可转变为梨形,具有 2~4 根鞭毛的鞭毛型。鞭毛型为暂时形式,24 小时后转变为阿米巴型。包囊圆形,直径约 9μm,囊壁光滑有孔或无孔,组织中无包囊。福氏耐格里阿米巴为嗜热性,其滋养体在 37~ 45.5℃时生长最佳,0~4℃迅速死亡。包囊抵抗力较强,在 51~65℃ 8 个月仍有活力,在 −20℃能生存 4 个月以上。包囊还能耐受高浓度游离氯。

(三)棘阿来巴属滋养体

长椭圆形或圆形,直径为 10~46μm。活动时缓慢滑行。滋养体表面有尖而透明的棘状突起,有叶状伪足和丝状伪足两种。胞质细粒状,核与纳格里属相似。无鞭毛型。包囊圆形, 9~27μm,囊壁两层,外层皱褶不平,内层光滑呈多边形。内外层接触处有小孔。胞核 1 个。感染人体可致脑膜脑炎、角膜炎、口腔感染和皮肤损伤等。

二、流行病学

本病分布很广,我国各地均有,感染率因地区而不同。小儿随年龄渐长而感染率渐增,发病高峰在 10~14 岁,可高达 12.2%,但新生儿也有患先天性感染者。带囊者和慢性患者为主要传染源。

(一)传染源

凡是从粪便中排出阿米巴包囊的人和动物,都可成为传染源。全世界人口中至少有 10% 的人感染溶组织内阿米巴,其中有 4 万~11 万人死于该病。感染该病的人群中,90%的不出现临床症状,10%的发生侵袭性病变,其中以热带和亚热带的发展中国家为高发区。新生儿、儿童、孕妇、哺乳期妇女、低能儿、免疫力低下的患者、同性恋患者、营养不良或长期使用肾上腺皮质激素的患者易发。在墨西哥,发现非混血人比混血人的发病率高。

在动物中,猪和猴可表现为无症状的自然感染,犬和鼠表现为有症状感染,人和猴表现为交叉感染。多数家畜和野生动物都可大量感染溶组织内阿米巴,如猪、牛、羊、犬和猫、幼驹、野兔、水貂、灵长类动物、两栖爬行动物以及鱼类的鲑鱼等,实验用的大鼠、小鼠、豚鼠、沙鼠、仓鼠,甚至家鼠都可作为其储藏宿主。曾有报道指出猴的隐性感染率可高达55.4%,家鼠的隐性感染率可高达55.7%,可见灵长类动物和鼠类是该原虫的重要储藏宿主,也是该病重要的传染源。

(二)传播途径

肠阿米巴病主要通过包囊污染的食物、饮水、蔬菜、手等经口感染,苍蝇和蟑螂等可携带包囊,在采自中国某省11所小学的蟑螂中发现,有35.7%的蟑螂消化道和表皮上携带有致病性阿米巴包囊,故蟑螂可作为传播媒介。在一些经济不发达,卫生条件差,饮水被污染,粪便管理不严的地区,水和食物是重要的传播源,加上大量灵长类动物、鼠类和一些昆虫等带囊者的媒介作用,阿米巴原虫很容易在人和动物中自然传播。

福氏耐格里阿米巴主要通过接触带虫水体而感染,滋养体和包囊可以侵入人体的鼻黏膜,在鼻内增殖后沿嗅神经上行,穿过筛状板进入颅内增殖,引起脑组织损伤,即原发性阿米巴脑膜脑炎。

棘阿米巴的分布更广泛,在患者呼吸道分泌物中常可发现。病变原发部位在皮肤或眼、肺、胃、肠和耳等引起炎症和肉芽肿,在宿主免疫抑制或减弱情况下,可引起角膜炎,亦可经血源传播到中枢神经系统而引起肉芽肿性阿米巴脑炎(GAE)。

(三)易感人群

人群对阿米巴普遍易感,因感染后不产生保护性抗体,故重复感染多见。溶组织内阿米巴感染病遍布全球,以热带和亚热带地区多见。感染率与当地经济条件、卫生状况、生活环境和饮食习惯有关,通常情况下青壮年感染率高,男性多于女性,农村高于城市,夏、秋季多见。但在新生儿、儿童、孕妇、哺乳期妇女、低能儿、免疫力低下的患者、同性恋患者、营养不良或长期使用肾上腺皮质激素的患者等人群中发病率明显增高。在墨西哥,发现非混血人比混血人的发病率高。

原发性阿米巴脑膜脑炎流行呈世界性分布,已有病例报道的国家有澳大利亚、新西兰、美国、巴拿马、波多黎各、委内瑞拉、巴西、北爱尔兰、比利时、捷克、尼日利亚、乌干达、赞比亚、印度、朝鲜和中国。原发性阿米巴脑膜脑炎已超过130例,肉芽肿性阿米巴脑炎至少已有30例。中国目前正式报告已有2例。原发性阿米巴脑膜脑炎多发生于健康的儿童和青年,都有近期野外游泳史,高温季节多见。肉芽肿性阿米巴脑炎多发生于免疫抑制患者,感染前有头或眼部受伤史或其他诱因,无明显发病季节。

三、发病机制

(一)溶组织阿米巴病

1.肠阿米巴病

溶组织阿米巴在带虫者肠腔中呈共栖状态,并不侵犯肠壁组织,当宿主营养不良,免疫功能减退,有继发肠道细菌感染或存在其他增强虫体致病力因素时,溶组织内阿米巴则显示明显的侵袭性,导致发病。原虫侵入部位主要在大肠,有时可侵犯回肠,而以粪便停留较久的回盲部、升结肠、乙状结肠与直肠为多。病变轻者在黏膜有充血、水肿或浅溃疡。重者可见多数底大、口小如烧瓶样的溃疡。在溃疡内容易找到阿米巴原虫。溃疡之间的黏膜多正常。病变部位易有血栓形成、瘀点性出血以及坏死,乃由于小血管的破坏,故粪便中含红细胞或可引起肠腔大出血。严重病变可穿破浆膜层,而引起肠穿孔及腹膜炎。慢性期其特点为肠黏膜上皮增生,溃疡底出现肉芽组织,周围有纤维增生,使肠壁增厚、狭窄。结缔组织反应过强易发生粘连或形成阿米巴瘤。

　　2.肠外阿米巴病

　　肠外阿米巴病包括阿米巴肝脓肿、肺脓肿、脑脓肿,皮肤阿米巴病以及阿米巴性心包炎、阴道炎、尿道炎、前列腺炎等,其中以阿米巴肝脓肿最为常见。多继发于肠阿米巴病后1~3个月,亦可发生于肠道症状消失数年之后。阿米巴滋养体可侵入肠壁小静脉,经门静脉系统侵入肝脏,亦可从结肠肝脏接触面直接侵入。如侵入的滋养体数量较多,可引起肝脏小静脉炎及周围组织的炎症反应。滋养体不断分裂繁殖,造成肝组织液化坏死形成小脓肿。滋养体从坏死组织向周围扩散,使脓肿不断扩大,邻近的小脓肿可融合成单个大脓肿。约80%脓肿位于肝右叶,其原因可能与肝右叶占全肝4/5,接纳原虫机会较多以及肠阿米巴病好发部位盲肠和升结肠的血液,由肠系膜上静脉—门静脉回流多进入肝右叶有关。脓肿腔内容物呈棕褐色果酱样,由液化性坏死和陈旧性出血混合而成。炎症反应不明显,尤其缺乏中性粒细胞,故与一般化脓菌引起的脓肿不同,只是习惯上沿用"脓肿"一词,但有时也可合并细菌感染而形成真正的脓肿。脓肿壁上原有汇管区结缔组织、胆管、血管等较肝实质细胞不易被液化而残存,形成破絮状外观。慢性脓肿周围则有较多肉芽组织和纤维组织包绕,在坏死组织与正常组织交界处常可找到阿米巴滋养体。阿米巴肝脓肿如继续扩大并向周围组织溃破,可引起膈下脓肿或腹膜炎、肺脓肿和脓胸、胸膜—肺—支气管瘘等,也可穿入腹腔器官(胃、肠及胆囊等)。阿米巴肺脓肿有原发性和继发性之分,前者系血行播散所致,后者系阿米巴肝脓肿穿破膈直接蔓延而来,占阿米巴肺脓肿的绝大多数。因此脓肿常位于右肺下叶,单发多见。镜下可见局限性肺炎伴脓肿形成。肺脓肿可破入支气管,以致患者咳出含有阿米巴滋养体的巧克力色内容物。阿米巴脑脓肿多因肠、肝和肺的阿米巴滋养体经血道进入脑而引起,常见于大脑半球。脓肿外壁很薄,内壁模糊,内容物为巧克力色坏死液化物。此种脓肿的特征为无菌性。镜下可见液化性坏死物质,脓肿壁由慢性炎细胞和增生的神经胶质细胞构成,内层可查见变性神经细胞和滋养体。

　　影响溶组织阿米巴致病性的因素有病毒毒力、肠道细菌协同作用及病毒感染等。①病原体毒力,来源于不同地区和不同宿主的阿米巴,其毒性不同。急性患者的虫株毒力比带虫者的强;热带地区的虫株毒力更强,发病率更高;温带及寒带地区的虫株,毒力较弱;阿米巴的毒力也受其他外部因素的影响,如通过感染实验动物,给实验动物投喂或肌内注射胆固醇,与细菌混合培养,与枯氏锥虫混合培养,培养基中加入胆固醇或 NO 等,都能起到调节虫株毒力的作用。高氧环境中的阿米巴在巯基依赖过氧化物酶和超氧化物歧化酶的作用下可以阻止组织产生有害的 H_2O_2,有助于滋养体在高氧环境中的自身保护,并不影响其毒力。研究表明,溶组织内阿米巴滋养体具有侵入机体、适应宿主免疫应答和表达致病因子的能力。常见的影响溶组织内阿米巴致病性的因子有260ku半乳糖/乙酰氨基半乳糖凝集素、阿米巴穿孔素和半胱氨酸蛋白酶。260ku凝集素能介导滋养体吸附于宿主结肠上皮细胞、中性粒细胞和红细胞等表面,滋养体与靶细胞吸附后,该凝集素就会对靶细胞产生溶解作用;阿米巴穿孔素是一组包含在滋养体胞质颗粒中的小分子蛋白家族,滋养体在与靶细胞接触时或侵入组织时可注入穿孔素,使靶细胞形成损伤性离子通道,从而破坏细胞的结构。培养基中的阿米巴并不分泌穿孔素,这也许就是体外培养阿米巴毒力降低的原因之一;半胱氨酸蛋白酶是虫体最丰富的蛋白酶,属于木瓜蛋白酶的大家族,可使靶细胞溶解或降解补体C3为C3a,从而抵抗补体介导的炎性反应。虫体要侵入组织,需要适宜的有氧环境和抵抗补体作用的能力,虫体侵入机体组织或进入血液循环后,破坏胞外间质和溶解宿主组织;当虫体接触到机体的补体系统时,虫体才会产生抗补体作用,同时吞噬细菌和红细胞,快速侵吞和杀伤巨噬细胞、T细胞和中性粒细胞。溶组织内阿米巴可以产生一种单核细胞移动抑制因子,该肽能抑制单核细胞、多形核白细胞的移动。滋养体通过产生该抗炎症多肽,影响细胞因子分泌,限制炎症的发生,逃避宿主免疫。②肠道细菌的作用,在某些细菌的协同作用下,溶组织内阿米巴会对机体产生更强的致病作用,它不仅可吸取肠道内细菌分解的食物,还可利用细菌提供的理化条件增殖和活动,甚至可直接摄食细菌。细菌还能造成适宜的氧化还原电位与氢离子浓度,促使阿米巴的增殖及阿米巴毒素的分泌,从而削弱宿主全身或局部的抵抗力。细菌还可直接损坏机体的肠黏膜,为虫体侵入肠道组织提供有利条件。某些革兰阴性菌与阿米巴混合培养后,可以明显增强实验动物感染率和病变程度;表面附有细菌的滋养体,还可凭着甘露糖结合凝集素或阿米巴260ku半乳糖/乙酰氨基半乳糖凝集素,增强阿米巴对宿主细胞的溶解作用。③病毒的作用,病毒与阿米巴也有着密切的关系,有许多病毒颗粒都在阿米巴内发现过,如人类免疫缺陷病毒(HIV)、轮状病毒和呼肠孤病毒等,1976年,Diamond L.S.又发现在溶组织内阿米巴内的病毒有3种主要结构形式,即呈20面体、细丝状和串珠状结构。溶组织内阿米巴内携带有较多病毒颗粒,如肝炎病毒质粒就是其一。存在于阿米巴细胞内的病毒颗粒是否能转染机体,引起宿主细胞病变,尚不清楚。④宿主免疫,宿主对阿米巴侵入的免疫反应主要是细胞免疫和体液免疫。虽然自然防御系统可阻止阿米巴的入侵,但是获得性免疫则起着更为重要的防御作用,并且具有抗再感染能力,特别是宿主体内的抗体特异性T细胞和细胞因子γ-干扰素,它们可活化巨噬细胞,从而达到抗阿米巴的作用。抗阿米巴抗体还可结合在虫体表面,通过凝集素凝集滋养体,起抗感染或控制感染的辅助作用,由于细胞膜的流动性作用和胞吞作用,一些抗体可能被迁移或被摄入细胞内,影响抗体的作用效果。溶组织内阿米巴的功能性抗原较弱,不能刺激机体产生较强的保护性抗体,所以宿主的保护性免疫功能不强,感染溶组织内阿米巴后,没有持久的免疫作用,病愈后仍可重复感染。

(二)阿米巴脑膜脑炎

阿米巴脑膜脑炎可由福氏纳格里阿米巴及棘阿米巴感染引起,人在江河湖塘中游泳或用疫水洗脸、鼻时,福氏纳格里阿米巴进入鼻腔,增殖后穿过鼻黏膜和筛状板,沿嗅神经上行入脑,侵入中枢神经系统,引起原发性阿米巴脑膜脑炎(PAM)。其侵袭力可能主要由于产生毒素或溶细胞物质,虫体表面磷酸酯酶A和溶酶体酶促使发病。原发性阿米巴脑膜脑炎损害主要表现为急性广泛出血性坏死性脑膜脑炎,在脑脊液和病灶组织中有大量滋养体。宿主的易感因素可能存在 IgA 缺乏,黏膜的防御功能受到削弱所致。棘阿米巴的分布更广泛,在呼吸道分泌物中常可发现。病变原发部位在皮肤或眼、肺、胃、肠和耳等引起炎症和肉芽肿,在宿主免疫抑制或减弱情况下,可引起角膜炎,亦可经血源传播到中枢神经系统而引起肉芽肿性阿米巴脑炎,病理上为慢性肉芽肿性病变。

四、临床表现

(一)溶组织阿米巴病

1.肠阿米巴病

肠阿米巴病症状多样,原虫侵入大肠后以痢疾样症状为主。潜伏期 1 周至数月,长者 1 年以上,症状轻重不一。按照临床表现及病程特点可分为以下临床类型。

(1)无症状性阿米巴病或带囊者状态。患者无任何临床症状,但其粪便中可找到溶组织内阿米巴的包囊。带囊者可保持无症状多年,但在机体免疫力下降及黏膜屏障损害时可发展为侵袭性阿米巴病。

(2)急性肠阿米巴病。起病缓慢,临床症状有腹部不适、腹痛、腹泻,每天大便数次至 10 次。若病变发生在盲肠部位,多呈单纯性腹泻,在粪便中可找到溶组织内阿米巴滋养体,此时为非痢疾性阿米巴结肠炎。如病变以回盲部为主,则可便秘或便秘和腹泻交替。如病变发生在乙状结肠和直肠,则痢疾症状较明显,大便呈脓血便,以血便为主,呈暗红色或紫红色,有时呈烂肉样或果酱样,常有腐败腥臭味,称为阿米巴痢疾。患者全身症状往往不明显,毒血症状轻,常无发热,偶有间歇性发热,持续性高热常提示可能合并细菌性感染。

(3)暴发性肠阿米巴病。起病急剧,患者全身中毒症状明显,呈重病容,衰弱,高热可达40℃,可有剧烈腹痛、腹泻,每天 15 次以上,为脓血便,镜检易找到滋养体。此型多见于儿童、孕妇、营养不良者及应用肾上腺皮质激素者。此型患者发生肠出血及肠穿孔的机会较大,如不及时抢救,患者常死于毒血症。

(4)慢性肠阿米巴病。常由急性肠阿米巴病治疗不彻底而致,临床上常呈间歇性发作,间歇期常无任何症状,但在过度劳累、饮食不当等诱因下引起发作。发作时患者每天腹泻 3～5 次,呈黄色糊状便,带有少量黏液和血液,也可为脓血便,有时也可腹泻与便秘交替发生。病程可持续数月或更长,肠壁可因纤维组织增生而增厚变硬,甚至引起肠腔狭窄发生梗阻。部分患者迁延多年致结肠壁增厚,形成阿米巴瘤,多见于盲肠,临床上易与结肠癌混淆。

2.肠外阿米巴病

肠外阿米巴病包括阿米巴肝脓肿、肺脓肿、脑脓肿,皮肤阿米巴病以及阿米巴性心包炎、阴道炎、尿道炎、前列腺炎等,其中以阿米巴肝脓肿最为常见。阿米巴肝脓肿多继发于肠阿米巴病后 1～3 个月,亦可发生于肠道症状消失数年之后。临床上患者常有发热伴右上腹痛、肝大及肝区压痛叩击痛等症状和体征,少数病例可有黄疸。患者有进行性消瘦、贫血、衰弱、营养不良、腹水等表现。阿米巴肝脓肿如继续扩大并向周围组织溃破,可引起膈下脓肿或腹膜炎、肺脓肿和脓胸、胸膜—肺—支气管瘘等,也可穿入腹腔器官(胃、肠及胆囊等)。阿米巴肺脓肿临床少见,常多发于右下叶,继发于肝脓肿,主要有胸痛、发热、咳嗽和咳"巧克力酱"样的痰。阿米巴脑脓肿患者可有惊厥、狂躁、幻觉及脑瘤样压迫症状。如脓肿破入脑室或蛛网膜下隙,则出现高热、头痛、呕吐、眩晕、精神异常、昏迷等症状,患者常于 72 小时死亡。

(二)阿米巴脑膜脑炎

1.原发性阿米巴脑膜脑炎

发病急骤,病情发展迅速。开始有头痛、发热、呕吐等症状,迅速转入谵妄、瘫痪、昏迷,最快可在 1 周内死亡。其损害主要表现为急性广泛的出血性坏死性脑膜脑炎,在脑脊液和病灶组织中有大量滋养体。

2.棘阿米巴脑膜脑炎

该病损害多为慢性肉芽肿性病变,病程较长,可达 18～120 天。有少数病程呈急性,常在 10～14 天死亡。神经系统体征显示局灶性单侧损害,有严重的局灶性坏死和水肿。患者头痛、发热、呕吐、颈强直、眩晕、嗜睡、精神错乱、共济失调,甚至昏迷和死亡。但棘阿米巴未转移至脑的一般不致命,少数可自愈。棘阿米巴也可仅表现为眼部、皮肤等局部病变,如棘阿米巴角膜炎,如不及时治疗可导致失明。

五、实验室检查

(一)血常规检查

除暴发型与普通型伴细菌感染者的周围血液白细胞总数和中性粒细胞比例均增高外,病程较长者白细胞总数近于正常,贫血明显,红细胞沉降率可增快。

(二)粪便检查

1.常规检查

典型的粪便呈暗红色果酱样,腥臭、含血液及黏液。粪便生理盐水涂片镜检可见大量红细胞,少量白细胞和夏科—莱登结晶。

2.病原体检查

发现有伪足活动、吞噬红细胞的溶组织内阿米巴大滋养体,即可明确诊断。慢性肠阿米巴病患者粪便中一般只能查到包囊。

粪便标本应注意采取含有脓血及黏液标本,可提高检出率。此外,虫体在受到尿液、水等作用后会迅速死亡,故应注意粪便标本应快速检测和尿液等污染。抗生素、致泻药或收敛药、灌肠液等的应用可影响虫体生存和活动,影响检出率。一般送检 4～6 次,反复检查才能找到滋养体。成形便先用生理盐水涂片,再覆盖小玻片,从小片边缘滴入碘液(配制方法:碘 4g,碘化钾 6g,蒸馏水 100mL)染色包囊,便于鉴别细胞核的特征和数目。可见包囊呈黄色、圆形,内含有 1～4 个透明的细胞核,核中央有小核仁。非致病性结肠阿米巴的包囊则有 8 个核,易于鉴别。如行直肠指检,拭取黏液镜检,阳性率可提高。

(三)免疫学检查

免疫学检查适用于反复粪便病原体检查阴性患者。

1.检测特异性抗体

可用酶联免疫吸附试验、间接荧光抗体试验、放射免疫测定等方法,检测血清中抗溶组织内阿米巴滋养体的 IgG 与 IgM 抗体。间接荧光抗体法(IFA)有较高的敏感性及特异性,对阿米巴肝脓肿及阿米巴痢疾患者阳性率可达 100% 和 80%;间接血细胞凝集试验(IHA)亦有较高的敏感性,国外报道对阿米巴肝脓肿及阿米巴痢疾患者阳性率可达 100% 及 98%。IHA 操作简便,不需特殊设备,如有抗原制剂,易于在一般实验室推广,适于流行病学研究。酶联免疫吸附试验(ELISA),ELISA 法有良好的敏感性、特异性及重复性,阳性率可达 93% 以上。

2.检测特异性抗原

可采用的方法有双抗体夹心 ELISA 法、McAb 检测法及改良的双抗体夹心 ELISA 法检法等,后者敏感性及特异性分别达 82% 和 98%,通过对抗原的免疫学检测可提供现症感染依据,对诊断有较高的应用价值。

(四)聚合酶链反应(PCR)

PCR 是近年发展起来的有效、敏感、特异的方法。首先提取脓液穿刺液或粪便培养物、活检的肠组织、皮肤溃疡分泌物、脓血便甚至成形便的 DNA,再以适当的引物,进行扩增,可以鉴别溶组织内阿米巴和其他阿米巴原虫。引物选择具有高丰度的基因,可以有良好的敏感性。有报道检测编码 29/30kDa 的多胱氨酸抗原的基因,具有较高特异性。

(五)结肠内镜检查

可在术中直接观察结肠病变,包括结肠黏膜状况以及溃疡的形态,在病变部位采取渗出物、活组织及富含黏液脓血的粪便作为标本,进一步行镜检、免疫学检测以及 PCR 检测,可大大提高检测敏感性和特异性。

(六)脓肿穿刺液检查

典型脓液为棕褐色数巧克力糊状,稠黏带腥味;当合并感染时,可见黄白色脓液伴恶臭。阿米巴滋养体常附着于脓肿内壁,故穿刺液滋养体阳性率不高。

(七)肝功能检查

大部分有轻度肝受损表现如白蛋白下降、ALT 增高、胆碱酯酶活力降低等。

(八)影像学检查

1.X 线检查

右侧膈抬高或伴右肺底云雾状阴影、胸膜反应或积液。

2.其他影像学检查

B 超可见肝内液性占位病灶。CT、肝动脉造影、放射性核素肝扫描及磁共振检查均可发内占位性病变。以上影像学检查虽有助于诊断,但必须与其他肝内占位进行鉴别。

(九)其他

对于疑似耐格里阿米巴原虫及棘阿米巴原虫所致脑膜脑炎患者,即可行脑脊液检查,此类患者脑脊液多为血性或脓血性,常规示蛋白升高,糖降低,细胞数增加,以中性粒细胞为主,脑脊液涂片可找到相应滋养体。

六、并 发 症

(一)肠出血

溶组织阿米巴侵犯肠壁形成溃疡,若溃疡较深并侵及较大的血管可导致肠出血,临床上很少见到大出血。

（二）肠穿孔

溃疡较深及暴发性患者常可发生，多为慢性穿孔。常无剧烈腹痛，但全身状况可迅速恶化，继发细菌感染，可引起败血症，甚至感染性休克，不及时救治往往危及生命。常出现明显腹膜刺激征，腹腔穿刺可引出粪液，X线检查可发现膈下游离气体。

（三）阿米巴性阑尾炎

肠阿米巴患者出现转移性右下腹痛，麦氏点出现压痛、反跳痛，应注意是否并发阑尾炎。

（四）结肠增生性病变

慢性肠阿米巴患者肠壁黏膜炎性增生、肥厚，可形成肉芽肿性炎性息肉，查体可发现腹部局部包块，似肿瘤，称为阿米巴瘤，应注意同肠道肿瘤鉴别。

（五）继发细菌感染及脓肿穿透

阿米巴肝脓肿患者脓肿可穿透膈肌形成脓胸及肺脓肿，甚至传入心包或腹腔导致心包炎和腹膜炎，造成阿米巴侵入邻近组织脏器。

七、诊断

结合流行病学资料、临床表现及相关实验室及辅助检查，不难诊断。

（1）对于肠阿米巴病，如有流行病学依据，依据典型临床症状，如在粪便中找到阿米巴滋养体，即可诊断。溶组织阿米巴滋养体比其他肠阿米巴的活动快且其原浆内含被吞噬的红细胞。送检的粪便标本务必要新鲜，挑选含有黏液、脓血部分，至少送检4次，反复检查才能找到滋养体。对于临床高度疑似病例，而反复粪便检查又找不到病原体者或者粪便检查屡为阴性而临床不能排除本病时，可做阿米巴培养。或用乙状结肠镜直接观察黏膜溃疡，可考虑行结肠镜检查，并在镜下采取标本送检，所取标本可行涂片、免疫学及PCR检测。

（2）对肠外阿米巴病诊断有困难时，可用超声检查，并可采用免疫学诊断法，如间接血凝试验、琼脂扩散沉淀试验、间接荧光抗体试验等检查以资辅助诊断。考虑阿米巴肝脓肿者，超声、X线检查可发现液性暗区及右侧横膈抬高等征象，可在超声引导下行穿刺术，如引流出典型脓液，即使未找到滋养体亦可确诊，同时宜做细菌培养，以明确有无继发感染。

（3）对于阿米巴脑膜脑炎，结合有无江河湖泊游泳等病史，有典型脑膜脑炎临床表现者，可进一步行脑脊液检查寻找病原体以确诊。如有皮肤及眼部病变，亦可采取局部分泌物或刮片送检查找棘阿米巴滋养体。

如流行病学及临床上高度怀疑本病而各种检查又不能帮助确诊，则可考虑应用抗阿米巴药物诊断性治疗，如疗效确实，则诊断成立。

八、鉴别诊断

（一）肠阿米巴病宜与引起腹痛、腹泻表现的以下疾病鉴别

1.细菌性痢疾

多急性起病，畏寒、寒战、高热多见，腹痛、腹泻、里急后重，每天排便多在10次以上，每次

排便量少,呈黏液脓血便,左下腹压痛常见。血液白细胞数增多,中性粒细胞百分比升高。粪便镜检有大量白细胞、脓细胞,培养可有痢疾杆菌生长。

2.细菌性食物中毒

有不洁食物进食史,同食者常同时或先后发病,潜伏期较短,多为数小时,急性起病,呕吐常见,脐周压痛,每次排便量多,中毒症状较重。剩余食物、呕吐物或排泄物培养可有致病菌生长。

3.霍乱

急性起病,腹泻,每天多在10次以上,每次量多,呈黄色水样或洗米水样,先泻后吐。发热,腹痛少见,有明显脱水症状。粪便与呕吐物镜检及培养可有霍乱弧菌生长。

4.血吸虫病

曾到血吸虫病流行区或有疫水接触史,急性血吸虫病常有尾蚴性皮炎、高热、肝大、腹痛、腹泻,每天排便量多在10次以下,粪便稀烂,带黏液、血液。血液白细胞与嗜酸性粒细胞均显著增多。慢性与晚期者,长期腹痛、腹泻、肝脾大,粪便镜检可发现血吸虫卵,可孵出血吸虫毛蚴。免疫学检测可在血清中检出抗血吸虫的抗体。

5.肠结核

长期发热,低热、盗汗、消瘦常见,每天排便多在10次以下,粪便常呈黄色稀糊状或腹泻、便秘交替,带黏液而少脓血。部分患者可有肺结核病灶。痰、粪便检查可有发现结核分枝杆菌。

6.直肠癌、结肠癌

直肠癌患者常出现腹泻,每次量较少,带黏液、血液。成形的粪便呈进行性变细。直肠指检或直肠镜检查可发现肿物,活检可明确诊断。结肠癌患者亦可有出现腹痛、腹胀、腹泻,粪便呈糊状伴黏液,隐血试验阳性。常有低至中度发热,进行性贫血,晚期病例可在腹部扪及包块。结肠镜检查和钡剂灌肠X线检查有助于诊断,活检可明确诊断。

7.炎性肠病

应注意与溃疡性结肠炎及克罗恩病鉴别,临床表现与慢性阿米巴痢疾很相似。粪便多次致病菌、寄生虫检查均为阴性,血清抗溶组织内阿米巴滋养体的IgG抗体阴性。肠镜检查可资鉴别。

(二)阿米巴肝脓肿宜与右上腹疼痛、肝大及肝内占位病变为特点的疾病鉴别

1.细菌性肝脓肿

本病多继发于败血症等全身性感染疾病,亦常发于老年人且有便秘习惯者,亦可继发于胆道疾患及腹部化脓性疾病。一般急性起病,伴有寒战、高热等全身毒血症状,脓肿常为小型、多发,穿刺液镜检可见大量脓细胞,细菌培养可发现感染菌。

2.肝癌

阿米巴肝脓肿未演变为液化病灶时,影像学检查容易误诊,原发性肝细胞癌患者常有慢性病毒性肝炎或肝硬化病史,可出现甲胎蛋白升高,影像学上常呈实性占位,CT增强扫描及MRI检查可见特征性改变。对于继发性肝癌,影像学上多为多发实性占位病灶,可有原发病变所致症状,必要时可肝脏穿刺活检明确。

3.胆石症、胆囊炎

多急性起病,反复发作的右上腹绞痛、肩背部放散痛,伴有黄疸、胆囊区压痛等体征,超声及胆囊造影可资鉴别。

(三)阿米巴脑膜脑炎应与其他病原体如病毒性脑炎、细菌性脑膜炎等中枢神经系统感染相鉴别

阿米巴性脑膜脑炎脑脊液多呈血性或脓性,可脑脊液涂片找病原体及脑脊液免疫学及PCR方法进行鉴别。

九、治疗

包括一般对症治疗、抗阿米巴治疗及并发症治疗,其目的是治愈肠内外的侵入性病变及清除体内包囊。

(一)一般对症治疗

对于肠阿米巴病患者,急性期应卧床休息,予以流质或半流质食物,并行肠道隔离至症状消失并3次粪检找不到滋养体及包囊。对于暴发型患者应注意维持水、电解质平衡。慢性患者注意加强营养支持。

(二)抗阿米巴治疗

阿米巴病一经诊断,不论其有无症状,即应抗阿米巴治疗。

1.肠阿米巴病

急性期原则上采用作用于肠道和肠壁的药物,同时加用抗组织中阿米巴药物。①甲硝唑(灭滴灵):为首选药,成人剂量为0.4~0.6g,每天3次,5~10天为1个疗程。儿童剂量为每天35~50mg/kg,每天最大量为2 250mg,分3次口服,连服5~7天为1个疗程。大剂量可致畸、致癌变等。②重型阿米巴痢疾,不能服药者,可用依米丁,以迅速控制急性发作,同时并用抗生素,以抑制肠道内细菌。依米丁剂量为:2~5岁每次5~20mg,5~10岁30~45mg,每天1次,常做深层皮下注射。也可按1mg/kg计算,分1~2次注射,若无不良反应可继续使用8~10天。年幼或兼患其他重病者或并发营养不良,贫血者,开始量宜小,以后逐渐加大。每次用药前测血压和脉搏。经依米丁治疗急性症状消失后,可口服喹碘仿或其他碘剂,以肃清感染。③中药鸦胆子:总量为每千克体重鸦胆子仁3枚,分6~10天服完,每天剂量分3次,在饭后吞服。对急慢性阿米巴痢疾都有效。在治疗期间同时能驱寄生在肠道的圆虫和绦虫。④巴龙霉素:剂量每天2.5万~5万U/kg,分3~4次服,以5~10天为1个疗程,需2~3个疗程,可与吐根碱同时应用。通过抑制肠道细菌而影响原虫的生长繁殖,故对肠道外阿米巴无效。

2.慢性期或复发病例的治疗

常用有机碘制剂。对复发病例可重复疗程,但重复疗程前须休息1周以上。①喹碘仿:可口服也可灌肠。口服剂量每次为20~25mg/kg,每天3次,连服8~10天。灌肠剂量为1~2g,溶于100~200mL生理盐水内,做保留灌肠,每天1次,连用8~10天。口服和灌肠可间日交替,共治8~10天。②氯碘喹:口服剂量每次10~20mg/kg,每天3~4次,连服10天。③双碘喹:口服剂量为每次10~15mg/kg,每天2~3次,连服15~20天。以上碘制剂对阿米巴活

动型及包囊均有效,但对肠道外感染无效。对慢性患者可酌情加用抗菌药物控制继发性肠道细菌感染。

3.阿米巴肝脓肿的治疗

以杀灭组织内原虫药物为主,辅以杀肠腔内原虫的药物以期根治。

(1)甲硝唑。此药为目前治疗阿米巴的首选药物。替硝唑、奥硝唑和塞克硝唑似有相同作用。甲硝唑剂量 35~50mg/(kg·d),分 3 次口服,10 天为 1 个疗程。

(2)磷酸氯喹。剂量为每次 10mg/kg,每天 2 次,连服 2 天,以后每天减为 1 次,连服 2 周或更久。如氯喹无效,可用依米丁。其他肠道外阿米巴病也多用氯喹或依米丁,剂量均如上述。以上两者可轮换应用,如有细菌性混合感染,可同时给予适当的抗生素。

(3)脓肿穿刺引流。抗阿米巴治疗 1 周左右,如效果不佳或脓肿较大有穿透危险者,可在超声引导下行穿刺引流术,可重复抽吸,尽量引流充分。

(4)手术治疗。适应证:药物治疗效果差及引流困难或不充分;脓肿已穿透至周围组织;脓肿位置毗邻肝门、大血管、离体表过深及位于肝左叶脓肿;肝内多发脓肿等。

如有较大脓肿时,可同时在局部穿刺抽脓,加速病情的恢复,一般每 3~5 天穿刺 1 次,至脓液转稀、体温下降可停止。必要时外科手术治疗。

4.胸、腹部阿米巴病的治疗

从痰液或局部脓液往往不易找到原虫,因此宜及早以特效药做试验治疗。一般可用依米丁 3 天或同时兼用甲硝唑或氯喹,如 3 天内热度下降,症状见轻,即可给予全程治疗。

5.阿米巴包囊携带者的治疗

选用一种作用于肠腔阿米巴药物已足够,如甲硝唑、喹碘仿、氯碘喹或双碘喹啉。

6.原发性阿米巴脑膜脑炎治疗

本病病死率高,采用两性霉素 B 及咪康唑静脉注射和鞘内注射,并加服利福平可能有一定疗效,一般抗阿米巴药物无效。

7.棘阿米巴角膜炎

可以甲硝唑滴眼液滴眼,同时口服甲硝唑,必要时考虑冷冻或手术去除角膜内原虫或角膜移植。

8.并发症的治疗

肠内外并发症均由阿米巴滋养体所造成,应选用速效、高效的药物,如甲硝唑或氯喹、依米丁,同时与一种肠腔内杀阿米巴药物联用。必须手术治疗者,应在抗阿米巴药物治疗下进行。同时给予抗菌药物预防细菌感染及必要的对症处理。

十、预后

阿米巴感染的总死亡率为 2.2%,肝脓肿及肺、脑、胸腔、心包并发症者占多数。由于肠道阿米巴病而致肠穿孔或肠坏死者属少数。估计每 100 个肠病中有 1 个并发肝脓肿,其病死率为 10%。目前尚无特效抗福氏耐格里阿米巴原虫及棘阿米巴原虫药物,阿米巴脑膜脑炎病死率高达 95%。

十一、预防

阿米巴病仍是世界范围内的公共卫生问题。对粪便进行无害化发酵处理,杀灭包囊,保护水源、食物,注意个人饮食卫生、环境卫生和驱除有害昆虫等措施对阿米巴病的预防和控制非常重要。对患者和排包囊者应予以消化道隔离并彻底治疗。对餐饮职业人员要严格检疫,一旦发现患者和携带者,应立即隔离治疗。目前尚无有效疫苗可供预防应用。

(梁赟磊)

第二节　弓形体病

弓形体病为一种原虫病,是由刚地弓形体引起的人畜共患病,通过先天性和获得性两种途径传播。在人体多为隐性感染,主要侵犯眼、脑、心、肝、淋巴结等,发病者临床表现复杂,其症状和体征又缺乏特异性,易造成误诊。本病有一定病死率及致先天性缺陷率。孕妇受染后,病原可通过胎盘感染胎儿,直接影响胎儿发育,致畸严重,影响优生,成为人类先天性感染中最严重的疾病之一。当机体免疫功能缺陷时隐性感染可以变为显性感染,是艾滋病的重要机会性感染之一。

一、病原学

弓形体是专性细胞内寄生的原虫,有三种形态:①滋养体(速殖体),呈卵圆或新月形,滋养体在细胞内的集落,称为假囊;②组织包囊(缓殖体),内含缓殖子,组织包囊多存在于脑、心脏和骨骼肌;③卵囊,仅见于终末宿主(猫科动物)的肠上皮细胞内。成熟的卵囊含 2 个孢子囊,每个孢子囊含 4 个子孢子。

弓形体的生活周期分为肠外阶段和肠内阶段。肠外阶段为无性繁殖,可发生于中间宿主(人和其他哺乳类动物及禽类动物)和终末宿主的有核细胞内。急性感染期滋养体快速繁殖形成假囊;慢性感染期弓形体形成包囊,在体内可长期甚至终生存在。肠内阶段仅发生于终末宿主的小肠上皮细胞内,先行无性繁殖,产生裂殖体,然后形成配子体进行有性繁殖。雌、雄配子体结合成为合子,发育成卵囊。卵囊随粪便排出体外,经 2～3 天发育形成有感染性的成熟卵囊。

不同发育期弓形体的抵抗力有明显不同。滋养体对温度和一般消毒剂均较敏感;包囊的抵抗力较强,4℃可存活 68 天,胃液内可耐受 3 小时,但不耐干燥和高温,56℃,10～15 分钟可杀死包囊;卵囊对酸、碱和常用消毒剂的抵抗力很强,但对热的抵抗力弱,80℃ 1 分钟即死亡。

二、流行病学

(一)传染源

弓形体病的传染源主要是动物,猫和猫科动物粪便中排卵囊数量多且持续时间长,是最重要的传染源。我国猪的弓形体感染率也较高,是重要传染源。急性期患者的尿、粪、唾液和痰内虽可以检出弓形体,但因其不能在外界久存,所以除感染的孕妇可经胎盘传染胎儿外,患者作为传染源的意义甚小。

(二)传播途径

弓形体病分为先天性和获得性两种。

1.先天性弓形体病

先天性弓形体病指胎儿在母体通过胎盘感染,孕妇在妊娠期内急性感染弓形体病后,虫体可通过胎盘传给胎儿。妊娠期前 3 个月内胎儿受染率较低,但感染后可导致严重的先天性弓形体病,妊娠期后 3 个月的感染常无临床症状,但胎儿受染率高。

2.后天获得性弓形体病

主要经口感染,食入被卵囊污染的食物和水或未煮熟的含有包囊和假包囊的肉、蛋或未消毒的奶等以及密切接触动物(猫、猪、犬、兔等)引发感染是主要的传播途径。此外,人与人之间感染可通过输血、器官移植或母婴之间通过胎盘的方式进行传播。经损伤的皮肤黏膜或唾液飞沫侵入人体的人与人间的水平传播也可发生。输血或器官移植也可传播弓形体病,但发生率较低。

(三)易感人群

人类普遍易感,胎儿、婴幼儿、肿瘤患者、艾滋病患者及长期使用免疫抑制剂者最易被感染。长期使用免疫抑制剂或免疫缺陷者可使隐性感染复燃而出现急性症状。动物饲养员、屠宰工人、肉类加工工人以及医务人员等接触传染源的机会较多,较易感染。人的易感性随接触机会增多而上升,但无性别上的差异。

(四)流行特征

本病呈世界性分布,广泛存在于多种哺乳类动物,人群感染也相当普遍,估计全球约有 10 亿人被弓形体感染,多数属隐性感染。我国为流行地区,人群感染率较高,少数民族地区及农村感染率更高。据血清学调查,人群抗体阳性率为 25%～50%,个别地区高达 90%。钟惠澜(1957 年)从一例患者的肝穿刺涂片中发现弓形体感染,之后我国有关弓形体病的报道逐渐增多。弓形体病与气候、地理等自然条件关系不大,但常与生活习惯、生活条件、接触猫科动物及其来源产品等因素有关。

弓形体病及其感染,没有严格的地区分布界线,寒、温、热带地区都有分布。感染率在性别分布上,许多国家的调查未发现有显著差别。在职业分布上,动物饲养员、屠宰工、猎人、剥兽皮工人、弓形体实验室工作人员以及兽医等,接触弓形体的机会较多而容易感染。弓形体感染率与养猫成正比,与地势高低成反比。本病与获得性免疫缺陷综合征即艾滋病(AIDS)患者关系密切,有 5%～10% 的 AIDS 患者合并弓形体感染。易感家畜有猪、猫、牛、羊、犬、马、兔等;野生类有猩猩、浣熊、狼、狐狸、野猪等至少 32 种;曾在 52 种啮齿类体内发现弓形体。家畜的阳性率可达 10%～50%,可食用的畜类感染相当普遍,常形成局部暴发流行,严重影响畜牧业发展,亦威胁人类健康。

弓形体病广泛流行的原因:①滋养体、包囊以及卵囊具有较强的抵抗力;②多种生活史期都具感染性;③中间宿主广泛,可感染 140 余种哺乳动物;④在终宿主之间、中间宿主之间、终宿主与中间宿主之间均可互相传播;⑤包囊可长期生存在中间宿主组织内;⑥卵囊排放量大。

猫吞食包囊后 3～10 天,吞食假包囊或卵囊后约需 20 天就能排出卵囊。被感染的猫,排囊可持续 10～20 天,其间排出卵囊数量的高峰时间为 5～8 天,是传播的重要阶段。

三、发病机制与病理

弓形体的致病作用与虫株毒力和宿主的免疫状态有关。

(一)致病机制

根据虫株的侵袭力、增殖速度、包囊形成与否以及对宿主的致死率等,刚地弓形体可分为强毒株和弱毒株。目前国际上公认的强毒株代表为 RH 株,弱毒株代表为 Beverley 株。在动物身上连续传代后,可提高其毒力。有研究表明,虫株毒力与虫体棒状体分泌的磷酸酯酶 A_2 有关。绝大多数哺乳动物、人及家畜等对弓形体都是易感中间宿主,易感性则因宿主的种类而有所差异。

速殖子是弓形体的主要致病阶段,在细胞内寄生并迅速增殖,以致破坏细胞,速殖子逸出后又侵犯邻近的细胞,如此反复破坏,因而引起组织的炎症反应、水肿、单核细胞及少数多核细胞浸润。

包囊内缓殖子是引起慢性感染的主要阶段。包囊因缓殖子增殖而体积增大,挤压器官,可致功能障碍。包囊增大到一定程度,可因多种因素而破裂,释放出缓殖子。释出的缓殖子多数被宿主免疫系统所破坏,一部分缓殖子可侵入新的细胞并形成包囊。死亡的缓殖子可诱导机体产生迟发型超敏反应,并形成肉芽肿病变,后期的纤维钙化灶多见于脑、眼部等。宿主感染弓形体后,正常情况下可产生有效的保护性免疫,多数无明显症状,当宿主有免疫缺陷或免疫功能低下时才引起弓形体病。

(二)免疫

弓形体是一种机会致病性原虫,机体的免疫状态,尤其是细胞免疫状态与感染的发展和转归密切相关。人有较强的自然免疫力,弓形体在免疫功能健全的人群体内,多呈隐性感染状态,引起带虫免疫,在免疫功能低下的人群体内可导致感染活化。

弓形体在免疫功能健全的宿主,细胞免疫主要起保护性作用,其中 T 细胞、巨噬细胞、NK 细胞及其他细胞介导的免疫应答起主导作用。致敏的 T 细胞能产生多种具有多种生物活性的细胞因子发挥免疫调节作用。弓形体感染可诱导 Th1 细胞和巨噬细胞产生免疫上调因子(IL-4、IL-6、IL-10)。

宿主抗弓形体感染的获得性免疫应答主要通过诱导 T 细胞和巨噬细胞产生具有多种生物活性的细胞因子(CKS)发挥免疫调节作用。与弓形体感染免疫相关的细胞因子包括免疫上调因子和下调因子。免疫上调因子(γ-IFN、IL-2、TNF-α、IL-1、IL-7、IL-12、IL-15)主要由 Th1 细胞及巨噬细胞产生;免疫下调因子(IL-4、IL-6、IL-10)主要由 Th2 细胞产生。

IFN-γ 是抗弓形体免疫中起主导作用的细胞因子,可活化巨噬细胞产生一氧化氮杀伤虫体。IL-4 和 IL-10 可抑制 IFN-γ 的表达,尤其是 IL-10,是 IFN-γ 的有力拮抗药,从而在弓形体感染的宿主体内发挥重要的免疫抑制作用。在弓形体感染的不同时期,免疫上调因子和免疫下调因子的表达水平及出现时间有所不同,从而构成免疫调节网络,调节弓形体感染及其结局。

人类感染弓形体后能诱导特异性抗体。感染早期 IgM 和 IgA 升高,前者在 4 个月后逐渐消失,后者消失较快,感染 1 个月后即被高滴度的 IgG 所替代,并维持较长时间。IgG 能通过胎盘传至胎儿,因此新生儿血清检查常可出现阳性结果,这种抗体通常在出生后 5～10 个月消失,抗感染的免疫保护作用不明显。研究证实,特异性抗体与速殖子结合,在补体参与下可使虫体溶解或促进速殖子被巨噬细胞吞噬。

(三)病理改变

弓形体不同于其他大多数细胞内寄生病原体,几乎可以感染所有各种类型细胞。弓形体从入侵部位进入血液后散布全身并迅速进入单核巨噬细胞以及宿主的各脏器或组织细胞内繁殖,直至细胞胀破,逸出的原虫(速殖子)又可侵入邻近的细胞,如此反复不已,造成局部组织的灶性坏死和周围组织的炎性反应,此为急性期的基本病变。如患者免疫功能正常,可迅速产生特异性免疫而清除弓形体、形成隐性感染;原虫亦可在体内形成包囊、长期潜伏;一旦机体免疫功能降低,包囊内缓殖子即破囊逸出,引起复发。如患者免疫功能缺损,弓形体大量繁殖,引起全身播散性损害。弓形体并可作为抗原,引起过敏反应、形成肉芽肿炎症。此外,弓形体所致的局灶性损害,尚可引起严重继发性病变、如小血栓形成、局部组织梗死,周围有出血和炎症细胞包绕,久而形成空腔或发生钙化。

弓形体可侵袭各种脏器或组织,病变的好发部位为中枢神经系统、眼、淋巴结、心、肺、肝和肌肉等。

四、临床表现

一般分为先天性和后天获得性两类,均以隐性感染为多见。临床症状多由新近急性感染或潜在病灶活化所致。

(一)先天性弓形体病

主要发生在初次感染的早孕妇女,感染弓形体的初孕妇女可经胎盘血流将弓形体传播给胎儿。在妊娠期前 3 个月内感染,可造成流产、早产、畸胎或死胎,畸胎发生率高,如无脑儿、小头畸形、小眼畸形、脊柱裂等。母体受染传给胎儿,一般只累及 1 胎,但有例外,特别是抗体阳性效价高,提示有活动性感染的孕妇,可连续出现两胎致畸者。先天性弓形体病的临床表现不一,受染胎儿或婴儿多数表现为隐性感染,其中部分于出生后数月或数年发生视网膜脉络膜炎、斜视、失明、癫痫、精神运动或智力迟钝等。研究表明,婴儿出生时出现症状或发生畸形者病死率为 12%,而存活者中 90% 有精神发育障碍,典型临床表现为脑积水、大脑钙化灶、脑膜脑炎和运动障碍;其次表现为弓形体眼病,如视网膜脉络膜炎。此外,还可伴有发热、皮疹、呕吐、腹泻、黄疸、肝脾大、贫血、心肌炎、癫痫等。出生时即有症状者,可见各种先天性畸形,包括小头畸形、脑积水、脊柱裂、无眼、小眼等,以脑部和眼部病变最多。也可表现为典型四联症,即脉络膜视网膜炎、精神运动障碍、脑钙化灶和脑积水。在新生儿期可出现发热、皮疹、肺炎、黄疸、肝脾大和消化道症状等临床表现。

(二)后天获得性弓形体病

人类感染弓形体后,多数是没有症状的带虫者,只有少数人发病,其中轻型为隐性感染,重者可表现为多器官损害的严重症状。隐性感染者若患有恶性肿瘤、因长期接受免疫抑制剂或放疗等引起的医源性免疫受损或先天性、后天性免疫缺陷者,如艾滋病患者,都可使隐性感染转变为急性或亚急性,从而出现严重的全身性弓形体病,其中多因并发弓形体脑炎而死亡。

临床表现因虫体侵袭部位和机体的免疫应答程度的不同而各异,无特异的症状与体征。临床上有急、慢性期之分。

1.以急性期为主,可为局限性或全身性感染

(1)局限性感染,以淋巴结炎最为多见、约占90%。最常累及的淋巴结为颈部、枕骨下、锁骨上、腋窝及腹股沟部;腹膜后和肠系膜淋巴结也可被侵,累及腹膜后或肠系膜淋巴结时,可有腹痛。大小不一,大者直径可达3.0cm,质韧,无压痛。多伴乏力,发热,末梢血液中淋巴细胞增多。也有无症状,体检时偶然发现淋巴结肿大者。

(2)淋巴结炎伴有其他器官受损,其他器官包括眼、脑、耳、肺、心、脾、肝、肾、肾上腺、垂体、胰、甲状腺、卵巢、骨骼肌、胸腺及皮下组织。临床表现取决于主要受损器官。如肺部受损,胸部X线检查可见肺门淋巴结肿大以及肺部病变,如间质性肺炎、支气管肺炎等。亦可有类似初期肺结核的表现,如低热、干咳、气憋、食欲下降、体重减轻。心脏受损时可有心脏扩大、心肌炎、心包炎、心律不齐等。肝炎时大多表现为全身淋巴结肿大,低热、倦怠,以及肝脾大,很少出现黄疸,亦可无症状。肌炎严重者可导致残疾,但更常见的是较轻的肌肉酸痛或乏力。中枢神经系统损害可表现为脑炎和(或)脑膜炎,其脑脊液中找到弓形体现已屡见不鲜,因而提出对患有原因不明的神经系统疾病者,从血清学及病原学方面除外弓形体病是必要的。

(3)全身性感染较少见,多见于免疫缺陷者(如艾滋病、器官移植、恶性肿瘤,主要为霍奇金病、淋巴瘤等)以及实验室工作人员等,常有显著全身症状,如高热、斑丘疹、肌痛、关节痛、头痛、呕吐、谵妄,并发生脑炎、心肌炎、肺炎、肝炎、胃肠炎等。

2.慢性期

病程1年以上,多无症状。可表现为脉络膜视网膜炎,应与先天性的再活化相区别。脑部受累较常见,有报道大脑肉芽肿者。轻型多为隐性感染,以淋巴结肿大最为常见。重型则有中枢神经系统异常表现。免疫功能低下者,常表现为脑炎、脑膜脑炎、癫痫和精神异常。脑部弓形体病的影像学特征:CT平扫为低密度的病灶,单发或多发,增强扫描在低密度病灶中常伴环状强化。在AIDS患者中弓形体脑病尤为典型。

五、辅助检查

(一)病原学检查

具有确诊意义。

1.涂片染色法

可取急性期患者的腹水、胸腔积液、羊水、脑脊液、骨髓或血液等,离心后取沉淀物做涂片或采用活组织穿刺物涂片,经姬氏染液染色,镜检弓形体滋养体。该法简便,但阳性率不高,易漏检。此外也可切片用免疫酶或荧光染色法,观察特异性反应,可提高虫体检出率。

2.动物接种分离法或细胞培养法

将待检样本接种于小鼠腹腔,1周后剖杀,取腹腔液,镜检滋养体,阴性需盲目传代至少

3次;待检样本亦可接种于离体培养的单层有核细胞。动物接种分离法或细胞培养法是目前比较常用的病原检查法。

(二)免疫学检查

免疫学检查是当前协助诊断及流行病学调查的重要检测方法。

1.弓形体素皮内试验

系延缓型皮肤过敏反应,有严格的特异性,感染后阳性出现较晚,但持续时间很久,因此它适用于流行病学调查。

2.血清学试验

可用以检测抗体、循环抗原、循环免疫复合物。当前使用方法不下数十种,这里只简单介绍几种常用的,也是基本的几种方法。

(1)染色试验(DT-1948),是检测抗体最早的,也是最有代表性的免疫诊断方法。它具有特异、敏感、可重复性强等优点。一般于发病后10~15天出现且能持续多年,故可用于早期诊断及流行病学调查。抗体效价1:(8~64)示慢性或既往感染,急性感染抗体效价为≥1:1 024。

(2)间接荧光抗体技术(IFAT),与染色试验的一致性很强,具有特异、敏感、快速、可重复性强与方法简便等优点。本法可检测IgM和IgG抗体。IgM出现较早(病期7~8天),持续数周、数月、偶可数年。IgG出现略晚于IgM,持续达数年。IgM阳性,多提示有近期感染,因其不能通过胎盘传给胎儿,故如婴儿阳性,则示婴儿已经受染。应注意类风湿因子或抗核抗体阳性者,可引起IgM的假阳性,IgG的竞争可导致IgM的假阴性。IgM与IgG阳性效价均为≥1:8,急性或慢性活动期分别为≥1:64与≥1:1 024。

(3)间接血凝试验(IHA)。IHA抗体出现于感染后1个月左右,持续达数年,因其技术简单、快速、敏感,故国内使用较多。唯其重复性较差,吸附抗原后的红细胞不够稳定。阳性效价为≥1:64,急性或慢性活动期为≥1:1 024。

(4)微量间接乳胶凝集试验(ILA),与IHA类似,但较IHA稳定,阳性效价为≥1:32。

(5)微量酶联免疫吸附试验(ELISA),可检测IgM与IgG抗体,本法与染色试验符合率高。具有敏感、特异、操作较简便等优点。唯稍欠稳定。近年来,在ELISA的基础上,又创建了一些新方法有10余种,如酶标金黄色葡萄球菌A蛋白(SPA)-ELISA、青霉素酶-ELISA、斑点(DOT)-ELISA、亲和素-生物素(ABC)-ELISA等,均各有其独特优点。

(6)碳粒免疫试验(CIA),用印度墨水做试剂,在抗原、抗体间起特殊反应,三者混合后5分钟,即可用高倍显微镜观察结果。其缺点是所用抗原为活原虫且抗原保存仅1周左右。

(7)补体结合试验(CF)。CF抗体出现较晚,阴转较快,因此适用于协助诊断急性或近期感染。其特异性强,敏感性差、方法复杂,故现多不采用。

(8)弓形体血清循环抗原(C-Ag)与免疫复合物(CIC)的检测。应用免疫抑制剂或其他原因抑制抗体反应的患者或疾病早期抗体尚测不出时,可从其血清或体液中检测C-Ag及CIC。灵敏性强、特异性高的方法有:用弓形体抗体包被的乳胶颗粒凝集法,可测出蛋白浓度下限为78ng/mL的可溶性C-Ag。ABC-ELISA法将亲和素-生物素和SPA同时引入免疫酶技术,用生物素标记SPA,用辣根过氧化物酶标记亲和素而建立的一种新的酶免疫技术,可测出C-Ag的下限为4ng/mL,与常规ELISA法测出的浓度30~50ng/mL比较更为灵敏,此法也可用以检测 CIC。单克隆抗体(McAb)-ELISA 法亦用于检测特异性 C-Ag 及 CIC。

(三)分子生物学诊断

主要包括核酸分子杂交技术(主要是 DNA 探针技术)、聚合酶链反应(PCR)、单克隆抗体技术以及基因芯片技术。

1.核酸分子杂交技术(主要是 DNA 探针技术)

核酸分子杂交技术是用一定的示踪物对特定基因序列的核酸片段进行标记,通过与待测样本中互补片段的特异性结合来进行诊断。根据目的不同,可采用不同类型的核酸探针,对弓形体的虫种鉴定、某些基因片段的碱基序列分析及抗原表达、种群分类等进行检测。由于核酸分子杂交的高度特异性和检测方法的高度灵敏性,使得该技术成为分子生物学领域内应用最广泛的基本技术之一。

2.聚合酶链反应(PCR)

PCR 是近年发展起来的新技术,已广泛应用于弓形体 DNA 的检测,比 DNA 探针方法更简便、更敏感、更特异。

应用于 PCR 检测的弓形体靶基因序列有 B1 基因、P30 基因、核糖体第一内转录间隔区(ITS1)。弓形体的 PCR 诊断方法逐渐多样化,近年来在常规 PCR 方法的基础上,又发展了多重 PCR、原位 PCR、荧光定量 PCR、巢氏 PCR、实时定量 PCR、反转录 PCR(RT-PCR)等新技术,这些新技术逐步在弓形体病诊断中得以应用,进一步提高了 PCR 方法的敏感性和特异性。此外,PCR 技术与免疫学技术相结合,又出现了 PCR-ELISA 及免疫 PCR(I-PCR)等新技术,具有 PCR 的灵敏性、核酸杂交的特异性及 ELISA 的酶联放大作用,故而检测结果更灵敏、更准确。

研究者根据弓形体 ITS1 序列设计引物,建立了猪弓形体的 PCR 检测方法,结果表明,其敏感性较高,可检出 100fg DNA,相当于一个虫体 DNA 的含量,且与其他 8 种原虫均无交叉现象,而且在虫体发育的任何阶段都能检出,因此可用于临床诊断和猪肉产品的检验。研究者建立了另一种扩增弓形体 B1 基因的巢式 PCR 方法,成为弓形体性视网膜脉络膜炎病诊断的一种可靠、快速并且费用低廉的方法。

3.弓形体单克隆抗体

单克隆抗体(McAb)是用经特异性抗原刺激的 B 淋巴细胞与骨髓瘤细胞杂交、融合后分泌的一种单一的特异性抗体。McAb 具有高度特异性与同质性,以 McAb 为探针可对弓形体特定靶抗原进行识别、分析以及鉴定抗原的免疫反应性。

4.基因芯片技术

基因芯片是 20 世纪 90 年代由基因探针技术发展而来的一项新技术,又称为 DNA 芯片、DNA 微阵列等。它是指用微阵列技术将大量 DNA 片段通过机器或原位合成以一定的顺序或排列方式使其附着在如玻璃、硅等固相表面制成的高密度 DNA 微点阵。用荧光物质标记的探针,借助碱基互补原理与 DNA 芯片杂交,可进行大量的基因表达及检测等方面的研究。基因芯片技术大大提高了基因探针的检测效率。目前线虫基因组芯片业已问世,随着弓形体分子遗传学研究的进展和弓形体核酸微阵列技术的研究开发,DNA 芯片在弓形体病的基因诊断方面会有更大的前景。

由于临床表现多为非特异性与隐性感染,除少数有相应的临床表现可协助诊断外,主要依靠实验室检查进行确诊。通常做几种试验,而不只做一种。

六、诊断与鉴别诊断

本病临床表现复杂,诊断较难。若发现典型的临床表现,如有视网膜脉络膜炎、脑积水、小头畸形、眼球过小或脑内钙化者,应考虑有本病的可能。本病与数种传染病临床表现相似,体征多为非特异性,确诊必须有病原学检查或免疫学检查支持。

先天性弓形体病应与 TORCH 综合征(风疹、巨细胞病毒感染、单纯疱疹和弓形体病)中的其他疾病相鉴别。此外,尚需与梅毒、李斯特菌或其他细菌感染性脑病、胎儿成红细胞增多症、败血症、传染性单核细胞增多症、淋巴结结核等鉴别。主要依靠病原学和免疫学检查。

弓形体脑病表现为定位体征,CT 或 MRI 示脑低密度病灶存在者,应与脑脓肿相鉴别。脑脓肿常伴明显发热、毒血症状、意识障碍明显,脑脊液细胞数增高,以中性多核白细胞为主。弓形体脑病 CSF 细胞数及蛋白多正常,主要表现为颅内压增高及神经系统病症为主。

七、治疗

(一)病原治疗

成人弓形体感染多呈无症状带虫状态,而目前尚无消灭包囊的有效药物,因此一般不抗虫治疗。以下几种情况需要进行抗虫治疗:①急性弓形体病;②免疫功能低下的患者(特别是艾滋病患者)并发弓形体感染;③确诊为孕妇急性弓形体感染;④先天性弓形体病(包括无症状感染者)。

药物选择与疗程需根据患者的临床表现与免疫状态而定。乙胺嘧啶与磺胺嘧啶是主要药物,对滋养体有较强活性,两者联用可发挥协同作用,但对包囊无效。

1.磺胺类药物

一般采用乙胺嘧啶与磺胺嘧啶联合治疗。乙胺嘧啶是二氢叶酸还原酶抑制剂,磺胺嘧啶能竞争二氢叶酸合成酶使二氢叶酸合成减少,两药均使虫体核酸合成障碍而抑制其生长繁殖,因此,两药联用具有协同作用。联合治疗对弓形体速殖子有协同作用。乙胺嘧啶成人剂量为第 1 天 200mg,分 2 次服,继以每天 1mg/kg,幼儿每天 2mg/kg,新生儿可每隔 3~5 天服药 1 次。磺胺嘧啶成人剂量为 4~6g/d,婴儿 100~150mg/kg,分 4 次服。疗程:免疫功能正常的急性感染患者为 1 个月,或症状与体征消退后继续用药 1~2 周,免疫功能受损者疗程适当延长,艾滋病患者予维持量(乙胺嘧啶 25~50mg,每天 1 次)长期服用。但可有白细胞和血小板减少、贫血、溶血及神经系统症状等不良反应。为了减少乙胺嘧啶的不良反应,可每天服用亚叶酸 10mg。但当不良反应严重时,应停用乙胺嘧啶。另外,乙胺嘧啶有致畸可能,故妊娠 4 个月以内忌用乙胺嘧啶;如产前发现胎儿感染弓形体,则孕妇应接受乙胺嘧啶和磺胺嘧啶治疗。

目前国内缺乏乙胺嘧啶及磺胺嘧啶,因此,临床上一般可选用复方新诺明(片剂,TMP 80mg＋SMZ 400mg/片)口服治疗,每天 2 次,成人及 12 岁以上的儿童,每次 2 片,6~12 岁 1/2~

1 片,2～5 岁 1/4～1/2 片,2 岁以下为 1/4 片,疗程 4～6 周。复方新诺明最常见的不良反应是药物过敏,多表现为皮疹。轻者出现红斑性药疹,重者可出现 Stephens-Johnson 综合征。复方新诺明还会引起血常规的变化,在有条件的情况下或出现临床指征时,应每月进行血红蛋白和白细胞计数的检测,艾滋病患者如果联用齐多夫定(AZT),应在第 1 个月时,每 2 周检测 1 次。其他可能的不良反应还有发热、血氨升高、肝炎、血钾升高和肾功能损害等。对于较轻微的不良反应,采取积极的对症处理即可,如皮疹可用抗组胺类药物处理,呕吐可用止吐类药物处理,发热可用解热类药物处理,对症处理应在症状出现时就积极进行,而非等到严重需停药时。对于严重的不良反应,应马上停药并及时转诊到有条件的医院进行处理。

2.大环内酯类药物

螺旋霉素可与弓形体的核糖体结合,抑制 tRNA,使蛋白质合成障碍,产生抗弓形体作用。成人 2～3g/d,儿童 50～100mg/kg,分 4 次服用。该药在脏器和胎盘组织中浓度较高,毒性低,无致畸作用,适用于孕妇,可在整个妊娠期间服用。眼部弓形体病也可用螺旋霉素,若病变涉及视网膜斑和视神经头时,可短程加用肾上腺皮质激素。此外,6-氧甲基红霉素、阿奇霉素均有抗弓形体的作用。

3.克林霉素

成人 0.75～1.2g/d,儿童每天 10～25mg/kg,分 3～4 次服用。该药在眼组织可达有效抗弓形体浓度,治疗眼弓形体病尤好,但肝、肾功能不良时慎用。

4.其他类抗生素

林可霉素、氧氟沙星、环丙沙星等抗急性弓形体感染有一定的疗效,但效果均不理想。

5.抗病毒药物

一些抗病毒药物同样具有抗弓形体活性,如利托那韦、那非那韦和双脱氧肌苷等。国外有研究报道利托那韦和那非那韦在低浓度下就能高效抑制弓形体增长,它们的 IC_{50} 分别为 5.4mg/mL 和 4.0mg/mL,同时发现弓形体具有天冬氨酰蛋白酶,它在复制过程中发挥重要作用。

6.一些抗寄生虫药物

阿托伐醌和青蒿素类药物已经成功用于治疗和预防疟原虫引起的疾病,其中阿托伐醌在很低浓度时对弓形体速殖子和缓殖子即具有很好的杀灭作用,对患急性弓形体病和脑弓形体病的老鼠能起到很好的保护作用,药物作用部位是弓形体线粒体的细胞色素 b。令人关注的是阿托伐醌对弓形体包囊同样具有很好的抵抗活性,其可明显减少老鼠体内弓形体包囊数。但是,有研究显示阿托伐醌对不同株弓形体的作用效果存在很大差异,其原因尚不完全清楚,有可能是某些虫株对阿托伐醌具有天然抵抗力或是用药后出现了药物抗性突变株。阿托伐醌与磺胺嘧啶和大环内酯类药物等合用有很好的协同作用,临床上已经用于治疗脑、眼弓形体病。在体外青蒿素及其衍生物能在弓形体生长繁殖的多个环节发挥抑制作用,同时降低其对宿主细胞的侵染力,并表现出很高的杀灭活性,体内试验显示青蒿素类药物能显著杀灭弓形体包囊,延长接虫小鼠的存活时间。目前青蒿素类药物的抗弓形体作用机制仍然没有统一的定论。研究结果显示,青蒿素类药物能干扰弓形体叶酸代谢、影响虫体钙依赖性蛋白分泌、破坏其细胞结构和增强机体免疫力等。治疗弓形体病的关键和难点在于杀灭和清除患者体内的弓形体包囊,防止其复发,实现彻底治愈。因此,阿托伐醌和青蒿素类药物的抗弓形体包囊活性受到重视,其中阿托伐醌对弓形体包囊的长期耐药性以及青蒿素类药物杀灭弓形体包囊的作用机制和药物构效关系将成为未来研究的重点。

一些细胞内寄生原虫与弓形体具有很多相似的生化路径和生理特性,所以用于治疗这些寄生虫病的药物非常值得关注和研究。特别是对同为顶端复合门孢子纲的疟原虫的大量研究将给抗弓形体药物的研究提供重要的理论依据和药物靶点。而对弓形体和抗弓形体药物的研究也会为人类对疟疾病的预防和治疗提供新的方法。

7.中药

体内外试验证实,一些单味中药或复方具有抗弓形体作用,但其效果仍需进一步的深入研究。银杏酸是一种天然抗菌杀虫活性物质,采用 HFF 细胞体外培养和小鼠体内研究银杏酸抗弓形体的增殖效果,经体内外试验证明银杏酸具有较好的抗弓形体增殖作用,但银杏酸以口服方式给药不能延长弓形体感染小鼠的存活时间,改用腹腔注射给药时可以延长小鼠的存活时间,其效果与阿奇霉素相近。Jiang 研究分离出橄榄中的苦涩物质,体外试验显示其可抑制细胞凋亡、坏死肉芽肿和包囊形成,这一潜在功能可作为临床治疗弓形体病的候选药物。研究发现,中药制剂常青胶囊(其药物成分为青蒿、天麻、炙黄芪、萆薢、槟榔或草果)在体外对弓形体有杀伤作用,利用电镜进一步观察常青胶囊作用后的弓形体超微结构改变。试验用阿奇霉素作为对照,发现随药物作用时间的延长,虫体超微结构逐渐遭到破坏,最终或固缩或崩解死亡。在相同作用时间内,常青胶囊对速殖子结构的破坏更严重,说明常青胶囊具有确切的抗弓形体效果且疗效优于阿奇霉素。

(二)对症与支持治疗

(1)可联合应用免疫增强剂,如左旋咪唑。

(2)可联合应用细胞因子,如γ干扰素。

(3)视网膜脉络膜炎及脑水肿,可应用肾上腺皮质激素等,但如患者继发于艾滋病,应尽量避免应用。

八、预 防

(一)控制传染源

控制病猫。开展对易感人群的普查普治。特别是加强对孕妇的孕期感染监测。妊娠妇女应做血清学检查,发现有近期感染时应及时治疗,以防止胎儿受染。及时给活动性感染者必要处理,重点是育龄妇女和孕妇。妊娠初期感染本病者应做人工流产,中、后期感染者应予治疗。血清学检查弓形体抗体阳性者不应供血,也不宜作为器官移植的供体。

(二)切断传染途径

加强宣传教育,勿与猫、狗等密切接触。做好环境卫生,加强水和粪便的管理,防止带有卵囊的猫粪污染水源、食物和饲料。加强个人卫生和饮食卫生,不吃生的或不熟的肉类和生乳、生蛋等。有条件时应对孕妇进行弓形体血清学检查,防止血制品和器官移植造成本病传播。

九、预后

取决于宿主的免疫功能状态以及受累器官。妊娠期感染可致妊娠异常或胎儿先天畸形。成人免疫功能缺损(如有艾滋病、恶性肿瘤、器官移植等),弓形体病易呈全身播散性,有相当高的病死率。单纯淋巴结肿大型预后良好。

(梁赟磊)

第三节　疟疾

疟疾是由疟原虫经按蚊叮咬传播的传染病。临床上以周期性发作的寒战、高热、出汗退热以及贫血和脾大为特点。因原虫株型别、感染程度、免疫状况和机体反应性等差异,临床症状和发作规律表现不一。

疟疾广泛流行于世界各地,据世界卫生组织统计,目前仍有 92 个国家和地区处于高度和中度流行,每年发病人数为 1.5 亿,死于疟疾者逾 200 万人。1949 年以前,疟疾连年流行,尤其我国南方,由于流行猖獗,病死率很高。1949 年以后,全国建立了疟疾防治机构,广泛开展疟疾的防治和科研工作,疟疾的发病率已显著下降。

一、病原学

寄生于人体的疟原虫有四种:间日疟原虫、恶性疟原虫、三日疟原虫和卵形疟原虫。在我国,前两种最为常见,三日疟原虫多见于受血患者,卵形疟仅发现几例。各种脊椎动物(主要是禽类、鼠和猴猿类)的疟原虫有 100 多种,仅灵长类的疟原虫偶可感染人。

疟原虫的发育过程分两个阶段,即在人体内进行无性增殖(裂体增殖)和在蚊体内进行有性增殖与孢子增殖。四种疟原虫的生活史基本相同。

(一)疟原虫在人体内的发育增殖

疟原虫在人体内发育增殖分为两个时期,即寄生于肝细胞内的红细胞外期和寄生于红细胞内的红细胞内期。

1.红细胞外期

当受染的雌性按蚊吮吸入血时,疟原虫子孢子随蚊唾液进入人体血液循环,约半小时全部侵入肝细胞,速发型子孢子即进行裂体增殖,迟发型子孢子则进入休眠状态。在肝细胞内裂体增殖的疟原虫,经过 5～40 天发育成熟,胀破肝细胞逸出成千上万的裂殖子进入血流。进入血流的裂殖子部分被巨噬细胞吞噬杀灭,部分侵入红细胞并在其内发育增殖,称为红细胞内期。迟发型子孢子经过休眠后,在肝细胞内增殖,释放裂殖子人血,即造成疟疾的复发。恶性疟疾无复发,是由于恶性疟原虫子孢子无休眠期。

2.红细胞内期

裂殖子侵入红细胞内,初期似戒指状,红色的核点,蓝色环状的胞质,称为环状体即小滋养体。环状体发育长大,胞膜可伸出不规则的伪足,以摄噬血红蛋白,此为阿米巴滋养体或大滋

365

养体。未被利用的血红蛋白分解成正铁血红素颗粒蓄积在原浆内呈棕褐色,称为疟色素。大滋养体继续发育,其核与原浆进行分裂,形成裂殖体。不同种的疟原虫其裂殖体中裂殖子的数目也不一样,一般间日疟成熟后裂殖子数为 12~24 个,恶性疟为 18~36 个,三日疟和卵形疟为 6~12 个。成熟的裂殖体破裂,裂殖子逸出,一部分再侵入正常红细胞,一部分被巨噬细胞吞噬。释出的疟色素也被吞噬。

经过细胞内 3~5 次裂体增殖后,部分进入红细胞的裂殖子在红细胞内不再进行无性分裂,而逐渐发育成为雌或雄配子体。配子体在人体内可生存 2~3 个月,此期间如被雌性按蚊吸入胃内,则在蚊体内进行有性增殖。

(二)疟原虫在蚊体内的发育

雌性按蚊叮咬疟原虫受染患者,雌、雄配子体进入蚊胃内,雄配子体的胞核很快分裂,并由胞质向外伸出 4~8 条鞭毛状细丝,碰到雌配子体即进入,雌雄配子结合成为圆形的合子。合子很快变成能蠕动的合子。它穿过胃壁,在胃壁外弹力纤维膜下发育成囊合子,囊内核和胞质进行孢子增殖。孢子囊成熟,内含上万个子孢子,囊破裂子孢子逸出,并进入唾液腺,当此按蚊叮人时子孢子即随唾液进入人体。

二、流行病学

(一)传染源

疟疾患者及带虫者是疟疾的传染源且只有末梢血中存在成熟的雌雄配子体时才具传染性。配子体在末梢血液中的出现时间、存在时间及人群的配子体携带率,随虫种不同而异。如间日疟在无性体出现 2~3 天之后出现配子体;而恶性疟则在无性体出现 7~10 天后。复发者出现症状时血中即有成熟的配子体。疟区的轻症患者及带虫者,没有明显临床症状,血中也有配子体,这类人员也可成为传染源。

传染期:间日疟 1~3 年;恶性疟 1 年以内;三日疟 3 年以上,偶达数十年;卵形疟 2~5 年。猴疟偶可感染人类,成为动物传染源。

(二)传播途径

疟疾的自然传播媒介是按蚊。按蚊的种类很多,可传播人疟的有 60 余种。据其吸血习性、数量、寿命及对疟原虫的感受性,我国公认中华按蚊、巴拉巴按蚊、麦赛按蚊、雷氏按蚊、微小按蚊、日月潭按蚊及萨氏按蚊七种为主要传疟媒介按蚊。人被有传染性的雌性按蚊叮咬后即可受染。

输入带疟原虫的血液或使用含疟原虫的血液污染的注射器也可传播疟疾。罕见通过胎盘感染胎儿。

(三)易感人群

人对疟疾普遍易感。多次发作或重复感染后,再发症状轻微或无症状,表明感染后可产生一定免疫力。高疟区新生儿可从母体获得保护性 IgG,但疟疾的免疫不但具有种和株的特异性,而且还有各发育期的特异性。其抗原性还可连续变异,致宿主不能将疟原虫完全清除。原虫持续存在,免疫反应也不断发生,这种情况称为带虫免疫或伴随免疫。

人群发病率因流行程度及机体状况而不同。在高疟区成人发病率较低,儿童和外来人口发病率较高。婴儿、胎儿血中的血红蛋白不适于疟原虫发育,故先天疟疾和婴儿疟疾少见。某些先天性因素,如地中海贫血、卵形红细胞血症、G-6-P 脱氢酶缺乏者等对疟原虫有抗性。血型因素,东非人为 Duffy 血型,西非人则多为 FyFy 型,Duffy 血型抗原为间日疟原虫的入侵受体,所以西非黑人对间日疟不易感,而东非间日疟一直流行。此外,营养好的儿童发生重症疟疾者较瘦弱者多。

(四)流行特征

疟疾分布广泛,北纬60°至南纬30°,海拔2 771 m 至海平面以下396 m 广大区域均有疟疾发生。我国除青藏高原外,遍及全国。一般北纬32°以北(长江以北)为低疟区;北纬25°～32°(长江以南、台北、桂林、昆明连线以北)为中疟区;北纬25°以南为高疟区。但实际北方有高疟区,南方也有低疟区。间日疟分布最广;恶性疟次之,以云贵、两广及海南为主;三日疟散在发生。

本病流行受温度、湿度、雨量以及按蚊生长繁殖情况的影响,温度高于30℃、低于16℃则不利于疟原虫在蚊体内发育。适宜的温度、湿度和雨量利于按蚊滋生。因此,北方疟疾有明显季节性,而南方常终年流行。疟疾通常呈地区性流行。然而,战争、灾荒、易感人群介入或新虫株导入,可造成大流行。

三、发病机制与病理

(一)疟疾周期性发生的机制

疟原虫在红细胞内期生长和繁殖过程中一般无症状,当裂殖子经过环状体、滋养体阶段,在红细胞内发育为成熟的裂殖体,到一定数量(数个或数十个)时,红细胞破裂,释放裂殖子及其代谢产物,引起临床上典型的疟疾发作。释放的裂殖子再侵犯未被感染的红细胞,重新开始新一轮的繁殖并重新引起细胞破裂及临床症状发作。间日疟及卵形疟于红细胞内的发育周期约为48 小时,三日疟约为72 小时,恶性疟的发育周期为36～48 小时且先后发育不一。因此,间日疟、卵形疟及三日疟发作具有周期性,而恶性疟发作周期不明显,所有疟原虫均消化红细胞的蛋白质及血红蛋白,疟原虫通过葡萄糖的无氧酵解获得能量并产生乳酸,因此导致低血糖和乳酸中毒。同时疟原虫也改变红细胞膜,使它可变形性减小,引起红细胞溶解且增加脾清除,最终引起贫血。

(二)发热及肝脾大的机制

由红细胞溶解刺激引起前炎症因子释放,包括肿瘤坏死因子(TNF)-α,TNF-α 抑制红细胞溶解,也与贫血有关。整个时期中肝脾大,后期可以变得过度长大。由脾阻隔增加引起血细胞减少且减少了血小板的存活时间(也称为脾功能亢进)。

(三)脏器损害发生的机制

恶性疟原虫在红细胞内成熟,可引起红细胞体积增大,胞膜出现微孔,并产生一种黏附蛋白附着在红细胞表面,使红细胞形成黏性小团块。这些小团块结合到毛细血管及小血管的受体,引起这些小血管中血流受阻,使相应部位的组织细胞发生缺血性缺氧,进而引起细胞变性、坏死的病理改变。发生于脑、肺、肾、心脏等重要器官,则引起相应病症及严重临床表现,如脑型疟疾及肾功能不全等。同时也使得疟原虫通过一般循环及脾发生障碍,这种黏附是引起疟疾出血并发症的主要因素。

感染了疟原虫的细胞又与未感染的红细胞黏附,形成玫瑰花结阻塞微循环。玫瑰花结是通过恶性疟原虫红细胞膜蛋白1的一种相互作用所介导,这种蛋白被暴露到感染红细胞表面的小团块外面,例如补体受体1(CR1),最后宿主发生继发性器官功能不全及严重并发症。已有报道红细胞 CR1 启动子多态性导致 CR1 缺陷,减少了红细胞的玫瑰花结形成,且明显与恶性疟疾的保护相关。

(四)黑尿热的发生机制

大量被疟原虫寄生的红细胞在血管内裂解,引起高血红蛋白血症,出现腰痛、酱油色小便,严重者可出现中度以上的贫血、黄疸,甚至发生急性肾衰竭,这种现象称为溶血尿毒综合征,又称为黑尿热。这种现象可发生于伯氨喹治疗过程中,尤其是 G-6-PD 缺乏的个体。

(五)遗传因素在疟疾发病中的作用

1.原虫的遗传差异性

在对不同地理区域恶性疟原虫基因监测发现了明显的遗传差异性,这些差异性明显地影响了致病性、治疗和预防的差异。例如在毒力方面,TNF-α 基因的多态性在恶性疟原虫感染的严重性中起重要作用。在 TNF-α 基因(TNF-α2 等位基因)启动子具有多态性的那些恶性疟疾在严重神经系统后遗症及死亡方面增加了 7 倍危险性。此外,严重贫血也与不同的等位基因有关,表明不同的遗传因素会影响对这两种疾病表现的敏感性。明确的遗传图谱可能使鉴别基因介导的药物耐药性和潜在的疫苗靶位成为可能。

2.宿主的遗传性

正常的血红素基因可介导红细胞受体的蛋白质合成,产生的蛋白质同疟原虫表面的蛋白质结合,两者相互作用,容易引起疟原虫侵入红细胞内。与血红蛋白与红细胞抗原相关的几种遗传特征增加了患者对疟疾感染的反应能力。一个典型的例子是 Duffy 血液组群因子,它是间日疟疾原虫侵入所必需的一种红细胞抗原。在对来自西非及亚撒哈拉非洲的大量人群研究发现,红细胞表面 Duffy 抗原的缺乏保护间日疟疾。然而,在巴西及肯尼亚中 Duffy 抗原阴性的人群研究发现,间日疟原虫正在逐步改变侵入 Duffy 抗原阴性的红细胞的途径。

血红蛋白病可保护患者免受严重疟疾。有明确的证据表明,镰刀状细胞遗传改变的发生对于致死性恶性疟疾产生了部分保护作用。观察到的数据表明,5 岁以下患 HbAS 的儿童比患 HbAA 的儿童发生恶性疟疾的危险度明显下降,血中的疟原虫密度低,住院率低。然而,在疟疾流行区镰刀状血红蛋白对疟疾的保护作用可能增加,而流行区外的保护程度较小。

α 地中海贫血可以间接保护恶性疟原虫感染,而增加了对非致死性间日疟虫的敏感性,特别是儿童。此外,地中海贫血性红细胞可以一直对恶性疟原虫的侵入敏感,伴有明显的疟原虫繁殖的减少。

β 地中海贫血者红内期疟原虫繁殖减少,可能由于不同程度的血红蛋白持续存在,由于疟疾血红蛋白酶对血红蛋白的消化相对抵抗有关,南亚卵形细胞病中卵形细胞对疟疾感染的抵抗力可能与减少侵入、红细胞内期生长不良或减少感染红细胞的细胞间黏附有关。

丙酮酸激酶缺陷显示对人红细胞内恶性疟原虫的感染及复制有保护作用,表明丙酮酸激酶等位基因的突变可能对流行区疟疾赋予保护作用。

四、免疫性

(一)人体对疟疾原虫的免疫性

随着疟疾感染后会产生免疫反应,生活在流行区的人对重复感染后的疾病产生部分免疫性,这些人被归类为"半免疫"。然而,这种部分免疫不能预防感染,由于感染蚊虫叮咬他们仍然发生疟原虫血症,但症状的严重性有限。这种部分保护在离开流行区后快速减弱。对疟疾有半免疫性的居民,当在本国以外的国家学习及工作一段时间后,他们的免疫力已下降,返家后如果不服用适当的化学预防药仍然有发生疟疾的危险。

1.疟原虫抗原

疟原虫抗原来源于虫体表面或内部,包括裂殖子形成过程中疟原虫残留的胞质、含色素的膜结合颗粒、死亡或变形的裂殖子、疟原虫空泡内容物及其膜、裂殖子分泌物及疟原虫侵入红细胞时被修饰或脱落的表被物质。种内和种间各期疟原虫可能有共同抗原,而另外一些抗原则具有种、期特异性。这些具有种、期特异性的抗原在产生保护性抗体方面可能有重要作用。

来自宿主细胞的抗原不仅包括被疟原虫破坏的肝细胞和红细胞,也包括局部缺血或辅助免疫机制的激活(如补体系统)所破坏的许多其他组织细胞。

2.体液免疫

体液免疫在疟疾保护性免疫中有十分重要的作用。原虫血症出现后,血清中 IgG、IgM 和 IgA 的水平明显增高,尤以前两者更甚。但这些 Ig 中具有对疟原虫特异性的抗体只是一小部分。通过单克隆抗体及免疫血清对体外培养的疟原虫生长的抑制以及在机体内作被动转移免疫力的试验,都可以证明体液免疫对疟原虫的重要作用。

抗体可通过下列几种方式阻止裂殖子侵入红细胞:补体介导损害裂殖子;空间上干扰对红细胞配体的识别以影响侵入过程;阻止表面蛋白成熟;裂殖体破裂时,通过凝集裂殖子阻止其释放。

3.细胞介导免疫

疟疾感染过程中,细胞介导免疫具有重要的作用。细胞介导免疫主要包括单核巨噬细胞、T 细胞和自然杀伤细胞以及由这些细胞分泌的细胞因子,如 IFN-γ、TNF 等。

总之,抗疟疾的免疫机制十分复杂,非特异性与特异性免疫互为条件、相互补充,体液与细胞免疫相互调节、相互平衡,疟原虫抗原与宿主的 MHC 之间的相互关系等都可能对机体的免疫过程及其后果产生影响,很多问题还有待深入研究。

4.带虫免疫及免疫逃避

人类感染疟原虫后产生的免疫力,能抵抗同种疟原虫的再感染,但同时其血液内又有低水平的原虫血症,这种免疫状态称为带虫免疫。通过被动输入感染者的血清或已致敏的淋巴细胞给易感宿主,可使之对疟原虫的感染产生抵抗力,这说明机体有特异性抑制疟原虫在红细胞内的发育的免疫效应。宿主虽有产生各种体液免疫和细胞免疫应答的能力,以抑制疟原虫的发育增殖,但疟原虫也有强大的适应能力来对抗宿主的免疫杀伤作用。疟原虫逃避宿主免疫攻击的机制十分复杂,与之有关的主要因素如下。

(1)寄生部位。无论红细胞外期还是红细胞内期的疟原虫,主要在宿主细胞内生长发育以逃避宿主的免疫攻击。

(2)抗原变异和抗原多态性。即与前身抗原性稍有改变的变异体。诺氏疟原虫在慢性感染的猴体内每次再燃都有抗原变异。大量证据说明在同一疟原虫虫种内存在着许多抗原性有差异的株。

有效的免疫反应常受到高度多态性抗原的制约。几种疟原虫蛋白质序列多态性很常见,特别是有广泛重复区的蛋白,如环子孢子蛋白(CSP),该抗原能下调抗体成熟和高亲和力抗体产生;恶性疟裂殖子表面蛋白-1(MSP-1)可以诱导 MSP-1 的"阻断抗体",这种抗体可以阻止任何有抑制能力抗体的连接。

(3)改变宿主的免疫应答性。患急性疟疾时,机体的免疫应答性和淋巴细胞亚群在外周血液、脾和淋巴结中的分布都有明显改变。一般均有 T 细胞的绝对值减少,B 细胞相对值增加,与此同时,表现有免疫抑制、多克隆淋巴细胞活化,细胞毒性淋巴细胞抗体及可溶性循环抗原等。

(二)媒介按蚊对疟原虫的免疫

按蚊是疟疾的传播媒介,不但为疟原虫在蚊体内的配子生殖和孢子生殖提供了必要的内环境和相关因子,而且按蚊的免疫系统也对疟原虫的发育和繁殖发挥抑制作用。蚊吸血时,通常有大量的配子体随血餐进入蚊胃,但是蚊胃内的疟原虫受按蚊的免疫攻击,只有 $1/20 \sim 1/10$ 的能发育成动合子,动合子穿过蚊胃上皮细胞后,只有极少数卵囊成熟,孢子生殖产生大量的子孢子释放到蚊血淋巴中,但能在涎液腺内发育成感染性子孢子的也只有很少一部分。由此可见,按蚊的免疫系统能抑制疟原虫的发育。按蚊对疟原虫的杀灭作用主要是通过黑化包被反应进行的,此外,受染按蚊产生的 NO 和抗菌肽也对疟原虫在蚊体内的发育具有一定的抑制作用。

黑化包被反应是一种体液性黑化反应。与其他昆虫一样,按蚊的黑化反应是由前酚氧化酶级联反应介导引起的。通过激活前酚氧化酶活化酶,前酚氧化酶转变成有活性的酚氧化酶(PO),然后,PO 羟化单酚氧化酶并氧化双酚氧化酶,产生大量的醌类中间产物聚合形成黑色素。这些黑色素协同具有细胞毒性的醌类中间产物沉积到入侵的病原体周围,起到隔离杀死病原体的作用,即黑化包被反应。

五、临床表现

典型的疟疾表现为急起的畏寒、寒战、高热、大汗、热退,呈周期性发作,体温正常后稍感疲乏,无明显的毒血症状,精神食欲无明显改变。伴有肝脾大、轻度贫血及黄疸。

(一)疟疾发作的分期

临床上分为两期,即潜伏期及发作期。

1.潜伏期

从人体感染疟原虫到发病(口腔温度超过 37.8℃),称为潜伏期。潜伏期包括整个红外期和红内期的第一个繁殖周期。一般间日疟、卵形疟 15 天,恶性疟 12 天,三日疟 30 天。感染原虫量、株的不一,人体免疫力的差异,感染方式的不同均可造成不同的潜伏期。温带地区有所谓长潜伏期虫株,可长达 8～14 个月。输血感染潜伏期 7～10 天。胎传疟疾,潜伏期就更短。有一定免疫力或服过预防药的人,潜伏期可延长。

间日疟多急性起病。初次感染者常有前驱症状,如乏力、头痛、四肢酸痛,食欲下降,腹部不适或腹泻,不规则低热。一般持续 2～3 天,长者 1 周。随后转为典型发作。

2.发作期

典型发作分为畏寒及寒战期、发热期、出汗期。

(1)畏寒及寒战期。急起畏寒,先为四肢末端发凉,迅觉背部、全身发冷。皮肤起鸡皮疙瘩,口唇、指甲发绀,颜面苍白,全身肌肉关节酸痛。进而全身发抖,牙齿打战,有的患者盖几床被子不能阻止其发冷及寒战,持续约 10 分钟,长者可达 1 小时,寒战自然停止后体温上升。此期患者常有重病感。

(2)发热期。冷感消失以后,面色转红,发绀消失,体温迅速上升,通常发冷越显著,则体温就越高,可达 40℃以上。高热患者痛苦难忍。有的患者出现谵妄,甚至抽搐或意识丧失;有的患者伴剧烈头痛,顽固呕吐、心悸、气促;结膜充血;皮肤灼热而干燥;脉搏增快;尿少呈深黄色。此期持续 2～6 小时,个别长达 10 小时多。有的患者发作数次后唇鼻常见疱疹。

(3)出汗期。高热后期,颜面手心微汗,随后遍及全身,大汗淋漓,衣服湿透,2～3 小时体温降到正常,有时呈低体温状态,达 35.5℃。患者感觉舒适,但十分困倦,常安然入睡。一觉醒来,精神轻快,食欲恢复,又可照常工作。此刻进入间歇期。

发作一段时间后这种规律就变得不典型,可能只有发热,而缺乏寒战。

(二)疟疾发作的规律及特点

疟疾发作的整个过程为 6～12 小时,不同类型的疟疾发作特点各异。

1.间日疟

典型间日疟疾发作表现为隔天发作一次的畏寒、寒战、高热、大汗,热退。间歇 48 小时又重复上述过程。一般发作 5～10 次,因体内产生免疫力而自然终止。

多数病例早期发热不规律,可能系血内有几批先后发育成熟的疟原虫所致。部分患者在几次发作后,由于某些批疟原虫被自然淘汰而变得同步。

数次发作以后患者常有体弱、贫血、肝脾大。发作次数越多,脾大、贫血越著。由于免疫力的差异或治疗的不彻底,有的患者可成慢性。

2.三日疟

发作与间日疟相似,但为 3 天发作 1 次,发作多在早晨,持续 4～6 小时。脾大、贫血较轻,但复发率高且常有蛋白尿,尤其儿童感染,可形成疟疾肾病。三日疟易混合感染,此刻病情重很难自愈。

3.卵形疟

与间日疟相似,我国仅云南及海南有个别报道。

4.恶性疟

起病缓急不一,临床表现多变,其特点为:①起病后多数仅有冷感而无明显的寒战;②体温高,热型不规则,有的为超高热型,体温超过 41℃,初起常呈间歇发热或不规则,后期持续高热,长达 20 小时,甚至一次刚结束,接着另一次又发作,不能完全退热;③退热出汗不明显或不出汗;④脾大、贫血严重;⑤可致凶险发作;⑥前驱期血中即可检出疟原虫,无复发。

5.娄勒疟疾

人感染时的症状有头痛、发热、寒战及冷汗。来自马来西亚的一个报道总结了 94 例 P.knowlesi 疟疾的临床特点,100% 的患者具有发热、畏寒及寒战,32% 的患者有头痛,18% 的患者有咳嗽,16% 的患者有呕吐,6% 的患者有恶心,4% 的患者有腹泻。在人体及猕猴体内的无性增殖均需要 24 小时左右,因此这种疟疾也称为每天发作的疟疾。除用 PCR 法诊断的实验室诊断外,它也存在自身表现,如 C 反应蛋白增高和血小板减少症。由于缺乏红细胞外期的休眠子,娄勒疟疾没有复发。娄勒疟原虫感染常不严重,只有少数患者会发生威胁生命的并发症导致死亡,最常见的并发症为呼吸窘迫,肝功能异常包括黄疸及肾衰竭,病死率约为 2%。

(三)凶险型疟疾

有 88.3%~100% 的凶险发作由恶性疟疾引起,偶可因间日疟或三日疟发生。主要发生在缺乏免疫力的人群,如在暴发流行时发生在 5 岁以下的幼儿,外来无免疫力的人群发生率可成 20 倍的增长;也可发生于当地发病后治疗不及时的人群。临床上可观察患者疟原虫数量作为监测项目,若厚片每视野达 300~500 个原虫,就可能发生;如每视野 600 个以上则极易发生。临床上主要有下列几种类型。

1.脑型

此型疟疾最常见。

(1)常在寒热发作 2~5 天后出现,少数突然昏倒起病。

(2)剧烈头痛,恶心、呕吐。

(3)意识障碍,开始表现为烦躁不安,进而嗜睡,昏迷。

(4)抽搐,有半数患者可发生,儿童更多见。

(5)治疗不及时,发展成脑水肿,致呼吸、循环或肾衰竭。

(6)查体:①肝脾大,2/3 的患者在出现昏迷时肝、脾已大;贫血、黄疸、皮肤出血点均可见。②神经系统检查,脑膜刺激征阳性,可出现病理征阳性。

(7)实验室检查:血涂片可查见疟原虫。腰椎穿刺脑脊液压力增高,细胞数常在 50/μL 以下,以淋巴细胞为主;生化检查正常。

2.胃肠型

除发冷发热外,尚有恶心、呕吐、腹痛、腹泻,泻水样便或血便,可似细菌性痢疾样病变,即出现里急后重感。有的仅有剧烈腹痛,而无腹泻,常被误为急腹症。吐泻重者可发生休克、肾衰竭而死亡。

3.过高热型

疟疾发作时,体温迅速上升,达 42℃ 或更高。患者气促、谵妄、抽搐乃至昏迷,常于数小时后死亡。

4.黑尿热

黑尿热是一种急性血管内溶血,并引起血红蛋白尿及溶血性黄疸,严重者发生急性肾功能不全。其原因可能是自身免疫反应,还可能与 G-6-P 脱氢酶缺乏有关。临床以骤起的寒战、高热、腰痛、酱油色尿、排尿刺痛感以及严重贫血、黄疸,蛋白尿、管型尿为特点。本病地理分布与恶性疟疾一致,国内主要发生于西南地区的云南边界,如西双版纳、瑞丽等,以及沿海个别地区(广西),其他地区少见;国外主要发生于东南亚地区,如泰国、缅甸等。

六、辅助检查

(一)病原学检查

1.血涂片染色检查疟原虫

应该涂厚、薄血片各一张,厚血片增加检出率,薄血片识别滋养体的形态。人体 4 种疟原虫中,只有恶性疟在周围血内仅见环状体和配子体且在发作期检出机会较多,发作间歇期多数原虫进入内脏毛细血管,如当时配子体尚未出现,则血检可能暂呈阴性,因此恶性疟在发作期间查血最为适宜;其余 3 种疟疾的血检不受时间限制,无论在发作期及间歇期均可检出原虫。临床上酷似疟疾、血检原虫阴性者,应坚持每天查血 2 次,连续几天细致地按规定检查厚血膜,其成功率高于薄血膜很多倍。只要是疟疾,最终都能在外周血中查到疟原虫,从患者耳垂或指尖刺取血液涂片、染色、镜检,迄今仍是最可靠的确诊疟疾方法,如发现红细胞内期疟原虫即可确诊。

鉴于镜检法的准确性受到血中原虫密度、制片和染色技术、服药后原虫变形或密度下降以及镜检经验等因素的影响,近年来对传统的血检法有了一些改进。用含有抗凝剂和吖啶橙的毛细管取患者 $60\mu L$ 血加一个浮器,离心后,疟原虫浓集在红细胞上层和白细胞下层,由于管中央有浮器存在,把上述两层细胞和疟原虫推向管壁,可以直接在荧光显微镜下检查发荧光的疟原虫。此法有浓缩作用,可提高敏感度,不需要染色,节省了时间。此法用 $0.5\%\sim1.0\%$ 皂素溶液代替普通水溶血,然后以吉氏液染色后镜检。优点是以皂素处理过的厚血膜底板清晰,无红细胞残骸和血小板干扰,有助于疟原虫检出。

患者症状初发时,释放到外周血中的疟原虫数量较少,往往不易查见,故应随病程发展反复多查几次。恶性疟原虫发育迟缓,血中原虫数量少,早期常不易查获;而进入晚期后,大量含原虫的受染红细胞黏附于内脏微血管时,也减少了外周血中的原虫数量,增加了检出的困难。因此,对临床怀疑疟疾的患者,倘若血涂片检测结果阴性,必要时可采骨髓涂片,但不作为常规检查方法用于诊断疟疾。

娄勒疟疾的形态与三日疟相似,因此从形态学上无法区别。

2.免疫学检测

(1)检测疟原虫抗原。可查出原虫血症,故对临床诊断为现症患者以及从人群中查传染源、考核疗效均可使用。主要方法有琼脂糖扩散试验、对流免疫电泳、酶联免疫吸附试验、直接荧光或酶免疫染色法等。

(2)检测疟原虫抗体。可用于流行病学调查,追溯传染源;借助测定流行区人群抗体水平的高低,来推断疟疾的流行趋势;过筛供血者以预防疟疾输血感染,以及考核抗疟措施的效果等。此外,对多次发作又未查明原因者,检测疟疾抗体有助于诊断。较常用的检测抗体的方法有间接荧光抗体试验、间接血凝试验、酶联免疫吸附试验等。

3.核酸探针检测

目前国内外已有几种不同的核酸探针用于疟原虫的检测。由于其独特的高特异性,敏感性可高于镜检,认为核酸探针技术非常有希望替代常规的显微镜检查,且可在短时间内成批处理大量样本,已被认为可以定量及估算疟原虫血症水平,是疟疾流行病学调查及评价抗疟措施效果很有潜力的诊断工具。目前大量生产核酸探针和大规模现场使用尚存在一些技术问题须解决。

4.PCR检测

在各种疟疾检测方法中,PCR方法的敏感性和特异性最高。为进一步提高PCR技术的敏感性和特异性以及便于在实际工作中推广,又发展了巢式PCR、PCR-ELISA等诊断方法。除能够直接检测抗凝血样中的疟原虫外,PCR检测滤纸干血滴的疟原虫技术也已成熟,从而便于以PCR技术监测边远地区的疟疾。它对实验技术和条件的要求较高,限制了其在现场的应用。就目前多数疟疾流行区的条件,现场采血后,尚需回到具有较好条件的实验室做进一步的分析处理。此外,PCR检查应注意假阳性的问题。

5.Dipstick方法

目前世界卫生组织推荐应用Dipstick方法,其原理是利用恶性疟原虫能够合成、分泌一种稳定的水溶性抗原——富组蛋白Ⅱ(HRPⅡ),以其制备的单克隆抗体滴于免疫层析条上,经过吸附、洗涤与显色,检测血中富组蛋白Ⅱ的存在。据国外比较Dipstick及其他几种方法的报道,Dipstick方法诊断疟疾的敏感性和特异性均高(分别为84.2%~93.9%和81.1%~99.5%),且具有操作简便、快速稳定、易掌握的特点,适用于镜检或实验室技术质量难以保证及待确定疟疾的流行范围、疟疾呈低度传播需避免药物滥用以减少耐药性发展的地区。应该注意应用Dipstick方法也有一定的局限性,用此法难以检出尚处于潜伏期或血中仅含有成熟配子体的恶性疟原虫。

(二)其他实验室检查

1.血常规检查

患者的外周血白细胞及中性粒细胞在急性发作时可增多,发作过后则恢复正常。多次发作后,白细胞减少而单核细胞增多,同时出现红细胞总数减少和血红蛋白量降低等贫血的表现。贫血可刺激造血功能活跃,使网织红细胞数表现增加。恶性疟原虫侵犯各期的红细胞,故贫血较严重。而三日疟原虫一般侵犯衰老红细胞,故患者贫血相对较轻。血小板多正常。

2.尿常规检查

尿常规一般正常。如果为恶性疟疾可引起尿蛋白轻度增高;发生黑尿热时可有尿血红蛋白阳性,尿胆原及尿胆红素增高。

3.血生化

血胆红素增高,以直接胆红素增高为主,谷丙及谷草转氨酶多正常。恶性疟疾及黑尿热时可发生肾功能异常,表现为尿素氮(BUN)、肌酐(Cr)增高。

七、诊断与鉴别诊断

(一)诊断

1.临床特点

典型疟疾表现为特征性的周期性冷热发作。凡患者出现周期性发冷、发热、出汗,而在间歇期间无明显症状,伴有进行性贫血及脾大者,均应想到疟疾的可能性。然后结合流行病学资料,以病原学诊断结果作为确诊的依据。

2.流行病学史

曾在有蚊季节去过疫区,近期有疟疾病史或输血史,发生原因未明的发热或伴有进行性贫血及脾大,对于提示疟疾的可能性非常重要。若临床表现有典型发作过程,则可作出初步拟诊。

3.病原学诊断

(1)查疟原虫。检获疟原虫是确诊疟疾的依据,掌握采集标本的正确方法对提高检出率非常重要。采集虽然可以随时进行,但最好安排在发热期或退热后数小时内,尤其是疑为患恶性疟者。

采血涂片厚薄片各一,染色后在镜下仔细检查。厚片可使受检量增大 10 倍,提高发现疟原虫的机会,但较难识别疟原虫的形态;经溶血处理后观察,则无法确定红细胞与疟原虫的定位关系。薄片所含有的疟原虫数量少,但较易观察分辨其形态和定位,所以常在一张玻片上做厚薄涂片各一块,先在厚片中查找有无疟原虫,然后将薄片移动到镜头下进行分类学鉴定。对于血涂片阴性者,可进行骨髓涂片检查以增加检查阳性率。

在进行疟原虫检测时需要注意,某些疟原虫携带者可因有免疫力而无症状,故血中检出疟原虫时,并不一定意味着此次就诊疾病的临床表现系源自疟疾,必须进一步全面检查,以便作出正确诊断。

(2)免疫血清学检测。

1)检测疟原虫抗原。通过采用多种免疫学技术,如酶联免疫技术(ELISA)、免疫荧光技术等,检测疟原虫的特异性抗原。缺点是无法确定疟原虫的形态,且难以检出尚处于潜伏期或血中仅含成熟配子体的恶性疟原虫。

2)检测疟原虫抗体。通过 ELISA 技术检测患者对疟原虫产生的抗体。由于 IgG 型抗体产生较晚,对发作期患者的临床诊断帮助不大。主要用作血清流行病学的回顾性检查。

(3)基因诊断。利用 PCR 技术及 DNA 探针技术直接检测血标本中的疟原虫 DNA,方法简单快捷,灵敏度很高,但应警惕假阳性的问题。用核酸探针检测恶性疟原虫的敏感性可达感染红细胞内 0.001‰ 的原虫密度。国内学者用套式 PCR 技术扩增间日疟原虫 SSU rRNA 基因 120bp 片段,检测血标本的灵敏度可达每微升 0.1 原虫。

现有的 PCR 法和分子特征是检查和诊断娄勒疟原虫感染最可靠的方法。但它不是快速方法且不能用作常规鉴定,多用于特别诊断使用。

（4）治疗性诊断。对于反复进行血涂片检查阴性，但临床表现酷似疟疾，并能排除其他疾病者，可考虑采用红细胞内期疟原虫杀灭药进行抗疟治疗（例如氯喹 3 天疗法）。在服药 24～48 小时未再发作的患者，视为抗疟治疗有效，可拟诊为疟疾。但在已发现耐氯喹虫株的地区，对于使用氯喹进行抗疟治疗试验无效者，尚不能排除疟疾的诊断。

4.疟疾的再燃与复发

（1）再燃。疟疾多次发作后，宿主免疫力逐渐将原虫大部清除，发作自行停止。此后，转入隐匿期的残存原虫可能通过抗原变异，绕过宿主的免疫防御机制，重新大量繁殖，然后导致症状的再度发作，称为再燃。一般在半年内，这些疟原虫被宿主免疫机制完全清除，多数患者最终获得痊愈，病程很少超过 1 年。

再燃的现象易见于恶性疟，常出现于初发后 8 周内，一般不超过 4 次。此外，未经彻底治疗的间日疟、三日疟或卵形疟亦可再燃。

（2）复发。初发患者经治愈或自然痊愈后一段时间，血中再度出现疟原虫，并且发作症状，则称为复发，多见于间日疟和卵形疟。复发系因迟发型子孢子经休眠后发育为裂殖子而造成。这种发育滞后的迟发型子孢子仅见于间日疟或卵形疟原虫。临床上所见到的其他类型疟疾病例的症状再现，实质上往往属于"再燃"，并非真正意义上的"复发"。

间日疟的复发多数出现在 1 年内，一般不超过 2 年。经多次复发后，随着宿主免疫力的不断增强，复发的发作间隔期逐渐延长，最终将疟原虫完全清除而痊愈。

（3）复发或再燃的判断：复发或是再燃究竟如何判断，临床上有时会有困难。一般而言，三日疟和恶性疟无迟发型子孢子，故此类患者的发作症状即使再度出现，实际上均属于再燃。而间日疟和卵形疟患者发作再现的性质，则可借助距离上次病情中止的时间长短进行研判；若再度发作系出现于上次病情"痊愈"后的 8 周内，应判断为再燃；若超过 8 周，则可视为复发。

进行这种分析的意义主要是回顾性的。若某个经过治疗的疟疾病例的确发生了再燃，则反映其前期的治疗未能彻底，需要对其治疗方案进行总结，以便完善。然而，倘若无法排除患者存在再感染的可能性，则上述的分析和判断难以进行。从临床处理的角度而言，无论是复发、再燃，还是再感染，在处理原则上并无根本区别。

（二）鉴别诊断

疟疾发作的特点之一是发冷发热，临床上可能与其他热证相混淆。尤其非典型疟疾病例的临床表现错综复杂，必须与下述疾病鉴别。

1.败血症

发冷、不规则发热、出汗、白细胞计数与中性粒细胞计数增高等表现，均可见于不典型疟疾及败血症患者。但败血症可能出现皮疹、原发灶及引流淋巴结肿痛，外周血白细胞及中性粒细胞常明显增多，血培养有致病菌生长；而疟疾患者的白细胞计数与中性粒细胞计数虽然可在发作时增高，但发作过后则恢复正常；多次发作后，则白细胞计数减少而单核细胞增多，并且明显贫血。

2.阿米巴肝脓肿

阿米巴肝脓肿病程长，可有慢性腹泻、排大量果酱色大便史，常呈弛张热及盗汗，肝脾大，氯喹治疗亦有一定疗效,有时可能误诊为疟疾。但肝脓肿患者肝肿痛较明显,X线检查常见有膈肌上升,肝区超声探查可发现液平段,白细胞计数与中性粒细胞计数增高的现象持续存在,诊断性肝穿刺可获巧克力样脓液。

3.急性血吸虫病

本病可有弛张热、盗汗、肝脾大等类似疟疾的表现;但根据其1个月内有血吸虫疫水接触史、腹痛腹泻较明显、荨麻疹、血常规白细胞与嗜酸性粒细胞增多等情况,鉴别不难。大便查到血吸虫卵、血清学检查血吸虫病抗体阳性可明确诊断。

4.钩端螺旋体病

发病季节以秋季为主,钩端螺旋体病患者常有疫水接触史,经常是打谷子后发病,患者表现颜面和球结膜明显充血,腹股沟淋巴结显著肿大,腓肠肌显著压痛,白细胞及中性粒细胞计数增高,青霉素治疗有效等特点。患者早期采血检测IgM抗体;或利用PCR技术检测血、尿标本中的钩端螺旋体DNA;晚期时做凝集溶解试验,均有助于诊断钩端螺旋体病。

5.伤寒及其他沙门菌感染

此类疾病有时可能与疟疾混淆。因其流行季节多在夏、秋季,某些患者起病较急,表现为弛张热,且肝、脾轻度肿大。不过,伤寒等沙门菌感染患者发热无周期性,并可见玫瑰疹、相对缓脉、重听、腹胀及便秘等,中枢神经系统中毒症状较显著,贫血不明显。不能查出疟原虫;而血培养和骨髓培养分离到伤寒杆菌,血清肥达反应阳性。

6.丝虫病

在丝虫病流行区,疟疾有时须与急性丝虫热相鉴别。丝虫病患者血片中可查到微丝蚴,白细胞与嗜酸性粒细胞明显增多等,反复发作的丝虫患者常有象皮肿样皮肤改变,以下肢为多见。以上均有助于两者的鉴别,但对某些患者尚不排除两病并存的可能性。

7.黑热病

寒战、发热、溶血性贫血、脾大是黑热病的常见临床表现。发热为弛张热型,脾常为巨脾,可大到髂窝,常伴有脾功能亢进、血清球蛋白明显增加等表现。该病有严格的地区性,在某些地区流行,国内一般流行于四川的阿坝、陕西的文强、甘肃的文县、新疆的南疆等地。患者若在夏、秋季起病而就诊,有时需要与疟疾鉴别。厚薄血涂片或骨髓穿刺液涂片查见利杜体可确诊黑热病,利杜体常位于骨髓的巨噬细胞内,巨噬细胞胀破后位于胞核周围。

8.其他疾病

脑型疟疾患者血涂片暂未能查见疟原虫时,应与乙型脑炎、病毒性脑炎、中毒型菌痢及中暑等疾病鉴别。黑尿热则应与阵发性血红蛋白尿症、蚕豆病(胡豆黄)鉴别。某些霍奇金病、恶性组织细胞病患者以突然发热、肝脾大、贫血而起病,有时也需要与疟疾相鉴别。

(三)疟疾常见的并发症

1.黑尿热

黑尿热是疟疾患者的严重并发症之一,尤其多见于恶性疟。患者主要为新进入疟区的人员或重度感染者。黑尿热的实质是急性血管内溶血,引起患者血尿及血红蛋白尿。发病机制尚未完全阐明,但可能与疟原虫感染患者先天缺乏6-磷酸葡萄糖脱氢酶(G-6-PD)或其他红细胞酶有关,并涉及免疫复合物反应。使用奎宁和伯氨喹,甚至某些其他药物(如退热药)则是其诱因。

黑尿热的临床特点为起病急骤,有寒战、高热、腰痛、呕吐、腹痛,小便呈暗红色或酱油样黑色,尿中出现白蛋白、管型、上皮细胞及血红蛋白,尿量骤减,严重者发生肾小管坏死。患者脾显著肿大,并可有溶血性黄疸及肝功能异常。发生黑尿热后,患者感极度虚弱,恢复很慢;而且易复发,导致进行性贫血。倘若多次复发,则可能死于肾衰竭、心力衰竭等。由于含虫红细胞首先溶解,故在黑尿热发作期间不易在血中找到疟原虫。

2.疟疾肾病

严重的疟疾长期反复发作后,可在并无明显溶血及血红蛋白尿的情况下,出现肾损害。患者可表现为肾病综合征,即水肿、少尿、血压升高,尿中有蛋白质、红细胞及管型。疟疾抗原抗体复合物沉积于肾小球毛细血管基底膜与血管间质,是其发病机制。主要见于三日疟,也见于恶性疟。

疟疾肾病重者发生急性肾衰竭,出现进行性少尿和尿闭,需要进行血液透析治疗。抗疟治疗在肾病早期可获明显效果,晚期效果差。

八、治疗

疟疾的治疗包括杀灭疟原虫、控制疟疾凶险发作、对症支持三个环节。

(一)抗疟治疗的基本原则

"早期、有效、彻底"地杀灭疟原虫是抗疟治疗的原则。抗疟治疗越早越好,不仅可缩短病程,更重要的是防止恶性疟转化为凶险型发作。为确保治疗迅速速效,对凶险型发作患者的抗疟治疗必须采用注射途径给药。而且,鉴于疟原虫感染的特点,抗疟用药方案应将红细胞前期和红细胞内期的疟原虫全部杀灭,以务求根治,避免复发或转成慢性。所以,抗疟治疗包括控制发作和抗复发两个方面。

抗疟药物目前的种类应属不少,用药方案也颇为复杂多样,有时令人难以适从。形成这种状况的重要原因是疟原虫的种类和耐药状况在各地可能不同,使治疗效应出现差别。因此,临床上应因地制宜,因人而异,根据疟疾的类型、当地流行株的耐药状况、宿主的免疫状况等综合因素,确定适当的治疗计划。

例如,在已发现耐氯喹虫株的地区,重症及恶性疟患者应尽量避免采用氯喹。对有溶血病史或红细胞缺乏 G-6-PD 的患者,忌用伯氨喹类药物。输血性疟疾无红细胞前期,单独应用氯喹、咯萘啶、奎宁等药物杀灭裂殖体,即可达到治愈的目的,无须再进行抗复发治疗。

(二)控制发作的抗疟治疗

目标是杀灭红细胞内期的疟原虫。可供选用的药物很多,应根据所感染虫株是否耐药而定。

1.非耐药虫株的治疗

(1)磷酸氯喹。每片 0.25g(含氯喹基质 0.15g),口服后 1～2 小时达血药浓度高峰,半衰期 5 天,通过与虫体 DNA 结合,干扰疟原虫代谢等多种方式杀灭疟原虫。氯喹是经典的抗疟药,对疟原虫有很高的亲合能力,含虫红细胞内的药物浓度为血浆内浓度的 250～500 倍,故抗疟作用强。口服首剂 1g,6～8 小时后再服 0.5g,第 2、第 3 天各服 0.5g。

不良反应少,偶有恶心、呕吐、头痛、烦躁、视力障碍、皮疹等,停药后可消失。但若过量服用,则可能发生房室传导阻滞,导致阿—斯综合征。凡是不稀释静脉注射或对儿童进行氯喹肌内注射均十分危险。抢救氯喹严重中毒主要使用大剂量阿托品疗法。也可用酸化尿液的方法促进氯喹排泄。

氯喹抗疟控制发作的疗效好、价格低,不良反应小,但被广泛应用后,部分虫株已不同程度对氯喹耐药。耐氯喹恶性疟原虫株的不断出现,导致全球疟疾发病率呈回升趋势。抗疟治疗期间应密切观察患者病情。若发现氯喹治疗无效,应及时改用其他有效药物。有条件时,可定期做疟原虫计数进行疗效监测。

(2)伯氨喹。人工合成的 8-氨基喹啉类衍生物。临床上可用于根治间日疟、三日疟、卵形疟以及娄勒疟疾。剂量为每天 3 片口服(每片 13.2mg,含伯喹基质 7.5mg),连服 8 天。恶性疟疾及娄勒疾病可则只服 2～5 天。本药应与控制症状的药物同时服用,如加氯喹是最常用的联合。不良反应较大,包括头晕、恶心、呕吐、腹痛等,有先天性 G-6-PD 缺乏者,服用此药后可发生急性溶血尿毒综合征。

(3)阿莫地喹(氨酚喹)。作用与氯喹相似,每片 0.25g(含基质 0.2g)。口服首日 3 片,第 2、第 3 天各服 2 片。氯喹耐药性虫株对氨酚喹有交叉耐药性,应予注意。

(4)哌喹。作用类似氯喹,半衰期 9 天,故有长效作用。哌喹味不苦,但口服后吸收较差。常用哌喹的磷酸盐,吸收较快,但味微苦。哌喹每片含基质 0.3g,或哌喹每片 0.2g(基质 0.15g)。口服首剂基质 0.6g,8～12 小时后 0.3g(恶性疟服 0.6g)。

(5)甲氟喹。一种 4-氨基喹啉类长效抗疟药,具杀灭红细胞内期裂殖体作用。其半衰期约 1 个月,故一次顿服 6 片(1.5g)即可;但也有应用甲氟喹疗效欠佳的报道,可能是虫株耐药所致。对有凶险发作的患者,第 1 天宜加用奎宁、蒿甲醚或咯萘啶。甲氟喹尚可用于休止期根治,成人用甲氟喹 1.5g,加伯氨喹 45mg(基质)治疗,能肃清所有配子体。

(6)阿奇霉素。一种大环内酯类抗生素,临床观察到此药有抗疟作用,可望成为一种很有前景的疟疾治疗药物。在泰国,青蒿琥酯联合阿奇霉素治疗儿童及孕妇疟疾,已积累了很多成功的案例。

2.耐药虫株的治疗

在临床实际应用中,发现一些疟原虫株对上述常用药物产生了不同程度耐药。发生耐药性的原虫种类尤以恶性疟原虫为多。耐受的药物主要是氯喹、乙胺嘧啶等。我国云南、海南、广西、安徽等地区的恶性疟原虫株多已对氯喹耐药,使疟疾的临床防治增加了困难。多药抗性恶性疟的出现使当前疟疾防治形势更加严峻。

为了以统一的标准测定耐药的程度,科学地调查疟原虫的耐药情况,可采用疟原虫体外培养技术,对耐药情况进行流行病学调查(体外法)。也可采用体内法,即以氯喹 3 天疗法的剂量口服后进行观察,以血中疟原虫检查的客观结果作为主要的判断依据。

敏感(S):血中疟原虫无性体在服药 7 天内消失,28 天内无再燃者。

一度耐药(RⅠ):血中疟原虫无性体在服药 7 天内消失,但在 28 天内再燃者。

二度耐药(RⅡ):血中疟原虫无性体在服药后 7 天内显著减少,但不消失,发作在 28 天内再燃者。

三度耐药（RⅢ）：血中疟原虫无性体在服药后不减少者。

在抗疟治疗期间，应密切观察其实际疗效。对常规药物治疗无效的抗性虫株，可及时改用下列方法进行治疗。

（1）奎宁。奎宁是有悠久历史的抗疟药，因不良反应多，故已少用，逐步被其他药物所取代；但其抗疟效果好，能杀灭各种疟原虫的红细胞内期无性体。故对于氯喹耐药虫株感染或凶险发作的患者，仍可考虑选用。奎宁口服吸收排泄迅速，抗疟疗程为 7 天。第 1～2 天每次服 0.45～0.6g，每天 3 次；第 3～7 天每次服 0.3～0.6g，每天 2 次。儿童 30mg/(kg·d)，分 3 次服。奎宁味甚苦，儿童可采用无味奎宁每片 0.1g。

奎宁不良反应较多，可发生耳鸣、恶心、呕吐、视听减退、精神不振、眩晕、心电图异常等，偶致急性溶血，肌内注射可致无菌脓肿。妊娠末期子宫对奎宁较敏感，故孕妇不宜采用。奎宁治疗恶性疟的初期可引起原虫血症升高，但为一过性；应密切观察，不宜轻易改变治疗措施。

（2）蒿甲醚。青蒿素类药物。早在 2000 多年前，中医学已对疟疾有系统性的认识。古典医籍对使用青蒿及常山治疟有详细的记载。青蒿素是一种具有抗疟作用的化合物，由我国药学工作者于 1971 年从菊科植物黄花蒿叶中提取分离到。此后，在青蒿素的基础上，研制出一系列疗效更好的衍生物，如双氢青蒿素、蒿甲醚、蒿乙醚和青蒿琥酯等。青蒿素类药物对各种疟疾均有效。能快速杀灭疟原虫早期配子体，并能抑制各期配子体，对未成熟配子体可中断其发育，对恶性疟原虫配子体也有明显抑制作用。对配子体的杀灭有利于控制疟疾流行。青蒿素对配子体的这种抑制作用是其他抗疟药所不具备的。青蒿素类药物目前主要用于耐药性地区及抢救恶性疟凶险发作之用，但近年来已有青蒿素衍生物出现耐药性的报道。

蒿甲醚是我国通过构效关系研制的一种青蒿素衍生物。通过作用于疟原虫滋养体的膜结构，干扰线粒体功能，杀死血中的裂殖体。抗疟作用为青蒿素的 10～20 倍，可控制各种疟疾的急性发作，尤其是用于耐氯喹脑型恶性疟的抢救；不过根治率较低。此药毒性较小，但仍可有一定的胎毒作用。

蒿甲醚针剂为油性注射液，每支 80mg，供肌内注射用。成人首剂 320mg，第 2 天和第 3 天各 160mg。复方蒿甲醚片：每片含蒿甲醚 0.02g，本芴醇 0.12g。成人首次口服 4 片，以后第 8 小时、第 24 小时、第 48 小时各服 4 片，总量 16 片。儿童剂量按年龄酌减。

（3）本芴醇。能杀灭疟原虫红细胞内期无性体，杀虫比较彻底，但对红细胞前期和配子体无效。

（4）咯萘啶。系我国研制的苯并萘啶类药物，是一种高效低毒的红内期裂殖体杀灭药，疗程短，一般为 2～3 天，治疗后复燃率较低，但对配子体无作用，治疗后配子体出现率高达 60% 以上。磷酸咯萘啶每片 100mg，第 1 天口服 2 次，每次 200mg；第 2、第 3 天每天 1 次，每次 300mg。也可肌内注射或静脉注射。剂量为 2～3mg/kg，臀部肌内深部注射；或加入 5% 葡萄糖注射液中滴注，剂量为 3～6mg/kg。

（5）卤泛群。对恶性疟多重耐药株均有效；对间日疟原虫、三日疟原虫也有效。每次 500mg，每 6 小时 1 次，共 3 次，既可口服，也可注射。退热及疟原虫清除时间平均为 70 小时左右。但若服用过量，可出现溶血、肝损害等不良反应。

（6）联合用药。抗疟药的广泛应用加速了恶性疟耐药株的产生。当前，多种药物抗药性的出现使单一疗法对疟疾失去了治疗作用，也使大多数现有的联合化学疗法（如奎宁与四环素或奎宁与多西环素）的有效性降低，传统抗疟药如氯喹等将逐渐在临床失去应用价值。我国科学家研制的青蒿素及其衍生物属短半衰期的速效、高效抗疟药。与长半衰期的药物比较，青蒿素类药物在延缓抗药性方面具有明显的优势，正被广泛用于一线药物治疗。为保证治疗效果和延缓抗药性的产生与发展，2001 年世界卫生组织推荐采用以青蒿素类抗疟药物为基础的联合治疗方案。人们至今研究了多种联合用药方案，但尚未找到一种最理想的方案。以下介绍一些试行的联合方案。

1）双氢青蒿素＋甲氟喹。其原理是采用不同药代动力学特点的药物先后治疗。双氢青蒿素应用于临床治疗包括恶性疟在内的各种类型疟疾，但半衰期短，仅有 40～60 分钟，故单独使用复发率较高，单用时疗程须延长至 5～7 天。甲氟喹作用时间长，可以防止复发和延缓药物耐药性的产生。通常采取先给予双氢青蒿素 300mg，顿服，迅速清除外周血中的疟原虫，24 小时后给予双氢青蒿素 300mg 和甲氟喹 750mg 以根治疟疾。

2）双氢青蒿素＋磷酸萘酚喹。磷酸萘酚喹是我国研制的一种抗疟新药，对各种疟原虫红细胞内期无性体均有较强的杀灭作用，但杀虫速度和控制临床症状较慢。双氢青蒿素应用于临床治疗各种类型疟疾，均显示了良好的疗效，不良反应少。将两药联合使用，可减少剂量，缩短疗程，减轻患者负担，易于被患者接受。以磷酸萘酚喹 400mg（成人量）和双氢青蒿素 160mg 顿服治疗恶性疟原虫取得了很好的效果。

3）双氢青蒿素＋磷酸咯萘啶。磷酸咯萘啶治疗后复燃率较低，但对疟原虫配子体无作用；而双氢青蒿素能快速杀灭配子体。两药联合治疗实现了优点的互补，是较为理想的药物组合，可用于治疗各类疟疾，尤其是耐药性恶性疟。

4）青蒿琥酯＋甲氟喹。对多重耐药恶性疟有较强的疗效，其 3 天疗法是泰国近 10 年来治疗疟疾的首选方案；但不良反应较多且药物费用高，故患者的依从性较差。

5）青蒿琥酯＋阿莫地喹。该方案的设计原理也是基于两者药物半衰期的长短互补。青蒿琥酯的药物半衰期短，可以迅速杀灭疟原虫；阿莫地喹的半衰期长，可以较长时间保持高血药浓度状态，从而杀灭残存的疟原虫。在对阿莫地喹药物抗性低的地区，如西方和中非，青蒿琥酯和阿莫地喹联合用药的 3 天疗法可以迅速的清除疟原虫，消除发热症状，目前主要用于治疗儿童疟疾。

6）蒿甲醚＋苯芴醇。蒿甲醚＋苯芴醇已按最佳的配比制成复合制剂，称为复方蒿甲醚。

7）耐药性逆转治疗。恶性疟抗性虫株耐药的可能机制之一是原虫将氯喹泵出细胞外，降低氯喹对原虫的亲和力，从而逃逸药物的杀虫作用。

研究发现，疟原虫的这种外泵能力可以被某些药物所阻断，从而将其对氯喹的耐药性逆转。这些药物包括赛庚啶、地昔帕明、维拉帕米等。在患者感染耐药虫株，又无其他有效抗疟药物可供选用时，选择其一与氯喹合用，可望打破耐氯喹株恶性疟虫株的耐药性。其中，抗 5-HT 药物赛庚啶的不良反应小，可以考虑试与氯喹联合使用。

娄勒疟疾对氯喹及伯氨喹治疗反应良好，因此采用这两种药物治疗有效。

（三）疟疾的抗复发治疗

目标是杀灭肝内红细胞前期的疟原虫，以防止复发。

1.用于抗复发治疗的药物

常首选伯氨喹，能杀灭红细胞前期疟原虫及配子体，故可防止复发及传播。每片 13.2mg（含基质 7.5mg）。若服用伯氨喹过量或红细胞缺乏 G-6-PD 者，可发生溶血反应。为安全计，对有溶血性贫血过去史或家族史的疟疾患者，不应使用伯氨喹，可改用乙胺嘧啶。

乙胺嘧啶能杀灭成熟的配子体，抑制配子体在蚊体内的发育，阻断疟疾传播。主要用于抗复发治疗、某些有耐药性的恶性疟疾，及健康人预防疟疾。每片 25mg（含基质 6.25mg）。

2.抗复发治疗的方案

此类方案颇多，可根据具体情况及服药者的依从性等因素选用。

（1）氯喹＋伯氨喹 8 天疗法。每天伯氨喹 3 片，连服 8 天；在首日同时顿服氯喹 4 片。

（2）氯喹＋伯氨喹 5 天疗法。每天伯氨喹 4 片，连服 5 天；在首日同时顿服氯喹 4 片。

（3）乙胺嘧啶＋伯氨喹 8 天疗法。每天口服伯氨喹 3 片，连服 8 天；在第 1、第 2 天，每天服乙胺嘧啶 8 片。

（4）乙胺嘧啶＋伯氨奎 5 天疗法。每天口服伯氨奎 4 片，连服 5 天；在第 1、第 2 天，每天服乙胺嘧啶 8 片。

上述方案中的儿童剂量酌减，1 岁以下婴儿忌用。

（四）疟疾凶险发作的抢救

已发生脑、肺、肝、肾等严重损害或超高热等严重症状时，应积极抢救。此外，恶性疟疾患者（尤其患者属于新来疫区人员），疟原虫数超过 100×10^9 或受染红细胞达 10％左右时，均应按疟疾凶险发作的治疗方案进行处理。抢救凶险发作的关键，是使用高效抗疟药，并尽快使药物进入全身发挥抗疟治疗作用。

1.蒿甲醚注射液

每次肌内注射 160mg，第 1 天 2 次，以后每天 1 次，疗程 3 天。

2.咯萘啶注射液

3～6mg/kg，加入 5％葡萄糖注射液或生理盐水 250～500mL 静脉滴注；或分 2～3 次肌内注射，疗程 2～3 天。

3.氯喹注射液

静脉滴注 3 天，每天剂量分别为 1.5g、0.5g、0.5g，三天总剂量为 2.5g（基质 1.5g）。用前均应稀释为 1mg/mL。儿童应按 2.5mg/kg 计算剂量。

4.二盐酸奎宁注射液

1.5g/d，静脉滴注 3 天，首日剂量要在入院后 12 小时内输入。儿童应按 40～50mg/kg 计算。用前须稀释为 1～1.5mg/mL，滴速不宜过快。静脉滴注过程中应注意血压监测和心脏听诊，避免血压骤降、心脏传导阻滞等偶发意外。二盐酸奎宁不宜静脉推注或肌内注射。在昏迷患者清醒后，应尽早改为口服。

（五）对症支持和处理并发症

在抗疟治疗的同时，还应加强发作期的对症处理。发作期间及发热后 24 小时内，应卧床休息。发冷期间应注意保暖,而高热时可予物理降温,酌予解热药,多饮水。注意水盐代谢平衡,可适当静脉补液。饮食易于消化并富于营养,有助于改善患者的贫血状况。

在凶险发作中的病理生理环节中,弥散性血管内凝血占有重要的地位,故病程中应经常做血小板计数等有关检查。若发现血小板计数明显下降,红细胞形态异常或有纤维蛋白降解产物出现时,均应立即开始抗凝治疗或补充凝血因子。6%低分子右旋糖酐可以改善微循环,降低血液黏度,改善血液流变学指标,疏离凝聚的红细胞和血小板,有助于阻断恶性疟凶险发作的病理生理过程。按每次 10mL/kg 计算剂量,静脉滴注,每天可用 1～2 次。

另外,还应重视对患者的护理,尤其是凶险发作患者,更应加强观察,及时处理各种并发症。

1.高热惊厥

采取物理降温,氯丙嗪、地西泮等肌内注射或静脉滴入。或在抗疟治疗的同时短暂加用地塞米松,可减轻发热反应等中毒症状。

2.脑水肿

限制钠盐摄入,采用甘露醇、山梨醇等脱水药,每次 1～2g/kg,20～30 分钟注完,视病情 4～6 小时重复 1 次;也可使用地塞米松。有抽搐时给予抗痉药。呼吸衰竭应给氧,保持呼吸道通畅;必要时加用洛贝林、尼可刹米等呼吸兴奋药。

3.黑尿热

鉴于奎宁及伯氨喹等抗疟药往往是诱发黑尿热的原因,必须立即禁止对该患者使用此类药物。倘若患者血中仍有疟原虫,则应改用氯喹、哌喹或青蒿素等治疗。同时采取下列措施抗溶血和保护肾:每天用地塞米松或氢化可的松静脉滴入,以控制溶血;给予利尿及尿液碱化药,可静脉输注碱性药液或口服,以防止血红蛋白结晶导致肾小管梗阻损伤。已发生肾衰竭者应给予肾透析。患者应卧床休息至急性症状缓解后 10 天,以防止发生心力衰竭。

4.其他

休克者按感染性休克处理,给予以阿托品类药物为主的治疗,以改善微循环。若出现肺水肿、心力衰竭、肾衰竭等,均应及早采取相应措施。

九、预 防

(一)控制传染源
健全疫情报告,根治现症患者及带疟原虫者。

(二)切断传播途径
主要是消灭按蚊,防止被按蚊叮咬。消灭按蚊滋生场所及使用杀虫剂。加强个人防护。

(三)保护易感人群
药物预防是目前常用的措施。对流行区内近 2 年有疟疾病史者进行抗复发治疗。常用乙胺嘧啶 2 片(基质 50mg)连服 2 天,继之服用伯氨喹 2 片(基质 15mg),连服 8 天,以清除疟原虫、减少传染源。在非耐氯喹流行区,给予外来人员口服氯喹 0.5g(基质 0.3g),每周 1 次;耐氯喹流行区口服甲氟喹 0.25g 或甲乙胺嘧啶 25mg,每周 1 次。亦可使用疫苗预防,保护易感人群。

(魏素霞)

第四节　黑热病

黑热病又称为内脏利什曼病(VL),是由杜氏利什曼原虫引起、经白蛉传播的慢性地方性寄生原虫病。临床表现为长期不规则发热、消瘦、肝脾大、全血细胞减少及球蛋白升高等。五价锑制剂葡萄糖酸锑钠为本病首选药物。

一、病原学

杜氏利什曼原虫属椎体科,为细胞内寄生的鞭毛虫。对人有致病性的四种利什曼原虫属在形态上无差异,而在致病性与免疫学特性上有差异。热带利什曼原虫和墨西哥利什曼原虫引起皮肤利什曼原虫病;巴西利什曼原虫引起鼻咽黏膜利什曼原虫病;杜氏利什曼原虫主要侵犯内脏,寄生于单核巨噬细胞系统,引起黑热病,少数可继发皮肤损伤。

杜氏利什曼原虫生活史分前鞭毛体和无鞭毛体(利杜体)两个阶段。当雌性白蛉叮咬患者与被感染动物时,将血中利杜体吸入白蛉胃中,2~3天后发育为成熟前鞭毛体,并迅速以二分裂方式繁殖,1周后前鞭毛体大量聚集于白蛉口腔及口器,当其再叮咬人或动物时前鞭毛体随其唾液侵入,在皮下组织鞭毛脱落成为无鞭毛体。

二、流行病学

(一)传染源

不同地区传染源可不同。城市平原地区以患者或带虫者为主要传染源,常引起人间流行,称为"人源型"。山丘地区以病犬为主要传染源。自然疫源地以野生动物为主要传染源,主要为犬科野生动物,如狼、豺、狐等,称为"自然疫源型"或"野生动物源型"。

(二)传播途径

中华白蛉是我国黑热病的主要传播媒介,通过叮咬传播,偶尔可经破损皮肤和黏膜、胎盘或输血传播。

(三)易感人群

人群普遍易感,病后可获持久免疫力。

(四)流行特征

本病为地方性传染病,但分布较广,中国、印度、孟加拉、西亚、地中海地区、东非及拉丁美洲均有病例。我国流行于长江以北多个省市自治区。调查显示,最近6年,在新疆、甘肃、内蒙古、陕西、山西和四川等地呈散发态势,每年新发生的病例数在400例左右,其中新疆、甘肃和四川新发病例占全国新发病例的90%以上。本病发病无明显季节性,农村较城市多发,不同地区发病年龄有所不同。人源型以较大儿童及青壮年发病较多;犬源型及自然疫源型则儿童多,成人少。成人患者男性略多于女性(约1.5∶1),儿童发病率则无明显性别差异。

三、发病机制与病理

(一)发病机制

鞭毛体进入皮下组织后,前鞭毛体表面膜上的糖蛋白 GP63 可与巨噬细胞表面的 C3 受体结合,而其表面膜上的另一大分子磷酸酯多糖(LPG)则可激活补体,使 C3bi 沉着在虫体表面,并通过 CR3(C3biR)受体使虫体附着于巨噬细胞表面,而被吞噬,并在其中分裂增殖,随血流至脾、肝、骨髓及淋巴结等器官。寄生的细胞破裂后,利杜体逸出后又被其他巨噬细胞吞噬,如此反复而导致大量巨噬细胞破坏及增生,引起内脏病变。

(二)病理

基本病理变化为巨噬细胞及浆细胞明显增生,主要病变在富有巨噬细胞的脾、肝、骨髓及淋巴结。脾常显著增大;脾因血流受阻而显著充血,偶可因小动脉受压而发生脾梗死;脾极度增大时可有脾功能亢进。肝可轻至中度增大,库普弗细胞、肝窦内皮细胞及汇管区巨噬细胞内有大量利杜体;肝细胞可因受压缺血发生脂肪变性;或因结缔组织增生导致肝硬化。骨髓显著增生,巨噬细胞内有大量利杜体,中性粒细胞、嗜酸性粒细胞及血小板生成均显著减少。淋巴结轻至中度肿大,其内有含利杜体的巨噬细胞及浆细胞。肺、肾、胰、扁桃体、睾丸、皮肤及皮下组织等亦均可有巨噬细胞增生,由于浆细胞及淋巴细胞增生可形成微小的皮下结节。由于巨噬细胞及浆细胞增生,引起血清球蛋白明显升高,主要是 IgG 型非特异性抗体,无保护性。

脾功能亢进及细胞毒性变态反应所致免疫性溶血,可引起全血细胞减少,白细胞减少一般较早,易引起继发感染,血小板降低后易发生鼻出血和齿龈出血。

四、临床表现

潜伏期长短不一,平均 3~6 个月(10 天至 9 年)。

(一)典型临床表现

1.发热

起病缓慢,症状轻而不典型,长期不规则发热,1/3~1/2 病例呈双峰热型,即 1 天内有 2 次体温升高(升降幅度超过 1℃)。发热持续较久,但全身中毒症状并不明显。

2.脾、肝及淋巴结肿大

脾呈进行性增大,起病后半个月即可触及,质软,以后逐渐增大,半年后可达脐部甚至盆腔,质地变硬,多无触痛,若脾内栓塞或出血,则可引起脾区疼痛和压痛。肝轻度至中度增大,质地软,偶有黄疸和腹水。淋巴结亦为轻至中度增大。

3.贫血及营养不良

病程晚期可出现,有精神萎靡、头发稀疏、心悸、气短、面色苍白、水肿及皮肤粗糙,皮肤颜色可加深,故称为黑热病。亦可因血小板减少而有鼻出血、牙龈出血及皮肤出血点等。

在病程中症状缓解与加重可交替出现,一般病后 1 个月进入缓解期,体温下降,症状减轻,脾缩小,血象好转,持续数周后又可反复发作,病程迁延数月。

（二）特殊临床类型

1.皮肤型黑热病

多数患者有黑热病病史,亦可发生在黑热病病程中,少数为无黑热病病史的原发患者。皮损主要是结节、丘疹和红斑,偶见褪色斑,表面光滑,不破溃,很少自愈。皮损可见于身体任何部位,但面颈部为多。患者一般情况良好,大多数能照常工作及劳动,病程可长达10年之久。

2.淋巴结型黑热病

较少见,婴幼儿发病为主。多无黑热病史,亦可与黑热病同时发生。表现为浅表淋巴结肿大,尤以腹股沟部多见,花生米或蚕豆大小,亦可融合成大块状,较浅亦可移动,局部无红肿热痛。全身情况良好,肝、脾多不增大或轻度增大。

五、实验室检查

（一）血常规检查

全血细胞减少,白细胞数减少最明显,一般为$(1.5\sim3)\times10^9/L$,主要是中性粒细胞减少甚至可完全消失;嗜酸性粒细胞数亦可减少。常有中度贫血,病程晚期可有严重贫血。血小板数明显降低,一般为$(40\sim50)\times10^9/L$。红细胞沉降率多增快。但淋巴结型者血象多正常,嗜酸性粒细胞常增高。皮肤型者白细胞数常增高至$10\times10^9/L$以上,嗜酸性粒细胞数可增高达15%左右。

（二）血生化检查

球蛋白显著增加,白蛋白减低。并有转氨酶及血胆红素升高。球蛋白试验(包括水试验、醛凝试验等)均呈阳性。

（三）病原学检查

病原学检查是确诊本病常用的可靠方法之一。

1.涂片检查

骨髓涂片检查利杜体,此法最常用,阳性率80%～90%。脾穿刺涂片阳性率高达90%～99%,但有一定危险性而很少采用。淋巴结穿刺涂片阳性率亦可高达46%～87%,可用于检查治疗复发患者。外周血涂片简便,厚涂片阳性率60%。

2.原虫培养

如原虫量少,涂片检查阴性,可将穿刺物进行利什曼原虫培养,7～10天可得到阳性结果。

3.动物接种法

将无菌穿刺液接种到易感动物,1～2个月后取肝脾制作印片后置显微镜检查,但此法临床应用价值有限。

（四）血清免疫学检测

1.检测特异性抗体

间接免疫荧光抗体试验(IFA)、ELISA及间接血凝(IHA)等方法检测特异性抗体,阳性率及特异性均较高。

2.检测特异性抗原

单克隆抗体抗原斑点试验(McAb-AST)及单克隆抗体斑点 ELISA(Dot-ELISA)检测循环抗原,特异性及敏感性高,具有早期诊断意义。

rk39 免疫层析试条法对于诊断发热伴脾大的内脏利什曼病患者有较高的敏感性和特异性,但在东非的敏感性明显低于印度。

(五)分子生物学方法

用聚合酶链反应(PCR)及 DNA 探针技术检测利杜体 DNA,敏感性、特异性高,目前尚未普遍推广。

六、并发症

并发症多见于疾病晚期。

(一)继发细菌性感染

如并发肺炎、齿龈溃烂、坏疽性口炎等。

(二)急性粒细胞缺乏症

外周血象中性粒细胞显著减少,甚至消失,是继发性感染的重要原因。表现为高热、极度衰竭、口咽部溃疡与坏死、局部淋巴结肿大。

七、诊断与鉴别诊断

(一)诊断

1.流行病学资料

流行区居住或逗留史,白蛉活动季节(5～9 月)。

2.临床表现

起病缓慢,长期反复不规则发热,全身中毒症状相对较轻,进行性脾大。晚期有鼻出血、牙龈出血、贫血、白细胞减少及营养不良。

3.实验室检查

(1)全血细胞减少,白细胞$(1.5\sim3.0)\times10^9/L$,甚至中性粒细胞缺乏,贫血,血小板减少。

(2)血生化检查球蛋白显著增高,白蛋白减少,白/球蛋白比值可倒置。

(3)血清特异性抗原抗体检测阳性有助于诊断。骨髓、淋巴结或脾、肝组织穿针涂片,找到利杜体或穿刺物培养查见前鞭毛体可确诊。尽早行骨髓涂片检测是避免误诊的关键。

4.治疗性诊断

对高度疑诊而未检出病原体者,可用锑剂试验治疗,若疗效显著有助于本病诊断。

(二)鉴别诊断

本病需与其他长期发热、脾大及白细胞减低的疾病鉴别,如白血病、疟疾、慢性血吸虫病、肝硬化、恶性组织细胞病、结核病、伤寒、布鲁菌病、霍奇金病及再生障碍性贫血等。

八、预后

预后取决于早期诊断和早期治疗及有无并发症。如未予治疗,患者可于 2～3 年内因并发症而死亡。自采用葡萄糖酸锑钠以来,病死率减少,治愈率达 95％以上。少数可复发。

九、治疗

(一)一般治疗

发热期间卧床休息,予高蛋白、高热量、富含维生素饮食,维持液体和电解质平衡,预防和治疗继发感染。做好护理,以减少并发症。

(二)病原治疗

1.锑剂

5 价锑剂为首选药物,常用葡萄糖酸锑钠,对杜氏利什曼原虫有很强的杀虫作用。疗效迅速而显著。

(1)六日疗法。总剂量成人一般 100mg/kg(90～130mg/kg),儿童 120～150mg/kg,分 6 天,肌内注射或葡萄糖稀释后静脉缓慢注射。用药后体温可迅速下降,脾逐渐缩小,血常规恢复正常。病原体消失率 93％～99％。

(2)三周疗法。感染严重或体质衰弱者总剂量成人 150mg/kg,儿童 200mg/kg,平分 6 次,每周 2 次,肌内注射或稀释后静脉注射。疗效与上法相似。

(3)重复治疗。感染严重一个疗程未愈或复发患者,可增加剂量重复治疗,在 6 天疗法剂量基础加大 1/3 量。

本药不良反应小,少数患者有发热、咳嗽、恶心、呕吐、腹痛、腹泻、脾区痛及鼻出血等,一般不影响治疗。如治疗中血白细胞尤其中性粒细胞继续减少,则暂停治疗。有心脏病、肝病者慎用。

如锑剂治疗 3 疗程仍未愈者,称之为"抗锑剂"患者,需要非锑剂治疗。

2.非锑剂

疗效差、疗程长、复发率高,不良反应也大,故仅适用于锑剂过敏、"抗锑剂"患者或有粒细胞缺乏症者。

(1)戊烷脒。剂量为每次 4mg/kg,配制成 10％溶液肌内注射,每天 1 次,连用 15 天为 1 个疗程,总剂量 60mg/kg。治愈率 30％～60％。

(2)羟脒替。每次用前先用少量蒸馏水溶解。再用 1％普鲁卡因溶液配成 2.5％～5％溶液,缓慢肌内注射。或溶于 25％葡萄糖注射液内配成 0.2％溶液静脉注射,每天 1 次,每次剂量为2～3mg/kg,10 天为 1 个疗程,用 2～3 个疗程,其间间隔 7～10 天。不良反应有血压下降、呼吸急促及虚脱。

治愈标准:①体温正常,症状消失,一般情况改善;②增大的肝、脾回缩;③血常规恢复正常;④原虫消失;⑤治疗结束随访半年以上无复发。

（三）对症治疗及并发症治疗

预防及治疗继发性感染。严重贫血者需用铁剂及输血，待贫血好转再用锑剂。

（四）脾切除

脾明显肿大伴脾功能亢进或多种治疗无效者，应考虑行脾切除术。脾切除后患者血常规迅速恢复正常，免疫力增强，在此基础上再加用抗病原治疗，以期根治。

十、预防

应采取综合措施。

（一）管理传染源

在流行区白蛉繁殖季节前，应普查及根治患者。山丘地带应及时查出病犬，并捕杀掩埋。病犬多的地区动员群众不养犬。

（二）消灭传播媒介

杀灭白蛉可用高效氯氰菊酯，采用滞留喷洒技术。

（三）加强个人防护

用细孔纱门纱窗或蚊帐。用邻苯二甲酸二甲酯涂皮肤，以防白蛉叮咬。

（魏素霞）

第五节　血吸虫病

日本血吸虫病是由日本血吸虫成虫寄生于人体肠系膜下静脉、门静脉系列引起的一种寄生虫病。主要表现为腹痛、腹泻、黏液血便、肝脾大等，晚期血吸虫病的临床分型有巨脾型、腹水型、侏儒型、结肠肥厚型。

一、病原学

日本血吸虫雄虫长 12～24mm，宽 0.50～0.55mm，体表基本光滑或仅有极小的棘。睾丸 7 个，排为一行；雌虫有卵巢一个，长圆形。子宫颈长，其中含有 50 个以上的虫卵，体呈紫色。成虫寄生于人或其他哺乳动物的肠系膜静脉中，雌雄虫常合抱在一起。雌虫产卵于肠壁，随粪便排出体外，在水中孵出毛蚴，如遇钉螺则侵入其体中，毛蚴在钉螺体内经过无性生殖，产生大量的尾蚴。尾蚴自螺体内逸出后，借尾部摆动在水中遇到人或易感染的动物而从皮肤钻入，引发感染。其寄生能引起人和动物的血吸虫病。

二、流行病学

本病流行于中国、日本、菲律宾等地。国内见于长江流域及其以南地区，分布在湖北、湖南、江西、安徽、江苏、四川、云南、广东、广西、上海、福建、浙江等地。血吸虫病的传播具有地方性和季节性特点。

（一）传染源

粪便中含有活卵的日本血吸虫患者为本病主要传染源。

患者或病畜（牛、羊、犬）及鼠粪便入水使水源被污染。钉螺为血吸虫的唯一中间宿主，是本病传染过程的主要环节。

（二）传播途径

主要通过皮肤、黏膜与疫水接触受染，如游泳、洗澡、洗衣、洗菜、淘米、捕鱼、捉蟹、耕作稻田等生活、生产方式。尾蚴侵入的数量与皮肤暴露面积、接触疫水的时间长短和次数成正比。有时因饮用疫水或漱口时被尾蚴侵入口腔黏膜受染。

（三）易感人群

血吸虫病是人畜共患病。人与40多种哺乳动物对血吸虫均易感，流行区以学龄儿童及青少年感染率最高。影响血吸虫病流行的因素包括自然因素和社会因素两方面。自然因素包括地理环境、气温、雨量、水质、土壤、植被等。社会因素是指影响血吸虫病流行的政治、经济、文化、生产方式、生活习惯等。

三、发病机制与病理

（一）发病机制

血吸虫尾蚴、童虫和虫卵对宿主产生机械性损伤，并引起复杂的免疫病理反应。尾蚴穿透皮肤时引起皮炎，是一种速发型和迟发型变态反应。童虫在体内移行时，主要影响肺，引起血管炎，毛细血管栓塞、破裂，出现局部细胞浸润和点状出血。成虫的代谢产物可形成免疫复合物，引起全身反应与局部血管损害及组织病变；寄居于门静脉系统，可引起轻度静脉内膜炎与静脉周围炎；死虫可随血流入肝，在栓塞处引起周围组织炎。虫卵主要形成虫卵肉芽肿。肉芽肿可影响宿主的肝脏和肠组织，造成肝硬化与肠壁纤维化。

人对血吸虫无先天免疫力，可能具有保护性免疫力。宿主经过初次感染产生抗感染抵抗力之后，在一定程度上能破坏重复感染的虫体，但不能杀伤初次感染的成虫或阻止其产卵，这种现象称为伴随免疫。

（二）病理

血吸虫病的基本病变是由虫卵沉着组织中引起的虫卵结节。虫卵结节分急性和慢性两种；急性由成熟活虫卵引起，结节中央为虫卵，周围集聚淋巴细胞、巨噬细胞、嗜酸性粒细胞、中性粒细胞及浆细胞等，形成虫卵肉芽肿，即虫卵结节。肉芽肿中心可坏死，称为嗜酸性脓肿。病变部位主要在结肠及肝脏，较多见的异位损害则在肺及脑。

1.肠道病变

以结肠，尤其是直肠、降结肠和乙状结肠为最显著。早期变化为黏膜水肿，片状充血，黏膜有浅溃疡及黄色或棕色颗粒。晚期变化主要为肠壁因纤维组织增生而增厚，黏膜高低不平，有萎缩、息肉形成、溃疡、充血、瘢痕形成等复杂外观。由于肠壁增厚，肠腔狭窄，患者可发生机械性梗阻。由于阑尾炎组织也常有血吸虫卵沉着，阑尾黏膜受刺激及营养障碍，易发生阑尾炎。

2.肝脏病变

肝表面和切面可见粟粒或绿豆大结节，肝窦充血，肝窦间隙扩大，窦内充满浆液，有嗜酸性粒细胞及单核细胞浸润。肝细胞可有变性，小灶性坏死与褐色素沉着。晚期可见门静脉周围有大量纤维组织增生,形成肝硬化,严重者形成粗大突起的结节。较大门静脉分支管壁增厚,管腔内血栓形成。由于肝内门静脉阻塞,形成门静脉高压,引起腹水、脾大及食管静脉曲张。

3.脾病变

早期肿大,与成虫代谢产物刺激有关。晚期因肝硬化引起门静脉高压和长期淤血,致脾呈进行性肿大,并伴有脾功能亢进现象。镜检可见脾窦扩张充血,脾髓内、血管周围及脾小梁的结缔组织增生,脾小体萎缩减少,中央动脉管壁增厚发生玻璃样变。脾脏中偶有发现虫卵。

4.其他脏器病变

在胃及肠系膜以及淋巴结、胰、胆囊等偶有虫卵沉积。血吸虫病侏儒患者有脑垂体前叶萎缩性病变和坏死,并可继发肾上腺、性腺等萎缩变化,骨骼发育迟缓,男子有睾丸退化,女子有盆腔发育不全。

异位性损害主要由于急性感染时大量虫卵由静脉系统进入动脉,以肺和脑的异位损害为多见。肺部可有大量虫卵沉积和发生出血性肺炎。脑部病变多见于顶叶皮层部位,脑组织有肉芽肿和水肿。

四、临床表现

从尾蚴侵入至出现临床症状(潜伏期)时间长短不一,80%患者为30~60天,平均40天。感染重则潜伏期短,感染轻则潜伏期长。血吸虫病临床表现复杂多样,轻重不一。根据患者感染的程度、时间、免疫状态、治疗是否及时等不同,临床表现各异。我国将血吸虫病分以下四型。

(一)急性血吸虫病

多发生于夏、秋季,以7~9月为常见。男性青壮年与儿童居多。患者常有明确疫水接触史,如捕鱼、摸蟹、游泳等,常为初次重度感染。约半数患者在尾蚴侵入部位出现蚤咬样红色皮损,2~3天内自行消退。

1.发热

患者均有发热。热度高低及期限与感染程度成正比,轻症发热数天,一般2~3周,重症可迁延数月。热型以间歇型、弛张型为多见,早晚波动可很大。一般发热前少有寒战。高热时偶有烦躁不安等中毒症状,热退后自觉症状良好。重症可有缓脉,出现消瘦、贫血、营养不良和恶病质,甚至死亡。

2.过敏反应

除皮炎外还可出现荨麻疹、血管神经性水肿、淋巴结肿大、出血性紫癜、支气管哮喘等。血中嗜酸性粒细胞显著增多,对诊断具有重要参考价值。

3.消化系统症状

发热期间,多伴有食欲减退、腹部不适、轻微腹痛、腹泻、呕吐等。腹泻一般每天3~5次,个别可达10余次,初为稀水便,继则出现脓血、黏液。热退后腹泻次数减少。危重患者可出现高度腹胀、腹水、腹膜刺激征。经治疗退热后6~8周,上述症状可显著改善或消失。

4.肝脾大

90%以上患者肝大伴压痛,左叶肝大较显著。半数患者轻度脾大。

5.其他

半数以上患者有咳嗽、气喘、胸痛。危重患者咳嗽较重、咳血痰,并有胸闷、气促等。呼吸系统症状多在感染后两周内出现。另外,重症患者可出现意识淡漠、心肌受损、重度贫血、消瘦及恶病质等,亦可迅速发展为肝硬化。

急性血吸虫病病程一般不超过 6 个月,经杀虫治疗后,患者常迅速痊愈。如不治疗,则可发展为慢性甚或晚期血吸虫病。

(二)慢性血吸虫病

在流行区占绝大多数。在急性症状消退而未经治疗或疫区反复轻度感染而获得部分免疫力者,病程半年以上,称慢性血吸虫病。病程可长达 10～20 年甚至更长。临床表现以隐匿型间质性肝炎或慢性血吸虫性结肠炎为主。

1.无症状型

轻度感染者大多无症状,仅粪便检查中发现虫卵或体检时发现肝大,B超检查可呈网格样改变。

2.有症状型

主要表现为血吸虫性肉芽肿肝病和结肠炎。两者可出现在同一患者身上,亦可仅以一种表现为主。最常见症状为慢性腹泻,黏液、脓血便。这些症状时轻时重,时发时愈,病程长者可出现肠梗阻、贫血、消瘦、体力下降等。重者可有内分泌紊乱、性欲减退,女性有月经紊乱、不孕等。早期肝大、表面光滑,质中等硬。随病程延长进入肝硬化阶段,肝脏质硬、表面不平,有结节。脾脏逐渐增大。下腹部可触及大小不等的肿块,系增厚的结肠系膜、大网膜和肿大的淋巴结,因虫卵沉积引起的纤维化粘连缠结所致。

(三)晚期血吸虫病

反复或大量感染血吸虫尾蚴后,未经及时抗病原治疗,发展成肝硬化、门静脉高压、脾显著肿大等相关并发症。病程多在 5 年以上。儿童常有生长发育障碍。根据晚期主要临床表现,又可分为以下四型。同一患者可具有两个或三个型的主要表现。

1.巨脾型

最为常见,占晚期血吸虫病绝大多数。脾进行性肿大,下缘可达盆腔,表面光滑,质坚硬,可有压痛,经常伴有脾功能亢进征。肝因硬化逐渐缩小,有时尚可触及。因门脉高压,可发生上消化道出血,易诱发腹水。

2.腹水型

腹水型是严重肝硬化的重要标志,约占 25%。腹水可长期停留在中等量以下,但多数为进行性加剧,以致腹部极度膨隆,下肢高度水肿,呼吸困难,难以进食,腹壁静脉怒张,出现脐疝和巨脾。每因上消化道出血,促使肝衰竭,肝性脑病或感染败血症死亡。

3.结肠肉芽肿型

以结肠病变为突出表现。病程 3 年以上。患者经常腹痛、腹泻、便秘,或腹泻与便秘交替出现,有时水样便、血便、黏液脓血便,有时出现腹胀、肠梗阻。左下腹可触及肿块,有压痛。纤维结肠镜下可见黏膜苍白、增厚,充血水肿,溃疡或息肉,肠狭窄。较易癌变。

4.侏儒型

极少见。为幼年慢性反复感染引起体内各内分泌腺出现不同程度的萎缩,功能减退,以垂体前叶和性腺功能不全最常见。患者除有慢性或晚期血吸虫病的其他表现外,尚有身材矮小、面容苍老,生长发育低于同龄人,性器官与第二性征发育不良,但智力多正常。

(四)异位血吸虫病

见于门脉系统以外的器官或组织的血吸虫虫卵肉芽肿,称为异位损害或异位血吸虫病。人体常见的异位损害在肺和脑。

1.肺型血吸虫病

为虫卵沉积引起的肺间质性病变。呼吸道症状大多轻微且常被全身症状所遮盖,表现为轻度咳嗽与胸部隐痛、痰少,咯血罕见。肺部体征也不明显,有时可闻及干、湿啰音,但重型患者肺部有广泛病变时,胸部 X 线检查可见肺部有弥漫云雾状、点片状、粟粒样浸润阴影,边缘模糊,以中、下肺野为多,肺部病变经病原学治疗后 3～6 个月内逐渐消失。

2.脑型血吸虫病

临床上可分为急性与慢性两型,均以青壮年患者多见,发病率为 1.7％～4.3％。临床表现酷似脑膜脑炎,常与肺部病变同时发生,出现意识障碍、脑膜刺激征、瘫痪、抽搐、腱反射亢进和锥体束征等。脑脊液嗜酸性粒细胞可增高或有蛋白质水平升高,白细胞轻度增多。慢性型的主要症状为癫痫发作,尤以局限性癫痫为多见。颅脑 CT 扫描显示病变常位于顶叶,也可见于枕叶,为单侧多发性高密度结节阴影。

3.其他

机体其他部位也可发生血吸虫病,如胃、胆囊、肾、睾丸、子宫、心包、甲状腺、皮肤等,但罕见,临床上出现相应症状。

五、实验室检查

(一)血常规检查

血吸虫病患者在急性期外周血常规以嗜酸性粒细胞显著增多为其主要特点;白细胞总数在 $10×10^9/L$ 以上;嗜酸性粒细胞一般占 20％～40％,最多者可高达 90％以上。嗜酸性粒细胞在慢性血吸虫病患者一般轻度增多,在 20％以内;而极重型急性血吸虫病患者常不增多,甚至消失。晚期患者常因脾功能亢进引起红细胞、白细胞及血小板减少。

(二)粪便检查

粪便内检查虫卵和孵出毛蚴是确诊血吸虫病的直接依据。一般急性期检出率较高,而慢性和晚期患者的阳性率不高。常用改良加藤厚涂片法或虫卵透明法检查虫卵。

(三)肝功能试验

急性血吸虫病患者血清中球蛋白增高,血清 ALT、AST 轻度增高。晚期患者出现人血白蛋白减少,球蛋白增高,常出现白蛋白与球蛋白比例倒置现象。慢性血吸虫病尤其是无症状患者肝功能试验大多正常。

(四)免疫学检查

免疫学检查方法较多,而且敏感性与特异性较高,采血量微,操作简便。但由于患者血清中抗体在治愈后持续时间很长,不能区别既往感染与现症患者,并有假阳性、假阴性等缺点。近年来采用单克隆抗体检测患者循环抗原的微量法有可能作为诊断和考核疗效的参考。

1.皮内试验

若受试者曾感染过血吸虫,则有相应抗体。此法简便、快速,通常用于现场筛查可疑病例,阳性者需做进一步检查。

2.环卵沉淀试验(COPT)

成熟虫卵内毛蚴的分泌、排出物质与血吸虫患者血清内相应抗体结合后,在虫卵周围形成特异性沉淀物,当环卵沉淀率大于3%时,即为阳性反应。可作为综合查病的方法之一。

3.间接血凝试验(IHA)

将可溶性血吸虫卵抗原吸附于红细胞表面,使其成为致敏红细胞,这种红细胞与患者血清相遇时,由于细胞表面吸附的抗原和特异抗体结合,红细胞被动凝集起来,肉眼可见凝集现象,称为阳性反应。在流行区,该法可作为过筛或综合查病的方法之一。

4.酶联免疫吸附试验(ELISA)

检测患者血清中的特异性抗体,使之成为抗原—抗体复合物,经与特殊的酶结合后显色。此法有较高的敏感性和特异性,可用作综合查病方法之一。

5.循环抗原酶免疫法(EIA)

从理论上讲,循环抗原的存在表明有活动性感染,血清和尿中循环抗原水平与粪虫卵计数有较好的相关性。本方法敏感、特异、简便、快速,对血吸虫病的诊断、疗效考核都有参考价值。但是,影响循环抗原检测的因素较多,有待研究和解决。

(五)直肠黏膜活检

直肠黏膜活检是血吸虫病原诊断方法之一。通过直肠或乙状结肠镜,自病变处取米粒大小黏膜,置光镜下压片检查有无虫卵。以距肛门8~10cm背侧黏膜处取材阳性率最高。这种方法能检获的虫卵一般大部分是远期变性虫卵。

(六)肝影像学检查

1.B超检查

B超可判断肝纤维化的程度,肝内纤维化呈网格状。可见肝、脾体积大小改变,门脉血管增粗。

2.CT检查

晚期血吸虫病患者肝包膜与肝内门静脉区常有钙化现象,CT扫描可显示肝包膜增厚、钙化等特异图像。重度肝纤维化可表现为龟背样图像。

六、并发症

(一)上消化道出血

此为晚期患者重要并发症,发生率10%左右。出血部位多为食管下端和胃底冠状静脉。多由机械损伤、用力过度等而诱发。表现为呕血和黑便。出血量一般较大。

（二）肝性脑病

晚期患者并发肝性脑病多为腹水型。多由于大出血、大量放腹水、过度利尿等诱发。

（三）感染

患者免疫功能减退、低蛋白血症、门静脉高压等，极易并发感染，如病毒性肝炎、伤寒、腹膜炎、沙门菌感染、阑尾炎等。

（四）肠道并发症

血吸虫病引起严重结肠病变所致肠腔狭窄，可并发不完全性肠梗阻，以乙状结肠与直肠为多。血吸虫病患者结肠肉芽肿可并发结肠癌。

七、诊断与鉴别诊断

（一）诊断

1.流行病史

有血吸虫疫水接触史是诊断的必要条件，应仔细追问。

2.临床特点

具有急性或慢性、晚期血吸虫病的症状和体征，如发热、皮炎、荨麻疹、腹痛、腹泻、肝脾大等。

3.实验室检查

结合寄生虫学与免疫学检查指标进行诊断。粪便检出活卵或孵出毛蚴即可确诊。一般粪便检查的诊断方法有一定局限性。轻型患者排出虫卵较少，而且间歇出现，需反复多次检查。晚期血吸虫病由于肠壁纤维化，虫卵不易从肠壁中排出，故阳性率低。免疫学方法特异性、敏感性较高，血液循环抗原检测阳性均提示体内有活的成虫寄生。其他血清免疫学检查阳性均表示患者已感染过血吸虫，但应注意假阳性与假阴性。

（二）鉴别诊断

急性血吸虫病可误诊为伤寒、阿米巴肝脓肿、粟粒性结核等。血常规中嗜酸性粒细胞显著增多有重要鉴别价值。慢性血吸虫病肝脾大型应与无黄疸型病毒性肝炎鉴别，后者食欲减退、乏力，肝区疼痛与肝功能损害均较明显。血吸虫病患者有腹泻、便血、粪便孵化阳性，易与阿米巴痢疾、慢性菌痢鉴别。晚期血吸虫病与门脉性及肝炎后肝硬化的鉴别，前者常有慢性腹泻、便血史，门静脉高压引起巨脾与食管下段静脉曲张较多见，肝功能损害较轻、黄疸、蜘蛛痣与肝掌较少见，但仍需多次病原学检查与免疫学检查才能鉴别。此外，在流行区的癫痫患者均应除外脑血吸虫病的可能。

八、预后

本病预后与感染程度、病程长短、年龄、有无并发症、异位损害及治疗是否及时彻底有明显关系。急性患者经及时有效抗病原治疗多可痊愈。慢性早期患者接受抗病原治疗后绝大多数患者症状消失，体力改善，粪及血清学检查转阴，并可长期保持健康状态。晚期患者虽经抗病原治疗,但肝硬化难以恢复,预后较差。

九、治疗

(一)病原治疗

动物实验及临床试验证明吡喹酮的毒性小、疗效好、给药方便、适应证广,可用于各期各型血吸虫病患者。

1.原理

吡喹酮对血吸虫各个发育阶段均有不同程度的杀虫效果,特别是杀成虫作用大。对成虫虫体有兴奋、挛缩作用,此种作用有赖于钙离子的参与,同时使虫体皮层呈空泡变性,影响虫体蛋白和糖代谢等。对发育成熟的虫卵有效,含毛蚴的虫卵治疗后呈空泡样变性。对水中尾蚴有强杀伤作用,作用相当于成虫的数百倍。

2.不良反应

吡喹酮毒性较低,治疗量对人心血管、神经、造血系统及肝肾功能无明显影响,无致畸、致癌变发生。

少数患者出现心脏期前收缩,偶有室上性心动过速、心房颤动等。神经肌肉反应以头晕、头痛、乏力较常见。消化道反应轻微,可有轻度腹痛与恶心,偶有食欲减退、呕吐等。少数患者可见胸闷、心悸、黄疸。主要不良反应一般于用药后 0.5~1 小时出现,无须处理,数小时内消失。

3.用法和疗效

(1)急性血吸虫病。总量按 120mg/kg,6 天分次服完,其中 50% 必须在前两天服完,体重超过 60kg 者仍按 60kg 计。

(2)慢性血吸虫病。成人总量按 60mg/kg,2 天内分 4 次服完。儿童体重在 30kg 以内者总量可按 70mg/kg,30kg 以上者与成人剂量相同。

(3)晚期血吸虫病。如患者一般情况较好,肝功能代偿尚佳,总量可按 40~60mg/kg,2 天分次服完。年老、体弱、有其他并发症者可按总量 60mg/kg,3 天内分次服完。感染严重者可按总量 90mg/kg,分 6 天内服完。

(4)预防性服药。在重疫区特定人群进行预防性服药,能有效预防血吸虫感染。青蒿素衍生物蒿甲醚和青蒿琥酯能杀灭 5~21 天的血吸虫童虫。在接触疫水后 15 天口服蒿甲醚,按 6mg/kg,以后每 15 天 1 次,连服 4~10 次;或者在接触疫水后 7 天口服青蒿琥酯,剂量为 6mg/kg,顿服,以后每 7 天 1 次,连服 8~15 次。

吡喹酮正规用药治疗后,3~6 个月粪检虫卵阴转率达 85%,虫卵孵化阴转率为 90%~100%。血清免疫诊断转阴时间有时需 1~3 年。

(二)对症治疗

1.急性期血吸虫病

高热、中毒症状严重者给以补液、保证水和电解质平衡,加强营养及全身支持疗法。合并其他寄生虫者应先驱虫治疗,合并伤寒、痢疾、败血症、脑膜炎者均应先抗感染,后用吡喹酮治疗。

2.慢性和晚期血吸虫病

除一般治疗外,应及时治疗并发症,改善体质,加强营养,巨脾、门脉高压、上消化道出血等患者可选择适当时机考虑手术治疗。有侏儒症时可短期、间隙、小量给予性激素和甲状腺素制剂。

十、预 防

根据我国《血吸虫病防治条例》,除了联防联控、药物杀灭钉螺和积极治疗患者患畜外,还强调我国血吸虫病防治重点是对人、畜粪便的管理。

(一)控制传染源

在流行区每年对患者、病畜进行普查普治。

(二)切断传播途径

消灭钉螺是预防本病的关键,可采取改变钉螺滋生环境的物理灭螺法(如土埋法等),同时可结合化学灭螺法,采用氯硝柳胺等药物杀灭钉螺。粪便须经无害处理后方可使用。保护水源,改善用水。

(三)保护易感人群

严禁在疫水中游泳,戏水。接触疫水时应穿着防护衣裤、使用防尾蚴剂及预防服药等。

(梁赟磊)

第六节　并殖吸虫病

并殖吸虫病为我国常见的人兽共患性寄生虫病。主要致病虫体为卫氏并殖吸虫和斯氏狸殖吸虫。卫氏并殖吸虫寄生于犬、猫和人的肺组织内引起病变,偶见寄生于脑、脊髓和其他器官。在我国华北、华南和西南地区均有分布。主要表现为咳嗽、咳铁锈色或烂桃样痰、咯血等,又称肺吸虫病。斯氏狸殖吸虫在人体引起的主要病变是游走性皮下包块和渗出性胸膜炎。

一、病原学

并殖吸虫成虫雌雄同体,生殖器官并列为其特征。卫氏并殖吸虫成虫呈椭圆形外形,体形肥厚,背部稍隆起,类似半粒花生米,长 7.5~12mm,宽 4~6mm,厚 3.5~5.0mm,宽长之比约为 1:2。虫体活时呈橙红色,死后呈灰白色。虫卵为卵圆形,大小为(80~118)μm×(48~60)μm,呈淡黄色。卵内含一个半透明的卵细胞及 10~20 个卵黄细胞及颗粒。斯氏狸殖吸虫虫体狭长,宽:长为 1:2.8 左右。

卫氏并殖吸虫成虫通常寄生在人或动物的肺部,产出的虫卵随痰排出或痰液吞入消化道后由粪便排出,入水后发育孵出毛蚴。毛蚴即可钻入第一中间宿主螺类(卫氏并殖吸虫为淡水川卷螺，斯氏狸殖吸虫为拟钉螺）体内，经胞蚴、母雷蚴及子雷蚴的发育和无性增殖阶段发育为尾蚴，并从螺体内逸出。尾蚴在水中侵入第二中间宿主（溪蟹或蝲蛄），在其体内形成囊蚴，人如生吃溪蟹或蝲蛄，囊蚴经胃到十二指肠，脱囊并逸出后尾蚴，穿过肠壁进入腹腔，发育成为童虫。童虫在腹腔各脏器间游走，穿过膈肌到达胸腔侵入肺脏，移行到小支气管附近，逐步形成虫囊并在囊内发育为成虫。自囊蚴进入感染终宿主到发育为成虫成熟产卵需 2～3 个月。成虫在宿主体内一般可活 5～6 年，长者可达 20 年。未侵入肺组织而侵入其他组织或器官的童虫，可引起异位寄生，如皮下、脑、肝等处，多不能发育为成虫。斯氏狸殖吸虫成虫主要寄生于果子狸、犬、猫等哺乳动物，大多数以童虫阶段寄生于人体，偶见成虫寄生于人肺。

二、流行病学

卫氏并殖吸虫有 50 多种，在世界分布较广，在我国也广泛分布，有 28 种。据 2003 年对辽宁、吉林、黑龙江、上海、福建、湖北、湖南、广西、重庆 9 个省（直辖市、自治区）调查，肺吸虫血清抗体阳性率为 1.91%，已确诊的患者 2 万余例，估计全国该病感染人数在 300 万左右。

斯氏狸殖吸虫在国外还未见报道。国内发现于甘肃、山西、陕西、河南、四川、云南、贵州、湖北、湖南、浙江、江西、福建、广西、广东 14 个省（自治区）。其分布范围曾被看作是由我国青海起向东至山东这条线以南地区。

感染途径主要是因食入含有活囊蚴的溪蟹、蝲蛄而感染。

三、病　理

（一）卫氏并殖吸虫

卫氏并殖吸虫的致病主要由童虫、成虫在组织器官中移行、窜扰、定居所引起。病变过程一般可分为急性期和慢性期。

1.急性期

主要由童虫移行所致。脱囊后的后尾蚴穿过肠壁黏膜形成出血性或脓性窦道。虫体进入腹腔可引起浑浊或血性积液，内含大量嗜酸性粒细胞。虫体进入腹壁可致出血性或化脓性肌炎。当侵入肝时，在经过处有纤维蛋白附着，肝表面呈"虫蚀样"，若虫体从肝脏穿过，则表面呈针点状小孔。肝脏局部有时出现硬变。若虫体在横膈、脾等处穿刺，该处也可形成点状出血、炎症。急性期症状多出现于吃入囊蚴后数天至 1 个月，也有在第 2 天即出现症状者。

急性期表现轻重不一，轻者仅表现为食欲缺乏、乏力、腹痛、腹泻、低热等非特异性症状。重者可有全身过敏反应、高热、腹痛、胸痛、咳嗽、气促、肝大并伴有荨麻疹。血常规白细胞数增多，嗜酸细胞升高明显，一般为 20%～40%，高者超过 80%。

2.慢性期

虫体进入肺后引起的病变，其过程大致可分为 3 期。

（1）脓肿期。主要为虫体移行引起组织破坏、出血及继发感染。肉眼可见病变处呈窟穴状或隧道状，内有血液，随之出现炎性渗出，继之病灶四周产生肉芽组织而形成薄膜状囊肿壁。

（2）囊肿期。由于渗出性炎症，大量细胞浸润、聚集、死亡、崩解、液化，脓肿内充满赤褐色果酱样液体。内容物镜下检查可见坏死组织、夏科—莱登结晶和大量虫卵。囊壁因肉芽组织增生而肥厚，肉眼可见边界清楚的结节状虫囊，呈紫色葡萄状。囊肿壁上皮本身就是细支气管上皮，故有学者认为囊肿是虫体穴居引起细支气管扩张及炎性增厚所致。

（3）纤维瘢痕期。由于虫体死亡或转移至其他地方，囊肿内容物通过支气管排出或吸收，囊内由肉芽组织充填，纤维化，最后形成瘢痕。

以上 3 期可同时存在于同一器官中。

（二）斯氏狸殖吸虫

斯氏狸殖吸虫在动物体内，虫体在肺、胸腔等处结囊，发育至成熟并产卵。引起与卫氏并殖吸虫相似的病变，如侵入肝，在肝浅表部位形成急性嗜酸性粒细胞脓肿，有时还能在肝中成囊并产卵。

四、临床表现

（一）卫氏并殖吸虫

1.胸肺型

以咳嗽、胸痛、咳出果酱样或铁锈色血痰等为主要症状。血痰中可查见虫卵。虫体在胸腔窜扰，可侵犯胸膜、导致渗出性胸膜炎、胸腔积液、胸膜粘连、心包炎、心包积液等。

2.腹型

虫体穿过肠壁，在腹腔及各脏器间游窜，出现腹痛、腹泻、大便带血等症状。腹痛部位不固定，多为隐痛。也可引起腹部器官广泛炎症、粘连，偶可引致腹膜炎，出现腹水。当虫体侵及肝脏时可致肝损害或肝大。

3.皮下包块型

以游走性皮下包块为主要表现。包块大小不一，表面皮肤正常，肿块触之可动，常呈单个散发，偶可见多个成串。一处包块消失后，间隔一些时日又在附近或其他部位出现。常发部位为腹壁、胸背、头颈等。几乎所有人体表面各处，都有出现肿块的可能。

4.脑脊髓型

虫体移行或定居成囊造成的脑脊髓损害。虫体破坏脑组织，早期为渗出性炎症，后出现水肿，继而形成囊肿。由于虫体游窜，造成多处损伤。病变位置、范围多变，症状很复杂，往往难以用一个病灶解释。患者常出现阵发性剧烈头痛、癔症发作、癫痫、瘫痪。也可表现颅内占位性病变、脑膜炎、视神经受损、蛛网膜下隙出血等症状。若虫体侵犯脊髓则主要表现为脊髓受压、下肢运动或感觉障碍，甚至截瘫等。

5.亚临床型

没有明显器官损害，皮试及血清免疫学检测阳性，嗜酸性粒细胞增加，有时伴肝功能损害。这类患者可能为轻度感染者，也可能是感染早期或虫体已消失的感染者。

6.其他型

人体几乎所有器官均可受到侵犯，故除上述常见的几种类型外尚有其他受损类型。有的患者则是有多种类型之损害,上述分型只是便于临床处理而已。

(二)斯氏狸殖吸虫

人可能是本虫非正常宿主,在人体内,侵入的虫体大多数仍处于童虫状态,到处游窜,造成某些器官或全身损害,引起幼虫移行症。本虫引起的幼虫移行症可分为两种类型:皮肤型与内脏型。

1.皮肤型幼虫移行症

主要表现为游走性皮下包块或结节,常见于腹部、胸部、腰背部、也可见于四肢、臀部、腹股沟、头颈部、阴囊、腋窝等处。一般在1～3cm,也可大如鸡蛋,可单个或多个。形状呈球形或长条形,边缘不清,皮肤表面正常。包块间有时可扪及条索状纤维块。摘除切开包块可见隧道样虫穴,有时可见童虫,镜检可见嗜酸性粒细胞肉芽肿、坏死渗出物及夏科—莱登结晶等。

2.内脏型幼虫移行症

因侵犯器官不同而出现不同损害及表现。侵犯肺部时一般仅有咳嗽、痰中偶带血丝,痰中亦不易找到虫卵。胸腔积液较为多见且量也较多,胸腔积液中可见大量嗜酸细胞,近年来也屡有报道斯氏狸殖吸虫进入肺胆并发育成熟产卵。引起的胸、肺部症状和体征与卫氏并殖引起者基本相似。如侵犯肝,则出现肝痛、肝大、转氨酶升高、白/球蛋白比值倒置、γ球蛋白升高等表现。如侵犯其他器官,可出现相应的症状和体征。在出现局部症状的同时,往往伴有低热、乏力、食欲下降等全身症状。血常规检查嗜酸性粒细胞明显增加,有时可高达80%以上。因本病损害器官不定且同时有多个器官受损,临床上误诊率相当高,应特别注意与肺结核、结核性胸膜炎、肺炎、肝炎等鉴别。

五、辅助检查

(一)病原学检查

(1)查痰液虫卵。阳性可确诊为卫氏并殖吸虫病,检出率可高达90%,痰液中发现较多嗜酸性粒细胞及夏科—莱登结晶有助于诊断斯氏狸殖吸虫病。

(2)查粪便虫卵。在15%～40%患者粪便中可查到虫卵。

(3)脑脊液及其他体液检查。脑型患者的脑脊液压力增高,无色微浑浊或血性,细胞数增加并以嗜酸性粒细胞为主,蛋白质轻度增高,糖和氯化物正常,可找到肺吸虫卵;胸腔积液、腹水和心包积液等多为渗出液,草绿色或红色,有较多嗜酸性粒细胞,偶可见虫卵。

(4)活体组织检查。皮下结节或包块活检,可见嗜酸性肉芽肿,有嗜酸性粒细胞及夏科—莱登结晶,亦可检出成虫、蚴虫或虫卵。

(二)免疫学检查

免疫学检查对早期感染无血痰患者及腹外型患者有一定的诊断价值。

(1)皮内试验。以1:2 000的并殖吸虫抗原0.1mL的再生前臂内侧皮内注射,15～20分钟看结果,若皮丘直径＞1cm、红晕直径＞2cm、伪足＞1个者为阳性。阳性符合率可达95%以上。因与其他吸虫有交叉反应,只能作为初筛。皮试阳性只能说明有过吸虫感染,不能诊断为吸虫病。

(2)检测血清抗体。用并殖吸虫成虫抗原检测患者血清中的特异性补体结合抗体,当体内有活虫时,阳性率可达100%,但与其他吸虫有交叉反应,故不能用于考核疗效。

(3)检测血清中循环抗原单克隆抗体。抗原斑点试验(McAb-AsT)和双抗体夹心(ELISA)法检测血清中并殖吸收虫的循环抗原,敏感性高,特异性强,阳性率可达98%以上,是早期诊断并殖吸虫病的方法,可作为疗效考核。

(三)外周血常规

血常规改变与病程早晚和病变活动有关,急性期白细胞和嗜酸性粒细胞明显增多,并殖吸虫病X线检查。

卫氏并殖吸虫病在肺部的病灶,主要在肺的中、下部,早期呈密度不均、边缘模糊的圆形或椭圆形阴影,病灶多变迁,中期示边缘清楚的单房或多房囊状阴影,晚期有瘢痕形成,呈点状或条索状阴影。常伴胸膜肥厚。斯氏狸殖吸虫病肺部病变较少,以胸腔积液较多见,脑型并殖吸虫病可做头颅X线片,脑血管造影或头颅CT、MRI等。

六、诊断

(1)本病流行区进食不熟的溪蟹或蝲蛄史。

(2)长期咳嗽、咯血、咯棕褐色果酱样痰,部分有低热、盗汗,肺部体征少,合并胸腔积液时有相应体征。斯氏狸殖吸虫尚可见腹部、胸背部等处的游走性皮下结节或包块。

(3)嗜酸性粒细胞明显增多,痰直接涂片或24小时浓缩法找到肺吸虫卵者可确诊。

(4)X线检查:肺部有边缘模糊的圆形或椭圆形浸润阴影,单房、多房性囊状阴影,肺部阴影时隐时现,变化不定,病变以中、下肺野多见,常伴有少量胸腔积液。

(5)吸虫成虫或肿块做活体组织检查,发现嗜酸性肉芽肿,内有虫卵或吸虫幼虫者可确诊。

(6)脑脊髓型吸虫病有神经系统症状及体征,应与囊虫病、脑肿瘤鉴别。做脑脊液补体结合试验,阳性者可助诊断。

(7)大便或痰中找到虫卵、摘除的皮下包块中找到虫体或虫卵即可确诊。

七、鉴别诊断

(一)肺结核

肺型并殖吸虫病,有发热、咳嗽、咯血,X线胸片示浸润性病灶,易误诊为肺结核。但结核病全身中毒症状较明显,结核菌素试验阳性,胸片可有空洞,痰找抗酸杆菌有助于鉴别,另外还要与支气管扩张、慢性肺脓肿及肺内肿瘤等鉴别。

(二)病毒性肝炎、肝脓肿

腹型并殖吸虫病可有发热、肝大,同时伴有腹泻、食欲减退、恶心等消化道症状,易误诊为病毒性肝炎、肝脓肿。但并殖吸虫病肝区压痛多不明显。ALT大多正常,外周血嗜酸性粒细胞计数显著升高,经驱虫治疗后症状、体征及肝功能迅速显著改变,有助于诊断。

(三)脑部寄生虫病、脑肿瘤

脑脊髓型并殖吸虫病可表现为发热、头痛、颈项强直及癫痫、瘫痪等症状,易误诊为脑部寄生虫病、脑肿瘤。及时进行血、脑脊液嗜酸性粒细胞的检查和并殖吸虫病血清学免疫学试验,可明确诊断。

八、治疗

(一)病原治疗

吡喹酮是目前治疗并殖吸虫病最理想的药物。剂量为每次 25mg/kg 体重,每天 3 次,连服 3～5 天,总剂量为 225～375mg/kg 体重。脑型患者宜给予 2 个疗程,间隔 1 周。也可应用硫酸二氯酚,成人每天 3g,儿童 50mg/kg,分 3 次口服,连续服用 15 天或隔天服用,30 天为 1 个疗程,但疗效较差。有严重的心、肝、肾疾病患者及孕妇禁用此药。三氯苯达唑对并殖吸虫有明显杀虫作用,用法为 5mg/kg,每天 1 次,3 天 1 个疗程,疗效与吡喹酮相似,但不良反应轻微,治愈率可达 90％以上。

(二)对症治疗

对咳嗽、胸痛者可应用镇咳药及镇痛药。癫痫发作者可用苯妥英钠、苯巴比妥及地西泮等口服预防。颅内压增高者可用脱水剂,如高渗葡萄糖注射液、20％甘露醇等。瘫痪者可采用针刺及理疗等。

(三)外科手术治疗

脑脊髓型有压迫症状,如内科治疗无效,可考虑外科手术。胸膜粘连明显者可经胸膜剥离术治疗。

九、预后与预防

该病可在流行区或到达流行区内,通过生食或半生食石蟹、蝲蛄、沼虾、红娘华或饮用生的溪水及食具(刀、砧板)的污染获得。预防本病的关键是切实做到不进生食或半生不熟的石蟹、蝲蛄及生水等以预防感染,不随地吐痰,不随地排便,避免虫卵随雨水冲入溪流污染水源。患者一旦得病,应彻底治疗。

(1)及时发现并彻底治疗患者,对病畜、病兽加强调查和捕杀。

(2)防止患者的痰液和粪便污染水源,用生石灰杀灭痰液和粪便中的虫卵。

(3)饲养鲶鱼和家鸭吞食淡水螺和蝲蛄,以切断传播途径。

(4)不吃生的或半熟的溪蟹、淡水螺和蝲蛄,不喝生溪水。

一般患者预后良好,但脑脊液型预后较差,可致残疾,斯氏狸殖吸虫病较少累及脑部,较易恢复,后遗症少,预后较好。

(魏素霞)

第七节　华支睾吸虫病

华支睾吸虫病是由于华支睾吸虫寄生于人体肝内胆管,引起胆汁淤滞、肝损害的寄生虫病。临床主要表现为食欲缺乏、疲乏、上腹隐痛、肝大及肝功能异常等,可并发胆管炎、胆囊炎、胆石症,少数患者甚至发展至肝硬化。

一、病原学

(一)形态

华支睾吸虫成虫扁平狭长似葵瓜子仁,大小约 15mm×3mm,色褐红,雌雄同体,卵巢、睾丸前后排列,有口、腹吸盘各一个。虫卵形状略似灯泡,大小约 $30\mu m×14\mu m$,是常见人体寄生虫卵中最小的一种,顶端有盖,盖的两旁可见小的突起,底端也有一小的疣状突起,虫卵内有一成熟毛蚴。

(二)生活史

华支睾吸虫成虫主要寄生在人、犬、猫、猪等哺乳动物的肝胆管内,成虫排出的虫卵随胆汁经小肠、大肠,后随粪便排出体外进入水中。虫卵入水后被纹沼螺、赤豆螺、长角涵螺等淡水螺(第一中间宿主)吞食,在螺体内发育为尾蚴逸出,尾蚴在水中钻入白鲩、黑鲩、麦穗鱼、米虾和沼虾等淡水鱼虾(第二中间宿主)的体内发育成囊蚴。人们因生食或半生食含有活囊蚴的鱼、虾而感染。囊蚴经口入人体的十二指肠内脱囊逸出,由胆总管移行至肝脏胆管寄生,发育为成虫而后产卵,虫卵又经胆管入肠,随粪便排出。从感染囊蚴至成虫成熟排卵约需 1 个月,成虫以吸盘吸着于黏膜上,以黏膜分泌物为营养,成虫寿命可长达 10～30 年。

二、流行病学

本病几乎遍及世界各地,但主要分布在东南亚各国,多见于中国、日本、朝鲜、印度、菲律宾、泰国、越南、老挝、柬埔寨、马来西亚、新加坡和印度尼西亚等国家。我国 24 个省市和自治区有本病流行,但各地的感染率及感染程度差异很大,以广东、广西、安徽、黑龙江多见,其次为吉林、海南、四川、江苏等,西北地区感染率低。

(一)传染源

主要是已感染华支睾吸虫的人和哺乳动物,如猫、狗、鼠、猪等。人感染华支睾吸虫后,因虫体寿命很长,可长期经粪便排卵。

(二)传播途径

以各种方式摄入生的或未煮熟的含有华支睾吸虫囊蚴的淡水鱼或虾而感染。感染方式因生活习惯、饮食嗜好而有所不同,但多因进食生的或半生食鱼、虾,或食用以不能杀死囊蚴的烹调方法(如酒醉、酱油浸等)所制备的鱼肉所致。如广东、广西等地的居民有吃"鱼生"和"鱼片粥"的习惯;也有由于食用烤、烧、炒、煎食小型鱼类不熟而感染。此外,用切生鱼肉的刀及砧板切熟食,用盛生鱼的器皿盛食,甚至饮用被囊蚴污染的生水也可被感染。

(三)易感人群

人对本病普遍易感,无年龄、性别、种族差别。各地感染率高低与生活习惯、饮食嗜好密切相关。

三、发病机制与病理

华支睾吸虫主要寄生在人肝内中、小胆管。寄生于人体的虫数一般为十余条至数百条。病变因感染轻重和时间长短而异。如感染虫数少,可无明显病理变化。如感染虫数多,由于成虫的机械刺激及其分泌物和代谢产物的作用,胆管上皮细胞脱落,继而呈腺瘤样增生,胆管壁增厚,管腔变窄,加上虫体本身也可堵塞胆管,使胆汁淤积,甚至引起阻塞性黄疸。由于左肝管较平直,幼虫易于入侵,故肝左叶被华支睾吸虫寄生机会较多,病变亦较重。由于胆汁流通不畅,易导致细菌感染,从而引起胆管炎、胆囊炎。虫卵、死亡的虫体、脱落的胆管上皮、炎性渗出物、细菌等可构成结石的核心,形成胆石症。少数慢性严重感染时,胆管周围淋巴细胞浸润和纤维结缔组织增生,周围的肝实质萎缩,增生的纤维组织向肝小叶间延伸,并分割肝小叶而形成肝硬化。偶尔,成虫可寄生于胰管,引起胰腺炎。此外,国内外资料提示,华支睾吸虫与胆管上皮癌和肝细胞癌的发生有一定关系。

四、临床表现

本病一般起病缓慢,潜伏期1~2个月。临床表现与感染程度及机体反应有关。

轻度感染者常无症状或仅在食后有上腹部饱胀感、食欲缺乏、轻度腹痛及大便稀烂等上消化道症状。患者易疲劳。

中度感染者通常有不同程度的乏力及较明显的消化道症状,如食欲缺乏、上腹饱胀、轻度腹泻、肝区隐痛,肝大,以左叶为明显,可有压痛和叩击痛。部分患者可伴有不同程度的贫血和营养不良等。

严重感染的患者可呈现急性起病。多见于儿童及初次大量感染的患者。潜伏期短,仅10~26天。急性期主要是过敏反应和消化道不适:突发寒战及高热,体温可达39℃以上,弛张热多见;消化道症状明显,如食欲缺乏、腹胀、腹泻及黄疸等,肝大伴有压痛,少数出现脾大;部分患者伴有荨麻疹。数周后急性症状消失而进入慢性期。

大部分患者无急性期症状,经过几年逐渐发展,慢慢出现症状。一般以消化系统的症状为主,表现为疲乏、上腹不适、食欲不佳、厌油腻、腹痛、腹泻、肝区隐痛等。常见的体征有肝大,多在左叶,质软,有轻度压痛,少数可有脾大。严重感染者伴有营养不良或慢性神经衰弱症状,如头晕、消瘦、水肿和贫血等,极少数在晚期可发展为肝硬化,出现腹壁静脉曲张、脾大、腹水、黄疸等症状与体征。

儿童和青少年感染华支睾吸虫后,临床表现往往较重,除消化道症状外,常有营养不良、贫血、水肿、肝大等营养不良表现更为常见,极少数患者出现生长发育障碍甚至可致侏儒症。

五、并发症

以胆道感染、胆管炎、胆囊炎和胆石症最常见,占感染者的21%左右。肝硬化是本病严重的并发症,发生率约1.4%。此外,可见到继发细菌性肝脓肿、溃疡病、慢性胃炎、慢性结肠炎、胰管炎及胰腺炎、糖尿病、儿童侏儒症等。本病与胆管上皮癌或原发性肝细胞癌的发生密切相关。

六、实验室及其他辅助检查

(一)血常规及肝功能检查

可有嗜酸性粒细胞比例和绝对数增加,以急性期增加最显著,一般在10%~40%,多数慢性患者呈5%~10%的轻度增加。红细胞沉降率增快。严重感染者和慢性患者可出现不同程度的贫血,血红蛋白和红细胞减少。肝功能可出现异常,表现为血清ALT升高,总蛋白和白蛋白减少,白/球蛋白比值倒置。

(二)病原学检查

粪便中检出虫卵可以确定诊断,一般在感染后1个月可在粪便中发现华支睾吸虫卵。粪便直接涂片检查,操作简便,但阳性率低。沉淀集卵法、醛醚法或氢氧化钠消化法阳性率高,并可同时进行虫卵计数。虫卵计数有助于了解感染程度及考查治疗效果。应用十二指肠引流进行引流液离心沉淀检查可提高虫卵检出阳性率,进行胆汁引流时,如见活成虫,也可作为确诊的依据。值得注意的是,华支睾吸虫卵与异形类吸虫卵在形态、大小上极为相似,容易造成误诊,故应根据各自形态的特征加以鉴别。

(三)免疫学检查

1.抗原皮内试验

阳性率在90%左右,但特异性较差,与血吸虫和并殖吸虫有交叉反应,约有30%的假阳性率和5%的假阴性率,临床上常作为普查时初筛感染者的手段。

2.ELISA法

ELISA法是临床上最常用的血清免疫学试验,检测患者血清中特异性抗体,阳性率为85.3%~93.9%,可作为大规模的流行病学调查和辅助诊断方法。

(四)影像学检查

B超、CT、磁共振和经皮肝胆管造影术(PTC)可以显示胆管及周围病变,但影像学改变多属非特异性,不能作为确诊的依据。

七、诊断与鉴别诊断

(一)诊断依据

1.流行病学资料

在流行区内有进食生的或未煮熟的淡水鱼或虾的经历。

2.临床表现

慢性消化道功能紊乱症状,肝大,常以左叶大较明显,并伴胆管炎、胆囊炎、胆石症等。

3.实验室检查

嗜酸性粒细胞增多,血清中特异性抗体阳性可作为辅助诊断依据。粪便或胆汁中检出华支睾吸虫卵即可确诊。

(二)鉴别诊断

1.急性病毒性肝炎

以急性发病为特点的华支睾吸虫病应与急性病毒性肝炎相鉴别,急性病毒性肝炎发病急骤,多数有乏力、食欲减退、肝区痛等肝炎的一般症状,全身症状和消化道症状一般较华支睾吸虫病明显且肝脏呈弥散性肿大伴压痛,并不以左叶肿大为主,肝功能损害较华支睾吸虫病严重。肝炎病毒血清学标志的检测及粪便虫卵检查有助于诊断。

2.慢性肝炎、肝硬化

以慢性过程起病或伴有脾大、腹水、脾功能亢进的病例,应与感染性疾病,如慢性血吸虫病,乙、丙型病毒性肝炎,以及非感染性疾病,如慢性胆囊炎、酒精性肝硬化、非酒精性脂肪肝、肝豆状核变性等引起的慢性肝炎及肝硬化进行鉴别。慢性肝炎病情较重,病程迁延,通过详细询问病史,进行肝炎病毒血清学标志、血脂、血清铜的检测,辅以影像学检查、肝穿刺组织病理活检及粪便虫卵检查可帮助诊断。

3.原发性肝癌

病情多迅速恶化,肝区疼痛较显著,肝进行性肿大,肝脏表面可触及结节和肿块,血甲胎蛋白增高,肝脏 B 超、核素扫描、CT 及 MRI 有助于诊断。

4.慢性胆囊炎

华支睾吸虫病常为肝胆道感染和胆石症的发病基础,B 超、CT、反复的十二指肠胆汁引流有助于诊断。

5.血吸虫病

轻症慢性患者多无自觉症状或有轻度消化不良症状,体查常可发现轻度肝脾大。肝大更常见,重症者肝下缘可达脐下。重症病例晚期发展为肝硬化,脾大发生率较高,巨脾症较多,食管胃底静脉曲张破裂出血较多见。平均发病年龄较轻,功能损害较轻。粪便检查得到血吸虫虫卵或孵出毛蚴。

6.肝片吸虫病

临床表现和华支睾吸虫病相似,但病情及梗阻性黄疸较严重,常合并胆道出血。粪便或十二指肠引流中找到肝片吸虫卵可确诊。

7.猫后睾吸虫、异形吸虫及横川后殖吸虫感染

临床表现与华支睾吸虫病的临床表现相似,粪便检查发现虫卵可确诊。

8.侏儒症

华支睾吸虫病引起的发育停滞者应与其他原因引起的侏儒症鉴别。华支睾吸虫病患儿,全身呈均匀性矮小,并伴有程度不等的水肿、肝大、贫血等症状,但智力发育无明显障碍。X 线

骨龄检查大都在正常范围。

八、治疗

（一）病原治疗

病原治疗是治愈本病最为重要的治疗方法。

1.吡喹酮

吡喹酮是治疗本病的首选药物,对华支睾吸虫的作用主要是使虫体皮层、肠管两界面受损,影响其吸收功能,从而使虫体死亡。因在体内吸收、代谢、排泄快,具有疗效高、毒性低、反应轻以及疗程短等优点。用法是 25mg/kg,每天 3 次,连服 2 天(总剂量 150mg/kg),治疗后 3 个月粪便虫卵阴转率达 90％以上。不良反应轻微,仅少数患者有头晕、头痛、乏力、恶心、腹痛、腹泻等,停药后反应消失。

2.阿苯达唑

此药为广谱驱虫药,也是通过对皮层和肠管两界面的双重损害影响华支睾吸虫的生理功能,使虫体死亡。用量为每天 10mg/kg,2 次分服,7 天为 1 个疗程。粪便虫卵阴转率可达91％以上。不良反应轻微,少数患者可出现口干、头晕、乏力、恶心、食欲缺乏、腹痛、腹泻等,停药后反应消失。

（二）对症与支持治疗

重度感染有营养不良、肝功能异常或肝硬化者,在及时进行驱虫治疗的同时,应给予加强营养、纠正贫血、保护肝脏、改善全身状况为重点的对症支持治疗。

（三）治愈标准

(1)症状消失,体征消失或基本消失。

(2)治疗结束后大便浓缩集卵 3 次阴性或十二指肠引流液查虫卵阴性。

(3)治疗结束后 6 个月大便浓缩集卵法 3 次阴性或十二指肠引流液查虫卵阴性。

（四）并发症的治疗

合并胆道感染或胆囊炎时,加用抗生素治疗。对胆石症或胆道梗阻等并发症,应手术治疗,术后给予驱虫治疗。合并病毒性肝炎时,最好在肝功能稳定好转后,尽早进行驱虫治疗。

九、预后

本病的预后主要与感染的虫数、重复感染情况、有无并发症或并发症及治疗情况等有关。一般患者如不再重复感染,经治疗后可完全治愈。重症已发展至肝硬化者,如能避免重复感染,经积极治疗后肝病病情可明显改善,但若有营养不良、病毒性肝炎、肝结核等合并症者,预后较差。华支睾吸虫所致的儿童发育不良或侏儒症者,若在青春期前彻底治疗并避免重复感染,生长发育可明显改善。并发胆管炎、胆囊炎、胆管阻塞者,如及时治疗,预后亦良好。合并胆管上皮癌或原发性肝癌,则预后不良。

十、预防

认真做好卫生宣传教育工作,让人人皆知不吃未经煮熟的鱼或虾是预防本病最简单而有效的措施；加强粪便管理，不使用未经无害化处理的人粪或猫、狗、猪等粪便以免污染水源及鱼塘；在流行区对居民进行普查，积极治疗患者和带虫者。对猫、狗等家畜不喂生鱼、虾，有条件者予以驱虫。

（韩红莉）

第八节　丝虫病

丝虫病是由丝虫寄生在淋巴系统、皮下组织、腹腔、胸腔等处引起的寄生虫病。丝虫病的临床表现在急性期为反复发作的淋巴管炎、淋巴结炎和发热，慢性期为淋巴水肿和象皮肿等。

一、流行病学

丝虫病主要流行于非洲、亚洲、美洲和大洋洲的热带和亚热带地区。我国曾流行的丝虫病由班氏丝虫和马来丝虫引起。

丝虫病的传染源为血内含微丝蚴的患者，通过蚊子叮咬而传播。传播班氏丝虫的主要蚊种有淡色库蚊、致倦库蚊和中华按蚊，传播马来丝虫的主要蚊种有中华按蚊、雷氏按蚊。人群普遍易感，感染后获得的免疫力较低，可反复感染。

二、病因与病理

（一）病因

丝虫是丝虫病的病因，感染人的丝虫主要有 8 种，包括班氏丝虫、马来丝虫、帝汶丝虫、盘尾丝虫、罗阿罗阿丝虫、链尾丝虫、常现丝虫和奥氏丝虫，我国丝虫病的病因为班氏丝虫和马来丝虫。丝虫成虫呈乳白色，细长，表面光滑，雌雄异体，雌虫较大，平均长 86.1mm（班氏丝虫）和 56.1mm（马来丝虫），雄虫较短小，平均长 37.6mm（班氏丝虫）和 24.0mm（马来丝虫），尾部向腹面弯曲 2～3 圈。雌雄成虫交配后产生微丝蚴。微丝蚴细长，头端钝圆，尾端尖细，外被鞘膜，平均长 260μm（班氏丝虫）和 220μm（马来丝虫）。

丝虫的生活史需经两个发育阶段，即成虫在终宿主人体内的发育、繁殖，以及幼丝虫在中间宿主（传播媒介）蚊体内的发育。

含感染性幼虫蚊叮人吸血时，感染性幼虫自蚊下唇逸出，由蚊叮伤口侵入人体，进入附近的淋巴管，再移行至大淋巴管内，经两次蜕皮发育至成虫。雌雄成虫交配后，雌虫可产出微丝蚴。微丝蚴随淋巴液经胸导管进入血液循环。

蚊刺吸含微丝蚴的人血时，将微丝蚴吸入蚊胃。微丝蚴脱去鞘膜，穿过胃壁，经体腔进入胸肌，蜕皮 2 次，发育为第三期即感染性幼虫。幼丝虫在蚊体内只发育不繁殖。幼虫在蚊体发育所需时间，班氏丝虫为 10～14 天，马来丝虫约 7.5 天。

（二）发病机制与病理

对丝虫病的发病机制至今尚未完全阐明，丝虫病的发生与发展取决于多种因素，与宿主的机体反应性、感染的虫种、程度和次数以及虫体的发育阶段、寄居部位和成活情况等因素有关。

丝虫的感染期幼虫、成虫和微丝蚴以及其代谢产物都具有抗原性,机体可产生对抗丝虫的特异性抗体。人体感染丝虫后,血清中 IgG 和 IgE 水平均有升高,还可能出现皮肤的迟发型变态反应和巨噬细胞移动抑制现象。这些免疫变态反应引起淋巴管内膜肿胀,内皮细胞增生,随之管壁及周围组织发生炎症细胞浸润,以嗜酸性粒细胞为多,导致淋巴管壁增厚,瓣膜功能受损,管内形成淋巴栓等急性淋巴管炎病变。慢性期则主要是丝虫成虫阻塞淋巴流,引起淋巴管扩张,瓣膜关闭不全,淋巴液淤积,出现凹陷性淋巴液肿。淋巴管壁有炎症细胞浸润、以死亡的成虫和微丝蚴为中心,周围浸润大量炎症细胞、巨噬细胞、浆细胞和嗜酸性粒细胞等而形成丝虫性肉芽肿,加之内皮细胞增生、管腔变窄而导致淋巴管闭塞。阻塞部位远端的淋巴管内压力增高,形成淋巴管曲张甚至破裂,淋巴液流入周围组织。由于阻塞部位不同,患者可出现进行性象皮肿、睾丸鞘膜积液、乳糜尿等表现。

三、临床表现

潜伏期 4 个月至 18 个月,临床表现轻重不一。在流行区可有 50％～75％ 的无症状感染者,有症状者可表现为急性期和慢性期的临床特征。

(一)急性炎症期

1.急性淋巴结炎和淋巴管炎

有反复发作的特点。主要为四肢,特别是下肢,有发热,伴畏寒、头痛、肌肉关节疼痛。受累肢体皮肤可出现自上而下的离心性红线。病变的淋巴结可有红、肿、热、痛的表现。

2.丹毒样皮炎

常继发于淋巴结炎和淋巴管炎,也可单独发生。多在肢体皮肤出现片状红肿伴发热。

3.丝虫热

畏寒发热为主要症状,发热时体温可高达 40℃,伴畏寒,但也可呈低热,热程一般 2～3 天或 1 周左右。丝虫热症状可反复发生。

4.精索炎、附睾炎和睾丸炎

见于班氏丝虫感染,表现主要为发热和局部肿痛。如阴囊内和大腿内侧的疼痛,睾丸和精索结节性肿块。

5.肺嗜酸性细胞浸润症

主要表现有畏寒、发热、咳嗽、哮喘等。痰中可见嗜酸性粒细胞和夏科—莱登晶体。外周血白细胞和嗜酸性粒细胞明显增多。

(二)慢性期

由于淋巴系统阻塞所致。

1.淋巴液肿和象皮肿

班氏丝虫病淋巴液肿和象皮肿常见于四肢和阴囊,大腿、小腿和足部均可波及,尚可发生于阴茎、阴唇、阴蒂和乳房等部位。马来丝虫病则多局限于下肢膝以下。淋巴液肿局部皮肤紧张,按之凹陷,有坚实感。含蛋白量较高的淋巴液长期潴留于组织内可刺激纤维组织增生而形成象皮肿。象皮肿患部呈肿大畸形,皮肤粗厚,肤色深暗,甚至出现苔藓样变、棘刺和疣状增生,继发感染则形成难愈的溃疡。

2.鞘膜积液、乳糜尿、乳糜腹水

此为班氏丝虫病常见体征。

鞘膜积液多局限于一侧,亦可双侧。阴囊增大,不对称,皮肤紧张、光滑,阴茎内缩。肿物卵圆形,囊样,无压痛,睾丸不易触及。

乳糜尿的尿液呈乳白色,如混有血液,则呈粉红色。乳糜尿常间歇发生,间歇期短仅数天,长至数年或长期持续不愈。

乳糜腹水呈乳白色,为淋巴液流入腹腔所致,可有腹膜炎症状。

3.淋巴结及淋巴管曲张

淋巴结曲张是指向心淋巴管及淋巴窦扩张,常见于腹股沟和股部。一侧或双侧,触诊时如一海绵包内有硬结的感觉。淋巴管曲张常见于精索、阴囊和大腿内侧。上肢偶见。

此外,丝虫还可引起女性乳房的丝虫结节。偶可引起眼部丝虫病,脾、胸、背、颈、臂等部位的丝虫性肉芽肿,丝虫性心包炎、乳糜胸腔积液,乳糜血痰以及骨髓内微丝蚴症等。

四、辅助检查

(一)白细胞计数与分类

丝虫病患者白细胞和嗜酸性粒细胞增多,通常以早期明显,嗜酸性细胞分类计数占20%以上。

(二)病原学检查

1.外周血找微丝蚴

可采用鲜血法、厚血膜法、浓集法、微孔膜过滤法等对血样进行处理,在显微镜下找微丝蚴。通常在晚9时至翌日晨2时采血检查阳性率高。白天采血检查也可发现微丝蚴,采用乙胺嗪诱导法可提高白天采血的微丝蚴检出率。

2.淋巴液、鞘膜积液、乳糜尿内微丝蚴的检查

淋巴液、鞘膜积液(或其他抽出液):直接涂片或用生理盐水稀释10倍离心后检查沉渣。液体蛋白含量高而呈胶状易凝者,加抗凝剂后检查。乳糜尿或乳糜积液的微丝蚴的检查,可加乙醚使乳糜中脂肪充分溶解,弃去上层脂肪,加水稀释10倍后离心检查。

3.活体组织检查

可取淋巴管、淋巴结或其他病变组织,通过病理检查找组织中的成虫或成虫的断面,也可取浆膜腔液,离心后取沉淀抹片后染色找成虫。

(三)血清免疫学检查

(1)间接荧光抗体试验(IFAT)和酶联免疫吸附试验(ELISA)查患者血中的丝虫特异性抗体。检测的特异性和敏感性均在90%左右。抗体检测不能区分既往感染和活动感染,只能用于流行病学调查。

(2)皮内试验。用丝虫抗原注射受试者前臂的皮内,15分钟后观察局部的红肿反应。阳性与血中带微丝蚴阳性的符合率为86.2%~94.1%。但与血吸虫可发生交叉反应。本方法有

筛查和辅助诊断价值。

(3)检测循环抗原。可采用免疫色谱技术、单克隆抗体酶联免疫吸附试验或斑点酶联免疫吸附试验检测血中丝虫抗原,敏感性和特异性均在94%以上,可用于丝虫活动性感染的诊断和疗效的评价。

五、诊断与鉴别诊断

根据流行病学,临床特征和实验室检查结果进行诊断。其诊断标准如下。

(一)微丝蚴血症

凡有流行季节流行区居住史,并夜间采血检查微丝蚴阳性者。

(二)急性丝虫病

1.疑似病例

有流行季节流行区居住史,并有急性丝虫病临床表现者,如反复发作的非细菌感染性肢体(或阴囊、女性乳房)淋巴结炎/淋巴管炎(或精索炎、睾丸炎、附睾炎),局部疼痛、触痛、肿胀、温热感或有丹毒样皮炎,症状持续超过3天,伴有发热、头痛、不适等全身症状。

2.确诊病例

符合疑似病例诊断标准,并在实验室检查发现夜间采血检查微丝蚴阳性或间接荧光抗体试验或酶联免疫吸附试验检测抗体阳性者。

(三)慢性丝虫病

1.疑似病例

有较长期流行区居住史,并有慢性丝虫病临床表现者,如不对称性肢体淋巴水肿、象皮肿、鞘膜积液、乳糜尿以及阴囊或女性乳房肿大(马来丝虫病慢性体征局限于肢体淋巴水肿、象皮肿且肿胀处限于膝、肘关节远端)。或兼有急性丝虫病的表现。

2.确诊病例

符合疑似病例,并且下述实验室检查有一项阳性者。

(1)在尿、淋巴液、鞘膜积液(或其他抽出液)内查见微丝蚴,在淋巴管、淋巴结内查见成虫或在病理组织切片查见丝虫断面。

(2)夜间采血检查微丝蚴阳性。

(3)间接荧光抗体试验或酶联免疫吸附试验检测抗体阳性。

六、治疗

(一)病原治疗

1.乙胺嗪

(1)班氏丝虫病。口服乙胺嗪总剂量4.2g,7天疗法,即每次0.2g,每天3次,连服7天。需2～3个疗程。

(2)马来丝虫病。口服总剂量2g,2～4天疗法,即0.5g,每天2次,连服2天,或0.5g顿服,连服4天。需2～3个疗程。

儿童用量应递减,孕妇、哺乳期妇女及有严重合并症患者应缓治。

2.呋喃嘧酮

疗效与乙胺嗪相似。剂量 20mg/(kg·d),分 2～3 次,7 天 1 个疗程。

3.依维菌素

能有效治疗班氏丝虫病。成人 100～200μg/kg,单剂或连服 2 天。

4.多西环素

能有效抑制班氏丝虫的微丝蚴的产生,但对成虫无杀灭作用。用法:200mg/d,持续使用 8 周。

(二)对症治疗

急性丝虫病可给予消炎镇痛药治疗。合并细菌感染者需给予抗菌治疗。淋巴液肿和象皮肿可行辐射热或微波透热烘疗后用弹性绷带包扎患肢。鞘膜积液量多者采用鞘膜翻转手术治疗。乳糜尿发作期间注意休息,忌食油类及含脂肪食物,或用中链油代替普通食用油脂。

七、预后

丝虫病对生命威胁不大,早期发现多能治愈。但反复发作淋巴结炎、淋巴管炎和象皮肿患者可影响健康、工作和生活。继发细菌感染,可加重病情。

(韩红莉)

第九节　肠绦虫病

肠绦虫病是各种绦虫成虫寄生于人体小肠引起的一类肠道寄生虫病。常见的有猪带绦虫病和牛带绦虫病,系因进食含有活囊蚴的猪肉或牛肉而感染。

一、牛带绦虫病

牛带绦虫病是由牛带绦虫成虫寄生人体小肠引起的一种肠绦虫病,又称牛肉绦虫病、肥胖带绦虫病。

(一)病原学

牛带绦虫又称牛肉绦虫、肥胖带绦虫、无钩绦虫。成虫乳白色,长 4～8m,最长可达 25m。虫体前端较细逐渐向后变宽变扁。头节略成方形,直径 1.5～2.0mm,无顶突及小钩,顶端略凹入,常因含色素而呈灰色,有 4 个杯形的吸盘,直径 0.7～0.8mm,位于头节的四角。颈部细长,约为头节长度数倍。链体由 1 000 余个节片组成,每一节片均有雌雄生殖器官各一套。妊娠节片约占节片总数 10%,其子宫分支数为 15～30 个,呈分支状分布于节片两侧,排列整齐,内含大量虫卵。妊娠节片可自动从链体脱落,常单节或数节相连随粪便排出,亦可主动从肛门逸出。由于其伸缩蠕动可将虫卵散播在粪便中以及肛门周围甚至衣裤上。逸出的节片常遗留在衣裤或被褥表面而被患者发现。

每一妊娠节片约含虫卵 8 万个,一条牛带绦虫一天可排卵约 72 万个,其中约 50% 在排出时已成熟,约40%须在宿主体外经过2周后方才发育成熟。粪检发现的虫卵一般卵壳已经脱落,仅为胚膜包被的六钩蚴。圆形或近圆形,直径36～42μm,黄褐色。胚膜3～3.8μm,表面有六角的网状纹理。胚膜内侧为幼胚外膜,薄而透明,紧包六钩蚴。牛带绦虫虫卵对外界环境免疫力较强,在-4℃可存活168天,在粪便中亦可存活数十天,通常处理污水的方法也不能完全杀死虫卵。

牛带绦虫以人为其唯一终宿主,中间宿主则有牛科动物、野山羊、野猪、驯鹿、美洲驼、角马、狐、绵羊等。牛带绦虫寄生在人体小肠上部,其虫卵与妊娠节片随粪便排出。牛等动物中间宿主吞食被污染的饲料后,六钩蚴在十二指肠内孵出并借其小钩及穿刺腺溶解黏膜而钻入肠壁,随血流到达身体各部肌肉内,尤其多见于头部咀嚼肌、舌肌、心肌及其他骨骼肌内,经过2～3个月发育为有感染性的囊尾蚴。成熟的牛囊尾蚴呈卵圆形,乳白色半透明囊状,大小为(7～10)mm×(4～6)mm,囊内充满液体,隔囊壁肉眼可见白色小点状头节。人吞食有感染力的囊尾蚴后,在小肠受胆汁刺激,头节翻出并固着在肠黏膜上,长出节片形成链体,约经3个月发育为成虫。成虫在人体内寿命很长,达30年以上。囊尾蚴在牛肉内也可存活3年左右。

人是牛带绦虫的终宿主,但不能成为其中间宿主。牛带绦虫卵如被人吞食后一般认为不能发育与产生牛囊尾蚴病(牛囊虫病),故与猪带绦虫既以人为终宿主(猪肉绦虫病),也可以成为其中间宿主(猪囊虫病)有所不同。

(二)流行病学

牛带绦虫病呈世界性分布,在以吃牛肉,尤其有生食牛肉习惯的地区或民族中可造成流行,一般地区则多为散发病例。

牛带绦虫病在我国分布亦相当广泛,绝大多数省、自治区、直辖市均有人体牛带绦虫病报告,大多数为散发病例,感染率甚低,0.1%～1%。但本病在云南西北部、四川甘孜、贵州东南、西藏昌都、广西大苗山、内蒙古、新疆喀什等地区呈地方性流行,感染率较高,可达5%～70%。

1.传染源

感染牛带绦虫的人是该病的传染源。从粪便中排出虫卵,使牛感染而患牛囊尾蚴病。牛为食草动物,不吞食虫体,仅因吞食污染饲料中虫卵而被感染,故感染多较轻。但如一次吞食节片腐烂后污染饲料的大量虫卵,也可发生严重感染。牛囊尾蚴感染与牛的饲养放牧方式有关。人为牛带绦虫的唯一终末宿主,故流行区人的排便习惯以及粪便污染牛棚、牧场、饲料、水源都可能造成牛囊尾蚴感染。人粪便未经恰当处理施用也可造成环境污染而造成牛的感染。

2.传播途径

人主要是进食生的或未煮熟的含牛囊尾蚴的牛肉感染牛带绦虫。饮食习惯是决定牛带绦虫病感染率最主要因素。

3.易感人群

任何年龄均可患牛带绦虫病。感染牛带绦虫后,人体可产生带虫免疫,不能消除感染,但对再感染有一定的免疫力。最低年龄为10个月,最高年龄为86岁,但以21～40岁青壮年最多,一般男性多于女性。牛带绦虫患者一般为单虫感染,但在流行区多虫感染亦不少见,我国流行区多虫感染大多在50%左右,也有报告高达95.2%者,但非流行区多虫感染仅占17%左右。国内报告虫体最多达30条。人感染牛带绦虫与当地牛的囊尾蚴感染率与感染度有密切关系。

（三）发病机制与病理

牛带绦虫寄生在小肠内,可自空肠下至回肠,吸附在小肠黏膜上,很少产生病理变化。但当寄生虫数较多时,绦虫头节吸盘可压迫并损伤肠黏膜,局部有轻度亚急性炎症反应。当脱落的节片沿着肠壁活动,遇回盲瓣阻挡时,活动增强,引起痉挛而产生腹痛等症状。也可因虫体结团造成部分性肠梗阻。

动物实验证明,牛带绦虫的浸出液可使宿主肠道活动和分泌功能失调,胃液分泌减少,酸度降低。动物可出现腹泻、脓血便、痉挛及呼吸循环障碍。大量注射浸出液可使动物死亡。因此,虫体代谢产物可能对宿主有一定毒性作用。

牛带绦虫无消化器官,但其体节皮层表面有许多微绒毛,具有吸收宿主营养成分的功能。虫体大量吸取宿主肠道内营养成分,可造成患者饥饿感、贫血及维生素缺乏。由于虫体代谢物作用,患者可有嗜酸性粒细胞增多、荨麻疹、瘙痒和哮喘等变态反应表现。

牛带绦虫感染后,患者血清可出现特异性抗体。动物实验表明,牛带绦虫抗原免疫的小牛可产生对攻击感染的免疫力;抗原免疫母牛产生的初乳也可使哺乳小牛对牛带绦虫具有高度免疫力。

（四）临床表现

潜伏期为从吞食牛囊尾蚴至粪便中出现虫体节片或虫卵,约需 3 个月。症状轻重程度与体内寄生虫数有关。轻者可毫无症状,重者症状明显甚至可因并发症而死亡。

粪便中发现白色节片为最常见的症状并常成为患者就诊时主诉。妊娠节片多于排便时同粪便排出体外,而且常自动地单个或 2～3 个节片相连从肛门爬出,在肛门周围做短时间蠕动,并滑落到会阴或大腿部,患者感到肛门瘙痒不适。几乎 100％患者有此症状。

胃肠道症状中以腹痛最为常见,见于约半数病例。腹痛可在上腹部、脐周或无固定位置,可为钝痛、隐痛、刺痛、咬痛或烧灼感,少数患者可有肠绞痛。此外还可有恶心、呕吐、腹泻等。食欲减退或亢进都较常见。头晕、神经过敏、失眠、癫痫样发作与晕厥等神经症状以及过敏性瘙痒症、荨麻疹、结节性痒症也在少数患者中出现。

牛带绦虫病重要的并发症有肠梗阻与急性阑尾炎,多因链体或节片阻塞所致。

（五）实验室检查

1.血常规检查

血常规变化甚少,一般无贫血。嗜酸性粒细胞可轻度增多且多出现于病程早期。

2.虫卵检查

大多数患者粪便中可找到虫卵,但由于牛带绦虫无子宫孔,虫卵不能直接排入肠道,仅在妊娠节片伸缩蠕动或破裂而将虫卵播散到粪便中,故并非每一例患者均可查获虫卵。虫卵检查可采用直接涂片或厚涂片法、沉淀法和漂浮浓集法等,其中 Hein 厚涂片法 3 次检出率可达97％。用棉花拭子法做肛门涂片检查,可检获虫卵。方法简便,阳性率与沉淀法大致相等,可用于普查。粪便或拭子涂片检查发现的绦虫卵,不能鉴别其虫种,因为牛带绦虫与猪带绦虫卵极相似,二者难以区别。

3.妊娠节片检查

牛带绦虫妊娠节片常从链体脱落,随呕吐物或粪便排出体外,故详细询问是否有呕吐或粪便中带节片常是简单而准确的诊断方法。观察妊娠节片子宫分支数目与形状可用于鉴定肠绦虫种类。将混在粪便中的节片挑出并用清水洗净,夹于两载玻片之间,对着光线肉眼即可分辨子宫分支数目与形状。牛带绦虫妊娠节片子宫分支数为15～30个,呈对分支状,猪带绦虫妊娠节片子宫分支为7～13个,呈树枝状。

4.头节检查

驱虫治疗后24小时,留取全部粪便检查头节可帮助考核疗效和鉴别虫种。可将粪便置一大容器中用清水反复漂洗直至粪液澄清,将沉渣转到玻璃容器中衬以黑色背景,仔细查找头节。如遇虫体纠结应小心解开并顺链体向细端寻找。牛带绦虫的头节呈近四方形,较大而无顶突与小钩,猪带绦虫头节呈圆形,较小且具顶突,其上有二排小钩。头节被驱出,表明治疗彻底。如有多虫感染可能时,应注意链体条数与头节数是否一致。

5.免疫学检查

用虫体匀浆或虫体蛋白质做抗原进行皮内试验、环状沉淀试验、补体结合试验或乳胶凝集试验可检测体内抗体,阳性符合率为73.7%～99.2%。用酶联免疫吸附试验也可检测宿主粪便中特异性抗原,灵敏性可达100%且具有高度特异性,与蛔虫、微小膜壳绦虫、钩虫和鞭虫无交叉反应。

6.分子生物学检查

DNA-DNA斑点印渍法可用于检测牛带绦虫卵。近年有用聚合酶链反应(PCR)扩增粪便中虫卵或虫体脱落的外被体表物质的微量种特异性DNA序列,以检测人体内牛带绦虫或猪带绦虫成虫,特异性与灵敏性均很高。

(六)诊断

1.流行病学资料

应询问患者民族、宗教信仰,有无生食或半生食牛肉习惯,尤其来自少数民族地区者,可供参考。

2.呕吐或粪便排节片史

呕出物或粪便排出节片几乎即可作出诊断,但青年女性患者由于羞怯心理常隐瞒病史。从妊娠节片压片观察子宫分支数目与形态为主要诊断方法之一。

3.粪便与肛门拭子涂片

查到绦虫卵。

4.免疫学与分子生物学检查

可协助诊断。

(七)治疗

目前治疗牛带绦虫病的药物较多,而且疗效显著,经驱虫治疗后大多可以痊愈,预后良好。下列药物可供选择。

1.吡喹酮

对牛带绦虫与猪带绦虫均有良好杀虫作用,为目前首选药物。其杀虫机制主要是损伤破坏虫体皮层表面细胞,使虫体表膜对钙离子通透性增高,引起虫体肌肉麻痹与痉挛,颈部表皮损伤,进而破溃死亡。吡喹酮剂量,一般空腹一次口服($10\sim20mg/kg$)即可。有学者认为,$2.5\sim5mg/kg$也可获满意疗效。患者驱虫服药前晚宜禁食,次日晨空腹服药并多饮水或服缓泻药,可使麻痹或破坏的虫体迅速从体内排出。

2.阿苯达唑

本药驱虫效果较好,成人剂量为$800mg/d$,连服3天,不良反应轻微。

3.甲苯达唑

甲苯达唑能抑制牛带绦虫摄取葡萄糖,导致能量不足虫体麻痹。剂量成人和儿童均为每次$300mg$,每天2次,连服3天。甲苯达唑可完整驱出虫体,多数可找到头节,疗效几近100%。

4.氯硝柳胺(灭绦灵)

本药能抑制绦虫线粒体的氧化磷酸化作用。口服后不易吸收,肠道中局部药物浓度较高,虫体头节在肠内被消化溶解。剂量成人清晨空腹一次口服$2g$,儿童$1g$,嚼碎后用小量开水送服。一般不需服泻药。早孕妇女禁忌。

5.南瓜子与槟榔合并治疗

单独使用南瓜子或槟榔驱虫效果均差,而合并使用治疗牛带绦虫病证明二者有协同作用,治愈率达92.1%~100%,平均为95.2%。体外试验证明,南瓜子与槟榔对牛带绦虫均有瘫痪作用,但其作用部位不同。南瓜子主要作用于绦虫的中段与后段,使成熟节片变薄、变宽。槟榔则主要作用于绦虫的头节与未成熟节片,即虫体的前段。先服南瓜子使虫体中、后段瘫痪变软,继服槟榔煎剂可使头节失去吸附力,再服硫酸镁促进肠壁蠕动,从而加速已瘫痪成虫排出。具体方案如下。

(1)南瓜子仁。取带皮南瓜子$75\sim120g$,炒熟后去壳,得南瓜子仁并研成细末。成人口服南瓜子粉$80g$直接服用;或加少量水煮后再服亦可。儿童酌减。

(2)槟榔。可用切好的槟榔片,10岁以下小儿用$30g$,妇女与体弱成年男子$50\sim60g$,体格健壮者$80g$。将槟榔置$500mL$水中煎煮至$200mL$左右。

早晨先空腹服南瓜子仁粉,过2小时后服槟榔煎剂,再过0.5小时服50%硫酸镁$60mL$。虫体在服药后最快15分钟,最慢8小时即可排出,在$1\sim5$小时排出者约占73.9%。

本疗法优点是南瓜子和槟榔易于获得,价格低廉,方法简便,不良反应少,疗效很好,无须住院治疗,尤其适合于我国农村普治驱虫时采用。

(八)预防

大力开展卫生宣教,不吃生肉,坚持生熟刀具分开。严格执行肉类检疫,禁止带囊尾蚴的牛肉上市。冷藏牛肉应在$-22\sim-23℃$保持10天才能保证杀死肉中的囊尾蚴。加强人粪管理,防止人粪污染牧场、饲料及水源。在流行区普查普治患者。经过上述综合措施,牛肉绦虫病将得到控制。

二、猪带绦虫病

猪带绦虫病是由猪带绦虫成虫寄生在人体小肠引起的一种肠绦虫病,又称猪肉绦虫病、链状带绦虫病。其形态和生活史与牛带绦虫有许多相似之处,但也有一些重要区别。其中,人在猪带绦虫生活史中既是终宿主也是中间宿主。猪带绦虫成虫寄生在人肠道为肠猪带绦虫病,其幼虫寄生在人皮下组织、肌肉、脑等组织器官内则为猪囊尾蚴病(囊虫病)。囊虫病是人重要寄生虫病之一。

(一)病原学

猪带绦虫又称猪肉绦虫、链状带绦虫、有钩绦虫,是我国主要的人体寄生绦虫。成虫较牛带绦虫小,薄而透明,体长 3~5m。头节近圆球状,不含色素,0.6~1mm。头节除有 4 个吸盘外,顶端具顶突,其上有 25~50 个小钩,排成内外 2 圈。颈部纤细。链体节片数为数百个。成熟节片近方形。妊娠节片窄长,子宫分支数较少,7~13 个,呈多分支树枝形状分布。虫卵与牛带绦虫卵难以区别。

猪带绦虫成虫寄生在人小肠内,其妊娠节片从链体脱落,随粪便排出体外。中间宿主猪吞食粪便中妊娠节片后,虫卵在其十二指肠内受消化液作用破裂,六钩蚴逸出并循肠壁血流或淋巴到达宿主体内各部位。虫体逐渐生长,中间细胞溶解形成空腔并充满液体,约经 10 周发育为成熟囊尾蚴。猪体内的囊尾蚴以肌肉最多,其中以股内侧肌为最多。成熟囊尾蚴呈椭圆形,约 20mm×11mm,乳白色半透明。人误食生的或半生的带囊尾蚴的病猪肉后,在胃内囊尾蚴囊壁被消化,在十二指肠内囊尾蚴头节外翻,固着于小肠壁发育为成虫,2~3 个月粪便中即可发现虫卵。成虫在人体内可存活 25 年左右。

人有时也可因食入被虫卵污染的食物或在驱虫时节片反流到咽部而被吞下造成摄入虫卵。虫卵在人体内亦可发育为囊尾蚴而罹患猪囊尾蚴病,囊尾蚴寄生在人重要脏器如脑、眼等处,则可危及生命或造成严重损害。

(二)流行病学

猪带绦虫病在我国广泛分布,各地均有散发病例,在东北与华东较牛带绦虫病多见,其比例为 8∶1 与 7.1∶1,感染率由不足 1% 到 15.2%。在云南、河南、黑龙江、吉林、广西等省(自治区)均有地方性流行。

1.传染源

感染猪带绦虫成虫的人是本病的传染源。在目前我国农村猪仍以分散饲养为主,猪常在圈外活动觅食,故误吞入人粪中猪带绦虫节片或虫卵机会较多。特别在经济落后或边远地区缺乏厕所,人在野外随地排便或以猪圈为厕所,故猪患囊虫病感染率甚高。在这些地区,人患猪带绦虫病亦相应较多。

2.传播途径

人因食用生的或半生的含猪囊尾蚴的猪肉而被感染。在烹炒时未煮熟透或尝生的肉馅或吃生肉片火锅,或生熟刀具不分等,都可食入活囊尾蚴。

3.易感人群

人对猪带绦虫普遍易感,感染猪带绦虫后人体可产生带虫免疫,对宿主再次感染有保护作用。国内患者年龄最小者仅 6 个月,最长者 85 岁,一般以青壮年居多,男性多于女性。

(三)发病机制与病理

猪带绦虫成虫致病情况与牛带绦虫相似,但由于猪带绦虫头节具有小钩,对肠黏膜损伤较重,甚至可穿透肠壁引起腹膜炎。成虫也可移行到肠外造成异位寄生。但人体如患猪囊虫病则常有显著病理改变与免疫反应。

(四)临床表现

猪带绦虫病的症状与牛肉绦虫病相似,一般无明显症状。人肠内寄生虫数一般为1条,偶亦可有2条或以上,国内报告最多为19条。临床症状可有腹痛、恶心、消化不良、腹泻、体重减轻,虫数多时偶可发生肠梗阻。与牛带绦虫病相似,患者多以粪便中发现节片而就诊。

猪带绦虫病的重要性在于患者肠道内成虫有导致囊虫病自体感染的危险。猪肉绦虫患者在肠道逆蠕动或驱虫时,脱落的妊娠节片均有反流入胃的可能,经消化孵出六钩蚴而造成自体感染囊虫病。此种途径比因卫生习惯不良或虫卵污染食物而吞入虫卵更为重要。国外报告囊虫病450例中,21.6%有肠绦虫病史,国内则为28.6%~67.3%;而猪带绦虫患者有2.3%~25.0%,同时并发囊虫病且感染期越长,自体感染危险性越大。特别在皮下型和癫痫型囊虫患者,有肠绦虫病史者各占48.1%和48.6%。因此,对猪带绦虫患者不能因症状不明显而忽视早期彻底治疗。

(五)实验室检查

与牛带绦虫病相同。血常规检查有时可见嗜酸性粒细胞轻度增多。粪便或肛门拭子检查虫卵阳性率不高且无法区别虫种。从粪便中排出的妊娠节片内的子宫分支形状和数目有助于与牛带绦虫鉴别。酶联免疫吸附试验可检出患者粪中抗原成分;聚合酶链反应(PCR)可扩增粪便中虫卵或虫体的种特异性DNA,以检测人体内猪带绦虫成虫,亦可帮助诊断。

(六)诊断

大便中有排出绦虫节片史,尤其伴有囊虫皮下结节或有癫痫样发作者,均应考虑猪带绦虫病。病史与实验室检查结合可使绝大多数患者诊断明确。因为猪带绦虫病可并发危险的囊虫病,所以应与牛带绦虫病认真鉴别。二者节片鉴别要点如下。①头节:猪带绦虫较小,圆球形,有顶突及小钩;牛带绦虫较大,近四方形,无顶突及小钩。②成熟节片:猪带绦虫卵巢分3叶;牛带绦虫分2叶。③妊娠节片:猪带绦虫子宫分支每侧有7~13个呈树枝状;牛带绦虫为15~30个呈对分支状。

(七)治疗

猪带绦虫病有并发囊虫病的危险,故患者需注意隔离并及早彻底治疗。此外,注意个人卫生,便后饭前洗手,以防止自体感染。

驱虫治疗方法与牛肉绦虫病基本相同且效果较好。吡喹酮5mg/kg治疗猪带绦虫病即可获95%以上有效率。研究发现,吡喹酮治疗猪带绦虫病时,有激发患者并发猪囊虫病出现症状的现象,如癫痫发作、剧烈头痛等。在流行区大规模治疗时,可能有少数猪带绦虫患者并发有脑囊虫病,使用吡喹酮驱绦同时可引起脑囊虫退变死亡破裂,刺激脑组织水肿与炎性反应,导致危险的脑水肿甚至脑疝形成。在以吡喹酮治疗个别确无囊虫病并发的猪肉绦虫患者时可采用5~10mg/kg疗法,但在神经系统猪囊虫病高度流行区,特别在现场大规模治疗时,以采用2.5mg/kg小剂量疗法为宜,既可保持驱绦虫的高效,又可避免发生严重不良反应。

驱治猪带绦虫病应防止恶心呕吐,以免妊娠节片反流入胃或十二指肠造成虫卵自体感染导致囊虫病。驱虫前可先服小剂量氯丙嗪12.5mg,服驱虫药后2小时应服泻药50%硫酸镁

60mL。并发脑囊虫病的猪肉绦虫患者,驱虫治疗应住院,在严密观察下进行。

(八)预防

1.普查普治

人为猪带绦虫唯一有流行病学意义的终宿主,故彻底治疗患者是控制传染源的有效措施,不仅可使患者得以治愈,而且可减少猪囊虫病发病率。近年国内东北地区推行的"驱绦灭囊"工作已取得很大成绩,猪带绦虫病和猪囊虫病发病率明显下降。

2.加强卫生宣教

教育群众改变不良的生食、半生食猪肉的饮食习惯,严格执行生熟炊具分开,注意个人卫生。加强饮食摊点的卫生检疫,患猪带绦虫病者不得从事饮食行业工作。

3.严格肉类检疫

屠杀生猪必须经国家指定卫生部门检疫后方可进入市场,严禁"米猪肉"上市买卖。猪毛经 NaOH 或 $FeCl_3$ 显色液处理后,其毛根部毛鞘的颜色可由健康猪的白色变为病猪的褐色或棕色,准确率可达 81.2%～100%,可推广应用。屠宰后如将猪肉在 $-12～-13℃$ 下冷藏 12 小时,其中囊尾蚴可完全杀死。

4.改变养猪方法

提倡圈养,不让其有接触人粪而感染的机会。国内曾试用猪全囊虫匀浆(Q_{83}抗原)配以弗氏佐剂给猪进行免疫接种,3 年总保护率为 91.39%;用 Q_{83} 抗原弗氏佐剂一次接种 3mL 可达到 100%保护率,安全保护期可达 7～8 个月。

三、短膜壳绦虫病

短膜壳绦虫病又称微小膜壳绦虫病,其病原体为膜壳科、膜壳属的微小膜壳绦虫。其生活史既可以在同一宿主体内完成,也可以经过中间宿主完成。该虫是人兽共患的寄生虫,成虫寄生于鼠类和人的小肠引起短膜壳绦虫病。本病呈世界性分布。

(一)病原学

微小膜壳绦虫又称短膜壳绦虫,为小形绦虫,体长为 5～80mm,平均为 20mm。头节呈球形细小(直径 0.13～0.4mm),顶突上有 20～30 个小钩,吸盘 4 个。颈部细长,链体节片 100～200 个。所有体节宽度均大于长度。成节有 3 个较大的椭圆形睾丸,成一横线排列。妊娠节片的子宫呈袋形,其内充满虫卵。虫卵椭圆形,大小(48～60)μm×(36～48)μm,无色透明,内有一层胚膜,胚膜两极增厚隆起,各发出 4～8 根极丝为鉴别要点。胚膜内包含一个六钩蚴。

微小膜壳绦虫的发育,既可以不经过中间宿主,也可以经过中间宿主完成生活史。①直接感染和发育,成虫寄生在鼠类或人的小肠内,脱落的孕节或虫卵随宿主粪便排出体外,这些虫卵即具有感染性,若被另一宿主吞食,虫卵在其小肠内经消化液的作用孵出六钩蚴,并钻入肠绒毛,经 4 天发育为似囊尾蚴,6 天后似囊尾蚴破肠绒毛回到肠腔,以头节吸盘固着在肠壁上,逐渐发育为成虫,成虫寿命仅数周。完成上述生活史在人体内需 2～4 周,在鼠体内 11～16 天。②经中间宿主发育,中间宿主已证明有多种蚤类(印鼠客蚤、犬栉首蚤和致痒蚤)的幼虫、多种面粉甲虫和赤拟谷盗等,虫卵被这些中间宿主吞食后,六钩蚴在其血腔内发育为似囊尾蚴,人若食入含有似囊尾蚴昆虫的面粉或谷类而感染,似囊尾蚴发育为成虫。

人和鼠类短膜壳绦虫形态极为相似,但不易相互感染。有学者认为鼠类为另一种称 Hymenolepis fraterna,也有学者认为是人类寄生的一种变种,即 H.nanvar.fraterna,但二者在生理特性上不同。

(二)流行病学

短膜壳绦虫病世界各地均有分布,尤以温带与热带地区为多见。据 Crompton 估计,全球感染人数约达 7 500 万。我国分布亦较广泛,全国普查结果,该虫至少分布于 17 个省(自治区、直辖市),全国平均感染率为 0.045%,个别地区如新疆乌鲁木齐、伊宁、喀什三市,感染率分别高达 8.78%、11.38% 和 6.14%。中国台湾省东南部高山族感染率为 8%,宜兰县居民感染率为 5%。

1.传染源

人是微小膜壳绦虫的终宿主和中间宿主,患者是主要传染源,人粪排出的虫卵已有感染性,人群之间可因共同生活而感染。因此,本病可在幼儿园、集体宿舍或家庭中流行。近来实验证实,人如食入鼠类微小膜壳绦虫的虫卵也能感染,因此,鼠类感染可为人体感染本虫起到一定的保虫宿主的作用。

2.传播途径

主要通过消化道传播,虫卵从粪便排出时即具感染性,被人吞食后在胃和小肠受消化液作用,六钩蚴孵出并钻入肠绒毛内发育成似囊尾蚴,然后进入小肠腔内发育为成虫并产卵。若虫卵在肠腔内停留时间较长,其内六钩蚴又可孵出钻入肠绒毛发育为似囊尾蚴再形成成虫,造成严重的自身感染。此时,人体肠内成虫数目可达数百条甚至千条之多。

3.易感人群

人群普遍易感,儿童患者较多,以 5~10 岁儿童发病率较高,成人较少见,可能与儿童卫生习惯较差有关。男性多于女性。近来研究发现感染后能产生一定程度的免疫力。

(三)发病机制与病理

成虫与幼虫大量感染可引起小肠黏膜机械性与毒性刺激。头节吸盘、小钩、体表的微毛对人肠黏膜有明显损伤;虫体分泌物也可产生毒性作用。在成虫附着的肠黏膜发生坏死、溃疡、细胞溶解以及淋巴细胞与中性粒细胞浸润。幼虫侵入也可以破坏黏膜绒毛,引起小肠吸收与运动功能障碍。本病反复自身感染为常见现象,故可造成严重感染。

微小膜壳绦虫感染,在宿主体内可产生一定的免疫反应。血中嗜酸性粒细胞增多,特异性 IgA、IgG、IgM 均有不同程度上升,肠灌洗液特异性 IgA 和 IgE 也有所增高。动物实验证明,血清特异性 IgG 和 IgE 抗体可被动转移保护性免疫力。此外,保护性免疫力与 T 细胞有关,T 细胞被动转移也能影响免疫力。

(四)临床表现

潜伏期为吞食虫卵至成虫排卵,约为 1 个月。人体感染微小膜壳绦虫数量少时,一般并无明显症状。感染严重,特别是儿童病例,患者常有头晕、头痛、失眠、烦躁易激动、惊厥、腹痛、腹泻、恶心、食欲下降与消瘦乏力等神经系统和消化系统症状。有些患者还有癫痫、视力障碍、平衡失调、眼球震颤等。少数患者可发生眼、鼻、肛门和皮肤瘙痒或荨麻疹等变态反应症状。有

1/4～1/3 患者血中嗜酸性粒细胞轻度增高。

（五）诊断

从粪便中检查虫卵和妊娠节片即可确诊。如采用水洗沉淀法或漂浮浓集法反复多次检查,可提高检出率。

（六）治疗

可采用以下药物。

1.吡喹酮

儿童 15mg/kg,早餐后 1 次顿服,虫卵阴转率可达 93.8%。也可采用 5mg/kg,每天 1 次,顿服,5～7 天为 1 个疗程。

2.阿苯达唑

每天 800mg,分 2 次口服,连服 3 天。

3.其他药物

如氯硝柳胺(灭绦灵)、巴龙霉素现已少用。

（七）预防

彻底治疗患者。幼儿园等集体生活单位及家庭应提高个人卫生水平,饭前便后洗手,保持食物、饮水、餐具清洁。家鼠是微小膜壳绦虫重要的保虫宿主,故必须积极消灭家鼠。

四、长膜壳绦虫病

长膜壳绦虫病又称缩小膜壳绦虫病,其病原体为膜壳属的缩小膜壳绦虫,该虫又称长膜壳绦虫,是鼠类常见的肠道寄生虫,偶尔寄生于人体。本虫以蚤类、米甲虫、蟑螂等多种节肢动物为中间宿主,人通过吞食上述中间宿主而感染。

（一）病原学

缩小膜壳绦虫的成虫为乳白色、带状,较微小膜壳绦虫长,体长 200～600mm,体节最宽处 2.5～3.8mm,体节数为 800～1 000 个,最多达 1 362 个。头节圆球形,前端有发育不全中央凹入的顶突,无小钩,有吸盘 4 个。成熟节片含睾丸 3 个,球形,排列无规律。妊娠节片子宫呈囊状,边缘不整齐,子宫内充满虫卵。虫卵圆形或椭圆形,黄褐色,大小为(60～79)μm×(72～86)μm。卵壳较厚,内含六钩蚴。六钩蚴外包有一层胚膜,其两端稍增厚,但无极丝,借此可与微小膜壳绦虫卵相区别。

缩小膜壳绦虫生活史必须经过昆虫的中间宿主。成虫主要寄生在鼠类肠道内,虫卵随粪便排出鼠体,被中间宿主如米甲虫、蟑螂、蚤类等吞食后,六钩蚴通过肠壁进入血腔,经 7～9 天发育为似囊尾蚴。人因误吞食含似囊尾蚴的昆虫而感染。进入人肠道后似囊尾蚴经 1～2 周发育为成虫并排卵。

（二）流行病学

国外人体感染病例散布于南美、澳大利亚、欧洲、北美、亚洲东部、南非等。国内多为散发,分布在江苏、北京、台湾、福建、上海、浙江、四川、广东、广西、湖南、湖北、安徽、河南、山东、陕西、云南、贵州、江西、新疆、西藏、宁夏、辽宁、河北及海南 24 个省、自治区、直辖市,其中以江苏、河南报道病例最多。据某项全国调查结果,全国平均感染率为 0.012%,其中西藏感染率

0.116％为最高,其次为海南,感染率为 0.088％。估计全国感染人数为 15 万。

1.传染源

家鼠为本病主要传染源。在患者家中捕获的鼠中本虫感染率高达 24.5％者。

2.传播途径

人因食入混有中间宿主(多种粮食昆虫)的生米、面而感染。

3.易感人群

人群普遍易感,大多数患者散发,儿童感染率较成人高。

(三)临床表现

潜伏期 18～20 天。轻者多无症状或有轻微的消化、神经系统症状,如头痛、失眠、恶心、腹胀、腹痛等。重者多有腹泻、腹痛、食欲缺乏、恶心、头晕等。儿童常有夜惊与磨牙。血常规常有不同程度贫血,白细胞总数和嗜酸性粒细胞计数增高。

(四)诊断

依靠从粪便中查找虫卵确诊。偶尔患者可排出节片,借鉴定其妊娠节片子宫形态亦可诊断。从感染大鼠粪中可检测到粪抗原,但尚未用于临床。

(五)治疗

可采用吡喹酮治疗,剂量为 10mg/kg,顿服,2 小时后服 50％硫酸镁 60mL,驱虫效果良好。也可用阿苯达唑,每天 400mg,连服 3 天。

(六)预防

重视饮食卫生,不吃未煮熟的谷物。注意粮食贮藏,防止粮食害虫孳生。消灭鼠类,杜绝传染源。

(韩红莉)

第十节 囊尾蚴病

囊尾蚴病又称囊虫病,是由猪肉绦虫的幼虫(囊尾蚴)寄生于人体组织或器官所引起的寄生虫性疾病。常见寄生部位为皮下组织、肌肉和中枢神经系统,临床表现复杂多样,轻重不一,以寄生在脑组织者最为严重。囊尾蚴病是我国北方主要的人畜共患寄生虫性疾病。

一、病原学

病原体为猪肉绦虫。人类经口摄入猪肉绦虫虫卵后,虫卵内的六钩蚴在胃及小肠消化液的作用下脱囊而出,钻入肠壁,进入肠系膜小静脉及淋巴管,随血液播散至全身组织,经 9～10 周逐渐发育为囊尾蚴。因寄生部位不同,囊尾蚴结节在人体内的形态、大小有一定差异。在肌肉内常呈梭形或椭圆形,在脑实质内多呈圆形,位于脑室内或颅底软脑膜处的囊尾蚴因生长不受限,直径可达 4～12cm,呈葡萄状。囊尾蚴寿命一般 3～10 年,少数长达 20 年以上。

二、流行病学

囊尾蚴病是人与猪互相感染、互相依存的一种人兽共患寄生虫病,人是唯一的终末宿主,而猪和人都可作为其中间宿主,感染其幼虫而成为囊虫病感染者。囊虫病的流行呈世界性分布,在发展中国家广泛流行。全世界有不少于 2 000 万人感染猪囊尾蚴,估计每年因脑囊尾蚴病而死亡的人在 5 万人以上。我国人体囊尾蚴感染率为 1.14％～3.2％,全国有感染者约300 万,以散发病例居多。发病与食肉习惯、饮食卫生与个人卫生有密切相关。本病对人与猪均有严重危害,脑囊尾蚴病危害尤甚,以癫痫发作为主,可因颅内压升高或脑部占位性压迫致失明、精神障碍、肢体瘫痪,甚至昏迷或死亡。

（一）传染源

猪带绦虫病患者是囊尾蚴病的唯一传染源。患者粪便排出的虫卵对自身与周围人群具有传染性。猪带绦虫寄生在人体小肠内的寿命很长,感染期限越长,发生囊尾蚴病的危险性也越大。

（二）传播途径

经口吞食猪带绦虫的虫卵为主要的传播途径。人体感染方式有 3 种:①外源性异体感染,指本人无肠绦虫病,因食用污染绦虫卵的蔬菜、瓜果、水与食物或与猪带绦虫病患者密切接触而感染;②外源性自身感染,患者进食被自己排出的虫卵污染的食物、水等而引起再感染,是患者手指污染本人粪便中虫卵经口感染,与个人卫生习惯有关;③内源性自身感染,猪带绦虫病患者反胃、呕吐时,肠道的逆蠕动使绦虫妊娠节片反流至十二指肠或胃,虫卵受消化液作用,六钩蚴孵出所致。囊尾蚴可布及全身肌肉、皮下组织和脑部。肠猪带绦虫病并发囊尾蚴病占2.3％～25％。

（三）易感人群

人群普遍易感,患者以 21～40 岁青壮年为主,男女比例(2～5)∶1。农民居多,近年来儿童和城市居民患病率也有所增加。

三、发病机制与病理

猪带绦虫卵经口入胃、十二指肠,在消化液和胆汁的作用下孵出六钩蚴,钻入肠壁,经血液循环散布至全身各种组织和器官。幼虫寄生部位多见于皮下组织和肌肉,其次为眼、脑室、脑实质,也可寄生在心脏、肺、腹腔与脊髓。囊尾蚴除在眼、脑室和蛛网膜下隙外都由纤维素包围。

六钩蚴可分泌溶组织酶,在移行中及定植在肌肉等组织发育为成熟囊尾蚴的整个过程中,对宿主都造成严重的组织反应。感染早期中性粒细胞是最先到达炎性部位的效应细胞,并引发了宿主组织的免疫病理反应,导致组织病变,出现水肿。中性粒细胞释放嗜酸性粒细胞趋化因子,从而吸引大量的嗜酸性粒细胞在囊尾蚴周围聚集。感染 19 天后,淋巴细胞大量聚集,部分淋巴细胞分化为浆细胞,出现强烈的免疫反应。在感染 30 天后,巨噬细胞及上皮样细胞开始出现,但炎症细胞仍以嗜酸性粒细胞和淋巴细胞浸润为主,在炎症细胞外层开始出现结缔组织增生。随着感染时间的延长,虫体周围出现嗜酸性粒细胞和淋巴细胞坏死,同时巨噬细胞和上皮样细胞在虫体周围增生形成结缔组织包裹,嗜酸性粒细胞分散在炎性肉芽肿之间。在囊尾蚴定植在肌肉组织时可能向周围组织释放溶解酶,在虫体周围形成一组织溶解区,这些酶与淋巴细胞产生的酶一起加剧宿主炎性反应。

囊尾蚴在侵入宿主器官或组织后,体积逐渐增大,形成了压挤周围组织的作用,而且囊尾蚴在生活过程中不断向宿主排泄代谢产物及释放毒素类物质,使宿主产生不同程度的损害。另外,囊尾蚴在生长发育过程中需要从宿主体内获取一定量的糖、蛋白质、脂肪、维生素及其他一些物质,从而引起宿主营养缺乏,影响机体的正常生长发育。

活幼虫在局部引起典型炎症反应,有中性粒细胞、嗜酸性粒细胞、淋巴细胞、浆细胞浸润,偶可见异物巨细胞浸润;之后纤维囊肿坏死与纤维化,最后虫体死亡、钙化。病变轻重程度因囊尾蚴数量、寄生部位及局部组织反应不同而异,以脑部病变为最严重。脑部病变依病变部位分为大脑型、脑室型、脑膜型、混合型。

(一)大脑型

六钩蚴经血液循环由脉络丛进入脑部,囊尾蚴可寄生在脑实质、脑室、蛛网膜下隙。半数患者仅1~2个囊尾蚴,部分可多个,多处寄生。寄生在脑实质称为大脑型,病变多位于灰质与白质交界处,大的囊尾蚴病变呈占位性病变。

(二)脑室型

寄生在脑室内常为单个,游离或带蒂系于脑室壁,在脑室孔处可造成活瓣性阻塞,发生间歇性脑积水。

(三)脑膜型

囊尾蚴位于软脑膜下、蛛网膜下隙或颅底为脑膜型。由于周围有空隙,阻力小,虫体较大,最大者似葡萄,称为葡萄状囊尾蚴,极易破裂。囊尾蚴寄生部位产生轻度炎症。在脑膜者有脑膜增厚、粘连,类似结核性脑膜炎。粘连重者脑脊液循环吸收障碍,产生交通性脑积水。

(四)混合型

部分患者几型可同时存在,即大脑型、脑室型或脑膜型合并存在,称为混合型。

从光镜、电镜研究结果,证明脑囊尾蚴可分为活动期、退变死亡期、钙化期三个阶段。退变死亡期囊尾蚴纤毛、头节、虫体崩解,并释放异体蛋白。后者引起脑水肿、炎症反应、胶质纤维增生、脑组织软化,甚至形成脑内小脓肿。过去认为脑囊尾蚴的囊液内异体蛋白抗原数量微小,脑组织反应较轻,对人体毒性不大。近来国内研究表明,其囊液内异体蛋白抗原可达相当高的水平。脑组织对其崩解后释放的异体蛋白可产生明显的炎症反应。石灰小体是囊尾蚴崩解后形成脓肿的重要依据。只要发现石灰小体即可作出脑囊尾蚴病的诊断。

显微镜检查在活囊尾蚴周围可见少量神经胶质细胞和成纤维细胞;死囊尾蚴周围有中性粒细胞、淋巴细胞与浆细胞,继之发生异物反应和纤维化。

囊尾蚴寄生于皮下、肌肉,则产生皮下囊尾蚴结节;寄生于眼,常在视网膜、玻璃体、眼前房、眼肌、眼结膜下等引起病变及功能失常。

四、临床表现

潜伏期自吞食虫卵至囊尾蚴形成约需3个月。囊尾蚴病临床表现多样,其病变程度因囊尾蚴寄生的部位、寄生的数量及宿主反应的不同而有差异。囊尾蚴最常寄生于人体的肌肉、皮下组织、脑和眼,其次为心、舌、口、肝、肺、腹膜、上唇、乳房、子宫、神经鞘、骨等部位。有学者报道了一例60岁男性罕见的播散型囊尾蚴病,病变累及胸腹部软组织、消化系统、脑等。有学者报道了一例86岁女性咽部囊尾蚴病患者,同时具有活动性的脑囊尾蚴病和皮下组织囊尾蚴病。根据囊尾蚴寄生部位的不同,人体囊尾蚴病可分为脑囊尾蚴病、眼囊尾蚴病及皮肌型囊尾蚴病 3 种,尤其是脑囊尾蚴病在拉丁美洲、亚洲、非洲、大洋洲很常见,并且是世界范围内引起癫痫的重要原因。囊尾蚴病临床表现复杂多样,极易引起误诊,尤其是脑囊尾蚴病可被误诊为脑转移瘤、多发性硬化、结节性硬化、胶质细胞瘤、脑结核瘤等。

(一)脑囊尾蚴病

临床症状极为复杂,可全无症状,但也有的可引起猝死。以癫痫发作最常见,占 52%～85%。囊尾蚴病是发展中国家患者中引起癫痫发作的最常见原因,脑囊尾蚴病也是有头痛或癫痫病史患者猝死或不明原因死亡的原因之一。通常囊尾蚴病病程缓慢,发病时间以感染后1 个月至 1 年为最多见,最长可达 30 年。脑囊尾蚴病的三大主要症状是癫痫发作、颅内压增高和精神症状,囊尾蚴寄生于脑实质、蛛网膜下隙和脑室,均可引起颅内压增高、神经疾患和脑血流障碍,其症状有记忆力减退,视力下降,头痛、头晕,呕吐,意识不清,失语,肢体麻木,局部抽搐,听力障碍,精神障碍,痴呆,偏瘫和失明等,脑囊尾蚴病合并脑炎可使病变加重而致死亡。根据囊尾蚴在脑组织寄生部位及病理变化,有如下 4 型。

1.皮质型

此型占脑囊尾蚴病的 84%～100%,囊尾蚴多寄生在运动中枢的灰质与白质交界处。如果虫数少又不活动,可无症状。若寄生于运动区,则以癫痫为突出症状,可有局限性或全身性短暂抽搐或癫痫持续状态。癫痫在脑囊尾蚴病中发生率为 50.0%～93.5%,常为就诊时患者的主诉。严重感染者颅内压增高,可出现头痛、恶心、呕吐。长期颅内压增高,脑组织萎缩者可发生头晕、记忆力减退、视力障碍、视物变形、幻觉、精神异常等表现。病程达数月至数年。

2.脑室型

以第四脑室为多见。六钩蚴经血液循环至脑室脉络丛,并随脑脊液至第四脑室。囊尾蚴阻塞脑室孔,故在早期出现颅内压增高综合征。囊尾蚴悬于室壁,呈活瓣状,患者急转头部可突发眩晕、头痛、呕吐或循环呼吸障碍而猝死,或发生小脑扁桃体疝,这种现象称为 Bruns 征或体位改变综合征。患者常有颈项强直、强迫头位。

3.蛛网膜下隙型或颅底型

主要病变为囊尾蚴性脑膜炎。常局限在颅底颅后窝。初期有低热,临床上多以亚急性或慢性脑膜炎与蛛网膜粘连所致症状为主,有头痛、呕吐、颈项强直等颅内压增高综合征以及眩晕、听力减退、耳鸣、共济失调、面神经麻痹等。预后较差。

4.混合型

以上各型混合存在,如皮质型和脑室型并存,症状最重。另外,偶有囊尾蚴寄生于椎管,压迫脊髓,产生截瘫者。

(二)眼囊尾蚴病

眼囊尾蚴病占囊尾蚴病的 1.8%～15%。囊尾蚴可寄生于眼内、外的任何部位,以玻璃体及视网膜下多见。但绝大多数在眼球深部,玻璃体及视网膜下寄生。通常累及单眼,少数双眼同时有囊尾蚴寄生。寄生于视网膜者可造成视力减退、视网膜剥离、失明;寄生于玻璃体和前房者,患者感觉眼前有黑点或黑影飘动;寄生于外眼部者可见结膜下或睑内包块结节。囊尾蚴眼内寄生常引起虹膜睫状体炎、脉络膜炎、眼压增高和继发性青光眼等。眼底镜、裂隙灯检查可见视网膜下或玻璃体内的囊尾蚴,呈一浅灰色圆形或椭圆形的囊泡,周围有红晕光环,可见虫体蠕动。眼内囊尾蚴存活时,一般患者尚能忍受。但囊尾蚴一旦死亡,虫体的分解物可产生强烈刺激,造成眼内组织变性,导致玻璃体浑浊,视网膜脱离,视神经萎缩,并发白内障,继发青光眼、细菌性眼内炎等,最终导致眼球萎缩而失明。

(三)皮下组织及肌肉囊尾蚴病

囊尾蚴寄生于皮下组织和肌肉,少者一两个,多者千余,呈结节肿块,黄豆大小,圆形或卵圆形,直径 0.5~1.5cm,硬度近似软骨有弹性,以头颈部及躯干较多,四肢较少,手足罕见。囊尾蚴结节与皮肤不粘连,无压痛,无炎症反应及色素沉着。常分批出现,并可自行逐渐消失。感染轻时可无症状。寄生数量多时,肌肉内结节可引起肌肉酸痛、无力、肿胀、麻木,个别人外形肌束丰满呈假性肌肥大症等。囊尾蚴死后发生钙化,X 线检查可见钙化阴影。

此外,囊尾蚴还可寄生在舌、口腔、声带。若大量囊尾蚴感染者也可见于心、肝、肺、肾和腹腔等,但生前不易诊断,常在尸检时发现。

五、辅助检查

(一)常规检查

外周血常规可见嗜酸性粒细胞增高。粪中发现节片或虫卵者有诊断意义。脑脊液检查:脑脊液压力增高常在 $1.96 \sim 3.92$ kPa($20 \sim 40$ cmH$_2$O)或以上,以 $1.96 \sim 1.45$ kPa($20 \sim 25$ cmH$_2$O)为多。细胞数为($10 \sim 100$)$\times 10^6$/L;蛋白质轻度增高,糖、氯化物在正常范围。脑脊液有嗜酸性粒细胞与异常淋巴细胞有参考价值。有学者报道 5 例脑囊尾蚴病脑脊液,一般为淋巴细胞增多,伴有异常淋巴细胞,有 2 例嗜酸性粒细胞增多,认为具有特征性。

(二)免疫学检查

免疫学检测方法的发展既弥补了病原学、流行病学、影像学诊断等方面的不足,又在囊尾蚴病流行病学调查、治疗效果的评价、诊断和鉴别诊断等方面起着明显的作用,免疫检测指标如下。

1.抗体检测

循环抗体检测(CAb)是早期的免疫诊断指标,目前主要检测 IgG 和 IgG4。在常用的抗原检测抗体的系统中,囊尾蚴特异性诊断抗原的特性是影响检测结果的关键因素,也是免疫学诊断方法建立的基础。人体感染囊尾蚴后,其囊尾蚴抗原刺激机体 B 淋巴细胞产生抗体,这种抗体持续时间较长,甚至 10 年以上。因此,抗体检测只能证实体内曾有过囊尾蚴感染,不能作为疾病处于早期的依据,亦不能作为判断疗效的指标。

2.循环抗原检测(CAg)

CAg 是虫体分泌物或其代谢产物,其半衰期短,因此 CAg 阳性表明体内有囊尾蚴近期感染或有活虫存在。CAg 的检测具有更高的临床和流行病学价值;CAg 在机体内出现早,容易早期诊断,早诊断早治疗对于提高治愈率非常重要;同时患者经过治疗,体内的虫体逐渐死亡、分解或钙化后,CAg 逐渐降低或消失。因此,检测 CAg 还可用于临床治疗效果的考核。用于检测抗原的抗体有抗囊尾蚴的多克隆抗体、单克隆抗体以及双特异功能单克隆抗体。

3.循环免疫复合物检测

循环免疫复合物(CIC)是存在于血清中抗原抗体结合的产物。多种寄生虫感染机体后,形成的 CIC 可存在于血液和组织液中,故检测 CIC 可作为诊断的参考指标。CIC 的形成有着双重作用,一是被巨噬细胞吞噬破坏而起到免疫保护作用,二是未被免疫清除的 CIC 容易沉积于小血管壁上而产生免疫损伤作用。传统的囊尾蚴抗体检测方法在敏感性和特异性方面都存在不足之处。检测囊尾蚴抗原对早期诊断较抗体意义大,但有些方法检出率不高,其主要原因是抗原抗体结合形成 CIC 后,影响抗原的直接检出。因此,增加检测 CIC 可弥补抗原抗体的不足,尤其对抗原和抗体均为阴性者更为重要。

目前囊尾蚴病免疫学诊断技术的主要方法有酶联免疫吸附试验(ELISA)、斑点酶联免疫吸附试验(Dot-ELISA)、单克隆抗体酶联免疫吸附试验(McAb-ELISA)、酶联免疫电转移印记技术(EITB)、金免疫层析技术(GICA)、金标抗人 IgG4 单抗浸测试验、斑点金免疫渗滤法(DIGFA)及其他一些检测方法。

酶联免疫吸附试验检测尿液标本中的囊尾蚴循环抗原的敏感性可达90.9%,特异性可达100%。检测脑囊尾蚴病患者血清抗体敏感性为 89%,特异性为 81%,阳性预测值为 79%,阴性预测值为 90%,诊断效率为 85%。

斑点酶联免疫吸附试验(Dot-ELISA)是在 ELISA 的基础上以硝酸纤维素膜(NC)代替聚苯乙烯反应板做载体而建立的一种免疫检测方法。据报道,使用 Dot-ELISA 法检测脑囊尾蚴患者和对照组人群血清中囊尾蚴抗体,敏感性为 56.25%,特异性为 92%,阳性预测值为 87.09%,阴性预测值为 70.76%。

单克隆抗体酶联免疫吸附试验(McAb-ELISA)检测抗原可测定囊尾蚴病患者体内囊尾蚴的活动情况,有较高的特异性和敏感性。

酶联免疫电转移印记技术(EITB)把十二烷基硫酸钠—聚丙烯酰胺凝胶电泳(SDS-PAGE)的高分辨率和固相酶反应的高效性有机结合起来,其敏感性和特异性大为提高,是目前诊断囊尾蚴病的最佳方法。其敏感性和特异性分别高达 92.5% 和 100%,显著高于 ELISA法。对检测含多发活囊病变比单一包囊或钙化病变更敏感。

胶体金免疫层析技术(GICA)是近 10 年发展起来的一项特异性强、敏感性高的免疫学检测技术。敏感性和特异性与 ELISA 相近。

金标抗人 IgG4 单抗浸测试验特异性 IgG4 在机体感染后像 CAg 一样出现早,消失快,检测 IgG4 也具有与检测 CAg 同样的价值。对脑囊尾蚴病的诊断和疗效考核具有较好的应用价值。

(三)超声检查

超声检查皮下囊尾蚴结节显示圆形或椭圆形液性暗区,轮廓清晰,囊壁完整光滑,最大者2.3cm×1.2cm,最小为 0.6cm×0.3cm,平均大小为 1.18cm×0.68cm,囊内可见一强回声光团,位于中央或一侧,最大 0.4cm×0.2cm,最小为 0.09cm×0.09cm,平均为 0.18cm×0.18cm。

(四)头颅 CT/MRI 影像学检查

影像学检查是脑囊尾蚴病的首选检查手段,其表现因虫体的状态而不同。

1.活动期

(1)脑实质小囊型。CT 表现为脑实质内圆形低密度灶,大小为 5~10mm,病灶周边清楚,病灶内可见一点状高密度影,2~4mm,为囊尾蚴头节,可单发、多发或呈粟粒状,CT 增强扫描头节和囊壁可强化;MRI 表现为长 T_1、长 T_2 小囊状信号。头节表现为一侧囊壁上的点状结构,囊壁和头节呈等 T_1、等 T_2 信号,囊壁光滑,边缘清晰可见,囊周中无水肿,增强扫描囊壁及头节可强化。

(2)脑室型。CT 分不清囊壁与周围脑脊液的界限,但可见囊内的头节多伴有不同程度的脑积水,囊泡可大小不等;MRI 优于 CT,可分清囊壁与周围脑脊液的分界,增强扫描后囊壁可轻度强化。

2.退变死亡期

(1)小囊性灶。低密度灶中的点状高密度头节已消失,CT 示囊壁与周围组织界限不清;MRI 表现为虫体周围长 T_1、长 T_2 水肿带,囊壁不规则增厚,头节模糊不清,出现显著的占位效应,增强后可出现多发结节状或环状强化。

(2)大囊型灶。呈圆形或类圆形的低密度灶,20～65mm 囊内无头节囊周无组织水肿,可见占位效应;MRI 表现为长 T_1、长 T_2 信号。

(3)葡萄状囊丛型。病灶位于基底池,为数个小圆形低密度灶堆集在一起,呈葡萄状;MRI 表现为多个大小不等的长 T_1、长 T_2 信号区。

(4)脑炎型。病灶呈形状不规则的低密度影,位于脑灰、白质交界处,沿脑回分布呈"手指状",强化后部分病灶可出现结节状,絮状增强灶;MRI 增强扫描亦可见病灶呈结节状增强。

(5)脑内小脓肿型。平扫见脑实质内近皮质区出现形态不整的低密度灶,强化后病灶出现环样增强灶,为 10～15mm,环壁较薄,一般在低密度灶中出现一个环形增强灶;MRI 扫描可见多发长 T_1、长 T_2 信号区,增强扫描可见环状强化。

(6)脑梗死型。多与囊性低密度灶或钙化灶同时出现,病灶位于基底节区或顶枕叶;病灶不强化。

(7)脑膜—蛛网膜炎型。平扫见左侧环池模糊不清,强化后出现边缘模糊的增强影。

(8)脑积水型。交通性和阻塞性的脑积水。

3.钙化期

标志为囊尾蚴灶内低密度转为高密度的钙化结节,MRI 呈等或长 T_1、短 T_2 信号,以多发常见。

4.混合期

同一患者可有活动期、退变死亡期、钙化期病灶合并存在。

(五)活组织检查

皮下结节应常规做活组织检查,病理切片中见到囊腔中含有囊尾蚴头节为特征。

六、诊断与鉴别诊断

(一)诊断

1.流行病学资料

在流行区有进食生或半生不熟的猪肉史;粪便中曾发现带状节片及猪带绦虫病者均应详细询问病史和体格检查。

2.临床表现

凡有癫痫发作、颅内压增高及其他神经症状者,特别在流行区应疑及本病,详细查体,检查有无皮下结节。有皮下结节应做活检证实。流行区内囊尾蚴感染是引起各种精神、神经系统症状的重要原因,通过综合全面分析才能作出诊断。

3.实验室检查

外周血常规可见嗜酸性粒细胞增多。脑脊液有嗜酸性粒细胞与异常淋巴细胞有参考价值。粪中发现节片或虫卵者有诊断意义。免疫学检查包括酶联免疫吸附试验、斑点酶联免疫吸附试验、单克隆抗体酶联免疫吸附试验、酶联免疫电转移印记技术、金免疫层析技术、金标抗人 IgG4 单抗浸测试验、斑点金免疫渗滤法及其他一些检测方法。检测特异性 IgG 抗体或循环抗原具有较高特异性与敏感性,对临床诊断及流行病学调查均有实用价值。但 ELISA 试验存在假阳性与假阴性,并与包虫病有交叉反应。影像学检查包括 X 线、脑室造影、B 超、CT 和MRI 检查,尤其后两种对脑囊尾蚴病的诊断有重要价值。

(二)鉴别诊断

本病临床类型多,表现复杂,脑囊尾蚴病应与原发性癫痫、结核性脑膜炎、脑血管疾病、病毒性脑炎、蛛网膜下隙出血、神经性头痛等相鉴别。皮下结节者应与皮脂囊肿、多发性神经纤维瘤、风湿结节、肺吸虫病皮下结节等鉴别。眼囊尾蚴病应与眼内肿瘤、眼内异物、葡萄膜炎、视网膜炎等鉴别。

七、预后

预后与囊尾蚴寄生的部位、数量、大小等密切相关,一般囊尾蚴病经过治疗预后较好,仅少数颅内病灶弥漫分布,伴有认知障碍、严重精神异常的患者预后差,病原治疗效果差,常发生严重不良反应。

八、治疗

(一)病原治疗

实验与临床研究结果证明吡喹酮和阿苯达唑是抗囊尾蚴的主要药物,适用于活动期与部分退化死亡期的囊尾蚴,临床治疗皮下肌肉型和脑囊尾蚴病均有较好效果;非活动期及部分退变囊尾蚴则无须抗虫治疗。吡喹酮以杀虫作用为主,药效快,疗程短,但不良反应大。阿苯达唑以影响虫体的正常代谢为主,药效缓和,疗程略长,不良反应较小。

1.吡喹酮

吡喹酮为广谱抗蠕虫药,杀虫机制是通过增加细胞膜对钙离子的通透性导致细胞内钙离子减少使虫体挛缩和麻痹。本药有强烈杀囊尾蚴的作用,虫体大量死亡后释放异体蛋白,引起严重过敏反应,尤其脑囊尾蚴病患者的反应更强,甚至发生脑疝,危及生命,故必须住院治疗。其剂量与疗程应根据不同临床类型而异。皮肌型囊尾蚴病的剂量,成人为每次 600mg,每天3 次,10 天为 1 个疗程。治疗后半个月,皮下结节逐渐缩小,于 1～2 个月消失。病理检查可见结节内囊尾蚴死亡,囊壁变性退化。弥散性多发性皮肤型囊尾蚴病,尤其囊尾蚴性假性肌肥大者,可重复 1～2 个疗程。

脑囊尾蚴病采用吡喹酮治疗的剂量应根据脑内囊尾蚴的部位与数量而不同。颅脑 CT 与MRI 检查可清楚地显示脑组织内囊尾蚴阴影,对指导临床治疗有重要价值。如果脑内虫数少,可采用吡喹酮每次 10mg/kg,每天 3 次,4 天为 1 个疗程,总剂量为 120mg/kg 体重。如果脑囊尾蚴为多发性,尤其弥散性者伴有皮肤肌肉囊尾蚴病或精神障碍、颅内高压者,尤应特别谨慎,应进行眼底检查有无视神经盘水肿,并测定颅内压,不宜过早用药。颅内高压者应先用地塞米松和甘露醇静脉滴注,降低颅内压,使其降至正常或接近正常,眼底视神经盘水肿明显好转时,才可用吡喹酮治疗。常采用小剂量长疗程与多个疗程为宜。剂量为 20mg/(kg·d),3 次分服,9 天为 1 个疗程,总剂量 180mg/kg 体重。间隔 3～4 个月重复 1 个疗程,一般需要 2～3 个疗程。疗效较好,治后半年随访时约 2/3 患者癫痫停止发作,神经症状大多控制或改善。与治疗前 CT 对比,脑内囊泡绝大多数消失。对皮肤肌肉型患者的效果更好,皮下结节一般 2～3 个月消失。

不良反应:常见头痛,有时剧烈、恶心、呕吐、发热、意识障碍、癫痫发作,尤其因急性脑水肿、颅内压增高并发脑疝,可危及生命。弥散性皮肌型囊尾蚴病治疗过程中也可产生发热与过敏反应。有时"单纯"皮肌型由于脑内的囊尾蚴死亡后也可引起脑水肿、剧烈头痛等脑部症状,应密切观察,早期发现,及时对症治疗。

2.阿苯达唑

阿苯达唑为广谱抗蠕虫药,其作用机制可能与抑制寄生虫肠壁对糖原的吸收和抑制抗丁烯二酸盐还原酶有关,影响虫体的代谢,使虫体缓慢死亡,因此杀虫作用慢而稍缓和,虽然也有杀虫反应,但对重度感染、年老体弱及不能接受吡喹酮治疗者较宜。对皮肌型、脑与眼囊尾蚴病均有良好疗效。本药可能有致畸作用,孕妇禁用。常用的剂量与疗程为 18mg/(kg·d),分 2 次口服,10 天为 1 个疗程。脑型患者间隔 2～3 个周,重复 1 个疗程,一般需要 2～3 个疗程。治疗后 4～6 个月皮下结节平均减少 96.5%～99.3%。脑型患者治后随访,临床症状好转或消失者占 84.57%。

不良反应:脑型患者于第 1 个疗程结束后 7～16 天发生头痛、癫痫、低热、视力障碍,给予甘露醇和地塞米松治疗后可以控制,1～2 天恢复。反应较吡喹酮治疗为轻。这可能与囊尾蚴在脑组织内缓慢死亡,引起炎症反应较轻有关。

3.甲氧哒唑

对猪囊尾蚴的实验治疗表明,其疗效明显优于吡喹酮和阿苯达唑且未见明显的不良反应。可能是治疗囊尾蚴病最有前途的药物,尚待扩大临床验证。

(二)对症治疗

对颅内压增高者,可先给予 20%甘露醇注射液 250mL 静脉滴注,加用地塞米松每次 5～10mg,每天 1 次,连续 3 天,再开始病原治疗。发生癫痫、过敏反应给予相应处理。

(三)手术治疗

眼内囊尾蚴病以手术摘除为宜。如用吡喹酮治疗,虫体杀死后可引起炎症反应,加重视力障碍或失明。脑内囊尾蚴病,尤其是第三与第四脑室内囊尾蚴多为单个,亦可采用手术摘除。

囊尾蚴病合并猪带绦虫病患者先及早驱虫,但不宜用吡喹酮。可用槟榔与南瓜子等其他驱绦虫药治疗。

九、预 防

猪带绦虫病患者是本病的唯一传染源,故患者的彻底驱虫治疗不但可预防他人感染、避免自身感染,同时也使猪的囊尾蚴病发病率下降,是预防囊尾蚴病的重要手段。

改进猪的饲养方式,提倡圈养,切断人与猪之间传播途径。

加强宣传教育,贯彻预防为主,使群众认识囊尾蚴病的严重危害性与传播途径,养成良好饮食卫生习惯,不吃"米猪肉"与生菜,不喝生水,饭前便后洗手。

(韩红莉)

参考文献

[1]赵雁林,陆伟,沙巍.结核潜伏感染人群预防性治疗手册[M].北京:人民卫生出版社,2022.

[2]王明贵.感染性疾病与抗微生物治疗[M].4版.上海:复旦大学出版社,2020.

[3]魏来,李太生.内科学:感染科分册[M].2版.北京:人民卫生出版社,2022.

[4]张文宏,卢洪洲,张永信.重点感染性疾病的防治[M].北京:人民卫生出版社,2022.

[5]张玉.传染病学[M].沈阳:辽宁大学出版社,2013.

[6]张文宏,王明贵.感染病学[M].上海:复旦大学出版社,2020.

[7]宁永忠.感染性疾病的理念[M].北京:化学工业出版社,2014.

[8]胡爱荣,邢延清.感染性疾病与肝病[M].北京:化学工业出版社,2014.

[9]隆云,陈德昌,马朋林.实用重症感染学[M].北京:人民卫生出版社,2021.

[10]赵培东.实用感染性疾病诊断与治疗[M].北京:科学技术文献出版社,2013.

[11]沈定霞,鲁辛辛.真菌感染病例与病原检测[M].北京:人民卫生出版社,2018.

[12]王亚东.常见感染性疾病诊疗与预防[M].北京:科学技术文献出版社,2017.

[13]杨东亮,唐红.感染性疾病[M].北京:人民卫生出版社,2016.

[14]贾杰.肝病相关性疾病[M].北京:科学出版社,2015.

[15]惠燕霞.感染疾病临床诊治[M].北京:科学技术文献出版社,2017.

[16]钟森,何鲜平.中西医临床传染病学[M].北京:中国医药科技出版社,2012.

[17]池肇春.实用临床肝病学[M].2版.北京:人民军医出版社,2015.

[18]李兰娟,王宇明.感染病学[M].3版.北京:人民卫生出版社,2015.

[19]赵志青,王树红,李进岩.儿童感染性疾病诊断与治疗[M].北京:人民军医出版社,2014.

[20]李兰娟,唐红,程彦斌.病原与感染性疾病[M].2版.北京:人民卫生出版社,2022.

[21]王春梅,杨鑫.感染性疾病与皮肤病[M].北京:人民卫生出版社,2013.

[22]葛善飞,刘菲.感染性疾病临床诊治红宝书[M].北京:化学工业出版社,2018.

[23]胡中杰.感染科专科医师临床思维[M].北京:人民卫生出版社,2014.

[24]李兰娟,黄祖瑚.感染病学[M].2版.南京:江苏凤凰科学技术出版社,2021.

[25]王贵强.感染病学进展[2017][M].北京:中华医学电子音像出版社,2018.